骨伤科疾病中医特色疗法

主 编 彭力平 熊 辉

副主编 段 戡 罗毅文 孙绍裘 郭艳幸

编 委 （按姓氏笔画为序）

王 斌（广州中医药大学附属骨伤科 医院）

王立新（深圳市中医院）

王先立（湖南省中医院）

丰 哲（广西中医药大学附属医院）

毛书歌（河南洛阳正骨医院）

朱 辉（广州中医药大学附属骨伤科 医院）

孙绍裘（湖南省中医院）

刘晓岚（湖南省中医院）

李 全（深圳市中医院）

李志强（河南洛阳正骨医院）

李道通（河南洛阳正骨医院）

李新生（河南洛阳正骨医院）

何升华（深圳市中医院）

余 翾（深圳市中医院）

宋永伟（河南洛阳正骨医院）

陆小龙（湖南省中医院）

罗毅文（广州中医药大学附属骨伤科医院）

周 彪（湖南省中医院）

赵俊峰（河南洛阳正骨医院）

赵朝锋（河南洛阳正骨医院）

胡年宏（广州中医药大学附属骨伤科医院）

段 戡（广西中医药大学附属医院）

姚弘毅（华中科技大学同济医学院附属梨园 医院）

袁长深（广西中医药大学附属医院）

郭艳幸（河南洛阳正骨医院）

黄肖华（广西中医药大学附属医院）

梅其杰（广西中医药大学附属医院）

彭力平（深圳市中医院）

程英雄（广州中医药大学附属骨伤科医院）

曾祥晶（河南洛阳正骨医院）

鲍铁周（河南洛阳正骨医院）

熊 辉（湖南省中医院）

学术秘书 李 全 马笃军

人民卫生出版社

图书在版编目（CIP）数据

骨伤科疾病中医特色疗法/李顺民，彭立生总主编.—北京：
人民卫生出版社，2016
ISBN 978-7-117-22926-5

Ⅰ.①骨⋯ Ⅱ.①李⋯ ②彭⋯ Ⅲ.①骨损伤－中医治疗法
Ⅳ.①R274

中国版本图书馆 CIP 数据核字(2016)第 160016 号

人卫智网	www.ipmph.com	医学教育、学术、考试、健康， 购书智慧智能综合服务平台
人卫官网	www.pmph.com	人卫官方资讯发布平台

骨伤科疾病中医特色疗法

总 主 编：李顺民　彭立生
主　　编：彭力平　熊　辉
出版发行：人民卫生出版社（中继线 010-59780011）
地　　址：北京市朝阳区潘家园南里 19 号
邮　　编：100021
E - mail：pmph @ pmph.com
购书热线：010-59787592　010-59787584　010-65264830
印　　刷：北京铭成印刷有限公司
经　　销：新华书店
开　　本：710×1000　1/16　 印张：26
字　　数：480 千字
版　　次：2017 年 1 月第 1 版　2017 年 1 月第 1 版第 1 次印刷
标准书号：ISBN 978-7-117-22926-5/R·22927
定　　价：62.00 元

打击盗版举报电话：010-59787491　E-mail：WQ @ pmph.com
（凡属印装质量问题请与本社市场营销中心联系退换）

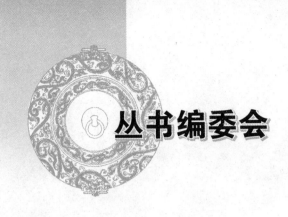

丛书编委会

学术顾问　邓铁涛　张　琪　张大宁
总 主 编　李顺民　彭立生
副总主编（按姓氏笔画为序）

　　　　　万力生　曲敬来　张剑勇　李　浩　李惠林　杨志波　周大桥
　　　　　易无庸　彭力平
常务编委（按姓氏笔画为序）

　　　　　付文洋　叶永安　刘元献　刘旭生　孙　伟　池晓玲　闫　英
　　　　　李凡成　李志新　李佳曦　李振彬　汪栋材　邱　侠　陈　生
　　　　　庞国明　易铁钢　罗毅文　郑　敏　娄玉钤　段　戡　赵恒侠
　　　　　袁　斌　高　雪　鲍身涛　熊　广　熊　辉　熊益群
编　　委（按姓氏笔画为序）

　　　　　丁邦晗　于　枫　万晓刚　王小琴　王世军　王立新　王爱华
　　　　　王颂歌　王清坚　王耀献　尹　霖　石　现　石克华　朱　辉
　　　　　朱莹莹　朱跃兰　朱章志　任永魁　刘　敏　刘文赫　刘心亮
　　　　　刘彦卿　刘雪梅　刘晴晴　祁爱蓉　孙绍裘　李　全　李伟林
　　　　　李建明　李满意　李增英　杨　龙　杨洪涛　杨署辉　杨曙东
　　　　　肖　敏　肖语雅　何升华　何立群　何伟平　余　燕　张　诚
　　　　　张志玲　张国辉　张佩青　张奕星　张勤修　张燕英　陈　亮
　　　　　陈小朋　陈争光　陈海勇　武　青　武李莉　范冠杰　林逸民
　　　　　易海魁　罗欣拉　周小军　郑义侯　封　哲　赵江涛　赵欣欣
　　　　　胡年宏　钟　力　袁长深　袁晓辉　莫玉霞　莫劲松　钱　芳
　　　　　高月求　郭艳幸　黄　晶　黄肖华　梅祥胜　阎　闯　董彦敏
　　　　　韩正雪　韩秀丽　鲁艳平　谢　纬　谢　慧　谢静静　熊国良
　　　　　黎　芳　潘宏伟

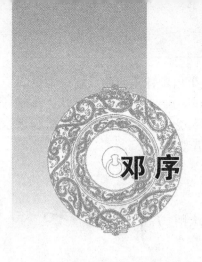

邓序

　　近半个世纪来，随着医学科学的飞跃发展，中医药事业在各个领域均有了长足的进步，各种行之有效的（包括传统的以及近年各地不断总结的）特色治疗方法愈来愈受到人们的关注，逐渐成为了我国医疗卫生体系中的重要组成部分。鹏城深圳是我国近年来发展最为迅速的地方，昔日的边陲小镇如今已是国际知名的现代化大都市，是对外改革开放的重要窗口。在短暂的三十余年的发展历程中，这里的政治、经济、文化、科技事业取得了举世瞩目的成就，中医药事业亦伴随着时代的发展而不断涌现出可喜的成果，同样走在了全省乃至全国的先进行列。之所以如此，是因为这里的一大批中青年中医药专家学者为了中医事业，刻苦钻研业务，勤奋工作学习。他们在繁忙的临床之余，认真做好科研、教学工作，乃至著书立说。诸如《内科疑难病中医治疗学》、《现代肾脏病学》等大型中医专著相继出版发行，为中医药事业的发展不断添砖加瓦，实是值得称道。

　　我的学生，广东省名中医、深圳市中医院院长李顺民教授为牵头人，并组织全国各地知名中医药专家集体编著的《临床常见病中医特色疗法》系列丛书乃是众多专著中的一部缩影。综观各个分册所撰内容，充分体现了"详于治疗方法，略于基础理论"组稿原则；所选择内容以体现中医特色治疗方法为主，如各种行之有效的古今经方效方，外治法中之针灸、推拿、敷贴、灌肠疗法等。凡具中医特色，均被详细收录。其间既有全国各地已被中医学界公认的临床防治各科疾病的有效成果，亦有广东以及深圳地方特色的治疗经验；辨证论治是中医治疗疾病的精髓，本套丛书虽然是以介绍临床各科疾病的中医特色治疗方法，但所选特色疗法处处体现了中医辨证论治法则，颇有独到之处。

　　长江后浪推前浪，深圳中医药事业的良性发展，不但是各级政府高度关注的结果，更离不开一代代中医人的勤奋努力。我深为这些年来全国各地一批又一批的中青年中医学者迅速成长而感到自豪；我深为深圳市中医学界的学子们的辛勤劳动并结出丰硕的成果而激励；我尤其为中医事业后继有人而备感欣慰；我相信，这套由人民卫生出版社出版的《临床常见病中医特色疗法》系列丛书的出版发行，将会成为一部对临床、教学、科研有着重要参考价值的好书。适逢书稿陆续付梓之际，特谨致数语，乐为之序。并推荐给关爱中医药事业的朋友们参考借鉴！

国医大师 邓铁涛

2013 年 9 月 25 日于广州中医药大学

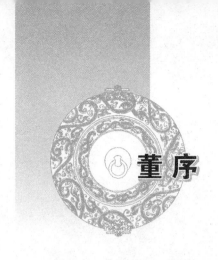

董序

　　骨伤科对创伤、慢性劳损、退行性疾病等具有较好的疗效，形成了一定的疗效优势，特色疗法是该学科的精髓。近期，中医界对特色疗法的总结非常重视，相继出版了一些特色疗法专著。

　　这本专著的特点是，淡化理论探讨，偏重实际操作，收载的病种几乎涵盖了骨伤科所有特色疗法较为突出的病种。这本专著不但集成了临床上卓有疗效的各种特色治疗方法，而且关注作者的临床经验分享，为我们提供了一本能够体现骨伤科诸家学说的特色疗法大全。尤为独到的是，每个病种中的"特色疗法述评"一栏，对各疗法的适应证、效能和特色疗法之间、中西医疗法之间的差异进行了详尽阐述和客观评价，方便了读者的理解和选用。

　　骨伤科医师面对的多是适于非手术治疗的患者，应当掌握好骨伤科的手法整复、夹板固定、中药外治等特色疗法，这是我们的看家本领，是我们得以自立的根基。

　　中医疗法的特色靠的是对传统的继承和不断的创新，只有这样，中医才有生命力，才能发展进步。我们应当从传统理论所包含的科学内涵中推导新观点、新学说、新理论、新方法，用以指导临床实践，与现代化接轨，为人类健康服务。

　　深圳市中医药学会、深圳市中医院组织全国六家医院的有关专家编撰这本专著，不但体现了他们在运用中医特色疗法治疗伤病方面的丰富经验，更体现了他们对发扬中医特色疗法的重视和责任感。相信这本书的出版，能够使中医师及西学中医师从中得到裨益，并能引起和激发中医药工作者对中医特色疗法的关注和热情。

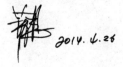

2014.4.28

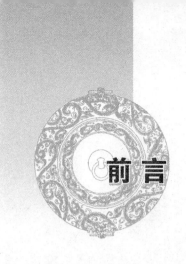

前言

　　这本书是由深圳市中医药学会、深圳市中医院（广州中医药大学深圳附属医院）聘请全国有关专家撰写的《临床常见病中医特色疗法》系列丛书中的骨伤科分册。编写者都是临床经验丰富的骨伤科专家，经多次反复修改定稿。

　　本书挑选了骨伤科临床常见的五十个中医特色治疗效果突出的病种（骨折与脱位因各具体部位之间中药治疗的重叠较多，故只分大类），每一个疾病分为病因病机、临床表现、辅助检查、诊断与鉴别诊断、治疗、特色疗法述评、主要参考文献等几个部分，重点突出特色疗法及其述评。特色疗法注意收集名家经验和作者的创新实践，而述评则对中医中药的临床运用状况、特色之处、中西医各自特点、中医及中西医结合优势等方面进行述评和比较，并分析各自的不足。本书病种收集全，理论探讨少，实际操作详，希望这本书的出版，能够为广大中医师及西学中医师提供采用特色疗法治疗运动系统伤病的实用参考读本。

　　在本书的撰写过程中，得到了深圳市卫人委、深圳市中医药学会、深圳市中医院等部门的指导和支持，得到了人民卫生出版社的指导，并得到各位编委的鼎力合作。承蒙中国中医科学院骨伤科研究所所长董福慧教授赐序，本书中的针灸、针刀、推拿疗法的内容由尹利华副主任医师进行了审校，学术秘书李全、马笃军对全书的名词术语、计量单位等的规范化及稿件整理、校对等方面作了大量的工作，在此一并表示诚挚的感谢。

　　由于水平和时间所限，本书可能存在不少缺点，敬希读者不吝赐教指正。

编　者

2014 年 4 月于深圳

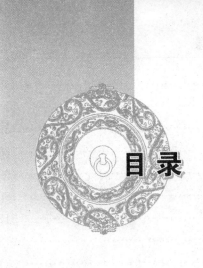

目 录

目　录

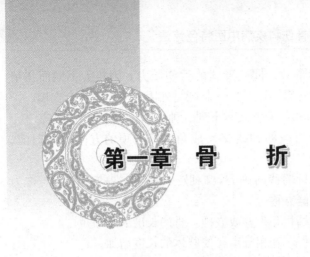

第一章 骨 折

第一节 四肢骨折

　　由于外力的作用破坏了骨骼的完整性或连续性者称为骨折。在治疗上，对上肢功能的要求灵活性高于稳定性，因此，必须重视手部早期练功活动，固定时间一般较下肢略为缩短；下肢的主要功能是负重和行走，需要良好的稳定性，因此，骨折的整复要求有良好的对位和对线，若成角畸形将会影响肢体的承重力，若短缩在 2cm 以上将会出现明显跛行。

【病因病机】

　　1. 受伤原因　造成骨折的原因有生活损伤、工业损伤、交通损伤、农业损伤、运动损伤、火器伤及自然灾害伤等七种类型。

　　2. 暴力形式和受伤机制

　　（1）直接暴力：骨折发生于外来暴力直接作用的部位，多为横形或粉碎性骨折，骨折处的软组织损伤较严重。

　　（2）间接暴力：骨折发生在远离于外来暴力作用的部位，包括传达暴力、扭转暴力等。多造成斜形骨折或螺旋形骨折，骨折处的软组织损伤较轻。

　　（3）肌肉拉力：肌肉突然猛烈收缩，可拉断肌肉附着处的骨质而造成骨折，例如在骤然跪倒时，股四头肌猛烈收缩，可发生髌骨骨折。

　　（4）持续劳损：长期反复的震动或循环往复的疲劳运动，可使骨内应力集中积累，造成慢性损伤性骨折。如长途强行军可导致第二跖骨或腓骨下端骨折等。这种骨折多无移位或移位不多，但愈合较慢。

　　骨折的发生还与年龄、健康状况、解剖部位、结构、受伤姿势、骨骼是否有病变等内在因素有关。如骨质的疏松和致密部交接处、静止段和活动段交接处是损伤的好发部位。同一形式的致伤暴力，因年龄不同而伤情各异。因此，致伤外力是外因，而受伤机制则是外因和内因的综合作用。

3. 骨折的移位　骨折移位的方式有下列五种，临床上常同时存在。

（1）成角移位：两骨折段的轴线交叉成角，以角顶的方向称为向前、向后、向外或向内成角。

（2）侧方移位：两骨折端移向侧方，四肢按骨折远端的移位方向称为向前、向后、向内或向外侧方移位。

（3）缩短移位：骨折端相互重叠或嵌插，骨的长度因而缩短。

（4）分离移位：两骨折端互相分离，使肢体的长度增加。

（5）旋转移位：骨折端绕骨的纵轴旋转。

4. 骨折分类

（1）根据骨折处是否与外界相通可分为：闭合骨折和开放骨折。

（2）根据骨折的稳定程度可分为：稳定骨折和不稳定骨折。

（3）根据骨折的损伤程度可分为：单纯性骨折、复杂性骨折、不完全骨折和完全骨折。

（4）根据骨折线的形状可分为：横形骨折、斜形骨折、螺旋形骨折、粉碎骨折、嵌插骨折、压缩骨折、裂纹骨折、青枝骨折、骨骺分离。

（5）根据骨折后的时间可分为：新鲜骨折和陈旧骨折。

（6）根据受伤前骨质是否正常可分为：外伤骨折和病理骨折。

【临床表现】

1. 病史　有明显外伤史。
2. 症状　局部疼痛、肿胀、活动功能障碍等。
3. 体征　局部有畸形、骨擦音及异常活动。

【辅助检查】

1. X线照片　X线检查是骨折诊断最简便有效的一项重要手段。受伤肢体的正、侧位照片即能发现损伤和移位。

2. 电子计算机X线横断体层扫描（CT）　一般外伤骨折用普通X线片即可明确诊断，但骨盆骨折、四肢骨关节周围骨折等，CT能从横断面来了解，有较高的分辨率，是理想的检查方法。

3. 磁共振（MRI）　有利于了解骨折所伴随的软组织损伤严重程度，能够早期发现微小骨折，能区分新鲜与陈旧的骨折，有利于对骨折严重程度的评估及进一步制订治疗方案提供参考。

【诊断与鉴别诊断】

一、诊　断

结合病史、症状、体征、影像作出诊断。一般而言，畸形、骨擦音和异常活动这三项特有体征中只要有一项出现，即可在临床上初步诊断为骨折。影像学的骨折征象或创口、切口直视发现骨折线，是确诊指征。

伤后 2 周内为新鲜骨折，伤后 2 周以上为陈旧骨折。

二、鉴别诊断

中医需与伤筋、脱位等鉴别；西医需与急、慢性软组织损伤及关节脱位进行鉴别，并注意区分外伤骨折和病理骨折。

三、常见并发症

主要有休克、感染、内脏损伤（肺、肝、脾、肾、膀胱、尿道、直肠等）、周围血管损伤、周围神经损伤、脂肪栓塞、缺血性肌挛缩、坠积性肺炎、褥疮、尿路感染及结石、损伤性骨化（骨化性肌炎）、创伤性关节炎、关节僵硬、缺血性骨坏死、迟发性畸形等。

【治疗】

中西医结合治疗骨折正确贯彻了"动静结合、筋骨并重、内外兼治、医患合作"的治疗观点。能做到骨折复位不增加局部软组织损伤，固定骨折而不妨碍肢体活动，因而可以促进全身血液循环，增强新陈代谢，加速骨折愈合，而且可使骨折愈合和功能恢复齐头并进。

一、手法复位、外固定及练功

手法复位的要求是及时、稳妥、准确、轻巧而不增加损伤，力争一次整复成功。下肢骨折多配合牵引治疗，起到复位和固定的双重作用。总的原则是利用牵引手法，采用逆转暴力机制，使远折端向近折端对线对位（"子求母"）。一般说，如果骨折同时存在多种移位，应首先克服短缩，以后再顺序克服旋转、侧方移位及成角移位。

骨折复位标准分为解剖复位（骨折端对位达到解剖或接近解剖对位）

和功能复位（骨折端对位未达到解剖对位，某种移位仍未完全纠正，但骨折在此位置愈合后，对肢体功能无明显妨碍）两种类型。

复位前准备：①麻醉：最好用局部麻醉或神经阻滞麻醉，对儿童也可用全身麻醉，有些简单骨折完全有把握在极短时间获得满意复位且患者又能忍受时，也可以不用麻醉；②摸诊：在麻醉显效后，使用手法复位前，要根据肢体畸形和 X 线片的图像分析研究，先用手细摸其骨折部，先轻后重，从上到下，从近端到远端，以了解骨折移位情况，做到心中有数，胸有成竹，以便进行复位；③准备好复位、固定材料，如牵引布袋、夹板、压垫、扎带、固定带等。

根据骨折早、中、后期的具体情况选用不同的练功方法。

（一）锁骨骨折

治疗目的主要是消除明显的畸形。

1. 复位

（1）幼儿锁骨有移位的骨折：患儿由家长搂抱或坐位，助手在患儿背后用双手扳住患儿两肩外侧，拇指顶住肩胛间区，向背后徐徐用力拔伸，使患儿挺胸、肩部后伸，以矫正重叠移位，术者用拇、食、中指以提按手法，将远端向上向后端提，将近端向下向前按捺，使之复位。

（2）少年及成人锁骨骨折：用膝顶复位法，嘱患者坐凳上，挺胸抬头，双手叉腰，术者在背后一足踏于凳缘上，将膝部顶住患者背部正中，双手握其两肩外侧，向背后徐徐拔伸，使患者挺胸，肩部后伸，以矫正骨折重叠移位。如仍有侧方移位，术者以一手拇、食、中指用捺正法纠正之。亦可由一助手用膝部顶住患者背部正中，手握其两肩外侧，向背后徐徐拔伸，待重叠移位矫正后，术者站于患者前面，以两手拇、食、中指分别捏住两骨折端，将骨折近端向前下推按，骨折远端向后向上端提，使之复位。

2. 固定

（1）新生儿锁骨产伤骨折：不需包扎固定，可在仰卧时，用一小枕置于两肩胛骨之间，使患肩向后伸即可。幼儿无移位骨折或青枝骨折，可用双肩"∞"字绷带或双圈固定1～3周。

（2）少年或成人有移位的骨折：手法复位后，外敷消肿止痛、接骨续损药物，然后再选用双肩"∞"字绷带、单肩斜"∞"字绷带、双圈或 T 形夹板固定。

固定后要注意患者双手及前臂有无麻木感及桡动脉搏动情况，切勿压迫血管和腋部神经。

3. 练功　初期可做腕、肘关节屈伸运动，中后期逐渐做肩部练功活动，重点是肩外展和旋转运动，防止肩关节因固定时间太长而致功能受限制。

（二）肱骨外科颈骨折

以避免内收畸形和严重创伤性肩周炎为主要目的。

1. 复位

（1）无移位的裂缝骨折或嵌插骨折：无须复位，仅用三角巾悬吊患肢1～2周即可开始活动。有移位的骨折应采取相应的手法，且尽量达到解剖对位。

（2）外展型骨折：患者坐位或卧位，一助手用布单绕过腋窝向上提拉，屈肘90°，前臂中立位，另一助手握其肘部，沿肱骨纵轴方向牵引，矫正重叠移位。然后术者双手握骨折部，两拇指按于骨折近端的外侧，其余各指环抱骨折远端的内侧向外捺正，助手同时在牵引下内收其上臂即可复位。

（3）内收型骨折：两助手牵引法同前，术者两拇指压住骨折部向内推，其他四指使远端外展，助手在牵引下将上臂外展即可复位。如成角畸形过大，可采用外展过顶法，即助手还可继续将上臂上举过头顶，此时术者立于患者前外侧，用两拇指压住骨折远端，其余各指由前侧按住成角突出处，如有骨擦感，断端相互抵触，则表示成角畸形纠正。甚者还可行过度外展法，但动作应轻柔，勿操之过急，以免损伤腋部血管和神经。

（4）肱骨外科颈骨折合并肩关节脱位

1）先拔伸牵引10～20分钟，另一助手压住肩峰部，术者用两拇指用力推顶肱骨头复位，此名"指压复位法"。

2）不拔伸牵引，使肩轻度外展，在腋下用一手拇、食指或手掌推挤肱骨头迫使其复位。

2. 固定 用超肩关节塑形夹板固定。在助手维持牵引下，将棉垫3～4个放于骨折部的周围，短夹板放在内侧，若内收型骨折，上端大头垫稍薄，下端内侧加一平垫；外展型骨折，大头垫顶住腋窝部，并在成角突起部置一平垫，余三块长夹板上端捶成弧形适合肩部外形后分别置前、外、后侧超肩关节，用三条布带捆扎，然后将肩部三块贯穿布带绕过对侧腋下用棉花垫好打结。对移位明显的内收型骨折，除夹板固定外，可配合皮肤牵引3周，肩关节置于外展前屈位，或行外展支架固定，以利于骨折的复位和稳定。

3. 练功 初期先让患者握拳，屈伸肘、腕关节，舒缩上肢肌肉活动等，3周后练习肩关节各方向活动，活动范围应循序渐进，每日练习十多次，一般在4周左右即可解除外固定。后期应配合物理疗法，以促进肩关节功能恢复。练功活动对老年患者尤为重要。

（三）肱骨干骨折

须防止因肢体重力作用导致的骨折断端分离移位，避免桡神经损伤。

1. 复位　患者坐位或平卧位。一助手用布单通过腋窝向上,另一助手握持前臂在中立位向下,沿上臂纵轴对抗牵引,一般牵引力不宜过大(尤其是粉碎性骨折和下 1/3 段骨折),否则易引起断端分离移位。待重叠移位完全矫正后,根据骨折不同部位的移位情况进行整复。

(1) 上 1/3 骨折:在维持牵引下,术者两拇指抵住骨折远端外侧,其余四指环抱近端内侧,将近端托起向外,使断端微向外成角,继而拇指由外推远端向内,即可复位。

(2) 中 1/3 骨折:在维持牵引下,术者以两手拇指抵住骨折近端外侧推向内,其余四指环抱远端内侧拉向外,纠正移位后,术者捏住骨折部,助手徐徐放松牵引,使断端互相接触,微微摇摆骨折远端或从前后内外以两手掌相对挤压骨折处,可感到断端摩擦音逐渐减小,直至消失,骨折处平直,表示已基本复位。

(3) 下 1/3 骨折:多为螺旋或斜形骨折,无需用力牵引,只要矫正成角畸形,将骨折断面挤紧捺正即可。

2. 固定　前后内外四块夹板,其长度视骨折部位而定:

(1) 上 1/3 骨折:超肩关节(可参照"肱骨外科颈骨折"),下 1/3 骨折要超肘关节,前后 2 块在肘部捶弯成"《"形。

(2) 中 1/3 骨折:不超过上、下关节,并注意前侧夹板下端不能压迫肘窝。如果侧方移位及成角畸形已完全矫正,可在骨折部的前后方(原始移位侧)各放一长方形大固定垫,将上、下骨折端紧密包围。若仍有轻度侧方移位时,利用固定垫行两点加压;若仍有轻度成角,可利用固定垫行三点加压逐渐纠正。若碎骨片不能满意复位时,也可用固定垫将其逐渐压回,但应注意固定垫厚度要适中,防止局部皮肤压迫性溃疡和坏死。在桡神经沟部不要放置固定垫,以防桡神经受压而发生麻痹。包扎后,肘关节屈曲90°,以带柱托板或三角巾将前臂置于中立位,患肢悬吊于胸前。固定早期应每周透视 1~2 次,若有分离,用弹力绷带或宽 4~5cm 的橡皮带制成环形圈套住肩肘部在夹板外行对向挤压使断端接近,消除分离。

固定时间成人 6~8 周,儿童 3~5 周。肱骨中、下 1/3 骨折是迟缓愈合和不愈合的好发部位,固定时间要适当延长,必须在临床症状消失、X 线片复查有足够骨痂生长之后,才能解除外固定。

3. 练功　固定后患肢即可做伸屈指、掌、腕关节和耸肩活动,有利于气血通畅。肿胀开始消退后,患肢上臂肌肉应用力作舒缩活动,加强两骨折端在纵轴上的挤压力,防止分离。中期除继续初期的练功活动外,应逐渐进行肩、肘关节活动。骨折愈合后,应加强肩、肘关节活动,并配合药物熏洗和物理疗法,使肩、肘关节活动功能早日恢复。

（四）肱骨髁上骨折

以恢复正常携带角、前倾角，防止骨化性肌炎为主要目的。

1. 复位　有移位骨折可按以下方法整复：

（1）患者仰卧，两助手分别握住上臂和前臂，顺势拔伸牵引，术者两手分别握住远端和近端，对向挤压，纠正重叠移位，使前臂旋后（或旋前）。纠正上述移位后，若整复伸直型骨折，则以两手拇指从肘后推远端向前，两手其余四指重叠环抱骨折近端向后拉，同时用捺正手法矫正侧方移位，并嘱助手在牵引下徐徐屈曲肘关节，可感骨折复位时的骨擦感。若整复屈曲型骨折，手法与上述相反，应在牵引后将远端向背侧压下，并徐徐伸直肘关节。

（2）患者仰卧，助手握患肢上臂，术者两手握腕部，先顺势拔伸，再在伸肘位充分牵引，以纠正重叠及旋转移位。整复伸直型、尺偏型骨折时，术者以一手拇指按在内上髁处，把远端推向桡侧，其余四指将近端拉回尺侧，同时用手掌下压，另一手握患肢腕部，在持续牵引下徐徐屈肘，这样尺偏和向后移位可同时得以纠正。注意：尺偏型骨折容易后遗肘内翻畸形，可能与整复不良或尺侧骨皮质遭受挤压而产生塌陷嵌插影响生长所致。因此，在整复肱骨髁上骨折时，应特别注意矫正尺偏畸形（可适当矫枉过正），以防止发生肘内翻，而对桡偏型移位则无须矫枉过正，轻度桡偏可不予整复，以免发生肘内翻。

（3）粉碎型骨折复位时，患者平卧，肩外展 70°～80°，屈肘 45°～60°位置，两助手对抗徐徐牵引，术者两手掌抱内外两髁向中心挤压，以防牵引时加重两髁分离，尔后再持续牵引 3～5 分钟，重叠移位完全纠正，术者再纠正侧向移位和旋转移位，再向中心挤压，使骨碎片靠拢。再在牵引的同时屈肘 90°以超肘关节塑形夹板固定。

2. 固定　无移位骨折用夹板固定后将患肢屈肘 90°位，用三角巾悬吊 2～3 周；有移位的骨折复位后，应用超肘关节"《"形塑形夹板固定，后侧夹板上达三角肌，下齐手腕，前侧上齐上臂上 1/3 处，下齐前臂下 1/3 处；伸直型骨折屈肘 90°～110°位置固定 3 周；屈曲型骨折应固定肘关节于屈曲 40°～60°位置 2 周，以后逐渐屈至 90°位置 1～2 周。为防止移位，伸直尺偏型在夹板固定时在鹰嘴后方加一梯形垫，在远端的尺侧和近端的桡侧分别加一塔形垫。对于粉碎型骨折不稳定或残余移位难以纠正者，夹板固定后需配合尺骨鹰嘴牵引，牵引重量 1.5～2.0kg，牵引时间 4 周左右，同时前臂用皮肤牵引，重量为 0.5kg。

3. 练功　固定期间多作握拳、腕关节屈伸等活动，粉碎型骨折应于伤后 1 周在牵引固定下开始练习肘关节屈伸活动，其他类型骨折应在解除固定后，积极主动锻炼肘关节伸屈活动，严禁暴力被动活动。

（五）尺骨鹰嘴骨折

复位原则是强调关节面的解剖对位。

1. 复位　无移位骨折或老年人粉碎性骨折移位不显著者，不必手法整复。有移位骨折，可按下述手法：血肿较多者，在无菌操作下抽出关节内积血后，助手握患肢前臂，患肘屈曲30°～45°位，术者站在患肢外侧，面向远端，以两手拇指分别按压移位的尺骨鹰嘴近端的内、外侧（或用一手拇食指控住骨折近端），由近侧向远侧推挤，迫使骨折近端向远端靠拢（"母求子"），徐徐伸直肘关节并行轻微伸屈活动，纠正残余移位。

2. 固定　无移位或移位不多的粉碎型骨折外敷中药，用前后超关节塑形夹板固定肘关节于屈曲20°～60°位3周。有移位骨折，用弹力抱骨垫加塑形夹板固定：先用纸壳（双层）剪成患肘大小的半月形，再将一根约1米长的弹力带夹在半月形纸壳内再用胶布固定，即成弹力抱骨垫。固定时，用半月形缺口顶住尺骨鹰嘴的上端，再用前后侧超关节塑形夹板压住抱骨垫，稳定后再缚扎带，再将抱骨垫两侧的弹力带适当拉紧并固定于前侧夹板的腕部。固定肘关节屈曲20°～40°位3周，以后逐渐屈肘至90°位1～2周。固定后要注意观察患肢血运情况和患者的疼痛感觉，尤其在开始3～5天，以防压迫性溃疡形成。随着肿胀消退，夹板常松动，骨折容易再移位。故应在1～2周内经常X线照片检查，及时发现和矫正再移位。夹板固定时间3～4周。对局部肿胀严重或骨折严重粉碎患者可行尺骨鹰嘴骨牵引。

3. 练功　3周内只作手指、腕关节屈伸活动，禁止肘关节屈伸活动。第4周以后才逐步做肘关节主动屈伸锻炼，拆除夹板后逐渐加大活动度，以使关节面模造塑形，保持光滑，避免后遗创伤性关节炎。此外，可配合肩关节练功活动。

（六）桡骨头骨折

1. 复位　在半屈肘位及肘内翻应力下以双拇指由远端向近端、由外向内推挤骨折块使其复位。

2. 固定　无移位骨折屈肘90°固定2～3周即可，有移位骨折在桡骨头部置一平垫后，屈肘90°前臂旋前位四合一超肘关节塑形夹板固定3～4周。

3. 练功　整复后即可行手指、腕关节屈伸活动，禁做前臂旋转活动，2～3周后肘关节做屈伸活动，解除夹板后做前臂轻微旋转活动并逐渐加大活动度，直至愈合。桡骨头切除术后者肘关节练功活动应提早一些。

（七）桡、尺骨干双骨折

以恢复前臂的旋转功能为主要目的。

1. 复位

(1) 成人复位法：患者平卧，肩外展 90°，肘屈曲 90°，上 1/3 段骨折前臂旋后位，中 1/3 和下 1/3 段骨折前臂中立位，整复的先后取决于骨折的稳定程度：若桡尺骨干双骨折均为不稳定时，骨折在上 1/3，先整复尺骨；骨折在下 1/3，先整复桡骨；骨折在中段，先整复相对稳定者。复位时可用以下手法：两助手拔伸牵引、矫正重叠、旋转和成角畸形，再用夹挤分骨法分开骨间膜，纠正两骨的内、外移位，仍有少许重叠时，可用折顶法，若斜形骨折有背向移位者，再加用回旋法，一般均可获得成功。

(2) 小儿骨折复位法：以尺桡骨下 1/3 段骨折为例，患儿卧位或坐位，术者一手拇指与食指捏住桡骨远端，另一手拇、食指捏住骨折近端，不必对抗牵引，两手捏紧同时向掌侧折顶加大成角，骨折即可对位，此时两手复平并行对向挤压，再向背侧略行反折，纠正残余移位，骨折即达解剖对位，尺骨骨折亦因受骨间膜和肌肉等牵拉，在桡骨复位时同时受上述手法带动而得到解剖复位。

2. 固定 在维持复位姿势下，先在掌、背则各放置一带有金属物的分骨垫在两骨之间，再置压垫，后依次放上掌、背、桡、尺侧四块夹板，夹板长度为：掌侧板由肘横纹至腕横纹，背侧板由尺骨鹰嘴至掌骨，桡侧板由桡骨小头至桡骨茎突，尺侧板自肱骨内上髁下至第 5 掌骨基底部。用 4 根布带捆扎，再用有柄托板固定，屈肘 90°。三角巾悬吊，前臂原则上放置在中立位固定，成人 6～8 周，儿童 3～4 周，X 线片达临床愈合后，解除夹板。

3. 练功 初期鼓励患者做手指、腕关节屈伸活动及上肢肌肉舒缩活动，中期开始做肩、肘关节活动如小云手等，但不宜做前臂旋转活动。后期拆除夹板固定后，做前臂旋转活动，以恢复其旋转功能。

(八) 尺骨上端骨折合并桡骨头脱位

需纠正尺骨明显的成角畸形和桡骨头脱位。

1. 复位 复位时可根据具体情况决定先整复脱位或先整复骨折。一般原则是先整复桡骨头脱位，后整复尺骨骨折。桡骨头复位后，以桡骨为支撑，则尺骨骨折易于整复。若尺骨属稳定性骨折，或尺骨属斜形、螺旋形有背向移位者，可先整复尺骨骨折。

(1) 伸直型：患者平卧，肩外展，肘伸直，前臂中立位，远近两端助手顺势拔伸牵引，矫正重叠移位。术者两拇指置桡骨头外侧和前侧，向尺侧、背侧推挤，同时嘱远端助手将肘关节徐徐屈曲 90°，使桡骨头复位，并嘱近端助手固定已复位的桡骨头，术者捏住骨折断端进行分骨，在骨折处向掌侧适当加大成角后，再向背侧按压，纠正成角，使尺骨复位。

(2) 屈曲型：患者平卧，肩外展，肘半伸屈位，远近两端助手牵引矫正重叠后，术者两手拇指在桡骨头的外侧和背侧向掌侧和尺侧推挤，同时嘱助手将肘关节徐徐伸直，使桡骨头复位。有时还可听到或感觉到桡骨头复位的滑动声。然后术者在尺、桡骨间隙挤捏分骨，并将骨折端向掌侧尺侧挤按，使尺骨复位。

（3）内收型：一法：患者平卧，肩外展，肘伸直或半屈位，前臂旋后，远近两端助手拔伸牵引，术者将拇指放在桡骨头外侧，向内侧推按桡骨头，使之还纳。尺骨向桡侧成角亦随之矫正。二法：即快速捶击复位法。患儿坐位，前臂旋后，放在铺有棉垫的桌面上，一助手固定上臂。术者一手握前臂，在骤然用力拔伸牵引时，另手握拳，由患肘关节的桡侧捶击向桡侧脱位的桡骨头，脱位立即复位，向桡侧成角的尺骨骨折亦随之纠正。当患儿将吵闹时，复位已结束。复位后，肘关节屈曲90°。

（4）特殊型：先做桡骨头脱位的整复手法，同内收型。助手固定复位的桡骨头。术者再按桡尺骨干双骨折处理：应用牵引、分骨、折顶、按捺等手法，使之复位。

2. 固定　复位后，在维持牵引下，先以尺骨骨折平面为中心，在前臂的掌侧与背侧各置一分骨垫，在骨折的掌侧（伸直型）或背侧（屈曲型）置一平垫；在桡骨头的前外侧（伸直型、特殊型）或后侧（屈曲型）或外侧（内收型）放置葫芦垫，在尺骨内侧的上下端分别放一平垫，用胶布固定。然后在前臂的掌、背侧与桡、尺侧分别放上长度适宜的夹板，用4根布带捆扎。伸直型、内收型、特殊型应固定于屈肘位4～5周，屈曲型固定于近伸肘位2～3周后，改为屈肘90°位固定2周，X线片显示骨折线模糊，骨折临床愈合后，方可拆除夹板固定。

3. 练功　伤后3周内，做手腕诸关节屈伸锻炼，以后逐步做肘关节屈伸锻炼。前臂的旋转活动须在X线片显示尺骨骨折线模糊并有连续性骨痂生长时，才开始锻炼。

（九）桡骨远端骨折

以恢复关节面的平整和正常掌倾角、尺偏角为主要目的，并预防桡骨长度的丢失。

1. 复位

（1）伸直型骨折：一法，患者坐位，老年人则平卧为佳，屈肘90°，前臂中立位，助手握住前臂近端，术者握远端，两手拇指并列置背侧，余指置腕部掌侧，扣紧大小鱼际，先顺势拔伸牵引2～3分钟，待重叠移位完全矫正后，将前臂旋前位，并利用牵引力，顺纵轴方向骤然猛抖，同时迅速尺偏掌屈，骨折即可复位，若仍未完全整复，则由两助手维持牵引，术者用拇指迫使骨折远端再尺偏掌屈，即可达到解剖对位。二法，若骨折线伸入关节或骨折块粉碎的伸直型骨折，牵引方法同前，术者在牵引时适当进行摇摆，使粉碎的骨折块靠拢，而后两手拇指置背侧远端，余四指置掌侧近端，矫正重叠移位后，迅速掌屈折顶、尺偏，再适当用捺法骨折即可复位。

（2）屈曲型骨折：坐位或卧位，屈肘90°，前臂旋后位，助手握前臂，术者握手腕，两手拇指置远端掌侧，余指置近端背侧，拔伸牵引后，将腕关节迅速背伸，即将远端向背侧推挤，将近端向掌侧按压，再尺偏，骨折即可复位。

（3）背侧缘和掌侧缘劈裂骨折：可参照伸直型或屈曲型骨折整复手法。

2. 固定 在维持牵引下，局部外敷药物后，用四块夹板固定。伸直型骨折在骨折远端背侧和近端掌侧分别放一平垫，然后放夹板，夹板上段达前臂中上 1/3，桡、背侧夹板下端超过腕关节，限制手腕背伸桡偏活动。屈曲型骨折，在远端的掌侧和近端的背侧各置一平垫，而桡、掌侧夹板远端超腕关节，限制桡偏和掌屈活动。用 4 根布带捆扎，用三角巾悬吊于胸前，保持固定 4～5 周。

3. 练功 固定后即可开始做手部握拳动作，以减轻前臂远端肿胀，并可使骨折两端紧密接触，以增加其稳定性。肿胀基本消退后，开始肩、肘关节活动，如做小云手等，但禁做前臂旋转活动。待骨折愈合牢固，解除夹板后，再练习前臂旋转活动。

（十）腕舟骨骨折

应力求良好的对位、充足的固定，防止骨缺血坏死。

1. 复位

（1）手法复位：患者取坐位，前臂轻度旋前位，术者一手握患侧腕上，另一手拇指置于鼻烟窝处，其余四指环握拇指，在牵引下使患腕尺偏，然后用拇指向掌侧、尺侧按压移位的骨折远端，即可复位。

（2）牵引复位：可采用皮肤牵引、骨牵引或骨折复位器机械牵引等方法。其目的均是使骨折周围的肌肉放松，将导致移位的不利因素转变为有利于断端的稳定因素。通过牵引，骨折常可自行复位，或辅以简单手法，即可达到复位。在牵引过程中需进行 X 线监控，持久的过度牵引使断端分离将会导致延迟愈合或不愈合。

2. 固定 在鼻烟窝处放置一固定垫，然后用纸壳夹板固定腕关节伸直而略向尺偏，拇指于对掌位，固定范围从前臂下 1/3 至掌横纹处及拇指掌指关节，新鲜或陈旧性骨折均可采用。纸壳夹板可用硬纸板 1 块、略小于鼻烟窝的小圆纸板 3 片，绷带 2 卷作材料。固定时将大小纸板浸湿，小圆纸板下衬一薄层棉花，放于鼻烟窝上，相当于舟骨结节位置，用一条胶布固定于皮肤上，以免包扎时移位。然后将患腕尺偏位平放于纸板上，纸板中线置于患腕桡侧，纸板两缘向尺侧包裹而不许纸板两侧边缘互相接触，应留有间隙，以免包扎后纸垫上的压力不集中，最后用绷带包扎固定。固定期间若患者感觉固定已松动，可于原绷带上再加绷带绑紧。包扎固定以不妨碍患肢末端血运为宜。亦可用经过塑形的四块夹板或前臂型石膏固定，上至前臂中段，下至掌骨颈部，将腕关节固定于背伸 25°～30°、尺偏 10°、拇指对掌和前臂中立位。亦有采用掌屈尺偏夹板固定（认为用腕关节功能位来固定腕舟骨骨折，骨折端必将承受较大的剪力，不利于骨折愈合，而置于腕掌屈 30°、尺偏 10°位时，骨折面与桡骨下关节面可完全平行，肌肉收缩张力对两端可产生纵向压缩力，有利骨折愈合）。

3. 练功　早期可做手指的屈伸活动和肩、肘关节的活动，如屈肘挎篮、小云手等，但禁忌做腕桡偏动作。中期以主动握拳活动为主。后期解除固定后，可做握拳及腕部的主动屈伸、旋转活动，骨折迟延愈合者，暂不宜做过多的腕部活动。

（十一）股骨颈骨折

应按照骨折时间、类型、年龄及全身情况制订治疗方案，良好的复位以及稳妥的内固定是骨折愈合的重要条件，以尽早离床、减少并发症为主要目的。

1. 复位

（1）新鲜无明显移位或外展嵌顿型骨折：一般仅局部制动，卧床休息，患肢外展 30°，穿"丁字鞋"防止外旋。或持续皮肤牵引 6～8 周后复查 X 线片，以确定是否扶双拐下地，之后每 1～2 月复查 X 线片一次。对可疑股骨颈骨折患者，按上法治疗，2～3 周后再照片复查。老年患者应鼓励取半卧位，做股四头肌舒缩运动，踝关节和足趾做屈伸运动。3 月后可考虑扶腋杖下地行走。

（2）内收骨折或有移位的股骨颈骨折：早期做持续皮肤牵引或胫骨结节、股骨髁上骨牵引，保持患肢外展 30°中立位，5～7 天后照片复查，如果骨折复位满意，则采用加压螺纹钉内固定。

对于年龄过大，全身状况不宜手术者，可做皮肤牵引或布套牵引，保持下肢外展中立位，患者取半卧位，3 个月后，骨折虽未愈合，仍可能扶拐杖下床活动。

对于 1 周内移位骨折亦可采取手法复位然后再行固定：即助手固定骨盆，术者左手托住腘部、右手握踝上，先屈髋屈膝至 90°牵引，然后依次使髋内旋、外展、伸直患肢并保持外展 30°内旋位。

（3）儿童和青壮年的股骨颈骨折：此类损伤往往需要强大的暴力才能

造成骨折，以低位经颈骨折为主。由于儿童股骨头血液供应与成人不同，因而很容易发生缺血性坏死，故采取持续牵引复位后，钢针加压固定，且不宜负重过早。

2. 固定 ①"丁字"鞋固定或皮肤牵引，适用于嵌插型骨折；②骨牵引固定，适用于有移位的骨折；

3. 练功 如果复位良好，固定牢固，术后患者取半卧位，鼓励其早期进行股四头肌舒缩活动及踝、足运动。2个月后扶腋杖下地行走，5个月后可脱离腋杖行走。患者半年内不翻身、不盘腿、不负重。

（十二）股骨转子间骨折

防止髋内翻、尽早离床是主要目的。

1. 复位

（1）稳定性骨折：由于股骨距保持完整或股骨距仍具有支撑作用，仅需卧床休息，用"丁字鞋"及砂带保持患肢外展30°～40°，稍内旋或中立位。亦可用皮牵引或骨牵引于外展位6～8周。待骨痂良好生长、骨折处稳定后，逐步扶腋拐下地，直至X线片显示骨折愈合，再开始患肢负重。

（2）不稳定性骨折：可做手法复位，助手固定骨盆，术者于屈髋、屈膝90°位牵引，同时慢慢伸直患肢，最后外展30°～40°，内旋患肢于中立位，用皮肤牵引或骨牵引8～10周。

（3）对于一些年龄较大，不宜做长期卧床牵引或开放复位者，可做简单的皮牵引，尽早使患者取半卧位；即使后遗髋内翻，患者出现跛行，但骨折仍能在畸形位愈合，并不会影响日后生活，不必做勉强手术内固定。

2. 固定 ①丁字鞋固定或外展夹板固定，适应于无移位骨折或轻度移位骨折；②骨牵引或皮肤牵引固定，适应于严重移位骨折。

3. 练功 复位、固定后，即应积极锻炼膝、踝、趾关节及股四头肌。无移位骨折6周左右，如X线片检查骨痂生长良好，可扶双拐或加外展夹板保护下不负重下地行走。有移位骨折者卧床牵引时间不应少于8～10周，必须做X线片检查示骨折愈合良好，才可负重锻炼。

（十三）股骨干骨折

主要治疗目的是防止内收畸形，促使尽早离床。非手术治疗适用于横形、斜形骨折以及粉碎骨折碎片较少者。

1. 复位 患者取仰卧位，一助手固定骨盆，另一助手用双手握小腿顺势拔伸，并徐徐将患肢屈髋、屈膝至90°，然后按不同部位，采用不同的手法。

（1）上1/3骨折：将患肢外展，略加外旋，然后由助手握近端向后挤按，术者握远端向前提位。

（2）中 1/3 骨折：将患肢外展，同时术者用手从断端向外突起处向内推挤，再以双手掌在断面前后、内外夹挤。

（3）下 1/3 骨折：若患者俯卧复位，在维持牵引下，将膝关节徐徐屈曲，并以两手置于腘窝内作支点，将骨折远端由后向前、向近端推挤；若患者仰卧位，将患肢平放，膝屈曲位牵引。一助手用布单固定股骨近端，另一助手握小腿上段向远端牵引，第三助手握踝部向上牵引；在同时用力牵引下，术者从腘窝处向前挤压骨折远端向前，使之复位。

若股骨干骨折重叠移位较多，难以完全纠正移位，可用反折手法矫正；若有斜形、螺旋骨折背向移位时，可用回旋手法矫正，如此可使嵌顿于断端间的软组织解脱；若有侧方移位，可用双手掌指合抱，肌肉丰厚的患者，还可用两前臂或上臂相对夹挤：术者一臂置于近侧骨折端的前外方，另一臂置于远侧骨折端的后内方，两手交叉，同时用力，在左右两前臂之间，形成一个钳式剪力，使骨折对位，还可应用此法，根据骨折的不同移位方向，改变前臂放置位置而纠正前后或左右移位。

2. 固定　产伤引起的新生儿股骨干骨折，多为无移位或轻度移位骨折，可将伤肢用绷带固定于胸腹部，2 周后拆除绷带，骨折即可愈合。其他年龄段均需牵引固定。

（1）持续牵引：此法适应于粉碎、斜形或螺旋骨折。可用皮肤牵引或骨牵引。此类骨折多不用手法复位，或在牵引过程中，略加手法复位即可，然后加四合一夹板固定。对于粉碎骨折，若碎片分离较严重，可在牵引早期，以两手掌夹挤揉合即可。

1）皮肤牵引：适用于小儿及年老或体质较差的成年人。儿童牵引重量为 1/6 体重，时间 3～4 周；成人为 1/7～1/12 体重，一般以不超过 5kg 为宜，时间 8～10 周。牵引胶布需 4 周左右更换一次，以防因松脱而失去功效。儿童骨折根据年龄不同可采用下述方法治疗：

垂直悬吊皮肤牵引：3 岁以内的儿童可用此法。先用胶布两条，宽度以不超过大腿周长一半为宜，贴在双下肢内、外侧，长度要超过骨折平面上 3～5cm，或达大腿根部。将两髋屈 90°，垂直向上，双下肢同时牵引，重量以能使患儿臀部离开床 1～2cm 为度。患肢可加或不加夹板。超过 3 岁的儿童，一般不宜用此悬吊牵引法，因血供差可导致足趾缺血性坏死。运用此法时应经常检查两足的血液循环和感觉有无异常，以防并发症发生。此法牵引复位，简单方便，可在牵引数日后疼痛减轻或消失，将患儿连架抱回家中，定期来院复查。3 周后拆除牵引，改用夹板固定至骨性愈合。3 岁以内儿童股骨干骨折 3～4 周后可良好愈合。

水平皮肤牵引：适应于 4～8 岁患儿，重量一般 2～3kg。上 1/3 骨折，患肢屈髋、屈膝、外展、外旋；下 1/3 骨折，屈膝加大，以松弛膝后关节囊及腓肠肌，减少远端后移位倾向；中 1/3 骨折，患儿屈髋、稍外展。牵引时加夹板固定，4～6 周去除牵引，继续用夹板固定至骨折愈合。

2）骨骼牵引：8 岁以上儿童及成人采取骨骼牵引。因部位不同，可采用股骨髁上牵引或胫骨结节牵引，有时选用股骨髁牵引。

股骨髁上牵引：适应于中 1/3 骨折及远折端向后的下 1/3 骨折。中 1/3 骨折，置患肢外展中立位；下 1/3 骨折，应置屈髋屈膝中立位。儿童穿针时防止损伤骺，老年人则骨质疏松而出现针孔松动，甚则牵引针贯通股骨髁段滑至膝关节内，故两者宁肯在稍上一点位置穿针。

股骨髁牵引：即冰钳牵引，适应于骨折位置很低且远端向后移位的下 1/3 骨折。下肢置屈髋、屈膝中立位。

胫骨结节牵引：较大儿童不宜在胫骨结节部穿针，应在结节稍下 2～3cm 处穿针。适用于上 1/3 骨折和骨折远端向前移位的下 1/3 骨折。患肢置屈髋外展位。

我院均采取早期重磅牵引，达 1/5 体重，3 天后摄床旁 X 线片，如发现复位不良，可通过调整牵引重量及方向，或略配合手法复位，加四合一夹板固定得以完全纠正。要经常检查牵引装置，保持牵引效能，防止过度牵引。

对儿童股骨干骨折，要求对线良好，但对位要求不高，1～2cm 重叠反而可克服因骨折完全对合所发生的伤肢过长的缺点，因为骨折将促进伤侧骨骺充血而刺激过长，使伤肢反而增长，所以 1～2cm 的重叠不减少下肢的长度差异。

骨牵引配合四合一夹板固定后可置患肢于 Braun 架或 Thomas 架上。

（2）夹板、压垫固定：儿童稳定骨折，夹板固定三周即可，不稳定骨折，则须夹板固定配合持续牵引，一般用四合一夹板。外、内侧夹板远端制成滑槽凹状，以防止直接压迫股骨髁或髁上之牵引针；前、内侧板近端呈斜坡状或与腹股沟皱纹一致，注意左右要分清，以免影响屈髋活动；后侧板略超膝关节，并将近端及腘窝部分向前锤软，以适用臀部与腘部形状，夹板中部用弧形棉垫垫起以适应股骨正常生理前凸线。若是上 1/3 骨折时可配合使用外展板。根据上、中、下 1/3 骨折位置的不同而相应放置固定垫：上 1/3 骨折，平垫放在近端的前方和外侧；中 1/3 骨折，平垫放在断端的外侧和前方；下 1/3 骨折，平垫放在近端的前方。然后放置夹板，内侧板由腹股沟至股骨内髁；外侧板由股骨大转子至股骨外髁；前侧板由腹股沟至髌骨上缘；后侧板由臀纹至腘窝稍下方。夹板放好后，用四道扎带环形绑好。

3. 练功 较大的儿童、成人患者的练功活动应从复位后的第 2 天起，练习股四头肌收缩及踝、趾关节屈伸活动，如小腿及足部出现肿胀可适当配合按摩；第3周起允许直坐床上，用健足蹬床，以两手扶床练习抬臀，使身体离开床面，以达到使髋、膝关节开始活动的目的；第五周开始两手握吊杆，健足踩在床上支撑，收腹抬臀，使躯干、大腿与小腿成一直线，以加大髋、膝关节的活动范围；经照片检查，骨折端无再移位，第7周开始做扶床练习站立。解除牵引后，上1/3骨折者加用外展板，以防内收成角，在床上活动1周后再做扶拐下地患肢不负重的步行锻炼。当骨折端有连续性骨痂时，患肢可循序渐进地增加负重。经观察证实骨折端稳定时改用单拐1～2周，逐步弃拐行走。此时，再做X线片检查，证实骨折没有异常变化，且愈合较好，方可解除夹板外固定。

（十四）髌骨骨折

治疗要求是保持髌骨关节面的平整，防止明显的分离移位。

1. 复位

（1）无移位骨折：一般用后托板，长度从大腿中部至小腿中部，保持膝关节伸直位，加压包扎；或髌骨周围用抱膝圈固定。

（2）横形骨折：若分离在0.5cm以内，仍按无移位骨折原则处理。骨折较易整复，且稳定，复位后用抱膝圈加后托板固定。

2. 固定　无移位骨折，或分离在0.5cm以内骨折以及粉碎性骨折捏合满意均可用抱膝圈合膝后托板外固定。

3. 练功　整复骨折后应在有效固定下尽早股四头肌功能锻炼，踝、趾关节屈伸活动2周。然后开始做膝关节被动屈伸，活动范围开始不要超过15°，同时扶腋拐做患肢不负重活动。解除固定应结合X线片显示骨折线模糊为基准，并逐步增加膝关节活动范围。若骨折未愈合，不宜做膝关节抗阻练习。

（十五）胫腓骨骨折

治疗关键是保持良好的下肢力线，防止出现胫骨骨折不愈合。

1. 复位

（1）平卧复位法：患者仰卧，膝关节屈曲20°～30°，一助手站立于患肢外上方，用肘关节套住患膝腘窝部，另一助手站在患肢足部远侧，一手握前足，一手握足跟部，沿胫骨长轴做对抗牵引3～5分钟，矫正重叠及成角畸形。若近端向前内移位，则术者两手拇指放在远端前侧，其余四指环抱小腿后侧，在维持牵引下，近端牵引之助手将近端向后按压，术者两手四指端提远端向前，使之对位；如仍有左右侧移位，可同时推近端向外，挤远端向内，一般即可复位。螺旋、斜形骨折时，远端易向外侧移位，术者可用拇指于远侧端前外方，挤压胫腓骨间隙，将远端向内侧推挤，其余四指置于近端内侧，向外用力提拉，并嘱把持足部牵引的助手，将远端稍稍内旋，可使完全对位，然后，在维持牵引下，术者两手握骨折处，嘱助手徐徐摇摆骨折远端，使骨折端紧密相插，之后以拇指和食指沿胫骨嵴及内侧面来回触摸骨折部，检查对位对线情况。

（2）小腿下垂复位法：患者仰卧于长条桌上，利用桌缘和助手之牵引进行骨折复位，术者两手于骨折处，先矫正前后移位，然后再矫正侧方移位，诸手法同上法。

2. 固定

（1）小夹板固定：适用于胫腓骨中下段的稳定型骨折或易复位骨折，如横断、短斜和长斜骨折，以胫骨中段的横断或短斜骨折更为适宜。中 1/3 段骨折，夹板上方应达腘窝下 2cm，下达内外踝上缘，以不影响膝关节屈曲活动为宜；下 1/3 段骨折，夹板上达腘窝下 2cm，下抵跟骨结节上缘，两侧做超踝夹板固定。使用夹板时必须要注意加垫位置、方向，必须注意夹板松紧度，密切观察足部血运、疼痛与肿胀情况，必要时松解夹板，避免发生局部褥疮及肢体坏死等严重并发症。

本法以夹板固定为特点，以手法复位和功能锻炼为主，体现了"动静结合、筋骨并重、内外兼治、医患结合"的骨折治疗原则。通过夹板、压垫压力和布带约束力，肌肉活动产生的内在动力，间断性增强压垫的效应力，固定力得到增强，反复推挤移位的骨折端，残余畸形得以纠正，保持整复后骨折不再移位。沿小腿纵轴进行肌肉舒缩，可使断端之间产生生理性应力刺激，促进骨折愈合。

（2）石膏外固定：石膏外固定适用于比较稳定的骨折或经过一段时间牵引治疗后的骨折以及辅助患者进行功能锻炼（功能石膏）等情况。最常用的是长腿管型石膏固定（取关节中立位，屈膝 15°～20°）。一般是在有垫的情况下进行的，打石膏要注意三点应力关系。固定期间要保持石膏完整，若有松动及时更换。因为肢体肿胀消退后易因空隙增大而致骨折再移位。在牵引治疗的基础上，肿胀消退后也可改用无衬垫石膏固定，保持与肢体之间的塑形。长腿石膏一般需固定 6～8 周后拆除，这种石膏固定易引起膝、踝关节僵硬、下肢肌肉萎缩，较长时间固定还有导致骨质吸收、萎缩的缺点。

Sarmieto 等人提出小腿功能石膏，也称髌韧带负重装置（PTB）。即在胫腓骨骨折复位后，打一个起自髌韧带，下至足趾的膝下石膏，在胫骨踝部、髌骨及髌腱部很好的塑形。可早期负重行走，由小腿软组织与石膏间相互拮抗力量得以均衡地维持，膝关节自由活动不会引起骨端移位。这种石膏可避免长腿石膏因超膝关节固定引起的缺点。早期负重，也利于促进骨折愈合。有人主张在胫腓骨骨折临床愈合后，改用这种石膏协助功能锻炼，笔者认为骨折临床愈合后，若要进行外固定，又要解放膝、踝关节，采用小腿内外侧石膏夹板更为实用且操作简便。从这种意义上说，小腿内外侧石膏夹板也属于一种功能石膏。

石膏固定期间发现骨折在石膏中成角移位，宜先采用楔形矫正法予以矫正，不必更换石膏。

发生在胫腓骨中下 1/3 交界处以下的稳定型骨折，也可采用小腿"U"型石膏固定，操作方便，利于活动及功能锻炼。

（3）骨骼穿针外固定器与功能位支架：适用于各种类型的胫腓骨骨折，尤其是有伤口、创面及软组织损伤严重、感染的病例。有 Hoffman 外固定支架、Rockwood 功能支架、伊力扎诺夫外固定支架。外固定器功能支架操作简便，调节灵活，固定确实、可靠。伤肢能早期负重，功能锻炼，促进骨折愈合。这种治疗方法正逐渐被更多的人所接受并采用。其缺点是自动纠正侧方移位的能力差，骨骼穿针的同时，肌肉组织也被钢针相对固定而限制舒缩，引起不同程度的肌萎缩。此外，还有继发针孔感染的可能。

（4）牵引：治疗胫腓骨骨折的牵引通常是骨牵引。牵引针可打于胫骨下端或跟骨之上，以跟骨牵引更为常用。牵引初始的整复重量为 4～6kg，待肢体肿胀消退、肌肉张力减弱后，减到维持重量 2～3kg。在牵引下早期锻炼股四头肌，主动活动踝关节与足趾。3～4 周后撤除牵引，施行夹板外固定，直至骨痂形成。

3. 练功　固定当天可做股四头肌收缩锻炼和踝关节屈伸活动。跟骨牵引者，还可以用健腿和两手支持体重抬起臀部。稳定性骨折第 2 周开始练习抬腿及膝关节活动，第 3 周开始扶双拐不负重锻炼。不稳定性骨折则在解除牵引后仍需在床上锻炼 1 周后，才可扶拐不负重锻炼，直至临床愈合，再解除外固定。

（十六）踝部骨折

治疗目的是保证关节面的平整和良好的下肢力线。

1. 复位

（1）牵引：患者平卧，屈膝 90°，一助手站于患肢外侧，用肘部套住患肢腘窝，另手抱于膝部向上牵拉。另一助手站于患肢远端，一手握前足，一手托足跟。行纵向牵引，并使足略跖屈，循原来骨折移位方向徐徐牵引。牵引不可用力过猛，以防加重韧带损伤。内翻骨折使踝部内翻，外翻骨折使踝部外翻，无内、外翻畸形时，即两踝各向内、外侧方移位者，则垂直牵引。如有下胫腓关节分离者，可在内、外踝部加以对向合挤。待重叠及向上移位的骨折远端牵下后，术者用拇指由骨折线分别向上、下轻轻推挤内、外两踝，以解脱嵌入骨折裂隙内的韧带或骨膜。尤其是内踝中部骨折，多有内侧韧带嵌入，阻碍复位，影响骨折愈合。

（2）纠正旋转、内外翻：矫正内、外翻畸形前，先矫正旋转畸形，一般内、外翻均合并内、外旋。牵引足部的助手将足内旋或外旋并同时改变牵引方向。外翻骨折者由外翻牵引逐渐改为内翻，内翻骨折者牵引方向由内翻逐渐改为外翻。同时术者两手在踝关节上、下方对向挤压，促使骨折复位。

（3）纠正前后移位：有后踝骨折合并距骨后脱位，可用一手握胫骨下段向后推，另一手提前足向前拉。并徐徐将踝关节背伸。利用紧张的关节囊将后踝拉下。使向后脱位的距骨回到正常位置。当踝关节背伸到90°时，向前张口的内踝亦大多数随之复位。如仍有裂口，可用拇指由内踝的后下方向前上推挤，使骨折满意对位。

（4）三踝骨折：如后踝骨折块不超过关节面1/3者，可用手法复位。在先复好内、外踝的基础上，捆好两侧夹板。整复时，一助手用力夹挤已捆好的两侧夹板，术者一手握胫骨下端向后推，一手握足向前拉，并徐徐背伸，使向后脱位的距骨回到正常位置。透视检查满意后，捆上踝关节背伸活动夹板。若后踝骨折超过胫骨下关节面1/3以上时，因距骨失去支点，踝关节不能背伸，越背伸距骨越向后移位，后踝骨折块随脱位的距骨越向上移位。可采用长袜套悬吊牵引，袜套上达大腿根部，下端超出脚尖的20cm，用绳扎紧下端，上端则用胶布粘好，做悬吊滑动牵引。有内、外踝骨折时，先整复好内、外踝骨折并作两侧夹板固定。将膝关节置于屈曲位，用牵引布兜于腘窝部作悬吊牵引，利用肢体重量可使后踝逐渐复位。

2. 固定 先在内、外两踝的上方放一塔形垫，下方各放一梯形垫，或放置一空心垫，防止夹板直接压在两踝骨突处。用五块夹板进行固定，其中内、外、后夹板上自小腿上1/3，下平足跟，前内侧及前外侧夹板较窄，其长度上起胫骨结节，下至踝关节上方。夹板必须塑形，使内翻骨折固定在外翻位，外翻骨折固定在内翻位。固定位置适可而止，注意勿矫枉过正。放好夹板后，先捆扎小腿三道绑带，然后捆远端足底的一道。最后，可加用踝关节活动夹板（铝制或木制），将踝关节固定于90°位置4～6周。有后唇骨折者，则固定在稍背伸位；有前唇骨折者，则固定在稍跖屈位。固定后抬高小腿，屈膝30°～40°。第1～2周透视或照片1～2次，经两次检查无再移位，则一般不再移位。如果有移位者，应及时纠正移位。

3. 练功 整复固定后，应鼓励患者积极主动做背伸踝部和足趾。双踝骨折，在保持有效夹板固定的情况下，加大踝关节的主动活动范围，并辅以被动活动。被动活动时，术者一手握紧内、外侧夹板，另一手推前足，只做背伸和跖屈，不做旋转或翻转活动，3周后将外固定打开，对踝关节周围的软组织，尤其是跟腱经过处进行按摩，理顺筋络，可点按商丘、解溪、丘墟、昆仑、太溪等穴。如采用袜套悬吊牵引法，亦应多做踝关节的主动伸屈活动。

（十七）跟骨骨折

治疗目的是保证关节面的平整和恢复跟骨宽度及正常的足纵弓弧度。整复时机宜早，否则可能因肿胀严重及张力性水疱而使手法难以施行。

1. 复位

（1）不波及跟距关节面骨折：跟骨结节纵形骨折，若移位不大，可不整复。跟骨结节骨骺分离，骨折片明显上移，若不整复，则日后跟底不平，影响行走和站立。整复时，仰卧位，屈膝90°，两助手分别握住小腿及前足，并使足呈跖屈位。常规无菌操作下，用细钢针穿过结节中部，上好牵引弓后，术者手拉牵引弓向后牵引，先松解骨折面的交锁。然后向下牵拉直至骨折片复位为止。或让患者仰卧，微屈膝，术者一手握足使成跖屈，另一手抱于跟后，拇及食指置于结节之上而掌根部托于跟后，同时用力相向挤压而复位；或助手使足跖屈，术者以两拇指在跟腱两二侧用力向下推挤跟骨结节之骨折块而复位。载距突骨折有移位时，仅用拇指将其推归原位即可。

（2）接近跟距关节面的骨折：跟骨结节上移且结节关节角变小、跟骨体增宽，都必须整复。整复时，平卧，屈膝90°，一助手握住小腿，另一助手握前足，呈极度跖屈，术者两手交叉于足跟底部，用两掌之鱼际叩挤跟骨内外两侧，纠正跟骨体增宽，同时尽量向下牵拉以恢复正常之结节关节角，在叩挤跟骨体同时，可夹住跟骨体左右摇摆，以松解交锁，直至骨擦音逐渐消失。若手法不满意，可用跟骨夹（贝雷夹）来纠正跟骨体增宽。在使用跟骨夹时，跟骨两旁必须用软棉垫或海绵保护皮肤。并注意不可过于旋紧，以防跟骨被挤碎。若结节关节角难以纠正，可参照跟骨结节骨骺分离的方法进行处理，用细钢针牵引复位，但细钢针应穿在结节的后上方。

（3）波及跟距关节的骨折：波及跟距关节面的骨折，处理一般与接近跟距关节面的骨折相同。关节面塌陷、粉碎者，如为老人，或移位不多，可不做复位，仅抬高患肢1～2周，用中药外敷，5～6周后逐渐负重。对于关节面塌陷、粉碎而移位者，可用手掌叩挤足跟，尽量纠正跟骨体增宽，并尽可能纠正结节关节角。手法宜稳、细，在尽量摇晃足跟时，顺带用力向下，先纠正结节关节角，或先纠正跟骨体增宽，再纠正结节关节角。

2. 固定　无移位骨折一般不作固定；载距突骨折、跟骨前端骨折，仅用石膏托固定患足于中立4～6周。对于跟骨结节关节角有影响的骨折，可用夹板固定；跟骨两侧各置一棒形纸垫，用小腿两侧弧形夹板做超踝关节固定，前面用一弓形夹板维持患足于跖屈位，小腿后侧弓形板下端抵于跟骨结节之上缘，足底放一平足垫。一般固定6～8周，此种固定适用于跟骨结节横形骨折、接近跟距关节骨折及波及跟距关节而未用钢针固定者。如用钢针固定，可采用长腿石膏靴屈膝、足跖屈固定4周后，去钢针，改用短腿石膏靴再固定4周。

3. 练功 复位后即做膝及足趾屈伸活动。一般骨折，固定6～8周，做扶双拐不负重行走，锻炼足部活动。波及关节面骨折而关节面塌陷粉碎移位明显的，2周后不负重下地活动，利用夹板固定期间的足部活动，通过关节的自行模造作用而恢复部分关节功能。

二、中 药 治 疗

(一) 外治

1. 外敷

初期：以活血化瘀、消肿止痛类的药膏为主，如双柏散、消炎散等。焮红热痛时可外敷清营退肿膏、金黄散等。

中期：以接骨续筋类药膏为主，如接骨续筋药膏、接骨散、接骨膏、驳骨散、坚骨壮筋膏、狗皮膏等。

后期：因骨已接续，可用舒筋活络类膏药外贴，如万应膏、跌打膏、伤科膏、温通散等。

2. 其他 骨折后期，若折断在关节附近者，为防止关节强直，筋脉拘挛，可外用熏洗、熨药及伤药水揉擦，配合练功活动，达到活血散瘀、舒筋活络、迅速恢复功能的目的。临床常用的熏洗及熨药方有海桐皮汤、路路通方、上肢损伤洗方、下肢损伤洗方、骨科外洗一方、骨科外洗二方等，常用的外伤药水有伤筋药水、活血酒、红花酒精等。

(二) 内服

1. 初期 选用活血止痛汤、和营止痛汤、新伤续断汤、复元活血汤、夺命丹、八厘散、肢伤一方等，如有伤口者可吞服玉真散。成药有愈伤灵胶囊、接骨七厘片等。

应注意，由于外伤骨折后，血脉受损，卫阳虚弱，外邪易于侵袭，即所谓"伤后易感寒（邪）"而出现畏寒怕冷、发热脉浮等症，故治疗亦应"治伤先发散"，先服散寒解表之药如人参败毒散，效果更佳。

2. 中期 肿胀逐渐消退，疼痛明显减轻，治宜接骨续筋为主，可选用新伤续断汤、续骨活血汤，或桃红四物汤、接骨丹等。

此期尤须辨证用药，如老年人及下肢骨折患者由于长时间卧床，加之骨折后郁郁寡欢，思虑伤脾，以致脾不健运、湿邪停滞而出现不思饮食、脘腹胀满、胸闷不饥、午后身热、舌苔薄黄等，此时应清热利湿，健脾和中，可选用三仁汤合平胃散之类。

3. 后期　治宜壮筋骨、养气血、补肝肾为主，可选用壮筋养血汤、生血补髓汤、六味地黄汤、八珍汤、健步壮骨丸等。成药有仙灵骨葆胶囊等。

三、手　术

（一）针拨复位

针拨复位是采用钢针直接穿过皮肤到达移位的骨折部，利用针尖顶拨使骨折复位的一种方法。有时在针拨复位后，直接用针拨之钢针进行固定，针拨复位适用于手法不易整复的块状关节内骨折、关节附近骨折和某些撕脱性骨折等。针拨复位一般在 X 线透视下进行，复位后拔出钢针，针口用消毒纱布覆盖，若需配合内固定者，固定妥后宜截除多余钢针，将残端埋入皮下。复位或钢针固定后，宜用夹板或石膏托作外固定。

桡骨头骨折是关节内骨折，原则上要求有良好的复位，以恢复肘关节的伸屈活动和前臂旋转功能。手法不成功时，可试用钢针拨正法：在无菌条件及 X 线透视下，经皮用针尖顶住骨折块，向内上方撬起，并顶回原位。但要熟悉解剖，避开桡神经。

（二）开放复位内固定

适应证为：①关节内骨折，要求解剖复位，手法等无法达到者；②骨折端嵌有软组织者，手法复位时常无骨擦音，骨折端整复不易靠近者；③多处骨折特别是同一肢体有多处骨折，手法复位固定困难者；④合并有主要血管神经损伤，需行手术探查或治疗者；⑤经手法复位外固定治疗未达到伤肢的功能对位要求者；⑥陈旧性骨折或畸形愈合者。

【特色疗法述评】

1. 锁骨骨折　一般都主张非手术疗法，但近年来由于人们观念的改变，要求解剖学复位的患者逐渐增多，且于近期研究发现锁骨骨折的非手术治疗有相当一部分患者骨折不愈合以及部分肩关节功能丧失，并由于畸形愈合影响美观。张连平等对近 200 例患者进行锁骨骨折非手术与手术治疗的临床比较，锁骨骨折手术治疗较非手术治疗愈合效果和成功率较高，愈合时间无明显差异。但随着锁骨骨折普遍得到医生及患者接受时，锁骨骨折术后钢板内固定失败的问题越来越常见，谭力等针对该类问题进行了失败原因的分析并给出了相应对策，在 50 例锁骨骨折内固定术后出现 3 例钢板断裂，究其原因最主要的医源性因素如钢板使用不当、手术操作不规范、骨折复位不良等，故要求医生规范手术操作，同时也不能忽视术后外固定正确使用及医嘱下功能锻炼。

2. **肱骨外科颈骨折** 该骨折切开复位肱骨近端锁定钢板内固定的报道越来越多，但针对于肱骨外科颈骨折目前绝大多数学者认为手法复位塑形夹板超肩关节固定较为理想，在关于复位的手法方面，梁强等主张手法复位联合小夹板外固定治疗该类骨折，并与切开复位内固定组进行对照研究，无论是肩关节的功能优良率及治疗有效率均明显高于切开复位组。黄荷等观察 40 例随机采用中药结合肩关节零度位复位固定保守治疗或手术治疗肱骨外科颈骨折的临床疗效，结果显示非手术组优良率 75％，手术组则为 35％，故非手术治疗组比手术治疗的疗效更显著。中医治疗肱骨外科颈骨折具有的优势是：损伤小愈合快、肩关节功能恢复好、经济及心理负担轻等。

3. **肱骨干骨折** 郑润杰等用小夹板外固定加压垫治疗肱骨干骨折 32 例，评判患者骨折治疗 7 周后的优良率为 96.9％，所有患者无明显并发症，该方法有利于骨折患者肩关节功能恢复，也避免了髓内钉固定治疗可能出现的肩袖损伤、骨干劈裂等并发症。

4. **肱骨髁上骨折** 肱骨髁上骨折的治疗，主要是复位后如何防止肘内翻畸形及恢复肘关节屈伸功能，目前此方面报道较多：如李文利等用提按手法复位结合中药治疗小儿肱骨髁上骨折 59 例，均全部随访，优良率达 93.22％以上，李晓明等采用手法整复、夹板固定治疗儿童肱骨髁上骨折 162 例，均一次手法复位成功，无骨化性肌炎及肘内翻发生，疗效满意。由此说明手法复位小夹板外固定仍是治疗肱骨髁上骨折的首选疗法。为了使固定稳定，刘卫平经皮穿针固定治疗肱骨髁上骨折 23 例，经手法整复，局部消毒后在 X 线透视下从内、外两髁向骨折端交叉固定克氏针，23 例均获随访，疗效满意；对手法复位不成功者，目前主要还是如罗世兴等报告的采用切开复位克氏针钢丝内固定治疗，并辅助确切有效的旋后位石膏托外固定。对肘内翻发生的看法，大多数学者仍然认为主要是受伤时内侧的骨皮质受压影响了骨的生长发育所致，故都主张在复位时应尽量桡偏。对已形成肘内翻者，任少君报道不同手术时机对儿童肱骨髁上骨折后肘内翻畸形矫正的影响 72 例，结论显示肱骨髁上骨折后肘关节畸形早期手术能改善肘关节功能情况，有利于肘关节功能恢复。肱骨远端骨折由于其特殊的解剖结构及损伤的复杂性，治疗相对较困难，尤其涉及两柱的粉碎性骨折。故近期多数学者认为手术治疗争取解剖复位为理想的治疗手段。

5. **前臂双骨折** 前臂双骨折的治疗方法多样，且多见于儿童，故非手术治疗的优势更为明显。郑晓蓉等用回旋手法为主整复尺桡骨下段骨折 35 例，临床以桡偏背侧重叠移位多见，且整复难度较大，使用该方法整复并用 4 块夹板结合上肢石膏托固定患肢前臂中立位屈肘 90°，23 例一次整复成功，结果良好 34 例，满意 1 例，总体临床疗效满意；余占洪等回顾性研究探讨前臂骨干骨折骨不连 12 例，分析其原因、预防和治疗对策，尺桡骨双骨折内固定选择不当、固定不牢靠、骨折端缺损较多、过早的前臂旋转功能锻炼是导致骨折不愈合的重要原因；尺桡骨特殊的解剖及近尺桡关节和远尺桡关节在前臂旋转中承受不同的扭转力，以及尺骨内固定材料抗扭转力不够也是导致尺骨不愈合的重要原因。手术治疗前臂双骨折并发症较多，最严重可导致骨不连，故在选择手术治疗时不可不慎。曹荣旗等麻醉下闭合手法整复儿童移位型尺桡骨下段骨折 16 例，手法整复不损伤骨骺，不残留切口瘢痕，并发症较少，所有病例均取得满意疗效。侯鹏等研究通过使用中医四动五步法治疗（手法整复，小夹板固定，中药内服，中药外用，功能锻炼）前臂双骨折并与手术治疗进行疗效对比观察，两组结果的最终评分没有统计学差异，考虑手法治疗有较多的并发症并因为手法治疗与手术治疗临床疗效相当，故不难作出选择。林晓光等探讨中医手法复位结合弹性髓内钉内固定术治疗前臂双骨折对前臂功能的影响，其以中医手法复位为前提，疗效确切。总之，对前臂双骨折的治疗应根据具体情况采用合理的方法，才能获得满意疗效。

　　6. **桡骨远端骨折**　桡骨远端骨折在早期施行手法复位小夹板固定绝大多数均应成功，一旦失治而畸形愈合，则因靠近关节而手法复位较难，且因对手法复位小夹板外固定治疗方法掌握不够准确，失治误治病例较多。董森等采用手法复位超掌指关节夹板固定 2 周，然后改用超腕关节夹板固定 6 周治疗桡骨远端骨折 50 例，相对于单纯使用超腕关节夹板固定 8 周治疗桡骨远端骨折 50 例，疗效更为满意。针对于桡骨远端骨折的手法复位，现已较成熟，而决定骨折治疗成功与否关键在于如何利用外固定维持整复后骨折满意的位置以防止骨折再移位。何本祥等进行了手法复位小夹板联合中立板双重外固定治疗 Colles 骨折 162 例，疗效满意；徐国华通过回顾性研究分析了对老年性桡骨远端骨折 350 例使用手法复位小夹板和石膏托联合固定，并进行了腕关节的功能评分，优良率 90%，能有效减少骨折再次移位可能性，恢复腕关节的活动功能，提高老年患者的生活质量。王人彦等对伸直型桡骨远端骨折分别使用手法整复杉树皮夹板外固定和石膏外固定治疗，治疗组 92 例，对照组 46 例，平均随访 11.3 月，无论在疼痛、肿胀、影像学及并发症等方面，差异均有统计学意义，采用杉树皮夹板外固定较石膏外固定具有一定临床优势。梁世垣等对 61 例桡骨远端骨折经手法复位后用小夹板外固定，优良率 95%，疗效满意。中医对骨折治疗一直遵循内外兼治的原则，配合局部外敷中药对骨折愈合均有促进作用。张雄探讨分析了对桡骨远端骨折患者采用内外兼治手法正骨治疗的总体疗效，其疗效满意。桡骨远端骨折患者大部分可通过非手术治疗取得较好临床疗效，但关于骨折复位技术、固定材料、固定位置等问题仍存在较大争议，所以我们应确立规范化治疗方案，让患者得到最大限度的功能恢复。

7. 股骨转子间骨折 多数学者主张手术治疗，解剖复位，提早下地，有效防止并发症发生，最终减少死亡率。而手术治疗因转子部特殊的解剖位置，无论是切开复位髓外固定，还是闭合复位髓内固定，必然让患者承受着大量失血的可能性。合理治疗转子间骨折应以整体辨证为原则，充分评估患者及骨折具体情况而定治疗方案。吴家宝首先应用手法闭合整复骨折并用多功能外固定架治疗老年股骨转子间骨折 46 例。其方法：在 X 线透视下闭合复位，外固定支架固定，平均手术时间 47 分钟，随访 6～18 个月，按 Harris 评分标准优良率 95.7%，临床疗效满意。雷志雄也采用经皮多功能外固定架治疗股骨转子间骨折 50 例，治疗效果满意。股骨转子间骨折往往出现在高龄患者，其发病年龄比股骨颈骨折更高。高龄患者合并更多的全身疾病，如心血管疾病、糖尿病等而不能耐受手术的打击，手术风险极高，该类病患根据刘红光等针对于老年股骨转子间骨折手术与非手术治疗疗效对比分析可知，选用牵引治疗，如股骨髁上或胫骨结节骨牵引 6～8 周后，床上不负重活动能取得满意的临床疗效。艾元亮等针对稳定型股骨转子间骨折采用皮牵引或骨牵引治疗 6～8 周，不稳定型一律采用骨牵引治疗 8～12 周，牵引重量根据不同牵引要求进行选择，配合大重量牵引复位或手法整复，骨折线对位对线满意后，予以一定重量维持或辅以夹板外固定，医嘱下进行功能锻炼，共治病患 39 例，均获随访，髋关节 Harris 评分优良率 91.6%，疗效满意。总之，股骨转子间骨折患者发病年龄偏高，故在治疗时应充分考虑患者全身健康状况作出合理的治疗方案，手法整复及牵引、夹板、外固定合理组合，均能产生满意的临床疗效。

8. 髌骨骨折 髌骨位于深筋膜和股直肌肌腱纤维的深层，与支持带共同组成了伸膝装置的辅助结构。髌骨骨折不同程度损伤了伸膝装置，故对其积极地治疗是必要的。谢峰等分别采用 5 种方法治疗髌骨骨折 164 例，其中非手术治疗组优良率 90%，临床疗效满意。对于线性骨折或骨折分离小于 0.5cm 者应尽量避免手术治疗，能采用手法复位、抱膝圈与后侧长腿石膏托外固定者应积极运用。如此可以最大限度减轻膝关节结构破坏。杨俊等观察经皮空心钉钛丝张力带内固定治疗髌骨骨折，术后膝关节功能按陆裕朴等提出的标准，优良率 96.2%，故该方法是一种有效的方法且其创伤小、功能恢复快，尤其适用于横形及纵形髌骨骨折。关群等采用经皮手法推压及克氏针撬拨复位外支架固定 26 例，切开复位 5 例，平均随访 16 个月，优良率达 96.8%，该法对局部干扰较小，膝关节功能恢复较快及疗效令人满意。中医治疗骨折讲究内外兼治，故内服中药也是促进骨折愈合的重要环节。刘景辉等通过应用手法复位、抱膝圈及石膏外固定配合中药外敷、内服治疗 30 例，并与手术治疗 26 例随机对照，平均随访 9 月，总体疗效满意且两者无明显统计学差异。中医非手术治疗闭合性横断型髌骨骨折疗效肯定。虽针对移位性髌骨骨折多采取切开复位内固定，修补髌骨双侧支持带等方法，近来许多学者均在追求微创甚至无创治疗，故中医手法整复治疗是其重要的手段。

9. 胫腓骨骨折 胫腓骨骨折的治疗关键是恢复小腿的承重能力，即恢复骨折的对位对线，早期治疗不当可影响膝踝关节功能，严重可导致创伤性关节炎。中医在治疗胫腓骨骨折应用较广，副作用小、见效快，且在骨折三期治疗中均发挥重要作用，尤其正骨手法及夹板外固定是其核心。李元贞等在硬膜外麻醉下，利用中医正骨包括牵引拔伸、折顶、端提等手法进行整复，复位满意后，以小夹板固定患肢，膝关节屈曲 40°，小腿后垫软枕，共治疗 51 例，疗效满意。胫腓骨骨折发生率高，并发症多，难愈合。中医骨科理论结合外固定器治疗复杂胫腓骨骨折具有较高的临床应用价值。伍少卿等采用经皮钳夹复位固定配合小夹板外固定治疗胫骨下段斜形或螺旋形闭合性骨折 47 例，均获随访，随访时间 5 个月，患者均无骨折延迟愈合及不愈合等并发症，按 Johner-Wrnhs 评分标准，优良率 97.9%，疗效满意。

10. 踝部骨折 中医治疗踝关节损伤的诊治着重体现在"筋骨并重"原则，不仅重视骨折还应注重软组织损伤，从而设计治疗方案，才能取得满意的疗效。王敖明等采用石氏手法复位、U 形石膏托外固定 8 周配合中药内服外用治疗三踝骨折 43 例疗效观察，按 Baird-Jackson 评分，优良率为 86.0%，疗效满意。杨威等通过非手术疗法和手术疗法治疗 B2 型踝关节骨折的对比研究，发现两者在复位骨折及恢复踝关节功能方面疗效相当，两者疗法的安全性也无明显差异，但非手术疗法更利于骨痂生长。但周一飞等研究发现 Weber-Denis C 型骨折，手术疗法疗效高于手法疗法疗效，所以对于该型骨折患者应积极手术治疗，非手术治疗也应控制适应证。任德华等总结了非手术疗法治疗踝部骨折位 53 例，均采用中医正骨手法复位，配合小夹板固定与中药辨证内服，早期安全有效功能锻炼，采用 Mazur 评分标准，本组 53 例治疗后平均分（90.11±8.40）分，疗效可靠。林乔龄等探讨 Lauge-Hanson Ⅲ、Ⅳ度旋后-外旋型踝关节骨折手法整复后的最佳外固定体位，通过不同固定位置的对照研究发现，Ⅲ、Ⅳ度旋后-外旋型踝关节骨折手法整复后应外固定于内翻内旋跖屈位。

【主要参考文献】

1. 周淑平，石承瓒，范伟杰，等．锁骨骨折的治疗进展［J］．中外医学研究，2013，11（1）：151-153.

2. 张连平．锁骨骨折保守与手术治疗的临床比较［J］．中国医药指南，2010，8（32）：123-124.

3. 谭力，接健，陈福扬，等．锁骨骨折术后钢板内固定失败原因分析与对策［J］．实用骨科杂志，2013，19（1）：62-63.

4. 梁强．手法复位联合小夹板外固定治疗肱骨外科颈骨折临床疗效分析［J］．河北医学，2013，19（11）：1691-1692.

5. 黄荷，廖志辉，唐冬鸣．中药结合肩零度位复位固定保守治疗肱骨外科颈骨折疗效观察［J］．新中医，2012，44（7）：77-79.

6. 范文慧，韩晓健．中医治疗肱骨外科颈骨折临床分析［J］．中医临床研究，2013，5（2）：114-115.

7. 吴子晏，刘洋．两种不同方法治疗肱骨干骨折疗效分析［J］．创伤外科杂志，2013，15（5）：416-418.

8. 郑润杰，虞冬生，连伟，等．小夹板外固定加压力垫治疗肱骨骨干中下段斜形与螺旋形骨折．［J］．中医正骨，2012，24（11）：32-33.

9. 黄家基，蒙家辉，张文作，等．有限切开前侧锁定钢板内固定治疗肱骨干骨折的临床研究．中国骨与关节损伤杂志，2013，28（5）：473-474.

10. 白达强，翟文亮．肱骨干骨折内固定治疗的研究进展［J］．医学综述，2013，19（1）：81-82.

11. 李文利，李文国．提按手法复位结合中药治疗小儿肱骨髁上骨折的疗效观察［J］．中医临床研究，2013，5（1）：101-102.

12. 李晓明，左炳光，赵秀泉．手法整复、夹板固定治疗儿童肱骨髁上骨折162例［J］．中医正骨，2013，25（11）．

13. 刘卫平．经皮穿针固定治疗小儿肱骨髁上骨折［J］．中医正骨，2011，23（11）：45-46.

14. 罗世兴，董桂甫，陆春，等．外后侧小切口交叉针联合前臂旋后位石膏托固定治疗儿童Gartland Ⅲ型肱骨髁上骨折［J］．中国骨伤，2013，26（2）：92-93.

15. 任少君．不同手术时机对儿童肱骨髁上骨折后肘内翻畸形矫正的影响［J］．临床骨科杂志，2013，16（2）：194-195.

16. 吕一鸣，柴益民．肱骨远端骨折手术治疗进展［J］．中国骨与关节损伤杂志，2013，28（5）：496-497.

17. 郑晓蓉，钟黎娟，萧庆瑞，等．回旋手法为主整复尺桡骨下段骨折［J］．中国骨伤，

2012，25（10）：875-876.

18. 余占洪，李素香，谢文伟，等.尺桡骨双骨折术后骨折不愈合的原因和对策［J］. 实用骨科杂志，2013，19（5）：449-450.

19. 曹荣旗，许红婕，张培福，等.麻醉下闭合手法整复儿童移位型尺桡骨下段骨折 ［J］.中医正骨，2011，23（1）：57-58.

20. 侯鸥，袁普卫，郝阳泉，等.四动五步法治疗前臂双骨折临床研究［J］.中医正骨， 2011，23（8）：35-36.

21. 林晓光，杨帆，陈志，等.中医手法复位结合弹性钉内固定治疗前臂双骨折疗效观 察［J］.新中医，2013，45（6）：136-137.

22. 董森，陈祖平，李辉，等.手法复位超掌指关节夹板超腕关节夹板序贯固定治疗桡 骨远端骨折［J］.中医正骨，2013，25（7）：16-18.

23. 何本祥，檀亚军，夏万荣.手法复位小夹板联合中立板双重外固定治疗 Colles 骨折 ［J］.中国骨伤，2012，25（6）：496-497.

24. 徐国华.手法复位后小夹板与石膏托联合固定治疗老年桡骨远端骨折 350 例疗效观 察［J］.现代诊断与治疗，2013，24（12）：2786-2788.

25. 王人彦，张玉柱，孟春，等.伸直型桡骨远端骨折两种外固定治疗的比较研究［J］. 中国中医骨伤科杂志，2013，21（8）：13-15.

26. 梁世旵，张春建，钱金.手法复位夹板外固定治疗桡骨远端骨折［J］.湖北中医药 大学学报，2013，15（2）：58.

27. 张雄.内外兼治手法正骨治疗桡骨远端骨折探析［J］.中医临床研究，2013，5 （20）：63-64.

28. 吴家宝.闭合复位外固定支架治疗老年股骨粗隆间骨折 46 例［J］.吉林医学， 2013，34（30）：6323-6324.

29. 雷志雄.股骨粗隆间骨折应用经皮多功能外固定架的治疗效果分析［J］.中国医药 指南，2012，10（18）：227-228.

30. 刘红光，司徒坚，欧文欢.老年股骨粗隆间骨折手术与保守治疗疗效分析［J］.实 用骨科杂志，2009，15（9）：698-699.

31. 艾元亮，李德光，许燕飞，等.老年人股骨粗隆间骨折保守治疗 39 例临床观察［J］. 云南中医中药杂志，2103，34（9）：31-32.

32. 张建政，刘智.髌骨骨折的规范化评估与治疗［J］.中国骨伤，2013，26（6）： 445-447.

33. 谢峰，方国华，周怡.5 种方法治疗髌骨骨折 164 例［J］.中国骨伤，2010，23 （12）：946-948.

34. 杨俊，赵敏，周江军，等.经皮空心钉钛丝张力带内固定治疗髌骨骨折疗效分析 ［J］.中国骨与关节损伤杂志，2013，28（8）：775-776.

35. 关群，王斌，杨勇，等.外支架固定治疗 31 例髌骨移位骨折的疗效观察［J］.中国 矫形外科杂志，2013，21（20）：1283-1287.

36. 刘景辉，李昊为.中医保守治疗闭合性横断型髌骨骨折疗效观察［J］.新中医，

2011，43（8）：60-62.

37. 侯树峰．中医治疗胫腓骨骨折的临床研究进展［J］．中国医药指南，2013，11（12）：458-459.

38. 李元贞，潘莉，任学通，等．手法整复小夹板固定治疗闭合性胫腓骨骨折［J］．中医正骨，2010，22（10）：46-47.

39. 王君，孙兆民．外固定结合中医骨科理论治疗胫腓骨骨折探讨［J］．社区医学杂志，2013，11（17）：18-19.

40. 伍少卿，蔡美容，陈伏松，等．经皮钳夹复位固定配合小夹板外固定治疗胫骨中下段斜形或螺旋形闭合性骨折［J］．中医正骨，2013，25（4）：59-60.

41. 温建民．踝关节损伤中西医诊治进展［J］．中医正骨，2013，25（4）：7-8.

42. 王敖明，江建春，俞沛文，等．石氏手法复位配合中药内服外用治疗三踝骨折43例疗效观察［J］．中医正骨，2013，25（8）：22-24.

43. 杨威，敖传西，华贤章．非手术疗法和手术疗法治疗B2型踝关节骨折的对比研究［J］．中医正骨，2013，25（4）：15-16.

44. 周一飞，余洋，张小磊，等．手术与手法复位治疗踝关节骨折的临床疗效分析［J］．中国骨伤，2012，25（5）：404-406.

45. 任德华，侯勇．非手术疗法治疗踝部骨折脱位［J］．中国骨伤，2012，25（1）：62-63.

46. 林乔龄，李民，魏双胜．不同固定位置治疗旋后外旋型踝关节骨折的病例对照研究［J］．中国骨伤，2012，25（1）：39-41.

（王　斌）

第二节　肋骨骨折

胸部损伤时无论是闭合性损伤或开放性损伤，均可造成肋骨骨折，在胸部损伤中发生率占40％～60％。肋骨是胸廓的重要支架，共12对，肋骨骨折以第4～7肋最常见，因其较长且固定，容易折断。第1～3肋骨较短，且有锁骨、肩胛骨和肌肉的保护，很少发生骨折。第8～10肋骨虽较长，但不与胸骨直接接连，而连接于肋弓上，有弹性缓冲，较不易折断。第11、12肋骨为浮肋，前端游离不固定，活动度较大，骨折更为少见。肋骨骨折可发生在单根或多根肋骨，同一肋骨可在一处或多处折断，甚至多根多处骨折（多于3根肋骨）而产生"连枷胸"，出现反常呼吸运动，死亡率高达16％～20％。肋骨骨折之处理关键在于止痛和防治并发症。

【病因病机】

一、中　医

1. 肝肾亏虚　肾主骨生髓，肾精足则骨髓之生化有源，骨髓充则骨坚。肾精亏，骨髓生化不足，致骨失所养，骨脆弱无力。

2. 气滞血瘀　气滞则血行不畅，血瘀致气行受阻，气滞血瘀导致骨失所养。

二、西　医

1. 直接暴力　多因打击或摔倒，外力作用于胸部时，使其向内凹陷而断裂，骨折端向内移位较大时可损伤胸膜，造成气胸或血气胸。

2. 间接暴力　间接暴力作用于胸部时，如胸部受挤压的暴力，最常发生于腋中线处，肋骨骨折发生于暴力作用点以外的部位，骨折端向外，骨折线呈斜形，可刺破皮肤形成开放性骨折。

3. 混合暴力　由于直接外力过于强大，在造成被打击处骨折后，外力继续沿肋骨传导而发生多根肋骨骨折或一根多段骨折，甚至多根多段骨折，在一次事故中，胸部同时受直接打击和间接挤压，也是发生多段骨折的重要原因。

4. 肌肉收缩　由于长期咳嗽或剧烈喷嚏，肋间肌肉反复急剧收缩可引起肋骨骨折。多发生于体质虚弱之人，如肺结核、慢阻肺或有明显骨质疏松者，可视为病理性骨折。

【临床表现】

1. 病史　有胸廓受打击、撞击、挤压等外伤史或长期咳嗽或剧烈喷嚏后突然出现胸部疼痛等。

2. 症状

(1) 胸痛：受伤处疼痛，深呼吸、咳嗽或变动体位时加重；

(2) 咯血：伤后数日有痰中带血，提示有肺损伤；

(3) 呼吸浅促：呼吸较浅而快，胸闷气促，常无呼吸困难、发绀；

(4) 骨折处有压痛及挤压痛，可触及骨折断端或骨擦感；

(5) 合并气胸、血胸或血气胸时有相应症状和体征；

(6) 反常呼吸运动：为单根多处或多根多处肋骨骨折，形成浮动胸壁，吸气时胸腔负压增大，该处胸壁向内凹陷，呼气时因胸腔负压减低而向外凸出。

3. 体征 局部有血肿或瘀斑，骨折处压痛阳性，沿肋骨可触及骨连续性中断或骨擦音，胸廓挤压试验阳性。

【辅助检查】

1. X线照片 以明确骨折的部位、移位程度和累及肋骨的数量，更有助于判断血气胸、肺挫伤、肺不张、肺部炎症等情况。无移位的肋骨骨折早期X线可无阳性发现，亦不能发现肋软骨损伤。

2. CT 胸部平片漏诊的肋骨骨折多为无移位或靠近肋软骨、胸椎的骨折，可明确诊断，且用于观察肺部挫伤、肺部炎症及血气胸情况，对于预后判断有很大帮助。

【诊断与鉴别诊断】

一、诊 断

1. 有胸部外伤史。

2. 伤侧胸痛，深呼吸或咳嗽加重，偶有痰中带血。

3. 局部可有畸形、瘀斑及压痛阳性，可触及骨折断端或有骨擦感，胸廓挤压试验阳性。

4. 如单根多处或多根多处肋骨骨折，该外胸壁下陷，出现患部反常呼吸运动。

5. 胸部X线片、CT检查有肋骨骨折征象，同时可了解胸膜腔及肺内情况。

二、鉴 别 诊 断

1. 中医需与胸痹、筋伤等鉴别。

2. 西医需与肋间神经痛、血胸及气胸相鉴别。

【治疗】

一、一般措施

1. 去除病因 体质虚弱之人、长期咳嗽或剧烈喷嚏、骨质疏松者，应积极治疗原发病。

2. 复位固定 骨折端给予手法复位，胸壁外固定用于多发肋骨骨折或连枷胸，可减少疼痛、纠正反常呼吸。施行外固定后明显改善患者的呼吸功能，且治愈后胸壁不会遗留明显畸形，包括胸壁简单外固定和外牵引固定术。固定方法多采用半环式胶布固定，具有稳定骨折和缓解疼痛的作用，方法是用5～7cm宽的胶布数条，在呼气状态下自后向前，自下而上作叠瓦式粘贴胸壁，相互重叠2～3cm，两端需超过前后中线3cm，范围包括骨折肋骨上、下各一根肋骨。

二、辨证论治

1. 肝肾亏虚

主症：胸胁隐痛，绵绵不休，目干，容易疲劳，伴心烦失眠、口渴咽干、失眠多梦、面色潮红。舌红，脉细数。

治法：滋阴补肾，填精益髓。

方药：左归丸。熟地黄240g，山药、枸杞子、山茱萸、菟丝子、鹿角胶、龟胶各120g，川牛膝90g。制为蜜丸，每次服药丸15g，早、晚空腹各服1次，淡盐汤送下。

2. 气滞血瘀

主症：胸胁部疼痛，夜间痛剧，痛有定处，刺痛拒按，呼吸、咳嗽时可牵掣作痛。舌黯或有瘀点，脉弦或沉涩。

治法：行气活血，通络止痛。

方药：复元活血汤。柴胡10g、天花粉15g、当归10g、红花6g、甘草6g、穿山甲（炮）6g、大黄（酒浸）10g、桃仁10g。

三、特色专方

1. 柴胡疏肝散加味 柴胡6g，炒白芍15g，炒枳壳12g，炒陈皮6g，生香附15g，川芎9g，生甘草3g，炒当归12g，骨碎补12g，炒延胡索12g，接骨木12g。本方具有疏肝理气作用，适合老年人肋骨骨折。

2. 活血行气汤 参三七（冲服）6g，白及9g（冲服），制乳没各12g

（先煎），元胡索（酒炒）9g，川郁金 9g，制香附 9g，枳实 6g，制半夏 6g，南沙参 9g，䗪虫 12g。具有活血化瘀、行气通络的功效。

3. 血府逐瘀汤　当归 9g，生地 9g，桃仁 12g，红花 9g，枳壳 6g，赤芍药 9g，柴胡 3g，甘草 3g，桔梗 5g，川芎 5g，牛膝 9g。具有活血祛瘀，行气止痛的功效。

四、中 药 成 药

1. 跌打七厘片　0.3g/片，1 次 1～3 片，口服，每日 3 次。适于气滞血瘀者。

2. 骨康胶囊　1.2g 口服，每日 3 次。适于肝肾亏虚者。

3. 接骨膏糖浆　每次 20ml 口服，每日 3 次。适于气滞血瘀者。

4. 丹参川芎嗪注射液　每次 5ml，加 250ml 生理盐水或葡萄糖注射液静滴，每日 1 次。适于气滞血瘀者。

五、中 药 外 治

（一）中药敷贴

1. 黑硬膏　当归、大黄、杜仲、赤芍、生天南星、蜈蚣、生草乌、独活、桑枝、乌药、细辛等，放入温水软化后贴于患处即可，3 天换药 1 次，有明显的消肿止痛及固定骨折的作用。

2. 活血膏　三七、延胡索、制乳香、制没药、木香、香附、红藤、伸筋草、红花、丹参、牛膝、接骨草、自然铜、䗪虫、黄芪、白芍、朱砂、龙骨。诸药相配不仅能镇伤处之疼痛，也可解一身之酸胀疼痛，还可促进伤处瘀肿消退、骨痂形成。

（二）药熏洗浴

1. 骨碎补 50g，透骨草、伸筋草各 30g，丹参 20g，莪术、川芎各 10g。药液调至 40℃，每日药浴 1 次，每次 40 分钟，3 个月为 1 个疗程。

2. 威灵仙、透骨草、钩藤、苏木、荆芥各 30g。每日外洗 1～2 次，3 个月为 1 个疗程。或选上方用药熏床熏药治疗。

六、针 灸

主穴：照海、丘墟、曲池；配穴：支沟、阳陵泉、华佗夹脊（病变相应节段）、蠡沟。主穴每次仅取 1 穴，效不明显者加配穴。照海，取双侧，随吸气进针 1～1.5 寸，反复捻转结合提插，持续 3～5 分钟，施泻法，留针 15 分钟。丘墟穴，宜左病右取、右病左取，针法同照海。曲池，取健侧穴，针刺得气后，以小幅度高频率捻转，同时嘱患者作深呼吸，并按摩患处。

留针 15 分钟。华佗夹脊，深刺使针感沿肋间神经放射，只取患侧穴，施平补平泻法，余穴均取双侧，针法同照海，每日 1～2 次。

七、功能锻炼

患者的生命体征稳定后即应鼓励其活动。运动的目标是预防组织塌陷、肺扩张不全以及肺换气不良，预防肩关节粘连与僵硬及手臂的挛缩，维持正常的关节活动范围及身体的正确姿势。

运动时注意事项：①运动前根据患者的疼痛度给予适量的止痛剂，清除呼吸道分泌物，使其活动时达到更有效的氧合作用。②指导患者遵循先躺→坐姿→站姿的顺序，运动量由少渐多。③鼓励患者尽量利用患侧的手执行日常生活的活动。④运动时密切观察患者是否有气促、发绀和疲倦现象。

功能锻炼是一个长期过程，指导患者和家属掌握正确的锻炼方法。第 1 日强调坚持功能锻炼的重要性，要求患者能正确地进行 1 次主动锻炼。第 2 日教会患者家属协助被动功能锻炼的方法及注意事项。第 3 日患者能正确复述出院后生活中禁忌动作。出院后 1 个月内仍要施行深呼吸运动及有效咳嗽，要避免出入公共场所和接触上呼吸道感染者。注意居住环境卫生，加强营养和休息。

八、其他疗法

1. 中药联合雾化吸入痰热清注射液　予以口服加味血府逐瘀汤：桃仁 10g、红花 10g、当归 15g、生地 15g、赤芍 10g、川芎 10g、柴胡 10g、桔梗 12g、川牛膝 15g、枳壳 15g、延胡索 10g、川楝子 10g、炙甘草 3g。煎煮取汁 500ml，早晚各服 250ml。每天 1 剂，连服 5 天。另取痰热清注射液 20ml 予患者超声雾化吸入，每天 2 次，每次 20～30 分钟。对合并血气胸、肺挫伤的患者分别给予胸穿、胸腔闭式引流、控制输液、抗感染等处理。

2. 理疗　一般胸外伤患者因伤口疼痛不敢咳嗽，易致痰液滞留，引起呼吸困难及肺部感染，可在治疗前先用药物止痛，待疼痛缓解后，患者呼吸加深，医护人员可用手按住患者的胸部伤口或骨折部位，同时用手拍击和振动患者的胸背部，间接地使附着在肺泡周围及支气管壁的痰液松动脱落而排出。叩拍时五指并拢，掌指关节屈曲 120°，指腹及大小鱼际肌着落，腕关节用力，由下而上，由边缘至中央，有节律地叩拍患者的胸背部，操作时面对患者观察患者的面色，呼吸状况，有无窒息情况。如患者无力咳出时，可用右手食指和中指按压总气管（相当于天突穴）以刺激气管引起咳嗽，使痰液排出；或用双手压迫患者上腹部或下腹部，以加强膈肌反弹力量，协助患者咳嗽咳痰。

【特色疗法述评】

一、西医及中西结合治疗

1. 西医常规治疗 非手术治疗主要包括：①镇痛；②胸壁外固定；③机械通气。手术治疗包括：①接骨板；②钛镍合金记忆环抱器；③髓内固定器械；④垂直固定法；⑤肋骨爪形钢板；⑥可吸收肋骨固定钉；⑦钢丝、丝线；⑧组织工程治疗；⑨胸腔镜。

2. 中西医结合治疗 临床观察发现，与单纯西医常规治疗相比，中西医结合相辅相成，治疗闭合性肋骨骨折，可减轻患者疼痛所带来的痛苦，缩短病程，疗效显著，值得推广运用。

二、中医药研究动态

1. 复合中药固定贴板 单纯肋骨固定夹板对肋骨骨折只起单纯固定作用，而对减轻疼痛及促进骨折愈合作用不明显，且长期使用皮肤容易过敏，对有皮肤破裂创伤口不能使用。骨折常同时存在软组织挫伤，上述固定方法，局部无法给药消肿和抗炎。只能通过全身给药途径来治疗，副作用大，目前在治疗肋骨骨折的过程中因缺乏合适的既能对骨折部位进行固定，又能直接消炎、止痛、消肿治疗的耗材可供使用，在一定程度上影响了患者的治疗和康复进程，甚至给患者造成很大的痛苦。因此有学者研究了一种既能起到固定作用又具备透气、活血化瘀、消炎止痛作用的复合中药敷料肋骨固定贴板，既能方便地对肋骨、胸骨骨折等部位进行固定，又能对受损的软组织和外伤进行有效治疗，即兼具固定和治疗作用的胸外贴板。

2. 重视局部与整体治疗的结合 肋骨骨折，不但是胸肋部疼痛，且往往合并肺部乃至全身的症状，因此，除了局部治疗外，应注重全身治疗。大量临床与初步实验研究表明，中医药外敷合并内服中药疏肝解郁、活血化瘀、养阴润燥、补益肝肾等整体治疗，达到缓解疼痛、改善功能、促进骨折愈合及血气胸的吸收目的。

3. 胸腔积液的中药治疗 肋骨骨折并胸腔积液（积血）是胸部损伤常见并发症之一，病机为胸部外伤后，瘀血内停，气血阻滞，津液溢于外，停滞胸腔。治当活血化瘀、行气利水。与单纯西医常规治疗相比，中西医结合疗法在治疗肋骨骨折并胸腔积液方面，症状改善明显，胸腔积液吸收快，值得推广运用。

【主要参考文献】

1. 王林元，陈秉中．柴胡疏肝散加味治疗老年肋骨骨折 46 例 [J] ．光明中医，2011，26（2）：288.

2. 张平．活血行气汤治疗多发性肋骨骨折合并血气胸 71 例 [J] ．社区医学杂志，2010，8（23）：88.

3. 祝涛，胡宗德，麦静愔．血府逐瘀汤治疗肋骨骨折并发症分层对照临床研究 [J] ．中国中西医结合杂志，2010，30（9）：905-907.

4. 林琼芳，邬予俭．黑硬膏外贴配合内服中药治疗肋骨骨折 [J] ．吉林医学，2010，31（8）：1036.

5. 黄树林，徐茂奇．活血膏外敷治疗肋骨骨折 46 例 [J] ．中医杂志，2012，53（15）：1321-1322.

6. 李航，李鸿雁，胡定辉．中药多途径治疗肋骨骨折 40 例临床观察 [J] ．当代医学，2009，15（34）：160-161.

7. 程佑爽，陶海荣，滕继平．复合中药固定贴板治疗肋骨骨折的临床疗效的观察 [J] ．中国医药导刊，2012，14（10）：1751-1752.

（胡年宏）

第三节　胸腰椎压缩骨折

　　胸腰椎压缩骨折指外伤导致胸腰椎椎体高度丢失这一类型的骨折。此类骨折约占脊柱骨折的 90%，主要发生于胸腰椎移行段（胸 11～腰 2），是临床常见、多发的损伤。随着建筑和交通事业的发展，特别是人口老龄化带来的骨质疏松并发骨折，此类损伤有上升趋势。胸腰椎骨折后导致的长时间卧床，以及椎间盘突出或椎管狭窄导致的顽固性腰腿痛等，严重影响了伤者健康和生活质量及工作能力。胸腰椎骨折以椎体屈曲型、压缩型骨折占绝大多数，大多为单纯骨折、稳定性骨折，需手术治疗者仅为少数。

【病因病机】

一、中　医

　　1. 气滞血瘀　筋骨受伤，脉络受损，导致伤处气滞血瘀。

　　2. 腑气不通　肢体损于外，气血伤于内，气血不和，常导致阳明腑气不通。

3. 肝肾亏虚　年老肝肾亏虚，轻微外伤或强力伤及骨骼，或骨折日久，久病及肾。

二、西　医

不同外力形式可导致不同类型的胸腰椎损伤，包括屈曲型损伤、过伸型损伤、垂直压缩型损伤、侧屈型损伤、屈曲旋转型损伤、水平剪力型损伤、撕脱型损伤。胸腰椎压缩骨折主要是屈曲型损伤。

1. 根据椎体压缩程度分度

Ⅰ度：压缩高度小于 1/3 的骨折，为轻度。

Ⅱ度：压缩高度 1/3～2/3 的骨折，为中度。

Ⅲ度：压缩高度大于 2/3 的骨折，为重度。

2. 脊柱损伤的稳定程度

（1）根据椎体压缩程度划分：Ⅰ度为稳定性，Ⅲ度为不稳定性。

（2）根据受累部位分度：Ⅰ度为机械性不稳定，中、后柱损伤；Ⅱ度为神经性不稳定，中柱受累，骨块压迫神经；Ⅲ度为三柱受累，兼有机械及神经不稳定。

【临床表现】

1. 病史　有坠落、跌倒病史，老年人常仅有轻微外伤史甚至无明显外伤史。

2. 症状　胸腰椎疼痛或仅有腰骶部疼痛，腰椎活动及行走受限，咳嗽等增加腹压动作时疼痛加重，或兼有腹痛、腹胀、便秘。

3. 体征　胸腰椎处肿胀、后凸、压痛、叩击痛，胸腰椎活动受限。

【辅助检查】

1. X 线　胸腰椎正、侧位照片即能发现伤椎及椎体压缩程度。

2. CT　有利于观察椎体的粉碎程度及椎管是否有骨块挤压。

3. 磁共振（MRI）　有利于了解脊髓受压、椎间盘损伤情况，尤其能够辨别椎体骨折属于新鲜骨折还是陈旧骨折。

4. 肌电图（EMG）　有助于了解神经受损情况。

5. 骨密度（BMD）　有助于了解骨质疏松情况，双能 X 线脊柱扫描的专用软件还可以直接测得各椎体压缩数值。

【诊断与鉴别诊断】

一、诊　　断

1. 诊断标准

（1）病史：常有坠伤、滑倒史。

（2）症状：有背、腰、骶部疼痛，腰椎活动受限，或有损伤节段远端的神经受损症状（感觉、运动、二便）。

（3）体征：胸腰椎有压痛、叩痛，腰椎活动受限。

（4）影像及电生理检查：X线片、CT、MRI、EMG，可显示腰椎受累部位、程度、神经损伤部位与程度。

以上各项中，只要影像学检查有椎体压缩（包括 MRI 发现微骨折），即可确立诊断。

2. 病程分期　伤后 2 周内为早期，伤后 2～4 周为中期，伤后 4 周以上为后期。

二、鉴 别 诊 断

1. 中医　需与骨痿、骨痹等鉴别，骨痿可并发本病。

2. 西医　需与腰肌扭挫伤、腰肌劳损、陈旧性椎体骨折、椎体骨肿瘤、骨髓瘤、肾性骨病等鉴别，并须确认是否合并脊髓、马尾的损伤。

【治疗】

治疗原则：采用安全、有效的方法，迅速减除痛苦，尽量恢复骨骼正常形态，尽早恢复正常活动，防止和减少并发症。

一、一 般 措 施

绝对卧硬板床休息，预防褥疮，进食易消化食物。

二、体 外 整 复

（一）手法

1. 按腰法　患者俯卧，助手手持伤者踝部向下方牵拉，并上提使腰椎后伸，另一名医师以双手相叠，用掌心向伤椎前方按压数次。

2. 兜腰法　患者仰卧，用布单兜住伤椎后方，2 名医师站于床面上的伤者两侧，牵拉布单两端，逐渐向上同时提拉布单，使伤椎抬离床面数分钟。

手法复位后伤者仰卧在硬板床上，腰后与床面之间垫软枕维持。

（二）器械整复

1. 垫枕整复

（1）实心枕：选用棉花、海绵、砂粒、米粒、中药等材料充填在布枕套内，垫枕的侧面应顺腰曲塑成弧形。一般逐步增加垫枕高度。

（2）空气枕：常用氧气袋作为复位气枕，宜在气袋的上下两面粘有硬质托板，上侧托板为弧形（顺应腰椎曲度）。

（3）机械枕：利用手摇病床床面形成的拱形或手术床腰桥、桥型体位架等向上顶托伤椎，使之稍稍过伸。

2. 特色器械整复

（1）胸腰椎复位床托：复位床托主要结构为一可手动升降的金属枕托（截面为不对称弧形，以适应腰曲），枕托及床面均覆以软垫。将复位床托放置于普通病床上，伤者仰卧在床托上，将第4腰椎对准枕托顶部。摇动手柄，在数分钟内使枕托上升至5～6cm（具体高度依患者身高而定）；耐受性差者也可在2周内逐步将枕托升至计划高度。每仰卧2小时后，交替侧卧约20分钟（此时可降下枕托）。

（2）便携式充气复位仪：复位仪器主要由气囊和充气机组成，气囊截面为三叶草型。伤者仰卧于硬板床上，腰背部置于气囊上，以受累椎体或两个受累椎体间为中心。启动充气机，缓慢充气，使伤者脊柱逐渐过伸，充气高度15～25cm，如同时兼有椎体侧方压缩者，可在过伸位时给予侧向复位力。充气完成后维持3～5分钟，然后缓慢放气，如此充气、放气反复3次。老年及耐受性差者可适当降低复位高度，并增加维持时间（维持8～10分钟）。

（3）胸腰椎复位固定器（福建省宁德地区第一医院，王春等）：固定器由两个C形架和连接两C形架的连接板构成，在连接板的中部设有可推移的压盘。使用时，患者侧卧，先将C形架分别从后往前套在腋下和骨盆上，固定好两个C形架之间的连接板，将连接板上的压盘对准伤椎棘突，手动调节压盘后的顶推装置将腰椎前推。最大限度过伸，维持20分钟，复位成功后平卧，腰部用垫枕维持。

（4）悬吊牵引：治疗装置包括牵引吊带、滑轮机构（安置于骨科床架上或专用机械上）、动力装置（手动或电动）。患者仰卧，以宽10cm吊带绕过骨折处后方，通过动力牵拉，将脊柱向上悬吊，悬吊的高度以腰部轻微牵离床面为度。维持5～10秒，然后缓慢将腰背部降至床面。可进行反复悬吊牵引，开始以 5～10 次为 1 组，每日行 3～4 组牵引治疗，逐日根据患者耐受情况，增加每组牵引次数（组数不加），一般不超过 30 次，持续治疗 2 周。复位后或复位期间腰椎后垫软枕。

三、辅 助 治 疗

（一）练功

一般从复位后次日开始练功，练功方法逐步采用"四部练功法"（"五点式"→"四点式"→"三点式"→"飞燕点水式"），每日 3～4 次，每次 10 个以上，延续 6 周。卧床时间一般为 6 周。

（二）固定

局部固定材料包括腰围、石膏、支具等。固定从复位完成后立即开始，维持时间多为 3 个月。离床后常用固定方法有：

1. 弹力腰围　宽度、硬度较大，带有硬质支撑条。

2. 腰背支具　复位后、离床时即使用根据个人体型热塑定制的前后夹片式支具，支具上及腋下，下及骨盆。或佩戴充气式弹性脊柱固定牵引器，该支具由腰围、腰背气囊、弹簧撑杆、胸托、腋托等部件构成，可以在床上佩戴、离床佩戴。

（三）牵引

牵引重量 10～15kg 左右，牵引时间多为 2 周。

（四）理疗

包括频谱、磁疗、电热药枕等。

（五）针灸

便秘时取穴大肠俞、肾俞、上巨虚、天枢、太冲、足三里、三阴交等，每日 1 次，直至大便通畅。

四、药 物 治 疗

（一）辨证论治

1. 气滞血瘀

主症：胸腰椎疼痛，或刺痛或胀痛，胸腰椎屈伸及行走不利。舌黯或有瘀点，脉弦或沉涩。

治法：行气活血，通络止痛。

方药：身痛逐瘀汤。桃仁、红花、牛膝、当归各 9g，川芎、没药、甘草、地龙、五灵脂各 6g，秦艽、羌活、香附各 3g。每日 1 服，服用 2 周。

2. 腑气不通

主症：除气滞血瘀诸症外，另有腹胀、便秘，得矢气则舒。舌苔黄燥，脉弦而数。

治法：行气通腑，攻下逐瘀。

方药：大成汤［大黄、枳壳各 20g，芒硝（冲服）、当归、木通、厚朴、苏木、红花、陈皮、甘草各 10g］或复元活血汤（大黄 30g，柴胡 15g，天花粉、当归、桃仁各 9g，红花、穿山甲、甘草各 6g），水煎服。或番泻叶 10g 泡开水服，每日 2 次。以上方药服后得下即止。

3. 肝肾亏虚

主症：损伤日久或年事已高，腰椎疼痛隐隐，行走无力，或伴心烦失眠、口渴咽干。舌红，脉细数。

治法：滋阴补肾，填精益髓。

方药：左归丸。熟地黄 240g，山药、枸杞子、山茱萸、菟丝子、鹿角胶、龟胶各 120g，川牛膝 90g。制为蜜丸，每次服药丸 15g，早、晚空腹各服 1 次，淡盐汤送下，服用 2～3 个月。

（二）成药

1. 大黄通便颗粒　适于腹胀便秘者。每次 1 袋，每日 1 次，大便畅通即停用。

2. 伤科接骨片　适于骨折各期，每次 4 片，每日 3 次。服用 2～3 个月。

3. 接骨七厘散　适于骨折各期，每次 1.5g，每日 2 次。服用 2～3 个月。

4. 仙灵骨葆胶囊　适于骨质疏松症合并的骨折，每次 1.5g，每日 2 次。适于中后期服用。

（三）外治

双柏散、活血止痛膏等敷于伤椎处，适于骨折早期使用。

五、手术治疗

（一）术式

椎体成形（适于老年患者）、钉棒固定、钢板螺钉固定、植骨融合、人工椎体置换等。

（二）围术期治疗

骨质疏松者需使用降钙素 1 个月（先肌注，后鼻喷），配合使用碳酸钙维生素 D_3。适时使用二磷酸盐类等药物。

【特色疗法述评】

1. 骨折的整复

（1）体外整复法的变化趋势：我国古代最早进行体外整复，并有多种整复方法，但古法多靠手力操作，整复力度难掌握，安全性难保障，患者痛苦较大。现时，整复现已由手法整复为主过渡到器具整复为主，由缓慢复位为主过渡到快速复位为主。

（2）与手术治疗方法比较：体外整复治疗适于大部分患者，安全，有效，费用低，但固定效果较差、容易出现椎体高度的再丢失，同时，伤椎止痛较慢、需卧床较长时间、仅适于稳定性损伤。体外疗法与手术疗法都能使压缩的椎体恢复到较为理想的高度，临床上，经常在手术治疗之前配合体外整复，以有助于手术的操作、减少并发症、提高手术质量。手术疗法适于不稳定型及神经受损的病例，适应证广，因支撑有力，可早期离床活动而避免诸多并发症，但手术治疗的风险性和费用也是较高的。椎体成形术的镇痛效果和速度是最为突出的。

（3）体位整复各疗法间的比较

1）整复的速度：按照完成整复的时间分类，可以将体位整复分为快速复位与缓慢复位。快速复位是指在数分钟内一次完成复位，缓慢复位是指在数天甚至十几天内完成复位。选择哪种复位方法，一是依据医师的经验，二是根据患者的耐受力。只要患者情况允许，应选择快速复位，以缩短治疗和康复时间。大量临床实践证明，只要适应证选择正确，快速复位同样是非常安全的。

2）整复的方法和器具：手法整复的力量和施术过程中复位程度的判断缺乏明确的、客观的依据，复位操作更多依赖术者个人经验。同时，手法维持时间过短，难以保障整复效果。另外，手法整复导致医源性骨折的风险仍然存在。有的临床观察表明，手法复位治疗骨质疏松性胸腰椎压缩骨折仅可在卧床期间改善伤椎高度，对于后凸角无明显改善作用，在短疗程下远期观察并未表现出手法复位的作用。而体位复位比较起来则更加安全、方便、舒适，也更容易为患者所接受。因此，器具整复胸腰椎压缩骨折成为临床应用的主流。

现代复位器具的整复原理和制作均源于传统的中医正骨手法。以腰后垫枕体外复位法及其器具的使用最为普遍，其具有简单、安全、实用、有效、廉价、并发症及后遗症较少，患者易于接受等优点。但枕垫的形状应当有循证医学的依据（例如影像学检测），软枕的整复高度应以被人体脊柱挤压后的剩余高度为有效高度，否则，此高度没有多少实际参考价值。

机械枕的优点是快速、准确，不足是需往返搬动、另需固定维持。携带式的优势是可以随身携带，可以调节，离床早；不足的是，顶板形状与脊柱曲度不够吻合，且压强较大，易生褥疮，站立位时不利椎体高度的恢复，脊柱稳定性较差时难以防止畸形的发展。

虽然各种器具都有诸多优点，但常见的不足主要是安全性、部位和力度的准确性、疗效的可靠性、复位的多维性、复位与固定的兼容性、翻身护理的方便性、器具与病床的一体性等难以兼顾。

3）疗效评估：国内外学者均肯定了体外整复法的疗效和安全性，从椎体高度的恢复这一角度来讲，体外整复的效果与手术整复没有差别（椎体高度的恢复率可达到 90% 左右），但因不同作者报道时使用的疗效标准的粗略或不一致，有时显得说服力不够。在疗效的影像学评价标准中，应引入"椎体高度损失率"、"高度恢复率"、"高度矫正率"、"治疗后高度损失率"等指标（即"胸腰椎压缩性骨折 X 线片疗效评价体系"）。因照片的放大倍率几乎每一张都不会相同，使得椎体高度的长度单位难以一致，应采用"率"的指标取而代之，才能最大限度地接近临床实际。因影像与症状的改善常不一致，因此，有必要同时采用含临床症状、体征、活动度的疗效评估量表。目前，有些报道的研究方法不够规范、统一，观察指标和疗效判断不够确切，采用集体制定的疗效标准者较少（而且有的标准过于陈旧），前瞻和对比研究不够多等，在今后的观察中，有必要引起足够的注意，临床观察指标的专业化有待加强。

（4）体外整复的运用

1）适应证：脊柱胸腰段椎体压缩（爆裂）性骨折；前、中柱受损（前者为绝对适应证，后者为相对适应证）；脊髓无损伤。

2）禁忌证：有神经损伤；后柱受损；全身情况极差或其他系统有严重疾患而难以接受治疗；有严重的脊柱强直或骨质疏松；伤者不接受治疗。

3）复位时间：伤后 15 天内复位，越早越好，但在大便未能畅通之前，患者往往难以接受整复治疗，因此，以大便畅通后（一般为伤后 3 天）整复较为实际。复位完成后的垫枕维持时间，有些仅为数分钟，有些主张维持数十天（即复位与固定一体化）。显然，维持时间越长越好，关键是器具是否能够满足此类要求。

4）复位高度：复位的原理是增大腰曲曲度，利用前纵韧带和椎间盘的牵拉使压缩的椎体复位，但整复时腰曲并不是越大越好，过度的牵拉将导致前纵韧带的副损伤，应以整复时腰曲达到生理前凸的最大值即可。就垫枕的高度而言，达到这一极值一般需要使伤椎离床（也就是复位高度）5～6cm。复位高度显然与身高有关（成正比），还与年龄、伤椎损伤程度等有关，年轻的伤者整复高度要偏大，伤椎损伤度大时，复位高度反而应偏小。

5）镇痛：对于疼痛耐受性较差的患者，可以在复位前予以哌替啶等镇痛，或实行局麻、静脉麻醉（或留镇痛泵）。

6) 离床时间：离床前配好护具，4～6周戴护具开始下地行走。离床过早将导致后期椎体高度的损失，过晚将招致过多并发症。离床时间的早晚与椎体骨折的稳定性、护具的固定效果、离床的持续时间等有关。骨质疏松症患者的离床时间宜晚一些。

2. 辅助治疗

（1）牵引：有部分报道在整复时常规进行牵引。生物力学研究表明，在单一椎体骨折时，没必要进行牵引，只有在多椎体骨折时需要牵引。临床上，以单一椎体的骨折多见，因此，没有必要将牵引作为常规的辅助手段。

（2）药物：中药的治疗基本是分期论治，只是在早期需要注意在活血化瘀的同时随证运用行气通腑治疗。局部中药外治常被使用，但如果局部肿胀不明显，则无太大必要敷药，以免导致皮损和增加翻身的痛苦。如果是骨质疏松症患者，在整复之前即应开始骨质疏松症的系统治疗。

（3）理疗：垫枕常常妨碍了理疗的实施，只有在侧卧时才方便实施理疗，理疗的方法常用磁疗、中医定向透药（透入）等。

（4）练功：锻炼腰背肌是胸腰椎骨折整复中重要的一环，练功方法也基本一致，只是在何时开始练功有些不一。应在整复后练功较为适宜，因为腹胀常常影响了练功的开展。

（5）固定：离床时必须开始固定是共识，固定的支具必须相向地支撑腋下和骨盆，并顺应腰椎弧度，一般应量身定制。如果伤者经济条件限制了护具的使用，则只能佩戴腰围，但应尽量使用宽大的腰围，卧床时间相应延长（至10～12周）。目前性能较为全面的支具是国家中医药管理局医政司建议使用的"充气式弹性脊柱固定牵引器"，该器具有较好的支撑性、成形性、舒适性、轻便性、卧床、站立均可使用，装卸简便灵活。佩戴后，可以较其他固定器更早离床，但价格偏高。

3. 疗法的缺陷

（1）器具：包括整复器具和固定器具，目前尚无十分理想的整复器具。理想的整复器具应当是：托板适应脊柱生理弧度并较柔软，加压点准确，顶托高度易调，快速与慢速复位兼顾，整复与固定（维持）通用，操作、护理简便，安全可靠。

（2）诊疗规范：虽然在胸腰椎骨折的体外整复上，各家医院都形成了一定的诊疗规范，但还缺乏大规模的、系统的临床研究。包括适应证、操作规范、疗效标准等。有些专家已经开始了这些方面的探讨，相信假以时日，将会有能够得到同道们首肯的诊疗规范出现。诊疗规范制定和实施，是提高该项治疗技术质量的保障。

（3）离床时机的把握：因复位后椎体内并无太多有效骨组织支撑（尤其是骨质疏松症患者），怎样在保证整复质量的前提下，尽早让患者离床，目前基本都是凭经验掌握，缺少循证医学证据，需要进行系统的观察评估才能确定，而此项工作又需要有前面 2 项工作的基础作为支撑。因此，这是今后面临的一项重大的工作任务。

【主要参考文献】

1. 彭力平，林松青，陈浩雄．复位床托治疗胸腰椎压缩性骨折 [J]．中国中医骨伤杂志，2006，14（6）：26-28.
2. 彭亮，张政宏，倪飞，等．便携式充气复位仪治疗椎体压缩骨折的临床研究 [J]．中国中医骨伤科杂志，2008，16（9）：13-15.
3. 娄宇明，唐汉武，黄承军，等．自助式悬吊牵引整复治疗老年骨质疏松性胸腰椎压缩骨折的临床观察 [J]．中国中医骨伤科杂志，2012，20（3）：13-14.
4. 邓轩赓，熊小明，万趸，等．胸腰椎骨质疏松性压缩骨折手法复位治疗的有效性[J]．中国组织工程研究，2012，16（22）：4105-4108.
5. 杨洪杰，彭力平，王学松．胸腰椎压缩骨折复位枕弧面放射学参数研究 [J]．中国中医急症 [J]，2013，22（12）：2005-2006，2078.
6. 黎江芽，彭力平，郭建东，等．胸腰椎压缩性骨折 X 线评价体系 [J]．中医正骨，2008，20（6）：25-27.
7. 杨明，高洁．静脉镇痛下充气气囊枕治疗胸腰段稳定型屈曲压缩性骨折 [J]．中国保健营养，2012（7）：1810-1811.
8. 丁璟琳，龙亨国．牵引辅助下充气复位器复位联合康复训练治疗稳定型胸腰椎压缩性骨折的疗效观察 [J]．中国现代医生，2013，51（9）：46-47，49.
9. 国家中医药管理局医政司．22 个专业 95 个病种中医诊疗方案 [M]．北京：中国中医药出版社，2011：93-97.

（彭力平）

第四节　骨盆骨折

骨盆骨折是一种严重外伤，占骨折总数的 1%～3%，多由高能外伤所致，半数以上伴有并发症或多发伤，致残率高达 50%～60%。最严重的是创伤性失血性休克及盆腔脏器合并伤，救治不当有很高的死亡率，可达 10.2%。

骨盆是连接脊柱和下肢的栋梁，具有将躯干重力传达到下肢，将下肢的震荡向上传到脊柱的重要作用，同时也是血管、神经和肌肉的通道。骨盆对盆腔内脏器、神经、血管等有重要的保护作用，当骨折发生时，这些器官也容易受损伤。盆腔内脏器男女虽有所不同，但其排列次序基本一致，由前至后为泌尿、生殖和消化三个系统的器官。位于前方的膀胱、尿道和位于后方的直肠极易损伤。

【病因病机】

一、中　医

1. 气血亏虚　骨盆骨折损伤血管，失血而致气血两虚，脏腑失养。
2. 气随血脱　血管损伤致大量失血，血脱而气无所依，随血欲脱。
3. 气滞血瘀　外伤致气血运行不畅，气为血之帅，血为气之母，气行则血畅，气滞则血瘀。

二、西　医

1. 侧方挤压型　外力从侧方挤压伤，使伤侧骨盆内旋转，首先造成同侧或双侧耻骨支骨折，或耻骨联合重叠交锁，半骨盆继续内旋合骶骨前方压缩骨折，骶髂后韧带断裂，骶髂关节后侧张开，骶髂关节向内旋转，而骶髂前韧带完整，故骨盆有内旋位不稳定，而无垂直纵向不稳定。

2. 前后压缩型　骨盆受前后方向的暴力挤压，首先造成耻骨联合的分离，暴力继续作用髂骨以至骶髂关节向外旋转分离，似翻书本样，故又称为"开书本"损伤。

3. 垂直剪切型　常由高处坠落或交通伤产生的纵向剪切暴力所致。特点是前方为耻骨上下支骨折，或耻骨联合纵向分离，后方为骶骨、骶髂关节或髂骨后部纵向骨折或脱位，常向后上方短缩。

4. 混合型　至少有两个方向的暴力起作用，如侧方挤压伴前后挤压伤或伴纵向剪切暴力，造成骨盆的多发损伤和多方向移位。

5. 撕脱性骨折　由于肌肉急骤收缩所致，多发生于青少年剧烈活动过程中，该损伤不影响骨盆环的完整和稳定。

【临床表现】

1. 病史　外伤史，多为交通伤、重物压砸伤和高处坠落伤等高能量外伤所致。对于多发伤伴有昏迷的严重颅脑损伤、呼吸困难的重度胸部伤和重度休克的腹腔脏器损伤者，应高度重视有骨盆损伤的可能。

2. 症状 疼痛广泛，活动下肢或坐位时加重。局部压痛、瘀血，下肢旋转、短缩畸形，可见尿道口出血，会阴部肿胀，出血量多，常见面色苍白、头晕恶心、血压下降、烦躁或神志淡漠等失血性休克表现；如合并颅脑、胸腔脏器损伤，则会出现昏迷、呼吸困难、紫绀、腹痛腹胀、腹膜刺激症状。

3. 并发症

(1) 失血性休克：盆腔大出血主要由骨折断端的出血、盆腔血管破裂引起，是骨盆骨折最常见、最紧急、量严重的并发症，是患者死亡的主要原因。

(2) 腹膜后血肿：骨盆各骨主要为松质骨，盆壁肌肉多，邻近又有许多动脉丛和静脉丛，血液供应丰富，盆腔与后腹膜的间隙又系疏松结缔组织构成，有巨大空隙可容纳出血，因此骨折后可引起广泛出血。巨大腹膜后血肿可蔓延到肾区、膈下或肠系膜。

(3) 尿道损伤：多由耻骨骨折引起，主要为撕裂伤，大多数发生于男性的后尿道，对骨盆骨折的患者应经常考虑下尿路损伤的可能性。患者可出现排尿困难、尿道口溢血现象，会阴及下腹部胀痛，导尿管不能插入膀胱，肛门指诊发现前列腺居高，尿道造影可见造影剂外溢。

(4) 膀胱损伤：骨折端刺破或在膀胱胀满时遭受挤压所致，伤后下腹部膀胱区疼痛，不能排尿，尿道口出血，可出现腹膜刺激症状，导尿能顺利插入但未能引出尿液或仅有少量血性液体，自导尿管注入 200～300ml 生理盐水，抽出的液体明显少于注入量，提示膀胱损伤。

(5) 直肠损伤：除非骨盆骨折伴有阴部开放性损伤时，直肠损伤并不是常见的并发症，直肠破裂如发生在腹膜反折以上，可引起弥漫性腹膜炎；如发生在反折以下，则可发生直肠周围感染，常为厌氧菌感染。

(6) 神经损伤：多在骶骨骨折时发生，组成腰骶神经干的 S1 及 S2 最易受损伤，可出现臀肌、腘绳肌和小腿腓肠肌群的肌力减弱，小腿后方及足外侧部分感觉丧失。

4. 体征

(1) 骨盆处皮肤和软组织有挫擦痕或开放性伤口；

(2) 腹股沟区、大腿近端、会阴、阴囊肿胀，皮下出血或血肿；

(3) 触按髂嵴、耻骨支、耻骨联合、骶髂关节等处有压痛或骨擦音；下肢因疼痛而活动受限，被动活动下肢可使疼痛加重。

(4) 骨盆挤压分离试验阳性，"4"字试验阳性，直腿抬高试验引发骨盆部疼痛为阳性，肛门指诊指套上有血迹，直肠前方饱满，张力大，可触及骨折端，说明有直肠损伤；导尿检查，如导尿管无法插入及肛门指诊发现前列腺移位者，为尿道完全断裂。

【辅助检查】

1. X 线片　Tile（1988 年）分为三型。

A 型：稳定型，裂隙和撕脱骨折

B 型：旋转不稳定，垂直稳定

　　B1 型：开书（前后挤压）

　　B2 型

　　　　B2.1 侧方挤压、单侧型

　　　　B2.2 侧方挤压、对侧型（桶柄损伤）

　　B3 型：双侧 B 型损伤

C 型：旋转及垂直不稳

　　C1 型：单侧骶骨骨折、骶髂关节脱位

　　C2 型：双侧

　　C3 型：伴髋臼骨折

2. CT　能在多个平面上清晰显示骨盆与关节的外形和内部结构，揭示 X 线片上所不能发现的骶骨骨折、骨折碎片、骨折和关节的轻度移位以及骨盆内软组织情况。

3. 骨盆血管造影　动脉注入造影剂后，在 X 线透视下观察造影剂外溢即可明确骨盆骨折出血点的位置。

【诊断与鉴别诊断】

一、诊　　断

一般根据病史、体格检查、骨盆前后位照片所见可确诊骨盆骨折。但在临床中，伴有骨盆骨折的多发伤，特别是伴有昏迷的严重颅脑损伤、伴有呼吸困难的重度胸腔脏器伤和伴有重度休克的腹内脏器伤者，其骨盆骨折被延迟诊出者并非罕见。因此仍应遵循了解外伤机制，全面体格检查的原则，对有前述骨盆骨折危险和高危因素者及时投照骨盆前后位片。

二、鉴别诊断

需要与局部软组织损伤相鉴别。

【治疗】

一、早期救治

及时合理的早期救治是减轻伤员疼痛、控制出血、预防继发的血管神经损伤和休克等并发症的首要环节。应尽可能避免搬运伤员，以减少疼痛和对骨折的干扰。

二、手法复位外固定

应根据不同骨折类型选择复位及固定方法。由于患者翻身困难和在翻身时容易加重损伤，故最好在仰卧位进行复位。未影响骨盆环稳定的骨折，不需手法复位，仅需卧床休息2～3周。

1. 开书型损伤 由于没有垂直移位故不需牵引，术者用双手按住髂骨翼，自外上向内下推挤，使向外旋转移位的骨盆内聚复位。复位后用骨盆兜悬吊固定。骨盆兜用厚帆布制成，长度以能盘绕两侧髂骨和臀部，宽度上抵髂骨翼，下达股骨大转子，悬吊重量以臀部抬离床面2～3cm为宜。由于骨盆兜持续产生使骨盆向中间内聚的力量，故维持复位的效果好。也可采用多头带由大腿内侧绕至大腿前方与兜布下方的带条结扎一起，以防兜布上移。固定的松紧度以骨折端相互接触、骶髂关节前方间隙消失为宜，过松则复位不良，过紧则骨折端容易重叠，导致骨盆狭窄。固定及悬吊时间为4～5周。

2. 侧方压缩型损伤 复位手法与开书型相反，术者双手由内向外压髂骨翼，以纠正骨折向内移位，同时使用外固定器将骨盆向外撑开可以维持复位，固定时间同前。此型损伤禁用骨盆兜向内挤压的固定方法。

3. 垂直剪切型损伤 单纯垂直剪切损伤者，可采用股骨髁上或胫骨结节持续牵引，术者用手置于伤侧髂嵴向足侧推动髂骨复位。如骶髂关节向后上脱位，则需从背侧向前下推挤髂后上嵴，同时将下肢外旋才能复位，如合并骶髂关节外旋或内旋移位时，同时结合外固定架固定效果更好。

三、并发症的处理

1. 失血性休克 需立即建立2～3条静脉通道，快速输入1500～2000ml晶体液及2～3单位的红细胞悬液，以补充血容量，维持有效循环，及时固定骨折是控制出血的重要措施。

2. 尿道损伤 可行尿道会师术，对严重伤员，以耻骨上造瘘、延期尿道修复为主。

3. **膀胱损伤** 膀胱破裂应急诊手术修补，对于由耻骨联合分离或耻骨骨折引起的膀胱或后尿道损伤，在手术治疗下尿道损伤时应经同一切口行前环复位内固定以防尿道再次损伤。

4. **直肠损伤** 应急诊手术修补裂口，常规结肠造瘘，直肠周围引流及使用有效抗生素。

5. **神经损伤** 以处理骨折脱位、解除神经压迫为主。

四、辨 证 论 治

1. 气随血脱

主症：骨盆骨折，出血量多，面色苍白，大汗淋漓，四肢厥冷，神情淡漠，甚则昏厥，脉微细欲绝，或见芤脉。

治法：补气固脱。

方药：独参汤，人参 20～30g。

2. 气滞血瘀

主症：盆腔部疼痛，夜间痛剧，刺痛不移，关节屈伸不利。舌黯或有瘀点，脉弦或沉涩。

治法：行气活血，止痛。

方药：桃红四物汤，桃仁 10g、红花 6g、当归 15g、生地 15g、白芍 10g、川芎 10g。

3. 气血亏虚

主症：盆腔部疼痛，短气懒言，四肢倦怠，自汗，心悸怔忡，面色苍白或萎黄无华，纳谷较差，舌淡或胖，苔白，脉细无力。

治法：补气养血。

方药：八珍汤。当归 15g、川芎 8g、白芍 10g、生地黄 15g、党参 20g、白术 10g、茯苓 20g、甘草 6g。

五、特 色 专 方

逐瘀通腑方：熟大黄 10～15g，桃仁、红花、三棱、莪术、柴胡、枳实、党参、炙甘草、焦山楂各 10g，当归 20g，槟榔 15g，生白术、瓜蒌仁各 30g，三七粉 3g。本方具有活血止痛，通便的功效，适于早期患者。

六、中 药 成 药

1. 接骨续筋胶囊 每次 1.6g，每日 3 次。适于气滞血瘀者。
2. 伤科接骨片 一次 4 片，一日 3 次。适于气滞血瘀者。

3. 生脉注射液　一次 20～60ml，用 5％葡萄糖注射液 250～500ml 稀释后使用。

七、中药外治

1. 中药敷贴　定痛膏：芙蓉叶 60g，紫金皮、独活、南星（生）、白芷各 15g，上药为末。加生采马蓝菜、旱莲草各 30g，杵捣极烂，和末一处，用生葱汁、老酒和炒，暖敷患处。具有祛风，消肿，止痛功效。
2. 药熏洗浴　散瘀和伤汤：马钱子（油燥去毛）、红花、生半夏各 15g，骨碎补、甘草各 9g，葱须 30g；上药用煎水，加醋 60g，熏洗患处，1 日 3 次。

八、针灸按摩

1. 针灸　骨盆骨折患者气血两伤未复，气虚则大肠传导无力，血虚则肠失滋润；以足阳明、手少阳经穴为主，大肠俞、天枢、归来、支沟、上巨虚、气海、足三里，三阴交。
2. 按摩　主要以腰骶部及足跟骨突部按摩为主，以防褥疮。

九、功能锻炼

尽量使肢体保持在最舒适的位置，协助翻身时动作轻柔；必要时遵医嘱应用镇痛剂，但要避免遮盖病情。对于术后健侧卧位或肢体牵引制动者，可用 3 人翻身法。抬臀时保持动作轻柔，用力一致，避免引起切口疼痛。更换压力垫时及时观察局部皮肤受压情况，必要时做好皮肤按摩。使用便器时应从健侧置入，放入时应充分抬起臀部，切忌用力拖、推，避免增加皮肤摩擦导致皮肤破损或擦伤。早期冷疗可有效缓解疼痛，有研究显示用 10％氯化钠注射液冰袋冷敷效果优于普通清水冰袋。使用电脑骨折愈合仪，利用其脉冲电磁场原理可使 95.5％左右骨折患者疼痛缓解。功能锻炼是一个循序渐进的过程，随着骨折稳定程度的增加和患者全身情况的改善而增加活动范围和活动量。

【特色疗法述评】

一、西医及中西医结合治疗

1. 西医常规治疗　①保守治疗：常用治疗方法主要有骨盆悬吊牵引、股骨髁上牵引和手法复位等；②手术治疗：主要包括骨盆骨折的急救、损伤控制性手术及外固定支架、内固定及内固定联合外固定治疗。

2. 中西医结合治疗 许多学者认为，采用手术疗法并配合中药三期辨证（早期补气血、活血化瘀、通络消肿，中期和营生新、接骨续筋，后期补益肝肾、强健筋骨）内服及配合后期中医康复治疗（药熏药浴、针灸按摩、体疗牵引等），即"三合一"（三明治）式疗法治疗骨盆骨折，可补益气血，防止深静脉血栓、褥疮，促进骨折愈合，是一种较为理想的方法。康复功能锻炼活动范围应由小到大，次数由少到多，使患者尽快地摆脱病痛，不仅使骨折得到愈合，而且恢复正常的功能，以适应生活和工作的需要。牵引治疗期间，要观察患者的体位、牵引重量、肢体外展角度，保证牵引效果，要将患者躯干、骨盆、患肢的体位联系起来观察。要求躯干要放直，骨盆要摆正，脊柱与骨盆要垂直。同时要注意倾听患者的主诉，如牵引针眼疼痛、牵引肢体麻木、足部背伸无力等，警惕因循环障碍而导致的缺血性痉挛，或因腓总神经受压而致的足下垂发生。长期卧床患者要加强基础护理，预防褥疮及呼吸、泌尿系统并发症发生。尤其是年老体弱者，长期卧床，呼吸变浅，分泌物不易排出，容易引起坠积性肺炎及排尿不全，尿渣沉淀。要鼓励患者加强深呼吸，促进血液循环。病情允许时利用牵引架向上牵拉抬起上身，有助于排净膀胱中尿液。

二、中医药研究动态

1. 下肢深静脉血栓是骨科大手术后的重要并发症，甚至会导致肺栓塞致死。近年对中医药防治下肢深静脉血栓的重视渐增。由于骨碎筋断或肝肾亏虚，加之手术创伤，致筋脉损伤，血溢凝结，瘀血阻脉，络脉不通，不通则痛为病机之关键，这与现代医学将术后血液高凝、高黏作为本病发病重要因素的认识基本相符，故活血化瘀为术后下肢深静脉血栓的根本大法。研究认为，骨盆骨折术后予以桃红四物汤，既有养血作用又起到化瘀之功，对于术后患者血虚夹瘀的病理状态尤为适宜。此外，活血化瘀药能降低毛细血管通透性，减少炎症渗出及红细胞外漏，使局部血液循环尽早恢复，也有助于骨折的愈合。

2. 现代医学研究认为，严重创伤合并感染的患者，应及时通便，避免因粪便存积、毒素吸收、肠道菌群移位而引发全身感染、多器官功能不全。中医伤科学理论亦认为，严重多发性创伤患者或脏腑损伤，或骨断筋伤，或督脉受损，气机郁滞，升降失调，加之久卧制动，致腑气不通，浊气不降，上则头痛眩晕，下则不得前后。此类患者虽症状、体征多变，通腑泻下是中医辨证施治的关键。

3. 骨盆骨折后肠麻痹是由于创伤后神经抑制，以致肠壁肌运动紊乱，但无器质性肠腔狭小，后期则由体液及代谢改变所致。当神经抑制解除，肠壁肌功能恢复，肠道功能多自行恢复。故临床多不受重视，但该病症自然恢复时间约为 2～3 周左右，且肠道功能恢复后，仍多有胃纳不良表现。由于较长时间不能正常饮食，患者一般营养较差，影响骨折等疾病的恢复，且急性期时腹胀多较重，患者较痛苦。肠麻痹属中医"肠结"范畴。由于创伤后气血紊乱，或瘀血内留，阻滞气机，腑气不通所致。胃为受盛之官，肠为传输之道，脾主运化而升清降浊，气血紊乱，腑气不通，胃不能受盛，肠不能传输，脾不得运化，则水谷不得进。作者以益气活血通下法为指导，自拟方药中芒硝、桃仁、当归、川芎等利药攻下逐瘀；党参、茯苓益气护胃，扶正以利祛邪；陈皮、厚朴理胃肠滞气，且能健脾；以神曲养胃。全方祛瘀通腑而不伤正，瘀血去，正气足，脾气健，腑气自通。

【主要参考文献】

1. 王红宇．逐瘀通腑方治疗胸腰椎骨盆骨折后便秘 36 例［J］．陕西中医，2011，32（9）：1181-1182.

2. 胡飞，周荣魁，焦亚军，等．中西医结合治疗不稳定型骨盆骨折 21 例临床分析［J］．新中医，2013，45（1）：12-14.

3. 裴国献．骨盆骨折的诊疗进展［J］．中华创伤骨科杂志，2001，3（2）：81.

4. 单玮．下肢深静脉血栓形成的中医治疗概况［J］．上海中医药大学学报，2011，25（4）：99-102.

5. 刘朝阳，曹月龙，曲夷，等．仲景通腑导滞三方创伤后治验［J］．山东中医杂志，2010，29（10）：723-724.

6. 岳公泽，卢山，谢红云，等．益气活血通下法治疗骨盆骨折后肠麻痹疗效观察［J］．中医正骨，2004，16（2）：19.

（胡年宏）

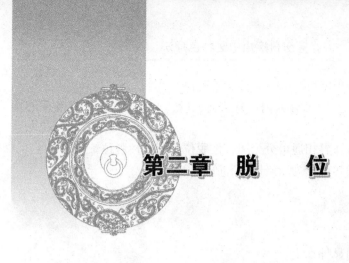

第二章 脱 位

　　凡因损伤或疾病造成关节正常解剖关系发生改变，出现关节功能障碍者称为脱位。多发生在活动范围较大的关节，临床以肩、肘、髋及颞颌关节脱位为常见。

【病因病机】

　　1. 关节脱位多由直接或间接暴力所致，以间接暴力所致者多见。如跌仆挤压、扭挫、冲撞，坠堕等损伤。当外力达到一定强度，迫使构成关节的骨端越出正常范围，而造成关节脱位。暴力的性质和方向不同，关节脱位的类型亦不相同。

　　2. 体质因素或先天发育不良，年老体弱肝肾亏损，筋肉松弛者易发生脱位，如颞颌关节脱位。

　　3. 关节病变如关节结核、化脓性关节炎、关节骨端肿瘤等，其稳定性遭到破坏，轻度外力即可造关节脱位。

　　4. 关节脱位还与关节的解剖特点有关。如肩关节的肩胛盂小而浅，肱骨头大，关节囊的前下方松弛和肌肉少，加上关节活动范围大和活动机会多，故肩关节脱位较易发生。

　　关节脱位时，必然伴有程度不同的关节周围韧带、肌腱和肌肉的扭挫伤，关节囊往往破裂，局部形成血肿。有时伴有血管神经损伤、骨端关节面或关节盂缘骨折，甚至合并邻近部位的骨折。若暴力强大，可造成开放性脱位。脱位虽然是局部病变，但对整个机体产生广泛的影响。有的创伤反应比较严重，出现伤气血、伤经络等病理变化。

【脱位的分类】

　　1. 按其病因可分为外伤性与病理性。

2. 按其脱位的程度可分为全脱位、半脱位。

3. 按其脱位的方向可分为内、外、前、后、上、下、左、右及中心性脱位。

4. 按其是否与外界相通可分为闭合性脱位和开放性脱位。

5. 按其就诊时间可分为新鲜脱位和陈旧脱位。

【临床表现】

1. 病史　有明显外伤史。
2. 症状　局部疼痛、肿胀、活动功能障碍等。
3. 体征　关节畸形、关节盂空虚及弹性固定。

【辅助检查】

1. X线片　X线照片检查是脱位诊断最简便有效的一项重要手段。受伤肢体的正、侧位照片即能发现。

2. 电子计算机X线横断体层扫描（CT）　一般外伤脱位用普通X线片即可明确诊断，但若骨折伴有关节周围骨折等，CT能从横断面来了解，有较高的分辨率，是理想的检查方法。

3. 磁共振（MRI）　有利于了解脱位所伴随的关节盂及周围软组织损伤严重程度，对脱位的严重程度评估及进一步制订治疗方案提供参考。

【诊断与鉴别诊断】

一、诊　断

根据病史（有明确外伤史），一般症状和特殊体征，就能作出临床初步诊断。但为了明确诊断与便于治疗，常规行X线片检查，以明确脱位的类型、程度及是否合并骨折。

1. 诊断标准

（1）病史：有明显的受伤史。

（2）症状：疼痛、肿胀和功能障碍。

（3）体征：关节畸形、关节盂空虚及弹性固定是脱位的三大特有体征，一般说来，这三种特征只要有其中一种出现，即可在临床上初步诊断为脱位。

（4）影像检查：X 线片、CT、MRI，可显示脱位发生的部位、程度、移位的方向及软组织损伤的程度等。

2. 病程分期 伤后 2 周内为新鲜脱位，伤后 2 周以上为陈旧性脱位。

二、鉴 别 诊 断

1. 中医 需与伤筋、骨折等鉴别。
2. 西医 需与急、慢性软组织损伤及骨折进行鉴别。

【脱位的病发症】

脱位并发症分为两种，一种是与脱位同时发生的损伤，称为早期并发症，另一种是脱位当时并未发生，而在脱位整复以后逐步出现的症状，称为晚期并发症。

1. 脱位常见的早期并发症有：①骨折；②血管损伤；③神经损伤；④感染。

2. 脱位常见的晚期并发症有：①关节僵硬；②骨缺血性坏死；③骨化性肌炎；④创伤性关节炎。

【脱位的治疗】

早期、正确、无损伤的手法复位效果优良，日后可完全恢复活动功能。若是延误了时间或手法不得当，往往治疗效果较差。因此，手法复位是治疗的关键。手法整复脱位后，还需合理固定，主动锻炼和药物治疗。以达到最大限度恢复关节功能，预防习惯性脱位之目的。

一、中 医 治 疗

（一）复位前准备

可选用神经阻滞麻醉，必要时可行全身麻醉。麻醉后整复，可减轻患者疼痛，使肌肉松弛，使手法复位顺利进行。对于肌肉不很紧张的脱位，只要术者有熟练的整复手法技巧，也可不用麻醉。

（二）手法复位

施行复位手法宜早不宜迟，手法不能粗暴，必须稳健准确；使用娴熟的手法，力争复位一次成功。常用牵拉复位、原路返回、旋转复位等方法。手法复位不成功时，应找出阻碍复位的原因，勿用暴力强行复位，以免加重关节囊或肌腱的撕裂，甚至发生骨折、血管神经损伤。

1. 肩关节脱位

（1）新鲜肩关节脱位常见整复方法有：拔伸足蹬法、椅背整复法、拔伸托入法、膝顶推拉法、牵引回旋法等。

（2）陈旧性肩关节脱位常见整复方法有：卧位杠杆整复法、立位杠杆复位法。

2. 肘关节脱位

（1）新鲜肘关节脱位

1）肘关节后脱位：常见的复位方法有拔伸屈肘复位法和膝顶牵拉屈肘复位法。

若合并骨折的肘关节后脱位，其复位方法一般原则是先整复脱位，后整复骨折，再固定骨折。在大多数情况下当脱位整复后，骨折也就随之被复位。如果骨折复位不良就必须再给予复位。

2）肘关节前脱位：复位方法应遵循从哪个方向脱出，还从哪个方向复回的原则。如鹰嘴是从内向前脱出，复位时由前向内复位。患者取坐位或卧位，术者一手握肘部，另一手握腕部，稍加牵引，保持患肢前臂内旋，同时在前臂上段向后加压，听到复位响声，即为复位成功。

合并鹰嘴骨折的肘关节前脱位，复位时，前臂不需要牵引，只需将尺桡骨上段向后加压，即可复位，复位后不做肘关节伸屈活动试验，以免骨折更加移位，将肘关节保持伸直位，或称过伸位，此时尺骨鹰嘴骨折近端多能自动复位。若复位欠佳，稍有分离时，可将尺骨鹰嘴近端向远侧挤压，放上加压垫，用小夹板或石膏托固定。

（2）陈旧性肘关节后脱位

1）复位前准备：照 X 线片，排除骨折、骨化性肌炎，明确脱位类型、程度、方向以及骨质疏松等情况；行尺骨鹰嘴牵引，重量 3～5kg，时间约 1 周；肘部、上臂推拿按摩，用舒筋活络的中药煎汤熏洗，使粘连、挛缩得到松解。

2）松解：在臂丛麻醉下，解除骨牵引，进行上臂、肘部按摩活动。慢慢摇晃肘关节，屈伸摇摆、内外旋转活动，范围由小到大，力量由轻到重，然后在助手上下对抗牵引下，重复以上按摩舒筋手法，这样互相交替，直至肘关节周围的纤维粘连和瘢痕组织以及肱二头肌、肱三头肌得到充分松解，伸展延长，方可进行整复。

3）复位：患者取坐位或卧位，上臂和腕部分别由两名助手握持，作缓慢强力对抗牵引，术者两手拇指顶压尺骨鹰嘴突，余手指环握肱骨下端，肘关节稍过伸，当尺骨鹰嘴和桡骨头牵引至肱骨滑车和外髁下时，缓缓屈曲肘关节，若能曲肘 90°以上，即为复位成功。此时鹰嘴后凸畸形消失，肘后三角关系正常，肘关节外形恢复。复位成功后，将肘关节在 90°～135°范围内反复屈伸 3～5 次，以解除关节间隙中的软组织嵌夹，再按摩上臂、前臂筋肉，内外旋转前臂和伸屈腕、掌、指关节，以理顺筋骨，行气活血。

3. 新鲜髋关节脱位

（1）后脱位常见整复方法有：屈髋拔伸复位法、旋转（回旋）复位法（Bigelow 法）、俯卧下垂法（Stimson 法）。

（2）前脱位常见整复方法有：回旋复位法、推挤复位法。

（3）中心型脱位常见整复方法有：手法纵向牵引复位、骨牵引复位法。

4. 颞颌关节脱位

（1）新鲜颞颌关节脱位常用复位手法有：口腔内复位法、口腔外复位法。

（2）习惯性颞颌关节脱位的常用复位手法与新鲜脱位相同。

以下情况可考虑手术复位：①关节囊裂口与肌腱如纽扣状，将脱位的骨端交锁，手法整复失败者；②脱位并发骨折或韧带、肌腱断裂，复位后可能产生关节不稳定者；③脱位并发严重血管神经损伤者；④开放性脱位者。

（三）合理固定

关节脱位整复后，必须将伤肢固定于功能位或关节稳定的位置，以减少出血，并有利于伤部的修复，防止发生习惯性脱位和骨化性肌炎。

1. 肩关节脱位 复位以后常选用胸壁绷带固定，即将患肢屈肘 60°～90°上臂内收内旋，前臂依附胸前，用纱布棉花放于腋下和肘内侧，以保护皮肤，接着将上臂用绷带固定于胸壁，前臂用颈腕带或三角巾悬吊胸前 2～3 周。固定可使受伤软组织得以修复，以防日后形成习惯性脱位。

2. 肘关节脱位

（1）新鲜肘关节后脱位固定法：复位以后，检查肘关节自动或被动屈伸是否正常，肘屈伸 0°～135°，手指能触摸到肩峰，肘后三角关系正常，即为复位成功。用三角巾悬吊前臂或肘后石膏托固定于屈肘 90°～135°，7～10 天。

合并骨折时，骨折局部可用加压垫和小夹板、石膏托固定，固定时间 2～4 周，或根据骨折愈合情况解除固定。

（2）新鲜关节前脱位固定法：复位后，再将肘关节被动屈伸 2～3 次，无障碍时，将肘关节屈肘 135°，用小夹板或石膏托固定 2～3 周。

（3）陈旧性肘关节后脱位固定法：复位后用石膏托或绷带，将肘关节固定在大于 90°以上位置 2 周。去除固定后，改用三角巾悬吊 1 周。

3. 髋关节脱位

（1）后脱位：闭合复位后，一般采用皮牵引，使髋关节保持在轻度外展、外旋、伸直中立位 2～3 周。如合并股骨头骨折，随髋关节复位骨折可能随之复位，此类患者复位后，应延长固定时间至 10～12 周，以达到骨折基本愈合的标准。如患者无作牵引的条件，也可用超髋关节的长外展木板固定，包扎的范围应所包括躯干和患肢，2～3 周去除木板。

（2）前脱位：复位后可用皮肤牵引或长木板固定，保持下肢中立位或内旋位，髋关节略屈曲，维持固定 3 周。

（3）中心型脱位：中立位牵引 6～8 周，要待髋臼骨折愈合后才可考虑解除牵引。

4. 颞颌关节脱位　复位后，托住颌部，维持于闭合位，然后将四头带兜住下颌部，其余四头分别在头顶打结，固定 2～3 天。固定期间嘱患者不要用力张口，不要吃硬食。

（四）功能锻炼

脱位整复固定后，应尽早进行练功活动，因为练功活动的最终目的是恢复关节的正常功能运动。因此，除前述练功活动的原则外，在复位固定后即可开始练功。

1. 肩关节脱位　固定初期鼓励患者练习腕部和手指活动，如抓空增力、上翘下钩等。1 周后除去上臂固定，仅悬吊前臂做肩关节的屈伸活动。2～3周解除固定后，逐步做肩关节的各方向主动活动锻炼，如双手托天、小云手、手拉滑车、手指爬墙等。

2. 肘关节脱位　鼓励患者早期活动肩，腕及手指各关节。解除固定后，练习肘部伸、屈及前臂旋转主动活动。严禁强力扳拉，防止关节周围软组织发生损伤性骨化。

3. 髋关节脱位　脱位整复后，即可开始股四头肌、小腿三头肌主动收缩功能锻炼，以及踝关节和足趾的活动。牵引 1～2 周后，患者可在牵引床上练习起坐。拆除牵引后，扶拐杖下床活动，3 个月内患髋忌负重，中心脱位者扶拐时间最好在半年以上。

（五）药物治疗

关节脱位时，关节周围的筋肉都有不同程度的损伤，治疗以伤筋为主。脱位的内外用药，首先必须活血化瘀，然后和营生新，并根据伤筋或伤骨的具体情况，给予续筋或接骨治疗。一般按早、中、后三期进行辨证论治。

1. 肩关节脱位

（1）辨证论治

1）瘀血阻络证

主症：受伤早期，伤肩肿胀、疼痛、不能活动，动则痛甚，拒按，皮下可见青紫瘀斑。舌质黯红或舌下脉络青紫，脉弦。

治法：活血化瘀、消肿止痛。

方药：活血止痛汤加桑枝、泽兰。

2）气血留滞证

主症：伤肩肿痛减轻，肩关节外展困难，局部皮肤粗糙、色黯、舌质黯红、脉沉。

治法：行气活血，舒筋活络。

方药：和营止痛汤。

3）肝肾亏损证

主症：伤肩肿痛消退，局部肉萎缩，患肩活动无力，肩关节抬举仍不能达到正常范围。舌质淡红；苔薄白，脉沉细。

治法：补益肝肾，壮骨强筋。

方药：补肾壮筋汤。

（2）外用药：局部疼痛瘀肿较剧者，可用消肿散、活血散、消肿膏外敷。若瘀积不散、瘀而化热、出现红热痛者，可外敷金黄散、双柏散或消瘀止痛膏。

（3）其他治疗：中、后期，可施以按摩，使局部气血通畅，减轻或松解软组织粘连。也可选用 TDP 照射等治疗方法。

2. 肘关节脱位

（1）分型论治：参照肩关节脱位。

（2）外用药：外敷活血散或消炎散，每隔 1～3 日换药 1 次。

（3）其他治疗：对陈旧性肘关节脱位，经手法整复失败者，可采用切开复位术。如果陈旧性肘关节脱位，骨端软骨已大部破坏；闭合性或火器伤所致的肱骨下端粉碎骨折畸形愈合，伤口愈合超过半年，严重影响肘关节功能者，选用肘关节成形术治疗。一种是肘关节切除成形术，另一种是肘关节筋膜成形术。另外还可根据病情选择肘关节融合术，人工肘关节置换术等。

3. 髋关节脱位

（1）分型论治

1）瘀血壅阻证

主症：伤侧髋关节瘀肿严重，皮下可见青紫瘀斑，疼痛拒按，不能活动，动则痛甚。或有大便秘结，少腹痞满。舌质或舌下系带青紫，脉弦。

治法：攻下逐瘀、消肿止痛。

方药：大成汤。

2）气血留滞证

主症：伤髋肿痛减轻，髋关节活动受限，活动时仍有疼痛，不能站立负重。舌质黯红，脉沉或沉弦。

治法：活血理气、通利经脉。

方药：桃红四物汤加牛膝、丹参、荆三棱、乳香、没药、苏木。

3）肝肾亏损证

主症：髋关节肿痛消退，大腿肌肉萎缩，腰膝酸软，行走乏力，伴头晕耳鸣，夜寐差。舌质淡红，苔薄白，脉沉细。

治法：补益肝肾、壮骨强筋。

方药：左归丸或虎潜丸。

（2）外用药：外用活血化瘀止痛药熏洗患髋，也可用红花油外搽。

（3）其他治疗：新鲜髋关节后脱位的手术切开复位指征：①经多次反复闭合手法整复不成功，可能有关节囊或其他软组织嵌夹在臼内，或股骨头被破裂的关节囊裂口夹卡住，妨碍闭合复位者；②并发股骨头、股骨颈、髋臼缘或转子间骨折，并有明显移位者；③并发坐骨神经损伤，而不易判断其损伤性质，带有探查性手术者；④合并有同侧股骨干骨折，闭合整复不成功者。

4. 颞颌关节脱位

（1）分型论治：参照肩关节脱位。

（2）外用药：外用舒筋药水（如舒筋止痛水、茴香油）涂擦患处关节周围，可配合手法揉摩，理顺筋络，每日2～3次。

二、手 术 治 疗

陈旧性脱位不是所有都必须采用复位的方法来解决。例如某些髋关节陈旧性脱位，由于局部病理解剖原因或患者年龄太大的关系等，不易或不应用手法复位，可用简便而易行的截骨术，来改善下肢负重能力，可以争取到比较满意的功能。

在手术中如发现关节软骨面已明显破坏或残缺，脱位的关节虽能复位，但术后功能效果很不理想，甚至给患者遗留更大的困难。在这种情况下，应根据患者的职业、年龄和关节的具体条件，可选择以下手术措施：

1. 关节融合术　尤其适用于下肢，术后关节稳定有力不痛，因此对体力劳动的患者更为适宜。

2. 关节切除或关节成形术　多用于肘关节或髋关节，主要适用于不需繁重体力劳动的患者。关节可以保留部分活动功能，但力量和稳定性差。

3. 截骨术　例如髋关节陈旧性脱位的患者，有时可作股骨上端截骨术，以改善畸形并建立新的负重点。

4. 关节置换术 适用于老年髋关节脱位并发股骨头缺血性坏死的患者。

【特色疗法述评】

对于关节脱位的治疗，最主要是应用中医正骨术，辨证施术是临床选择正骨术的基本原则。根据关节解剖结构、创伤情况，结合手法复位的原理及生物力学间的关系，制订最符合患者的具体手法整复方案，辅以中药内服外治，如此即可取得满意的临床疗效。

1. 肩关节脱位

（1）椅背复位改良法：王顺兴等将常规椅背复位肩关节的方法进行改良，并将患者进行随机分组：43 例改良组和 43 例未改良组进行对照研究。方法：改良椅背复位法是在常规的椅背复位法的基础上对它进行改良，医生需要用一只手握住患者的受伤肩关节的腕部，让患者的上臂轻轻的向外伸展并且弯曲 90°。用另一只手的虎口来向下压患者的肘窝，同时轻轻摆动前臂，且反复做外旋动作。听到入臼声后停止，说明已经复位上。研究结果改良组无论在一次复位成功率及患者的满意度均高于未改良组，且两组间存在统计学显著性差异。

（2）上举牵引内收复位法：陆春等回顾性分析上举牵引内收复位法治疗肩关节脱位机制及效果。分析了 68 例肩关节脱位患者，其中喙突下脱位 40 例，盂下脱位 17 例，锁骨下脱位 6 例，后脱位 5 例，其中复发性脱位 17 例，合并肱骨大结节撕脱骨折 13 例，臂丛神经损伤 2 例，肱骨外科颈骨折 3 例。伤后至整复时间最短 30 分钟，最长 10 天，平均 2.1 天。均采用上举牵引内收复位法对肩关节脱位患者进行复位。均在 30 秒至 5 分钟内一次复位成功，影像学检查复位满意。通过随访，治愈 61 例，好转 3 例。该方法简便易行，避免进一步继发损伤，给患者减少了经济及心理上的双重负担。

（3）足蹬法与科氏法：按年龄选择，小于 40 岁者用足蹬法，大于 40 岁者选用科氏法，根据患者全身情况辅以牵引推拿法，均获得较好临床疗效。固定期间即行功能锻炼并配合中药活血通络之剂内服，可获得满意效果。

（4）针刺疗法临床应用：取合谷、扶突穴结合手法复位治疗肩关节前脱位，通过针刺治疗，缓解肌肉痉挛，一次性完全复位率较高。针刺疗法的疗效确切，见效快，无明显并发症，术中疼痛可有效得到缓解。

2. 肘关节脱位

（1）婴幼儿肘关节脱位：褚付英等对婴幼儿肘关节脱臼的简易复位进行了研究。方法：整复开始，医者握腕上的右手用力向前拔伸，并顺势屈肘，左手拇指按住肱骨下端往上推，中、食二指勾住鹰嘴突往下拖，当肘关节屈曲至一定程度时，肘部发出入臼声，便已复位。在婴幼儿中，因其体质为稚阴稚阳，极易受外力所伤，故简易且行之有效手法复位在治疗小儿脱位中具有明显的优势。

(2) 陈旧性肘关节脱位：通常认为关节脱位超过 3 周即为陈旧性脱位，故针对陈旧性脱位整复分为活筋及复位两个步骤。舒筋活血，松解粘连（拉伸长期痉挛的肌肉、肌腱组织），然后复位侧向移位，牵引，整复前后移位。保持肘关节 90°固定位置，固定 2 周。该法治疗肘关节脱位疗效确切，缩短康复时间。

(3) 中医中药的应用：用舒筋汤方，药物组成：桑寄生 15g、伸筋草 15g、当归 12g、骨碎补 9g、陈皮 9g、羌活 9g、五加皮 9g、木瓜 9g。上药煎服，1 日 1 剂，早晚分服，10 天为 1 个疗程。肘关节脱位复位后，按初、中、后三期进行辨证用药治疗，初期当活血化瘀、消肿止痛为主，中期宜和营生新，后期应益气血、补肝肾。肘关节脱位应补肝肾，强筋骨，补脾益胃方法和方药治疗。复位后辨证予以中药，可有效防治关节僵硬、关节挛缩，肘关节功能恢复好，并发症少。

(4) 功能锻炼的重要性：郝建彬等通过研究手法复位联合功能锻炼治疗肘关节脱位。患者不仅给予常规的复位固定，尤其重视功能锻炼。要求患者早期行肘上下相邻关节的活动。3 周拆除固定后，练习肘关节伸屈及前臂旋转等主动活动为主。其临床疗效确切，脱位患者的临床症状明显改善。

3. 髋关节脱位

(1) 创伤性髋关节脱位

1) 单人髋关节复位手法：罗志辉等为给髋关节脱位手法复位时注重及时、简单的操作，对收治的 16 例髋关节后脱位患者进行回顾性分析总结。方法：用一宽布单沿患侧大腿根从前向后绕至大腿后侧，交叉后旋扭 180°，固定于手术台下。松紧需适宜，过松或过紧都不能起到复位固定及支点作用。术者站立于患侧，一手握住患肢踝部，另一前臂屈肘套住腘窝，升降手术床的高度，以术者能发力为准，徐徐将患髋和膝屈曲至 90°，以松弛髂股韧带和髋部肌肉，然后用套在腘部的前臂沿股骨干长轴用力向上牵引，同时用握踝部的手下压小腿，并向内外旋转股骨，此时多可感到或听到股骨头入臼声，畸形消失，复位成功。结果按疗效评价标准：治愈，关节复位，无并发症，功能完全或基本恢复进行评定，全部随访治愈 14 例。

2) 改良悬垂法：该法是在局部麻醉下进行股骨髁上牵引术，牵引重量是患者体重的 1/6～1/8，1～2 周后，采用硬膜外麻醉下复位，患者仰卧位，伤侧屈髋屈膝 90°，小腿下垫于木凳，臀部悬空约 10cm。术者用单足置于患侧髂前上棘下方，使体重逐渐加于患侧直至复位。患肢做皮肤牵引或穿丁字鞋 2～3 周，卧床期间做股四头肌收缩锻炼。第 4 周开始活动关节，4 周后扶双拐下地活动，1 个月后可完全承重。该方法同样操作简单、省力、用人少，而且还能减少患者被搬动的痛苦。

3）杠棒抬提牵引推移法：医者将患肢屈膝 90°，用直径约 5～8cm 的长木棍，由另两人在患者两侧分握木棍的两头，木棍中心区置于患肢腘窝部向上抬提与髋部作对抗牵引；同时嘱患者张口呼吸，术者双手环抱住患肢大腿近端作轻轻推移回旋，出现入臼声或入臼感，患者立感疼痛消失，即告复位成功。复位后按骨折三期辨证服药、敷药、换药。该法 1 次性复位成功率较高，简便易行，痛苦较小，疗效确切，复位时间均在 3～10 分钟内完成。

（2）先天性髋关节脱位

1）多功能外展支架：吴锡进等采用中医手法复位及自制多功能外展支架治疗先天性髋关节脱位。手法复位外展位角度屈髋 120°及外展各 90°，各肌肉之间牵引复位并维持稳定可靠。并用支架治疗关键在于控制大腿外展 40°～50°、内旋 30°～40°位，使髋臼角得到应力刺激迅速发育。

2）中医综合治疗：先天性髋关节脱位与肾、肝、脾等相关，治宜补肾益脾，调和气血为主，配合牵引、推拿、按摩等中医特色手法治疗。中药熏洗、推拿按摩、牵引舒筋、针灸等疗法，可使关节功能得到改善，避免髋关节僵硬等并发症。

4. 下颌关节脱位

（1）手法复位及张氏回药膏外敷和弹性绷带"十字"固定：不必选用麻醉，选用口内法复位，配合按摩、热敷，或外用舒筋药膏以缓解肌肉痉挛。用弹性绷带"十字"固定 1～2 周，在此期间可行张口练习。该法一次性复位率高，且复发率少。

（2）口外复位法：翟军等采用口外复位方法治疗颞下颌关节脱位 363 例，该方法复位时间快、操作简便、无并发症、临床疗效确切。口外复位法较常规传统复位法优越，省时省力，又可减轻复位所带来的损伤程度。

（3）中药的应用：初期宜舒筋活血，以促进筋络畅通、气血运行，患处关节周围外敷活血化瘀药膏；习惯性脱位还可配合手法揉摩，理顺筋络，每日 3 次。内治法：内服舒筋活血汤、复元活血汤；中后期以补肾壮筋、补养气血为主，外敷接骨续筋膏，内服常用壮筋养血汤、补肾壮筋汤、八珍汤等。习惯性脱位应重用补肾壮筋之法，气血虚衰者，还可用补中益气汤加减。

【主要参考文献】

1. 王顺兴，陈远宁. 改良椅背复位法治疗肩关节脱位的效果分析 [J]. 中国医药导刊，2013，15（7）：1170-1172.

2. 陆春，董桂甫，罗世兴，等. 上举牵引内收复位法治疗肩关节脱位的临床分析 [J]. 中国矫形外科杂志，2009，17（2）：85-87.

3. 罗志辉，华伟，朱光荣. 改良复位法治疗髋关节脱位 [J]. 中国骨伤，2010，23（3）：163.

4. 褚付英. 婴幼儿肘关节脱臼的简易复位研究 [J]. 中外健康文摘，2011，8（36）：161.

5. 王正琴，杜建明. 手法调整治疗骶髂关节半脱位 [J]. 中医正骨，2011，23（12）：15-17.

6. 郭亮. 保守治疗肩关节脱位 58 例 [J]. 实用中医药杂志，2009，25（5）：324.

7. 文纪平. 中医正骨手法的辨证施术 [J]. 中医研究，2012，25（11）：62-63.

8. 吴锡进，宋平，公维斌，等. 多功能外展支架治疗小儿先天性髋关节脱位 [J]. 中医正骨，2005，17（9）：25-26.

9. 张金垒，张宝玉，张金东，等. 张氏回医正骨疗法治疗下颌关节脱位 16 例临床观察 [J]. 宁夏医科大学学报，2010，32（2）：157-158.

10. 翟军，唐海英. 颞下颌关节脱位 363 例口外复位方法治疗体会 [J]. 中国实用口腔科杂志，2009，2（5）：315-316.

11. 张瑾. 陈旧性肘关节脱位的正骨治疗 [J]. 医学信息，2010，23（10）：3825.

12. 周俊杰. 手法复位合舒筋汤治疗肘关节脱位 32 例 [J]. 光明中医，2007，22（7）：87.

13. 郝建彬，吕福润. 手法复位联合功能锻炼治疗肘关节脱位 32 例临床疗效观察 [J]. 中国实用医药，2010，5（29）：226-227.

（程英雄）

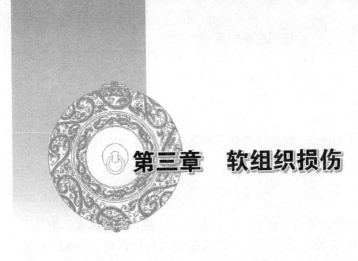

第三章 软组织损伤

第一节 开放性损伤

软组织损伤是指各种急性外伤或慢性、长期应力集中，以及自身疾病等原因造成机体的皮肤、皮下浅深筋膜、肌肉、肌腱、韧带、关节囊、椎间盘、周围神经、血管等组织的病理损害。本节主要介绍开放性软组织损伤，即受伤部位的皮肤或黏膜有破损，形成伤口组织外露的。本病亦属于中医"筋伤"范畴。由于伤口与外界相通，易引起出血和感染，如治疗不当，轻者延长恢复时间，重者可引起全身感染，甚至危及生命。开放性软组织损伤的治疗目前尚无突破性进展，但中药已作为一种行之有效的治疗方法在临床上发挥着积极的作用。

【病因病机】

一、中 医

1. 外伤所致开放性损伤，古称"金创"、"金疮"等。此类损伤乃常人受伤而成，伤前无明显阴阳偏胜，伤后气滞血瘀，外邪可乘伤而入。

2. 身体局部较长时间受外部压力形成，古称"席疮"等。此类伤口往往呈多发性，面积大且深，气血严重耗损，脏腑功能亏衰，愈合困难。

主要病理机制为：气滞血瘀，络脉不通，瘀血郁而发热，热毒蕴结。

二、西 医

（一）病因分类

1. 急性外伤 各种擦伤、切伤、刺伤、撕裂伤和烧伤等直接作用于人体，造成局部皮肤、黏膜破损或缺损者。

2. 慢性褥疮　长期卧床，造成骨突部位或受压部位血液循环不足，组织缺血、缺氧，导致局部皮肤、软组织坏死者。

（二）病理

病理包括损伤及出血、反应性炎症及肿胀，肉芽组织增长和瘢痕形成。

【临床表现】

1. 病史　多具有明确的急性外伤史、长期卧床或自身基础疾病史。

2. 症状　临床表现主要为皮肤、黏膜破损，伤口出血、肿胀、疼痛，流脓或渗液，局部压痛伴肢体功能障碍等。若为急性损伤，局部可被油污、尘泥等污染，若伤及血管，出血量可较多，若伤及神经，可导致肢体功能障碍等；若为慢性褥疮，可有明显恶臭，溃疡较深、面积较大，脓水不断。

3. 体征　伤口出血、渗液或流脓，局部肿胀，肤温正常或稍低，若有感染肤温可高，压痛明显，肢体活动受限，无骨擦感及异常活动，纵轴叩击痛阴性，局部量诊肢体周径可比健侧肿胀，肢体长度可无明显改变。

【辅助检查】

1. X线片　可提示局部软组织肿胀，排除骨折、脱位等征象。

2. CT　对于开放性软组织损伤用之较少，但可排除骨折小碎片、骨折无移位或骨肿瘤、骨结核等情况。

3. MRI　对于软组织分辨率较高，但对于开放性软组织损伤用之较少，若有伤口感染或形成窦道，可通过MRI确定感染范围或窦道形态。

4. 肌电图　可用于判断伤口愈合后肌肉、神经功能恢复情况。

5. 实验室检查　若出血较多，红细胞以及血红蛋白可偏低，若有感染，白细胞、中性粒细胞、血小板、红细胞沉降率、C反应蛋白等可升高。

6. 其他检查　伤口表面分泌物或脓液的细菌培养、药敏试验等有相应改变。

【诊断与鉴别诊断】

一、诊　断

1. 诊断标准　开放性软组织损伤的主要症状是出血、渗液或流脓，局部疼痛、肿胀和功能障碍。若为急性外伤，要仔细探查确认是否有神经、血管、肌腱等损伤，同时要注意检查关节活动功能情况以及关节有无异常活动，对于严重软组织损伤患者，必要时可作 X 线照片检查，以排除骨折和脱位；若有创口，要做分泌物或脓液的细菌培养、药敏试验，以排除感染。

2. 分期

(1) 急性外伤：早期（伤后 48 小时内，伤口出血、炎症渗出等）；中期（48 小时后，持续 1～2 周，出血停止，炎症消退，肉芽组织增生，组织正在修复）；晚期（2 周以后，瘢痕形成，胶原纤维重新排列）。

(2) 外伤感染，慢性褥疮、溃疡或窦道形成：溃脓期（伤口表面晦黯，皮缘苍白，脓水较多）；恢复期（伤口表面鲜红，少量鲜血渗出，无脓性分泌物，大量肉芽组织增生）。

二、鉴别诊断

1. 中医需与骨折、脱位、骨痨、骨肿瘤等鉴别。
2. 西医需与骨折、脱位、骨结核、骨肿瘤等鉴别。

【治疗】

治疗原则：预防创口感染，促进创面愈合。治法："活血化瘀"、"煨脓长肉"、"祛腐生肌"。

一、一般措施

对于急性外伤，在受伤现场应给予包扎止血，患肢制动，送至医院后，彻底清创，能一期缝合的尽量一期缝合，不能一期缝合的可考虑减张缝合，或敞开伤口待二期植皮或皮瓣移植；外伤感染，慢性褥疮、溃疡或窦道形成者，应予伤口过氧化氢、碘伏、生理盐水反复冲洗，彻底清除坏死组织，药条引流或负压吸引引流，伤口定期清洁换药。

二、辨证论治

(一) 急性外伤

1. 早期

主症：伤口出血，肿痛明显，夜间加剧，刺痛不移，患肢因疼痛功能受限明显。舌黯或有瘀点，脉弦或沉涩。

治法：活血止血，散瘀定痛。

方药：七厘散加减。朱砂 4g、麝香 0.4g、冰片 0.4g、乳香 5g、红花

5g、没药 5g、血竭 30g、儿茶 7.5g，研磨外敷；黄酒或温开水送服。

2. 中期

主症：伤口出血已止，局部仍肿胀，疼痛稍减轻，肢体功能障碍稍改善。舌黯或有瘀点，苔薄白，脉弦或沉涩。

治法：活血化瘀，消肿止痛。

方药：桃红四物汤加减。桃仁 10g、红花 6g、牛膝 15g、当归 10g，生地 15g，川芎 15g、乳香 10g、没药 10g、甘草 5g，赤芍 10g、泽兰 10g。

3. 后期

主症：伤口皮肤已愈合，肿胀基本消退，局部压痛不明显，肢体活动明显改善。舌淡红，苔薄白，脉弦或平缓。

治法：补气活血，舒筋通络。

方药：补阳还五汤加减。黄芪 20g、当归尾 10g、川芎 15g、赤芍 15g、地龙 10g、桃仁 10g、红花 6g、党参 20g、鸡血藤 20g、甘草 5g。

（二）外伤感染，慢性褥疮、溃疡、窦道形成

1. 热毒炽盛

全身症状：时发热或不发热，咽干，口渴；或壮热而不恶寒，汗出，口渴，便秘，小便黄。舌红或绛，苔黄或黄腻，脉数。局部症状：患肢局部皮肤焮红、灼热，有灼痛或跳痛感；或破溃糜烂，分泌物稠厚臭秽，或同时伴有部分组织发黑，发黑的组织周围红肿，有脓性分泌物。

治法：清热泻火解毒。

方药：五味消毒饮、黄连解毒汤或四妙勇安汤加透脓之品。金银花 20g、野菊花 15g、连翘 15g、蒲公英 15g、玄参 15g、当归 10g、甘草 5g、栀子 15g、黄连 10g、黄芩 15g、黄柏 15g。

2. 气血亏虚、寒湿流注

全身症状：面色苍白或萎黄，神疲乏力，气短懒言。舌淡胖，苔白腻，脉细无力。局部症状：患肢局部皮肤肿胀，颜色淡黯或发白，跌阳脉搏动减弱或消失，分泌物稀薄，无明显臭秽气味，或部分组织发黑，呈湿性坏疽。

治法：补益气血、温阳散寒除湿。

方药：当归补血汤合阳和汤加减。黄芪 20g、当归 10g、熟地 20g、鹿角胶 15g、姜炭 10g、肉桂 10g、麻黄 10g、穿山甲 10g、皂角刺 10g、川芎 15g、白芷 15g、甘草 5g。

3. 湿热内蕴、肉腐成脓

全身症状：口干咽燥，心烦易怒。舌质红，苔黄厚或黄腻，脉滑数或弦数。局部症状：患肢红肿溃烂，局部皮温高，分泌物稠厚臭秽，创面界限不清，腐肉不脱，或部分组织发黑。

治法：清热利湿、活血通络。

方药：四妙散加清热解毒、透脓之品。苍术 15g、黄柏 15g、薏苡仁 20g、土牛膝 15g、土茯苓 15g、金银花 20g、连翘 15g、山栀子 15g、败酱草 15g、蒲公英 15g、白花蛇舌草 15g、甘草 5g。

对于严重创伤患者，应高度关注患者的生命体征及神志的变化，积极处理复合伤，及时抗休克、补液治疗；长期慢性感染的患者注意纠正电解质紊乱、低蛋白血症，糖尿病患者应有效控制血糖。

三、特 色 专 方

1. 扶正活血生肌汤　黄芪 30g，党参、茯苓各 15g，白术 20g，炙甘草 6g，桃仁 12g，红花 9g，三七、川芎各 5g，每天 1 剂，水煎服，1 周 1 个疗程，共 2 个疗程，用于褥疮溃疡经久不愈。

2. 内托生肌汤：生黄芪 15g，花粉 15g，生杭菊 9g，乳香、没药、丹皮、甘草各 6g，每天 1 剂，水煎服，用于巨大褥疮。

3. 烧伤四期方：初期内服生元薏仁汤（生地、薏仁、元参、当归、金银花、连翘、黄芩、黄柏、丹参、赤小豆等）；二期内服生元薏仁汤；三期内服八珍合增液汤，加赤芍、焦山楂、白蔹；四期一般不用内服药，年老体弱者可服八珍汤加黄芪、赤芍、白蔹。每天 1 剂，水煎服。

四、中 药 成 药

1. 血栓通（田七人参注射液）　具有活血祛瘀，扩张血管，改善血液循环的作用。肌注：每次 2～4ml，每日 1～2 次。静注或静滴：每次 2～6ml，等渗盐水或 50％葡萄糖液 20～40ml 中静注，或用 10％葡萄糖液 250ml 稀释后静滴，每日 1～2 次。

2. 丹参川芎嗪　具有活血化瘀，通脉止痛，改善微循环的作用。静脉滴注，每次 5～10ml，每日 1～2 次。用 5％～10％葡萄糖注射液或生理盐水 250～500ml 稀释。

3. 云南白药　具有良好的止血、镇痛、抑菌及促进伤口愈合作用。每次 0.5g，每天 3 次，用至伤愈。

五、中 药 外 治

（一）中药敷贴

1. 生肌玉红膏　白芷 25g，甘草 60g，当归 100g，血竭 20g，轻粉 20g，紫草 10g。主要用于各种难愈性创面，具有活血祛腐、解毒镇痛、润肤生肌作用。

2. 象皮生肌膏　象皮粉、血余炭、生龟甲、生地黄、当归、生石膏、炉甘石、蜂蜡。具有生肌敛口的作用，适用于外伤性皮肤缺损。

3. 金创散　马钱子 9 个，胆南星 15g，䗪虫 12g，葛蒲 9g，川羌活 9g，没药 24g，乳香 30g，血竭 15g，红花 15g，龙骨 9g，当归 9g，升麻 15g，白芷 15g，防风 15g，川芎 12g，螃蟹骨 9g。具有活血祛瘀，消肿止痛，收敛止血，祛腐生肌之功效，适用于外伤性皮肤、软组织开放性损伤。

（二）中药浸渍

1. 三黄双花洗液　黄芩 25g，黄连 6g，黄柏 25g，银花 25g，蒲黄 15g，红花 6g，茜草 15g，白及 15g，丹参 15g，黄芪 15g。具有清热解毒、活血止痛、兼消肿生肌的作用，用于防治开放性损伤创口感染、促进创面愈合。

2. 康复新液　美洲大蠊干燥虫体乙醇提取物制成的溶液。具有抗炎、消肿，促进细胞增殖和新生肉芽组织增长，加速病损组织修复，加快坏死组织脱落，提高机体免疫力功能等作用，可用于糖尿病足、褥疮、开放性伤口等。

3. 复方四黄液　黄连、黄柏、黄芩、大黄、虎杖、银翘等，具有促进愈合作用和抗炎、消肿、止痛等功效。

4. 金银花煎水　金银花具有抑菌、抗病毒、抗炎、解热、调节免疫的作用，金银花（连茎叶）煎水浸渍伤口，有祛败毒，散气和血的功效。

5. 复方黄柏溶液　黄柏、连翘、金银花，具有清热解毒、消肿祛腐的功效，用于疮疡溃后伤口感染，属阳证者。

六、手 术 治 疗

外伤、感染、褥疮等原因造成皮肤软组织大面积缺损，经非手术治疗无法痊愈的，应积极进行手术治疗修复缺损。修复方法的选择应遵循由简至繁的原则，根据患者全身及缺损局部的具体情况，灵活选用缝合、植皮、局部皮瓣转移、远位皮瓣转移、游离皮瓣（肌皮瓣）转移及皮肤扩张术等各种方法修复缺损，同时应尽可能多的兼顾缺损区域外观形态和功能的恢复。具体的手术实施首先应建立在对创面彻底清创的基础上，彻底清除坏死组织后的反复冲洗，将有效降低术后感染的几率。

【特色疗法述评】

一、西医及中西结合治疗

1. 西医常规治疗　对于开放性软组织损伤的治疗，主要采用彻底清创、尽早闭合伤口、定期清洁换药等对症处理。其他治疗还包括：抗生素预防感染、VSD 负压引流技术、重组人表皮生长因子促进皮肤细胞的分裂和生长、消炎、止痛等。

2. 中西医结合治疗　近年来，大多数学者建议使用中西医结合的方法治疗软组织损伤。损伤早期或溃脓期按西医清创原则，彻底清创，不留任何污染组织或坏死组织，清创后中药浸泡或熏洗，术后伤口定期清洁换药。对于清洁伤口，换药时应严格遵守无菌观念，但对于伤口感染、褥疮等感染创面，及时应用传统祛腐生肌类中药外敷伤口以期伤口二期愈合。开放性软组织损伤治疗全程均可内服中药、静滴抗生素等中西医联合用药以促进皮肤、软组织生长、愈合。

二、中医药研究动态

1. 中药治疗的适应证　中药几乎适用于任何软组织损伤、任何阶段的治疗，但必须从整体观念出发，辨证论治才能取得良好治疗的效果。

2. 单味药的选择　现代学者根据对古籍文献的研究发现，对于本病的治疗，常用的有 47 首方剂、100 味中药。解表药：白芷、苍耳子、辛夷花、防风、荆芥；清热药：石膏、寒水石、黄芩、黄连、黄柏、青蒿、白蔹、生地黄、芍药、紫草；泻下药：大黄；祛风湿药：独活；化湿药：藿香；利水渗湿药：滑石、通草；温里药：附子、干姜、蜀椒、胡椒粉；理气药：木香、薤白；消食药：鸡内金；驱虫药：槟榔；止血药：三七、花蕊石、血余炭、艾叶；活血药：川芎、丹参、乳香、没药、䗪虫、虻虫；化痰止咳平喘药：生半夏、白附子、杏仁、桑白皮；安神药：朱砂、龙骨、琥珀；平肝息风药：珍珠；开窍药：冰片、樟脑；补益药：人参、黄芪、当归、蜜（蜂蜜）、甘草、续断、肉苁蓉；收涩药：乌梅炭、赤石脂、五倍子、海螵蛸；外用药及其他：明矾、血竭、炉甘石、硼砂、象皮、孩儿茶、密陀僧、松香、陈石灰。

三、引经药的研究

现代研究归纳为：上肢损伤加桑枝、桂枝、羌活、防风等；头部损伤在巅顶加藁本、细辛,两太阳伤加白芷,后枕部损伤加羌活;肩部损伤加姜黄;胸部损伤加柴胡、郁金、制香附、苏子;两胁肋部损伤加青皮、陈皮、延胡索;腰部损伤加杜仲、补骨脂、川断、狗脊、枸杞、桑寄生、山茱萸等;腹部损伤加炒枳壳、槟榔、川朴、木香;小腹部损伤加小茴香、乌药;下肢损伤加牛膝、木瓜、独活、千年健、防己、泽泻等。

四、重视"煨脓长肉"、"祛腐生肌"理论

祛腐是中药的作用方式,煨脓是创面的局部表现,生肌长肉是作用的实质。祛腐生肌中所指的"腐",主要指的是伤口中的坏死组织。现代医学对创面愈合过程的认识,不但重视感染对伤口愈合的影响,也注意到坏死组织给伤口愈合过程所带来的不利因素。坏死组织及其病理产物不仅可加重感染,还会影响到组织细胞再生而延迟愈合。

五、重视理论研究与临床实际应用

现代学者认为,整体观念和辨证论治同样贯穿于中医外治法之中。因此祛腐和生肌两个阶段也是存在辨证关系的。首先,祛腐和生肌不是各自为战,而是相互穿插,相互融合的,祛腐的同时应注意生肌,生肌的过程中又要对新生的"腐"进行祛除。其次,关于祛腐力度的掌握,需要对创口进行详细辨证。如果为阳证,应祛邪为先,同时注意对新生肉芽的保护。如果属于阴证或半阴半阳证,则应在祛腐的同时应注意对正气的保护。再次,应严格掌握祛腐与生肌交界点时的药物转换,单纯的祛腐只能使得坏死组织脱落,并可能使伤口干燥,而不能促进伤口愈合,单纯的生肌会使得分泌物与腐物混合,导致坏死物质不能有效排出,影响上皮生长。在腐肉未脱尽之时,创面肉芽晦黯无光泽,此时应以祛腐为主,当肉芽向红润光泽转变时,则应减少祛腐药的使用,适量增加生肌之品。此时间点相当重要,直接关系到创面愈合的速度。

六、研究方法的现状

①重临床经验总结,轻外治理论研究,鲜见深入地进行研究,从长远的角度来看,将会影响其发展。②低水平重复研究多,高科技重大突破少,没有引进先进的高新科学技术来对古人的经验和疗效确切的验方进行研究,以使配方更加合理、制剂更加精致、使用更加方便,更加符合现代人的需求。

【主要参考文献】

1. 陈和, 毛东阳, 吴森德, 等. 中药内服外敷治疗褥疮 41 例疗效观察 [J]. 新中医, 2007, 39 (11): 45-46.

2. 王建忠, 穆吉兴. 内托生肌汤治疗巨大褥疮 [J]. 实用中西医结合杂志, 1996, 9 (9): 554.

3. 王大刚. 中医药治疗烧烫伤 139 例 [J]. 辽宁中医杂志, 1993, (11): 26.

4. 陈绍礼, 武勇. 云南白药治疗四肢开放性软组织损伤疗效观察 [J]. 中级医刊, 1995, 30 (3): 46-47.

5. 宋保强, 韩岩, 郭树忠, 等. 皮肤软组织缺损的外科综合治疗 [J]. 中国美容医学. 2008, 17 (2): 173-177.

6. 颜燕良, 何振辉. 古籍文献中以生肌类功效命名的外用古方浅析 [J]. 广州中医药大学学报, 2002, 19 (3): 234-235.

7. 王勇, 章敏. 祛腐生肌理论运用于开放性软组织损伤治疗的机制探讨 [J]. 中医外治杂志, 2012, 21 (2): 60-61.

8. 张峰, 蒋宏魁. VSD 负压引流结合重组人表皮生长因子在治疗皮肤软组织缺损中的应用 [J]. 成都医学院学报, 2012, 7 (1): 61-63.

9. 张能谦, 李云章. 中西医结合治疗"软组织"损伤的研究 [J]. 昆明师范高等专科学校学报, 2000, 22 (4): 46-47.

10. 陈广荣, 李秀芝, 殷秀兰. 中西结合治疗开放性损伤致出血和感染的临床观察 [J]. 内蒙古中医药, 2005, (4): 16-17.

11. 李秀兰, 纪根媛, 赵凤仪, 等. 创面愈合中外用中药对免疫活性细胞氧化代谢功能的影响——偎脓长肉作用机制研究之三 [J]. 中国骨伤, 1995, 8 (3): 9-13.

12. 张朝晖, 徐强. 李竞教授祛腐生肌理论在疮疡诊治中的应用 [J]. 湖南中医杂志, 2011, 27 (5): 30-31.

（罗毅文）

第二节 闭合性损伤

软组织损伤是指各种急性外伤或慢性劳损, 以及自身疾病等原因造成机体的皮肤、皮下浅深筋膜、肌肉、肌腱、韧带、关节囊、椎间盘、周围神经、血管等组织的病理损害。本节主要介绍闭合性软组织损伤。本病属中医"筋伤"范畴。医师和患者本人的不重视是治疗本病的难点所在, 如未经有效治疗, 大多数患者日后遗留慢性疼痛以及功能障碍, 严重影响生活质量。对这类疾病的治疗, 西医尚缺乏特效的治疗方法, 而中医治疗方法较多, 疗效好且副作用少, 使其在临床工作中得到了广泛的应用。

【病因病机】

一、中　医

1. 气滞血瘀　跌扑闪挫，筋肉、脉络损伤，血溢脉外，血瘀致气行受阻，不通则痛；劳累过度，筋脉疲劳，气血运行不畅，筋脉失养，不荣则痛。

2. 正虚邪侵　素体虚弱，筋脉失养，风寒湿邪乘虚侵入，使局部气血运行受阻，引起局部疼痛，经久不解。

主要病理机制为：气滞血瘀，筋脉失养，络脉不和。

二、西　医

（一）病因分类

1. 急性外伤　跌、打、扭、挫等外来暴力，直接作用于人体，超过软组织所能承受的负荷，即能引起软组织损伤，造成肌体局部皮下软组织撕裂、出血或渗出，从而产生症状。

2. 慢性劳损　主要是由于受累的软组织因长期、集中、反复、力量大的生理活动而造成肌肉疲劳与损伤，以及某些急性损伤未能及时和有效治疗而演变成慢性损伤。

（二）病理学分期

炎症反应期（渗出期），增殖期，修复期。

【临床表现】

1. 病史　多具有明确的急性外伤史或慢性劳损史。

2. 症状　临床表现主要为局部疼痛、肿胀、功能障碍等。若为急性损伤，局部可有皮下瘀斑、血肿，明显压痛，活动明显受限等；若为慢性劳损，局部多无明显肿胀，压痛多不及急性损伤；若伤及神经、血管，可有肢体麻木、缺血等表现。

3. 体征　局部肿胀，皮下出血、瘀斑或血肿，肤温可高，压痛明显，肢体活动受限，无骨擦感及异常活动，纵轴叩击痛阴性，局部量诊肢体周径可比健侧肿胀，肢体长度可无明显改变。

【辅助检查】

1. X线　可提示局部软组织肿胀，排除骨折、脱位等征象。

2. CT　可了解腰椎间盘突出的程度，排除骨折小碎片或骨肿瘤、骨结核等情况。

3. MRI　可用于膝关节的急性扭伤，特别是韧带完全性撕裂的诊断。

4. 超声　浅表超声可提示肌腱、韧带等撕裂或提示囊肿等，还可以提示血管损伤。

5. 关节镜　可发现关节软骨、半月板、韧带等病变。

6. 肌电图　可发现神经、肌肉病变。

7. 实验室检查　白细胞、红细胞沉降率、C反应蛋白可正常或升高。

8. 其他检查　包括血管造影等。

【诊断与鉴别诊断】

一、诊　　断

1. 诊断标准　软组织损伤的主要症状是疼痛、瘀肿和功能障碍。无论是急性外伤还是慢性劳损，要仔细确定主要的压痛点，压痛部位往往就是损伤所在的部位，在慢性软组织损伤患者尤为重要。同时要注意检查关节活动功能情况以及关节有无异常活动，对于严重软组织损伤患者，必要时可作X线片检查，以排除骨折和脱位。

2. 分期

(1) 急性软组织损伤：早期（伤后48小时内，局部出血、炎症渗出等）；中期（48小时后，可持续1～2周，出血停止，炎症消退，肉芽组织形成，组织正在修复）；后期（2周以后，损伤基本恢复，局部肿胀、压痛等体征基本消失）。

(2) 慢性软组织损伤：急性发作期（局部疼痛剧烈，活动明显受限）；临床缓解期（局部无明显疼痛，活动基本正常）。

二、鉴别诊断

1. 中医需与骨折、脱位、痹证、骨痨、骨肿瘤等鉴别。

2. 西医需与骨折、脱位、骨关节炎、类风湿关节炎、骨结核、骨肿瘤等鉴别。

【治疗】

治疗原则：动静结合、内外兼治、分期用药、综合治疗。治法：活血化瘀，舒筋活络，补益肝肾，祛风除湿。

一、一般措施

早期以休息为主，患肢制动，注意保温、保暖，上肢减少活动，下肢暂不负重，中后期加强功能锻炼，配合理疗、针灸、按摩等。改变不良生活习惯，转换工作等。

二、辨证论治

1. 损伤早期、慢性劳损急性发作期

主症：局部疼痛剧烈，夜间加剧，刺痛不移，皮下出血或瘀斑，关节屈伸不利。舌黯或有瘀点，脉弦或沉涩。

治法：活血化瘀，消肿止痛。

方药：桃红四物汤。桃仁10g，红花6g，牛膝15g，当归10g，生地15g，川芎15g，没药10g，甘草5g，赤芍10g，羌活15g，香附10g，防风10g。

2. 损伤中期

主症：局部疼痛减而未消，瘀肿去而未尽，关节仍屈伸不利。舌淡红，苔薄白，脉弦细。

治法：补气活血，祛风通络。

方药：补阳还五汤。黄芪20g，当归尾10g，川芎15g，赤芍15g，地龙10g，桃仁10g，红花6g，党参20g，鸡血藤20g，甘草5g，防风15g，蜈蚣2条。

3. 损伤晚期、慢性劳损临床缓解期

主症：局部轻度疼痛，喜揉按，筋脉拘急，关节不利，肌肉萎缩，遇天气变化则局部症状加剧。舌淡，苔薄白，脉弦滑或细而无力。

治法：益气补血，祛风除湿。

方药：独活寄生汤。桑寄生30g，熟地20g，秦艽15g，杜仲30g，当归10g，茯苓20g，党参30g，白芍10g，独活20g，防风15g，川芎10g，牛膝10g。

三、中药成药

1. 独一味胶囊　1次3粒，1日3次。适用于筋骨扭伤，风湿痹痛。

2. 腰痹通胶囊　1次3粒，1日3次。适用于血瘀气滞，脉络闭阻所致腰腿疼痛，痛有定处，痛处拒按。

3. 大活络胶囊　每次6粒，每日2次。适用于风湿痹证引起的疼痛、筋脉拘急腰腿疼痛及跌打损伤引起的行走不便。

4. 丹参川芎嗪　静脉滴注，每次5～10ml，每日1～2次。用5%～10%葡萄糖注射液或生理盐水250～500ml稀释。具有活血化瘀，通脉止痛，改善微循环的作用。

四、特色专方

1. 补肾祛湿舒筋汤　寄生、狗脊各20g，玄胡索、炒地龙各15g，䗪虫12g，川、怀牛膝各10g。具有补肾虚，祛湿瘀的功效。

2. 补中益气汤加味　黄芪15g，人参15g，白术10g，炙甘草6g，当归10g，陈皮6g，升麻3g，柴胡9g，桑寄生15g，杜仲10g，补骨脂9g，生姜3片，大枣6枚。具有补益肝肾，强筋壮骨，活血通络的作用。

3. 强骨壮筋通络法　桑寄生15g，杜仲15g，牛膝10g，红花10g，䗪虫7g，玄胡12g，制没药10g，当归15g，赤芍12g，木瓜15g，青皮10g，地龙12g。具有补肝肾、强筋骨、通气血、和营卫、扶正祛邪、宣痹止痛之功。

五、中药外治

（一）敷贴药

1. 药膏

（1）消肿止痛类：适用于急性损伤早期肿痛剧烈者，可用金创散、接骨消肿止痛散、消肿散、活血消肿止痛膏、三花膏、红楼消肿膏、洋金花伤膏等。

（2）舒筋活血类：适用于肿痛消退之损伤中期患者，可用三色敷药、舒筋活血散、活血消肿散、活血止痛膏、田七膏、活血散等。

（3）温经通络类：适用于慢性劳损，或损伤日久，复感风寒湿外邪者，可用伤科黑药膏、复方苦酒膏、温经散等。

（4）清热解毒类：适用于损伤早期瘀血郁而化热，或伤后感染，局部红肿热痛者，可用双柏散、四黄散、加味金黄散、清热解毒散等。

2. 膏药

（1）活血化瘀类：适用于损伤早期肿痛剧烈者，可用龙虎跌打祛风膏、通泰巴布剂、奇正消痛贴、治伤散巴布剂等。

（2）温经通络类：适用于慢性劳损，可用伤科黑药膏、安泰巴布剂等。

（3）祛风除湿类：损伤日久，复感风寒湿邪者，可用狗皮膏、伤湿宝珍膏等。

（二）熏蒸泡洗药

1. 新伤瘀血积聚者　散瘀和伤汤、海桐皮汤、活血散等。

2. 慢性劳损、陈伤瘀血消退者　八仙逍遥汤、舒筋方、理筋汤、舒筋活络洗剂等。

（三）涂擦喷雾药

1. 酒剂　健步强化跌打酒、活血酒、伤筋药水、正骨水等，具有活血止痛、舒筋活络、追风祛寒的作用。

2. 膏剂或油剂　温通膏、筋骨疗伤膏、冰黄消肿镇痛剂，复方藏红花油，复方西红花膏等，具有温经通络、活血散瘀的作用，可配合手法或功能锻炼前后使用。

3. 喷雾剂　麝香祛痛气雾剂、黑骨藤伸筋透骨喷雾剂、伤科灵喷雾剂、骨伤痛灵喷雾剂等，具有活血化瘀、舒筋通络、祛风祛湿的作用。

（四）热熨药

1. 坎离砂　还原铁粉加上活性炭及中药，制成各种热敷袋，用手轻轻摩擦，即能自然发热，使用方便，适用于陈伤兼有风湿者。

2. 熨药　将中药置于布袋中，扎好袋口于蒸锅中蒸汽加热或微波炉加热后熨患处，适用于各种风寒湿肿痛证，能舒筋活络、消瘀止痛，常用有五子散等。

（五）定向透药

使用导入、透入、电制孔、超声等设备，将单味或复方中药局部透入。药方从常用内服、外治药方中选用。

六、针灸按摩

（一）针灸

在损伤初期用针刺痛点，常可收到良好的止痛效果。损伤初期一般都"以痛为腧"取穴与循经取穴相结合，在痛点最剧烈点进针，可收到止痛、消肿、舒筋等功效。损伤中、后期主要是循经取穴，对症施治，可收到消肿止痛，通经活络，促使血脉通畅，肌肉、关节的功能恢复正常。损伤后期而有风寒湿邪时，亦可在针刺后加用艾灸，其疗效更佳。

（二）针刀

主要适用于肌肉、筋膜、韧带等软组织损伤后因粘连而引起的固定性疼痛，韧带积累性劳损，各种腱鞘炎、滑囊炎以及跟痛症等。但对于有发热症状、有严重心脏病、施术部位有皮肤感染或有重要神经血管或重要器官经过而无法避开、血液病患者、年老体弱或高血压患者，均宜禁用或慎用。

（三）按摩

适应证：①一切急性软组织损伤及慢性劳损而筋未断、皮未损患者；②骨关节有错落不合缝患者；③急性筋伤后或因治疗不当而引起关节僵直者；④骨折、脱位后期关节僵直及筋脉肌肉萎缩者；⑤骨性关节炎及肢体疼痛，关节活动不利的患者。

禁忌证：①诊断尚不明确的急性脊柱损伤伴有脊髓受损症状的患者；②急性软组织损伤局部肿胀严重的患者早期；③可疑或已经明确诊断有骨关节或软组织肿瘤的患者；④骨关节结核、骨髓炎、骨质疏松症等骨病患者；⑤有严重心、脑、肺疾病的患者；⑥有出血倾向的血液病患者；⑦手法部位有严重皮肤损伤或皮肤病的患者；⑧妊娠 3 个月左右的孕妇；⑨有精神病疾患，不能和医者配合的患者。

七、物 理 治 疗

1. 电疗法　常见有干扰电疗法、高压静电疗法，主要适用于扭挫伤、失用性关节强直、肌萎缩、腰肌劳损、肩周炎等。禁忌证为：心力衰竭、有出血倾向及对电流过敏者。

2. 超声疗法　适用于扭挫伤、神经痛、瘢痕增生、血肿机化、关节炎等，禁忌证为血栓性静脉炎、出血倾向者。

3. 光疗法　可分为红外线、可见光、紫外线等疗法。

4. 激光疗法　治疗作用主要是通过热效应、机械效应、光化学效应和电磁效应四个方面。

5. 磁疗法　主要治疗作用是镇痛、消肿、消炎、镇静。

6. 蜡疗法　主要作用是温热和机械压迫。

八、封 闭 疗 法

主要封闭疗法有：压痛点封闭、腱鞘内封闭、椎管内硬膜外封闭、神经根封闭等；常用封闭药物：利多卡因、普鲁卡因、曲安奈德、泼尼松龙、可的松龙、复方当归注射液、复方丹参注射液，此外尚有镇痛复合液、局部浸润等。

九、功能锻炼

以自动为主，被动为辅，动作要协调，循序渐进，由小到大，由少到多，逐步增加。

1. 颈椎　锻炼方法有前屈、后伸、左右旋转。如做"犀牛望月"、"米字操"等。

2. 胸椎　主要是以背伸为主的扩胸运动。

3. 腰骶椎　伸腰功能锻炼主要有"飞燕式"、"拱桥式"，弯腰功能锻炼主要有"抱腿起伏"。

4. 四肢关节软组织损伤　锻炼方法多根据关节的生理活动方向，在其正常范围内进行。球窝关节以前屈、后伸、内收、外展、外旋等活动为主。屈戌关节以屈伸活动为主。

5. 亦可进行如太极拳、八段锦、易筋经等全身功能锻炼。

十、手术治疗

大多数软组织损伤经过非手术治疗都可以获得痊愈，只有少数患者需要手术治疗：①肌肉、韧带的完全断裂伤；②非手术治疗无效反复发作的腱鞘疾病，如狭窄性腱鞘炎、腕管综合征、跖管综合征等；③某些滑囊病经非手术治疗无效；④神经、血管的损伤需要手术治疗；⑤腰椎间盘突出症、颈椎间盘突出症，经非手术治疗无效，影响工作与学习的；⑥髌骨软化症，经非手术治疗无效的；⑦关节内游离体，影响肢体活动的；⑧膝关节半月板损伤；⑨某些腰椎先天变异而致腰痛的患者。

【特色疗法述评】

1. 西医及中西医结合治疗

（1）西医常规治疗：对于软组织损伤，西医主要采用消炎、止痛、对症、支持治疗。对于急性软组织损伤应伤肢制动休息、冰敷及抬高患肢。药物治疗，主要采取非甾体抗炎药（很多药物不良反应的出现阻碍了其临床应用）以及糖皮质激素的局部应用（然而其应用的安全性限制了其应用的广泛性）。

（2）中西医结合治疗：近年来，大多数学者建议使用中西医结合的方法治疗软组织损伤，如内服中药配合局部封闭治疗、口服消炎止痛药配合外敷中药、局部中药外敷配合局部理疗等中药、西药、封闭、理疗、手术的两种或多种互相配合，均取得了良好疗效。

2. 中医药研究动态

(1) 中药治疗的适应证：中药几乎适用于任何软组织损伤、任何阶段的治疗，但必须从整体观念出发，辨证论治才能取得良好治疗的效果。

(2) 单味药的选择：这类疾病的治疗，多以活血化瘀（丹参、川芎、桃仁、红花、生地黄、血竭、水蛭、虻虫、䗪虫、归尾、鸡血藤）、补肝肾（熟地、枸杞、杜仲、肉苁蓉、牛膝、山茱萸、巴戟天、淫羊藿、龟甲、补骨脂、菟丝子、首乌、山药、紫河车、鹿茸）、祛风湿（独活、川乌、独一味、威灵仙、秦艽、木瓜、络石藤、伸筋草、海风藤）以及壮筋骨（五加皮、桑寄生、狗脊、千年健）等药物为组方基础。

(3) 引经药的研究：现代研究归纳为：上肢损伤加桑枝、桂枝、羌活、防风等；头部损伤在巅顶加藁本、细辛，两太阳伤加白芷，后枕部损伤加羌活；肩部损伤加姜黄；胸部损伤加柴胡、郁金、制香附、苏子；两胁肋部损伤加青皮、陈皮、延胡索；腰部损伤加杜仲、补骨脂、川断、狗脊、枸杞、桑寄生、山茱萸等；腹部损伤加炒枳壳、槟榔、川朴、木香；小腹部损伤加小茴香、乌药；下肢损伤加牛膝、木瓜、独活、千年健、防己、泽泻等。

(4) 重视综合治疗：软组织损伤是临床常见病、多发病，中医药治疗软组织损伤有着悠久的历史，临床疗效肯定。目前报道来看，近年来临床越来越多的采用综合中医药的方法治疗软组织损伤，有缩短病程、提高疗效的优势，优于单一方法的治疗。但是，如何客观评价中医药的使用，找到最佳的治疗组合，最大程度发挥各疗法之间的协同作用，将是今后临床工作和研究的重点。

(5) 重视"动静结合"治疗：早在上世纪 60 年代就提出的治疗骨折的原则，同样适用于软组织损伤的治疗，且越来越受到大多数学者的重视。早期制动、休息，中后期手法按摩、功能锻炼，对于缩短疗程、减少并发症、加速软组织损伤的修复与治愈，起到了协同的治疗作用。

(6) 定向透药技术：定向透药理论、技术、设备的快速发展，为中药外治疗法开辟了新的途径。借助此类设备，可以在皮肤上开通临时性孔道，让药物由此进入，较常规敷贴的药物通过率提高数十倍，深达皮下十余厘米深度，在伤病局部形成分子堆或离子堆，极大地提高了药效，减少了副反应，值得大力推广和深入研究。

(7) 针刀治疗的临床研究：针刀疗法是中医学和现代医学相结合的产物，它集中了中医针刺和西医手术疗法之优势，同时具有"针"和"刀"的双重功能。针刀疗法作为慢性软组织损伤的首选方法，具有疗效好且持久简单、经济安全等特点，已为广大患者所接受。同时针刀结合其他疗法，其临床效果会更好，值得临床推广应用。

（8）研究方法的缺陷：①重临床经验总结，轻外治理论研究，鲜见深入地进行研究，从长远的角度来看，将会影响其发展。②低水平重复研究多，高科技重大突破少，没有引进先进的高新科学技术来对古人的经验和疗效确切的验方进行研究，以使配方更加合理、制剂更加精致、使用更加方便，更加符合现代人的需求。

【主要参考文献】

1. 吴圣柏．补肾祛湿舒筋汤治疗腰部慢性劳损 36 例［J］．福建中医，1993，24（1）：61-62.
2. 杨伟岸．补中益气汤加味治疗慢性劳损性腰背部疼痛 60 例［J］．中外医疗，2010，30：111-113.
3. 丁华．强骨壮筋通络治疗腰骶部慢性劳损 316 例［J］．湖南中医药导报，1996，2（2）：42-43.
4. 刘强．中西医结合治疗急性闭合性软组织损伤［J］．辽宁中医杂志，2007，34（4）：492-493.
5. 丁文兵，任伟．慢性软组织损伤诊断治疗现状及进展［J］．中国实用医药，2009，4（6）：225-227.
6. 刘伟，薛岳珍，王爱屏，等．慢性劳损性腰痛的综合治疗［J］．中国冶金工业医学杂志，2006，23（5）：635-636.
7. 王全权，陈海林，徐蕾，等．穴位注射结合红外线治疗急性软组织损伤的疗效观察［J］．中国康复医学杂志，2005，20（5）：368.
8. 谢克谦．药摩法治疗急性软组织损伤 85 例［J］．按摩与导引 2005，21（8）：17-18.
9. 许云．中西医结合治疗急性软组织损伤临床观察［J］．湖北中医杂志，2013，35（4）：65.
10. 常瑞龙，赵道洲，郑恒恒．中医药治疗软组织损伤的临床研究进展［J］．中医研究，2013，26（3）：75-78.
11. 钱忠权．试论"动静结合"在软组织损伤治疗中的价值［J］．浙江中医学院学报，1994，18（3）：8-9.
12. 农泽宁．针刀治疗慢性软组织损伤的研究进展［J］．微创医学，2011，6（5）：444-448.

（罗毅文）

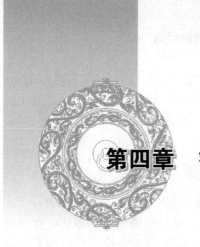

第四章　神经、血管损伤

第一节　脊髓损伤

由直接或间接外力破坏了脊柱的结构和稳定性，出现脊柱骨折脱位，进一步挤压脊髓，即可引起脊髓损伤。脊髓损伤也称外伤性截瘫，是脊柱骨折脱位最严重的并发症。致伤暴力越大，骨折脱位越重，损伤平面越高则截瘫的程度越大，对患者的影响越重，甚至可以导致死亡，是最严重威胁患者生命安全的损伤类型。脊髓损伤应该属于中医"体惰"、"痿证"的范畴。脊髓损伤的治疗是医学界的一大难题，中医药在综合治疗脊髓损伤方面有重要的作用。

【病因病机】

一、中　医

脊椎乃督脉循行之道，而督脉总督一身之阳经，由于督脉罹患，故出现肢体麻木不仁，萎软不用；足太阳膀胱经受损，大肠传导失司，则出现大便不通，小便不利；腰为肾之府，腰椎损伤，肾脏受累致肾失开合，则见小便潴留；经脉壅闭、督阳不通，二便潴留；浊阴不降，清阳不升，肢体充养无源，故双下肢萎废不用。

1. 早期　脊髓损伤早期，其病因为"瘀血"，病机为"督脉枢机不利"。由于督脉受损，血不循经，瘀滞于内，必阻滞气机，使气血运行不畅，致气血逆乱。肢体不得气血之温煦濡养，则见肢体麻木、感觉运动功能障碍。

2. 中期　该病之中期，瘀血已去，但督脉贯脊络肾，肾司二便，故督脉受损必致伤肾，肾伤则二便失司；又督脉与冲任相联系，致脏腑之气机失调，影响气血运行，故治疗上应调和气血，补益肝肾，以求标本兼治。

3. 后期 后期督脉受损，阳气大伤，久则阳损及阴，正所谓独阴不生，孤阳不长，故治疗上须注重补阳益阴，兼顾调和气血。

病机特点是早期以督脉枢机不利为主，中后期以肝肾亏虚，阴阳俱损为主。

二、西 医

脊髓损伤的类型 按其由轻到重的程度和临床表现，分以下几类：

1. 脊髓震荡 脊髓震荡与脑震荡相似，是最轻微的脊髓损伤。脊髓震荡是脊髓损伤后出现短暂性功能抑制状态。临床表现为受伤后损伤平面以下立即出现迟缓性瘫痪，经过数小时至 2 天，脊髓功能即开始恢复，且日后不留任何神经系统的后遗症。

2. 脊髓休克 脊髓遭受严重创伤和病理损害时即可发生功能的暂时性完全抑制，临床表现以迟缓性瘫痪为特征，各种脊髓反射包括病理反射消失及二便功能均丧失。如出现球海绵体反射或肛门反射或足底跖反射是脊髓休克结束的标志。

3. 脊髓挫裂伤 是指脊髓不完全性损伤，脊髓内有点状出血、水肿、软化和坏死。在损伤平面以下包括最低位的骶髓存在部分感觉和运动功能，脊髓挫伤的程度有很大的差别，因此预后极不相同。

4. 完全性脊髓损伤 脊髓完全断裂，或虽在解剖学上有连续性，但其传导功能完全丧失，脊髓坏死代之以胶质瘢痕组织。损伤平面以下无任何感觉和运动。

【临床表现】

1. 病史 从病史中可以收集到对诊断很有价值的资料。由于病史资料不全、过分依赖影像学检查所导致的误诊并不少见。

（1）外伤史：外力造成脊柱损伤时均应考虑到有脊髓损伤的可能。脊髓损伤的发生与多种因素有关，椎体移位程度与脊髓损伤程度也并非完全一致。因此对于所有脊柱损伤的患者均需进行详细、全面的神经系统检查并结合影像学检查，及时做出有否脊髓损伤的诊断。对于多发性损伤、颅脑损伤及醉酒后神志不清者更需注意脊髓损伤的可能。

（2）伤后肢体功能障碍发生的时间：外伤后立即出现，多为骨折脱位引起；如伤后没有出现而搬动患者后发生，表明搬运时引起骨折移位加重，损伤了脊髓；肢体功能障碍由轻渐重，截瘫平面由低渐高，说明脊髓内出血损伤范围增大。

（3）治疗经过及效果：了解脊髓损伤后经过什么治疗，疗效如何，有助于对病情的判断。

（4）既往史：既往是否有脊柱外伤或疾病，神经系统症状如何，对脊髓损伤的诊断和预后的判断有着重要意义。如原有颈椎病脊髓受压，在轻微外伤作用下即可发生严重的脊髓损伤；原有椎体骨折或脱位，数年后逐渐出现脊髓损伤表现，则多为脊柱节段不稳、慢性压迫损伤导致。

2. 脊髓各节段损伤的临床特点

（1）高位颈段脊髓损伤：多是颈椎骨折、脱位的并发损伤。颈4以上若发生横断损伤，称为高位横断。该损伤将导致肩胛舌骨肌、胸骨舌骨肌和胸骨甲状肌功能异常，患者可感到耳部及枕部疼痛、麻木。膈肌及肋间肌功能异常，影响自主呼吸，伤员多于受伤后立即死亡。严重可致完全性四肢瘫痪。锁骨平面以下的感觉消失，其他如括约肌功能、性功能、血管运动、体温调节功能等均消失。

（2）低位颈段脊髓损伤：该节段脊髓损伤早期因颈4、5脊髓受到创伤性水肿的影响，患者膈肌功能很差，加之创伤后患者发生肠胀气等更会加重呼吸困难。颈6脊髓损伤患者由于脊髓创伤性反应及肠胀气的影响，呼吸功能可受到明显干扰。颈7脊髓损伤后膈神经功能正常，患者腹式呼吸。颈8脊髓损伤患者可见有单侧的或双侧Horner征，表现为瞳孔缩小、眼睑下垂、同侧汗腺障碍，以手内在肌瘫痪为主。

（3）胸段脊髓损伤：胸1脊髓损伤可出现Horner征，面部、颈部、上臂不出汗。手部分肌肉完全无功能，肋间肌及下肢瘫痪。感觉障碍发生在上臂远端内侧、前臂之内侧、躯干及下肢。

（4）腰骶段脊髓损伤：该段脊髓是腰骶神经根发出处，也称为腰膨大损伤。表现为双下肢肌肉不同程度的弛缓性瘫痪，提睾反射、髌及跟腱反射消失，大小便失禁。皮肤感觉丧失区：腰1～3分别为大腿上、中、下1/3，腰4～骶2分别为小腿内侧、足背、足底和小腿后侧。

（5）脊髓圆锥损伤：会阴部皮肤感觉减退或消失，呈马鞍状分布。由于膀胱逼尿肌受骶2～4支配，可引起逼尿肌麻痹而成无张力性膀胱，形成充盈性尿失禁，大便也失去控制，有性功能障碍，肛门反射和球海绵体反射消失。腰膨大在圆锥以上，故下肢功能无影响。

3. 横向定位（脊髓不全性损伤）

（1）中央性脊髓损伤综合征：这是最常见的不全损伤，症状特点为：上肢与下肢的瘫痪程度不一，上肢重下肢轻，或者单有上肢损伤。

（2）脊髓半切综合征：损伤水平以下，同侧肢体运动瘫痪和深感觉障碍，而对侧痛觉和温度觉障碍，但触觉功能无影响。由于一侧骶神经尚完整，故大小便功能仍正常。

（3）前侧脊髓综合征：好发于颈髓下段和胸髓上段。在颈髓，主要表现为四肢瘫痪，在损伤节段平面以下的痛觉、温觉减退而位置觉、振动觉正常，会阴部和下肢仍保留深感觉和位置觉。在不全损伤中，其预后最差。

（4）脊髓后方损伤综合征：多见于颈椎于过伸位受伤者，系脊髓的后部结构受到轻度挫伤所致。脊髓的后角与脊神经的后根亦可受累，其临床症状以感觉丧失为主，亦可表现为神经刺激症状，即在损伤节段平面以下有对称性颈部、上肢与躯干的疼痛和烧灼感。

（5）马尾-圆锥损伤综合征：由马尾神经或脊髓圆锥损伤所致，主要病因是胸腰结合段或其下方脊柱的严重损伤。临床特点为支配区肌肉下运动神经元瘫痪，表现为弛缓性瘫痪，支配区所有感觉丧失及骶部反射部分或全部丧失，因括约肌张力降低，出现大小便失禁。

【辅助检查】

1. X线片　既可判断脊柱损伤的部位、类型、程度和移位方向，又可间接了解脊髓损伤平面，估计其损伤程度。当致伤暴力结束后，当骨折及脱位自行复位后 X 线片往往不能真实地反映脊髓损伤的程度，必须综合其他检查才能做出正确诊断。

2. CT　可显示骨折、椎管形态及骨块突入侵占情况，对检查脊柱、脊髓损伤特别重要。

3. MRI　能清楚地显示脊椎及脊髓改变和其相互关系，尤其对软组织如椎间盘突出移位，脊髓受压的部位、原因、程度和病理变化的判断十分准确。

4. 电生理　最主要的目的是确定截瘫程度。完全性脊髓损伤时诱发电位（SEP）无诱发电位波形出现；不完全损伤时，则可出现诱发电位，但波幅降低及/或潜伏期延长，其中尤以波幅降低意义更大。

5. 腰椎穿刺及奎肯试验　在脊柱、脊髓损伤时，进行腰椎穿刺及奎肯试验，可帮助确定脑脊液的性质和蛛网膜下腔是否通畅，了解脊髓损伤程度和决定是否手术减压。脊髓损伤早期如为脊髓震荡或脊髓水肿，脑脊液多澄清，少数有蛛网膜下腔出血者，脑脊液伴有血性。蛛网膜下腔梗阻的轻重与脊髓受压程度虽有密切关系，但并不是总能真实反映脊髓损伤程度。该检查也应结合损伤程度、类型、临床表现、影像学检查及病情发展等进行全面考虑，才能做出正确判断。

【诊断与鉴别诊断】

一、神经系统检查

由于脊神经支配的肢体运动与感觉具有节段性分布的特点，因此可根据外伤后运动及感觉丧失区域来推断脊髓损伤的平面。检查内容包括四肢及躯干的深浅感觉、深浅反射、肌力、肌张力、肌容积、病理反射和自主神经检查等。

二、神经功能分级

1. Frankel 分级 Frankel 提出将损伤平面以下感觉和运动存留情况分为五个级别，该方法对脊髓损伤的程度进行了粗略的分级，对脊髓损伤的评定有较大的实用价值，但对脊髓圆椎和马尾损伤的评定有其一定缺陷，缺乏反射和括约肌功能判断，尤其是对膀胱、直肠括约肌功能状况表达不够清楚。

Frankel 脊髓损伤分级法

等级	功 能 状 况
A	损伤平面以下深浅感觉完全消失，肌肉功能完全消失
B	损伤平面以下运动功能完全消失，仅存某些骶区感觉
C	损伤平面以下仅有某些肌肉运动功能，无有用功能存在
D	损伤平面以下肌肉功能不完全，可扶拐行走
E	深浅感觉肌肉运动及大小便功能良好，可有病理反射

ASIA 脊髓损伤分级（1997 年修订）

等级		功 能 状 况
A	完全性损害	在损伤平面以下（包括 S_{4-5}）无任何感觉和运动功能保留
B	不完全损害	在损伤平面以下（包括 S_{4-5}）存在感觉功能，但无运动功能
C	不完全损害	在损伤平面以下存在感觉和运动功能，但大部分关键肌肌力 3 级以下
D	不完全损害	损伤平面以下存在感觉和运动功能，且大部分关键肌肌力≥3 级
E	正常	感觉和运动功能正常

2. 国际脊髓损伤神经分类标准 美国脊髓损伤协会（ASIA）提出了新

的脊髓损伤神经分类评分标准，将脊髓损伤量化，便于统计和比较。此后，ASIA 对此标准进行了进一步修订，使之更加完善。该方法包括损伤水平和损伤程度。

三、鉴 别 诊 断

脊髓损伤需与脑外伤、脊髓出血性疾患、癔症性瘫痪及上下运动神经元性瘫痪等鉴别。

【治疗】

脊髓损伤的治疗应做到全身损伤与局部损伤、脊柱损伤和脊髓损伤、全身治疗和局部治疗相互兼顾，积极预防并及时处理并发症，对脊髓损伤更强调伤后 8 小时内"黄金时段"的早期积极治疗。

一、一 般 措 施

1. 治疗原则 脊髓损伤的基本处理原则是在稳定生命体征的基础上，对患者进行早期评估应从受伤现场即开始进行。应用多种方法整复脊柱骨折脱位，解除脊髓压迫，最大限度地尽快恢复所有的残余功能。

2. 急救阶段的处理对脊髓损伤患者至关重要，急救措施的正确、及时与否将影响患者的预后或残废程度。在急救现场首先要对伤员全身和脊柱神经方面进行评估，判断生命体征的稳定性、损伤的部位和范围及有否脊髓损伤等，并采用防止加重脊柱、脊髓损伤的办法直接迅速转运到具备脊柱、脊髓损伤救治的医院。优先处理休克及危及生命的危重伤员。全身情况允许时，进行影像学检查，包括 X 线片、CT、MRI 等。

二、中医辨证论治

1. 早期
脊髓损伤的早期，多为瘀血阻滞、经络不通。
治法：活血祛瘀、疏通督脉，佐以壮筋续骨。
方药：血府逐瘀汤加减。桃仁 12g，当归 9g，赤芍 6g，地龙 5g，川芎 5g，红花 9g，牛膝 9g，桔梗 6g，柴胡 3g，枳壳 6g，丹参 10g，穿山甲 3g，王不留行 6g，甘草 5g。水煎服，早、晚温服 1 次。

2. 中期
伤后 2～3 个月，因督伤络阻，多属脾肾阳虚，阳气不能煦达，症见腰脊不举、四肢软弱无力、四肢不温、感觉减弱，舌淡，脉沉细。

治法：补肾壮阳、温经通络。

方药：补肾壮阳汤（或右归饮加减）　熟地15g，生麻黄3g，白芥子3g，炮姜6g，杜仲12g，狗脊12g，肉桂6g，菟丝子12g，牛膝9g，川断9g，丝瓜络6g，牛膝10g。水煎服，早、晚温服1次。

3. 后期

（1）出现痉挛性瘫痪，属血虚风动。

治法：养血柔肝、镇痉息风。

方药：天麻钩藤饮加减。天麻9g，钩藤12g（后下）、石决明18g（先煎）、山栀9g，黄芩9g，川牛膝12g，杜仲9g，益母草9g，桑寄生9g，夜交藤9g，茯神9g，全蝎10g。水煎服，早、晚温服1次。

（2）出现气血虚弱，身体消瘦，精神不振，面色不华。

治法：大补气血为主。方药：八珍汤加味。当归10g，川芎5g，白芍8g，熟地黄15g，人参3g，白术10g，茯苓8g，炙甘草5g。水煎服，早、晚温服1次。

4. 并发症的中医治疗　对后期并泌尿系感染者，应清热解毒、活血利尿，可选用五味消毒饮与八正散化裁；对尿失禁者，可用缩泉汤；对合并肺部感染，治宜清热解毒，宣肺化痰，可用板蓝根、金银花、黄芩、天花粉、知母等中药水煎服。

三、特色专方

1. 脊髓康　黄芪、当归、川芎、丹参、䗪虫、水蛭、蜈蚣、赤芍、仙灵脾、肉苁蓉、制大黄、泽兰、泽泻、茯苓、枳实、厚朴、车前子等。服法：每次50ml，日服2次。疗程：3周为1个疗程。本方由补阳还五汤、小承气汤等经典方剂化裁和组合而来，具有活血化瘀、理气止痛、通络复髓、利尿通便之效。

2. 补阳还五汤　生黄芪120g，川芎3g，当归尾6g，地龙3g，桃仁3g，红花3g，赤芍6g，水煎。具有补气、活血、通络的功效。

3. 醒髓汤　大黄、泽泻、三七、川芎、黄芪、马钱子，水煎。具有活血化瘀、行气通络的功效。对受损脊髓组织有保护和修复作用。

四、中药外洗

脊髓损伤后期，病久必损伤气血，导致气血运行无力、肝脾肾俱虚、外邪入侵、卫外不固、痹阻气血、不通则痛等，因此治疗采用温经散寒止痛以及活血祛风为主在采用中药进行外洗时，常选择赤芍、苏木、红花、威灵仙、络石藤、䗪虫、伸筋草、川乌、川芎、透骨草、独活、草乌、肉桂、川牛膝等放入熏蒸床电热锅加入适量水后加热 50～80℃。对患者进行外洗时，使中药汤药直接接触患处，每次进行 30～40 分钟。

五、针 灸 按 摩

(一) 芒针透刺

取穴秩边、水道、气海、中极等，如可秩边透刺水道，秩边透水道的行针路径及穴周解剖关系可见盆神经丛，此处的血管、神经束分布十分丰富。芒针疗法针法独特，可以疏导脏腑经络的气血，并通过经络的感应传导使气至病所，达到普通毫针治疗难以达到的效果。

(二) 针灸

1. 电针结合回医烙灸疗法　穴位：在距损伤上下端 2 个椎体的棘突间隙旁开距中线 2～3cm 处取穴。具体操作：用 40 号毫针垂直刺入 3～4cm，使针尖触及椎板为度，针刺完后将 2 组导线分别上下连接针柄，正极在上，负极在下，进行电针治疗，刺激量宜小，弛缓性瘫痪用间断波，痉挛性瘫痪用疏密波，强度以患者舒适为度，留针 30 分钟，每天 1 次。以 14 天为 1 疗程，治疗 3 疗程。电针治疗后用回医烙灸器（回医特制医用器具）直接烙烫于电针刺激穴位上，视病情轻重决定时间，使局部发红乃至发疱，局部经络发生变化，排出异常体液（如污血）。电针每天治疗 1 次，烙灸每 7 天治疗 1 次。以 14 天为 1 个疗程，治疗 3 疗程。

2. 体针　选八髎、长强、气通、关元、三阴交、大肠俞、关元俞、小肠俞、肾俞、膀胱俞等穴交替使用，以气通腑荡浊，调理二便。痉挛疼痛患者选用风市、至阴、筋缩、隐白、束骨。每日 1 次，每次针 30 分钟，1 个月 1 个疗程。

(三) 按摩

对痉挛性患者施予轻柔手法，以柔克刚缓解痉挛。对弛缓性患者以较重的手法刺激萎缩肌群，达到增加肌容量的目的，每天按摩 1～2 次，每次 30 分钟。

六、功 能 锻 炼

克服心理障碍，鼓励患者树立战胜疾病的信心，让患者主动功能锻炼，预防关节挛缩和褥疮的发生非常重要，让患者进行一些主动活动以防止失用性萎缩，同时给患者一种参与训练的感觉，而不是简单的被动接受治疗，应早期对患者及家属进行辅导，积极配合康复训练。重视手部功能的训练，四肢瘫患者大部分时间应训练手功能。运用指屈肌收缩来发展功能性的肌腱固定抓握，提供给患者健身球或让患者主动抓握笔来训练患者抓握和手指屈曲灵活性，对于不能主动伸腕的患者可用夹板来保持该关节活动度，或帮助患者伸腕。

早期的功能锻炼，全身气血流通，阴平阳秘，以防止多种并发症。功能锻炼需强调在医务人员的指导下，患者脊柱结构稳定及生命体征平稳前提下，循序渐进，持之以恒。低位截瘫者可进行床上五点或三点支撑法锻炼腰背肌；高位截瘫在保证瘫痪肢体处于良好的功能位下，进行被动关节锻炼，防止关节挛缩、失用性肌萎缩和骨质疏松，对未受累的肢体及肌肉应积极的进行主动活动。

七、脊髓损伤并发症的中医药治疗方法

1. 脊髓损伤后神经痛，穴位注射主穴为环跳、肾俞，配穴为委中、足三里、承山、承扶、三阴交。每次应先对患肢主穴以及适当选择 1～2 个配穴进行治疗：皮肤消毒后，快速将针插入穴位，待得气回抽无血液时进行注射，每个穴位注射 1～2ml。

2. 针药结合治疗脊髓损伤后尿失禁和尿潴留，蔡昭莲等认为脊髓损伤患者尿潴留病机以"气血两虚"为主，兼有气滞肝郁，可在针灸治疗的基础上配合补气养血理气之中药。针灸取穴：三阴交、阴陵泉、中极、关元、足三里。在应用中药方面，无论是针对主症肢体痿软无力还是针对并发症尿潴留、慢性感染，用药均偏重于补气养血，佐以理气、祛邪解毒之补中益气汤加减，方药：黄芪 15g，党参 12g，白术 12g，炙甘草 5g，当归 10g，陈皮 3g，升麻 5g，柴胡 1.5g。

八、西医疗法

1. 早期药物治疗：在脊髓损伤早期（伤后 8 小时内）给予大剂量甲泼尼龙（首次冲击量 30mg/kg 静脉滴注 30 分钟完毕，30 分钟之后以 5.4mg /（kg·h）持续静脉滴注 23 小时）能明显改善脊髓损伤患者的运动、感觉功能，但超过 8 小时给药甚至会使病情恶化，因此建议 8 小时内给药。完全脊髓损伤与严重不全脊髓损伤是甲泼尼龙治疗的对象。但应注意，大剂量甲泼尼龙可能产生较多并发症，应配合神经营养药及脱水药保护脊髓。

2. 高压氧疗法　伤后 4～6 小时即应使用，经 2～2.5 个大气压的氧治疗，每次 2 小时，每日 2～3 次，持续 1～3 天，可促进脊髓功能恢复。

【特色疗法述评】

一、西医及中西医结合治疗

1. 西医常规治疗　药物早期 8 小时内应予以甲泼尼龙治疗，对脊椎骨折伴脊髓损伤的患者早期应行手术内固定治疗，其优点是，通过后路手术器械固定，利用前后纵韧带的张力作用，可将向后突入椎管的骨块推向前方，达到韧带整复的目的，起到间接神经减压的作用。手术治疗对于屈曲撑开型损伤的患者、Chance 类型的损伤和骨折脱位，最好是应用后路器械。爆裂性不稳定骨折和合并高度椎管狭窄伴不全截瘫的患者，从长远的利益考虑，应立即行前路减压术。

2. 中西医结合治疗　许多学者认为，采用手术疗法并配合中药三期辨证（早期活血祛瘀、疏通督脉，佐以壮筋续骨，中期补肾壮阳、温经通络，后期大补气血、养血柔肝、镇痉息风）内服及配合后期中医康复治疗（中药外洗、针灸按摩、并发症防治等），积极的功能锻炼，克服心理障碍。如此综合治疗，对于脊髓损伤出现截瘫患者，根据其个体化特点，制订治疗方案，有机地结合中西医治疗方法，以达到最佳的康复目标，而且更具优势。

二、中医药研究动态

1. 中医在脊髓康复治疗中作用　中药汤药内服，针灸，理疗等中医特色康复疗法，在脊柱脊髓损伤患者术后的康复治疗中具有积极的作用。

2. 中药的临床应用　本病的治疗，多以活血化瘀，消肿定痛，续筋接骨中药为主，主要包括自然铜、麝香、三七、䗪虫、骨碎补、淫羊藿、丹参、人参等组成。可加人参大补元气，健脾益肾养精；淫羊藿、骨碎补益肾助阳健骨；丹参活血通络；煅自然铜活血化瘀，壮阳健肾；三七可祛瘀止血，消肿定痛，生肌散结；䗪虫可逐瘀血，活血脉，通经络，续筋骨；麝香可通诸窍，行经络，消肿毒，通筋骨，止疼痛；肾藏精，主骨生髓，髓海充足，可使骨骼强壮。可加骨碎补旨在培补肾精，活血续筋骨。

3. 电针治疗脊髓损伤　针对脊髓损伤使用电针督脉治疗，较普通针灸疗法临床效果更明显。电针督脉方法：将 2 枚针灸针，在督脉上刺入损伤脊髓部位上、下端脊髓（在硬脊膜周围，避开脊髓，当触及脊髓时，患者会有触电感，要重新退出，调整针的方向），再将针灸针与 G6805—1 治疗仪导线相连（正负极相连），打开治疗仪开关，调整脉冲电强度及频率，以患者能够耐受为度，每次治疗 30 分钟，每天治疗 1 次，治疗 30 天为 1 疗程。在临床观察中，已证明电针督脉疗法对脊髓损伤后的功能恢复有较好的促进作用。

4. 推拿的临床应用 据患者的不同损伤情况，采用提、捏、点、揉、按、摇、推、拿等不同方法，达到补髓益肾、疏通经络、强壮筋骨、活络关节的目的，促进功能恢复。用于脊柱骨折致脊髓损伤伴尿潴留，结合中医穴位按压法诱导排尿，操作简单、方便、风险小，患者及家属均易掌握，疗效确切。

5. 中医特色疗法 融中国中医、气功及五式太极拳为一体的轮椅太极拳运用到脊髓损伤及伤残人康复中，达到最大限度的康复和预防并发症等疾病的发生。

6. 问题与展望 中医学认为脊髓损伤以损伤脊柱为现象，损其督脉为实质，中医学对脊髓损伤的治疗及研究取得了瞩目的成绩，最重要的是在控制症状、改善生活质量、降低病死率等方面疗效显著。然而，目前中医学对创伤性疾病的诊断标准、辨证分型、药物治疗、疗效评价等缺乏客观、量化、统一的标准，不利于科研和用药评价。

【主要参考文献】

1. 王建伟，吴毛，马勇，等．中药"脊髓康"治疗不全瘫患者临床疗效观察［J］．医学创新研究，2008，5（15）：136-137.

2. 徐志华，余勤，周丽萍．补阳还五汤治疗脊髓损伤的研究［J］．云南中医中药杂志，2011，32（2）：68-69.

3. 姬军风，屈强，种清治．醒髓汤治疗脊髓损伤大鼠的实验研究［J］．陕西中医学院学报，2008，31（4）：71-72.

4. 刘鑫．脊髓损伤后神经痛中医药防治研究进展［J］．海南医学，2012，23（19）：129-130.

5. 蔡昭莲，张兵．针药并用治疗脊髓损伤后尿潴留的临床探讨［J］．光明中医，2009，24（11）：2156-2157.

6. 张功林，章鸣．胸腰椎骨折伴脊髓损伤治疗进展［J］．中国骨伤，2005，18（7）：443-445.

7. 李盛华，柴喜平，王想福，等．中医药治疗脊髓损伤的研究进展［J］．中国中医骨伤科杂志，2010，18（11）：70-72.

8. 郭现军，张平，潘更毅．电针督脉治疗脊髓损伤 52 例疗效观察［J］．新中医，2012，44（9）：83-85.

（罗毅文）

第二节　周围神经损伤

　　周围神经系统是 12 对脑神经和 31 对脊神经的总称，它们把全身各部分组织器官与中枢神经系统联系起来，保证各种生理活动的正常进行。本节主要是脊神经的损伤与治疗。周围神经损伤是指周围神经干或其分支受到外界直接或间接暴力作用而发生的损伤，是比较常见的疾病，具有病程长、对患者健康损害大、治疗困难等特点。造成周围神经损伤最主要的原因有四肢开放性损伤、骨折和暴力牵拉等。周围神经损伤属中医"痿证"范畴，可归于"肉痿"类，又名"肢痿"，多因外伤引起。周围神经损伤较常见，好发于尺神经、正中神经、桡神经、坐骨神经和腓总神经等。上肢神经损伤多于下肢，约占四肢神经损伤的 60%～70%，常合并骨、关节、血管和肌肉肌腱等损伤。周围神经损伤早期处理恰当，大多可获得较好效果，神经的晚期修复也能获得一定疗效。周围神经支配肢体正常功能活动，若受伤周围神经不能恢复，可使四肢功能活动部分或完全丧失。

【病因病机】

一、中　　医

　　1. 气滞血瘀　外伤致筋骨受伤，脉络受损，导致伤处气滞血瘀。

　　2. 肝肾亏虚　肾虚髓亏，骨失所养，肝虚不能藏血，筋骨失养而致此病。

　　病机特点是气滞血瘀、气血不足、肝肾亏虚。

二、西　　医

（一）病因分类

　　损伤原因：一般多见于开放性与闭合性损伤，战时多为火器伤。

　　1. 开放性损伤　①锐器伤：如玻璃和刀等利器切割伤，多见于手、腕或肘部等，损伤多为尺神经、正中神经和指神经等；②撕裂伤：由牵拉造成的局部神经边缘不整齐的断裂，或一段神经的缺损；③火器伤：如子弹或弹片伤等，多合并开放性骨折、肌肉肌腱和血管损伤。

　　2. 闭合性损伤　①牵拉伤：如肩、肘、髋关节脱位与骨折引起的神经过度牵拉所致损伤；②神经挫伤：钝性暴力打击所致，但神经纤维及其鞘膜多较完整，可自行恢复；③挤压伤：多为外固定器械、骨折断端与脱位的关节头压迫神经所致，损伤多发生于正中神经、尺神经和腓总神经等；④神经断裂：多见于锐利的骨折断端切割造成的神经断裂，如肱骨中、下段骨折和肱骨髁上骨折造成的桡神经或正中神经损伤。

（二）损伤分类

1. 神经断裂　多见于开放性损伤造成的完全性与不完全性断裂。

2. 轴索断裂　轴索断裂而鞘膜完好，但神经功能丧失，多见于挤压或牵拉损伤。当致伤因素解除后，受伤神经多在数月内完全恢复功能。

3. 神经失用症　神经轴索和鞘膜完整，但神经传导功能障碍，可持续几小时至几个月，多因神经受压或外伤引起，一般可自行恢复。

（三）周围神经损伤的病理变化

1. 华勒变性（Wallerian degeneration）　华勒变性是在周围神经损伤1～2天之内开始，首先是轴索和髓鞘破裂成碎片，被巨噬细胞吞噬，之后雪旺细胞增生，形成一个再生的通道，整个华勒变性过程大约需要4周左右。

2. 神经断裂伤　神经断裂伤一般是在断裂神经的近端发生小范围短节段的华勒变性，神经纤维和轴突增生、弯曲、迂曲形成一个假性神经瘤；如果发生在远端，则大范围发生华勒变性，施万细胞增生，形成胶质瘤。

3. 神经再生　一般神经再生的速度平均为1mm/d，但再生速度受到很多因素的影响，如包裹周围组织的营养状态、血液供应情况以及年龄等因素。

【临床表现】

1. 病史　四肢主要神经径路多具有前述确定的外伤史，如骨折、脱位、挫伤、牵拉伤、挤压伤、火器伤及切割伤等，均应考虑是否合并周围神经损伤。

2. 症状　周围神经损伤后所支配的肌肉瘫痪、萎缩，可出现相应肢体的运动障碍、肢体畸形和皮肤感觉减退、麻痹或缺失等。

3. 体征

（1）畸形：由于周围神经损伤，肌肉瘫痪所致。桡神经损伤后出现的腕下垂，尺神经损伤后出现的爪形指，正中神经损伤后出现的"猿手"畸形，腓总神经损伤后出现的足下垂等。

（2）感觉障碍：周围神经损伤后其所支配的皮肤区发生感觉障碍。检查感觉减退或缺失的范围可判断是哪种神经损伤。临床上要注意检查痛觉、触觉、温觉和两点分辨能力的变化。深感觉为肌肉和骨关节的感觉，可检查手指或足趾的位置觉和用音叉检查骨突出部的震颤感。感觉障碍可用 6 级法来判断其程度。

（3）运动障碍：神经损伤后所支配的肌肉瘫痪，通过检查肌肉瘫痪的程度可判断神经损伤的程度。用 6 级法来检查肌力，可了解运动障碍的程度。

（4）腱反射的变化：神经受损后，其所支配范围的肌腱反射减弱或消失。如坐骨神经损伤后跟腱反射消失，上臂肌皮神经受伤后，肱二头肌腱反射消失。

（5）自主神经功能障碍：神经损伤所支配区皮肤营养障碍，由早期无汗、干燥、发热、发红，到后期变凉、萎缩、粗糙甚至发生溃疡。

（6）神经本身的变化：沿神经纤维走行区触诊和叩诊可了解神经本身的变化。

可检查 Tinel 征，表现为叩击神经损伤部位出现放射性的麻痛感以及叩击部位的点状自痛感。Tinel 征有两种意义，一是可以帮助判断神经损伤的部位，另外可以检查神经修复后的再生情况。

【诊断与鉴别诊断】

一、诊　　断

周围神经损伤的诊断主要依靠病史和临床检查。必要时可以辅助以 MRI 检查和神经电生理检查等。

诊断步骤

1. 第一步（病史）　常有明确的外伤史，如骨折、脱位、挫伤、牵拉伤、挤压伤、火器伤及切割伤等。

2. 第二步（症状）　①肢体姿势：周围神经损伤肢体呈不同程度畸形；②运动功能：根据肌力测定了解肌肉瘫痪情况，判断神经损伤及其程度；③感觉功能：感觉神经支配区皮肤痛觉和触觉等发生障碍；④自主神经功能：支配区皮肤营养障碍；⑤反射功能：神经支配范围的肌腱反射减弱或消失。

3. 第三步（辅助检查）

（1）神经肌电图检查：有助于神经操作部位的确定，为判断损伤程度，预后及观察神经再生提供依据。

（2）诱发电位检查：常用的有感觉神经动作电位（SNAP）、肌肉动作电位（MAP）和体感诱发电位（SEP）等，其临床意义主要为神经损伤的诊断、评估神经再生和预后情况及指导神经损伤的治疗。

（3）其他：临床上经常使用的辅助的影像学诊断方法还包括 B 超、CTM 和 MRI。但这三项检查均要求临床医生有非常丰富的经验及判断标准。

以上各项中，根据外伤史，结合不同神经损伤特有的症状体征、解剖关系和神经检查，即可判断有无神经损伤，必要时可做电生理检查。

二、鉴别诊断

1. 中医需与简单骨折、筋伤、中风等鉴别。

2. 西医需与简单骨折脱位、肌肉肌腱软组织损伤、中枢神经元损伤等鉴别。

【治疗】

治疗原则：采用安全、有效的方法，迅速减除痛苦，尽量恢复骨骼正常形态，为神经和肢体功能的恢复创造条件，防止肌肉萎缩和关节僵硬等并发症。

一、一般措施

妥善保护患肢，避免冻伤、烫伤与压伤及其他损伤等。

二、复 位

凡因骨折脱位导致神经损伤，首先应整复骨折与脱位并加以固定，解除骨折断端和关节头对神经的压迫。

三、外 固 定

骨折脱位整复后需要外固定，神经损伤合并肢体一侧肌肉瘫痪时，为避免拮抗肌将关节牵拉到畸形位引起关节僵硬，需用夹板与石膏等将患肢固定于功能位。

四、辨 证 论 治

主症：肢体瘫痪，张力减弱，感觉迟钝或消失，皮肤苍白湿冷，汗毛脱落，指甲脆裂，舌质紫黯或有瘀斑，脉弦涩。

治法：活血化瘀，益气通络。

方药：补阳还五汤加减。

黄芪 30g，当归尾 6g，赤芍 4.5g，地龙 3g，川芎 3g，桃仁 3g，红花 3g。

分期随证加减（早期瘀阻明显者，可加䗪虫、蜈蚣、穿山甲；中期气血不足者，加鸡血藤、白芍、太子参；后期肝肾不足、筋失所养者，加用补肝肾强筋骨之药（如龟甲、地黄、枸杞子、何首乌、淫羊藿）；还可外用骨科外洗一方熏洗。

骨科外洗一方：宽筋藤 30g，钩藤 30g，金银花藤 30g，王不留行 30g，刘寄奴 15g，防风 15g，大黄 15g，荆芥 10g。

五、特 色 专 方

1. 补阳还五汤　黄芪 30g，当归尾 6g，赤芍 4.5g，地龙 3g，川芎 3g，桃仁 3g，红花 3g。能活血补气、疏通经络。每日 1 剂，水煎服。

2. 黄芪桂枝五物汤　黄芪 12g，芍药 9g，桂枝 9g，生姜 12g，大枣 4 枚。能调养荣卫、祛风散邪、益气温经、和血通痹。每日 1 剂，水煎服。

3. 黄芪赤风汤加味　生黄芪 60g，赤芍 15g，防风 10g，桂枝 10g，羌活 10g。水煎温服，每日 1 剂。能补气活血通络。每日 1 剂，水煎服。

4. 祛风通络扶正散　五瓜藤 15g，大风藤 10g，钩藤 10g，大血藤 10g，神仙藤 15g。能清热解毒、舒筋活血。每日 1 剂，水煎服。

5. 补气通络方　补气通络方由黄芪、人参、当归、川芎、丹参等中药组成，本方有补气行血、通络散结、生肌长肉的功效。每日 1 剂，水煎服。

六、中 药 成 药

1. 桂龙通络胶囊　每次 3 粒，每日 3 次。适于气滞血瘀、经络不通者。

2. 补气通络胶囊　1.5 克/次，3 次/日，功效：补气生肌，活血通络止痛。适用于神经损伤所致瘫痪痿软，气虚血滞所致各种痛症。

3. 活血通脉胶囊　每次 4 粒，3 次/日。适于血脉不通，失于濡养者。

七、单 味 中 药

常用的有当归、银杏叶、千斤拔、黄芪等活血化瘀中药。

八、中 药 外 治

1. 中药熏洗　①上肢损伤洗方加减外用熏洗治疗急性周围神经开放伤，取得了较好的疗效，用法：1 剂/日，疗程 6 周。组方：桑枝 15g，桂枝 15g，红花 10g，独活 15g，羌活 15g，三七 15g，秦艽 20g，威灵仙 20g，莪术 15g，全蝎 10g，细辛 5g 等。②补气通络汤加温经通络散配合治疗桡神经损伤患者，取得满意疗效。

2. 定向透药 使用导入、透入等设备，将单味或复方中药局部透入。药方从常用内服、外治药方中选用。如：①1%利多卡因局封同时服用自拟复方何首乌丸（何首乌、丹参等）治疗臀上皮神经炎；②中西医结合疗法治疗周围神经损伤，应用手术吻合后并给予神经营养、脱水药等并配合多功能治疗仪，拆线后用桑枝、伸筋草、透骨草、桑叶、红花等中药煎剂浸湿棉片置于电极上，进行透药，在痛、触、温觉的改善及关节与肌肉功能恢复方面的治疗优于单纯西医疗法。

九、针灸按摩

1. 针灸 根据证候循经取穴配以督脉相应穴位或沿神经干取穴，或兼取两者之长，用强刺激手法或电针。①正中神经损伤：取手厥阴心包经穴，如天泉、曲泽、内关、郄门、劳宫、间使、手三里、大陵和中冲等；②桡神经损伤：取手太阴肺经穴，如中府、侠白、尺泽、列缺、鱼际、合谷和少商等；③尺神经损伤：取足少阳胆经穴和足阳明胃经穴，如阳陵泉、外丘、光明、悬钟、丘墟、丰隆、上巨虚、下巨虚、足窍阴、足三里、解溪、冲阳和内庭等；④胫神经损伤：取足太阳膀胱经穴和足太阴脾经穴，如委中、合阳、阴陵泉、地机、三阴交、承筋、承山、商丘、公孙、太白和隐白等。

若有外固定者，选穴应避开，取外固定最远、近穴位。电针采用断续波，每次 30 分钟，隔日 1 次，10 次为 1 个疗程。

2. 穴位注射 穴位注射法融针刺、药物疗效于一体，是水针疗法的现代运用。穴位注射一般采用维生素 B_{12} 100μg 注射于上穴位（每次选 2～3 个穴位），每周 1 次，3 次后隔 1 周继续下 1 个疗程。

3. 按摩 按肌肉走行方向按摩，手法宜轻柔和缓，以防骨关节损伤和皮肤破损。

周围神经损伤后推拿和电针治疗均能有效地改善神经肌肉的结构、代谢和功能失调状态。

十、功能锻炼

先进行姿势训练，主动、被动运动相结合，以主动为主，被动为辅，动作要协调，循序渐进，由小到大，由少到多，逐步增加，促进血液循环，逐步过渡到抗阻训练。

十一、物 理 疗 法

周围神经损伤后，促进神经再生和功能恢复是很重要的一个过程。物理因子治疗在其中起着重要作用，治疗中可根据神经恢复的不同阶段加以侧重。这些物理因子可单独应用，也可联合使用。包括光疗法、电疗法、磁场疗法、超声波疗法等。如在受伤神经局部治疗，采用 TDP 照射，每次 20～40 分钟，每天 1 次，可在针灸治疗前或同时进行。

十二、其 他 疗 法

温热疗法可改善局部血液循环、缓解疼痛、松解粘连、促进水肿吸收，但要注意温度适宜，尤其是伴有感觉障碍时要避免烫伤。水疗法具有缓解肌肉紧张，加快血液循环和淋巴回流的作用，应用于周围神经损伤后的康复锻炼时，肢体在水中，水的浮力有助于瘫痪肌肉的运动。

十三、手 术 治 疗

对于闭合性神经损伤，一般于 3 个月内，可以采取非手术治疗，若超过 3 个月神经功能没有恢复，或恢复中断较长时间或呈跳跃式恢复者均应考虑手术探查。对于任何开放性损伤，神经损伤修复的时机原则上愈早愈好，一期修复最好在 6～8 小时内进行，恢复效果最好。二期手术时间最好在伤后 1～3 月内进行，6 个月内也能获得较好效果，之后则越来越差。周围神经损伤的手术方法包括：神经松解术、神经吻合术以及神经移植与转移术、肌腱转移术和关节融合术。神经松解针对的是缺血性以及压迫性改变，主要解除卡压因素，包括外膜松解、束膜松解。神经吻合的方法包括神经外膜缝合、束膜缝合以及束膜及外膜联合缝合三种方法。神经移植针对神经缺损的病例，可以采取的方法有神经干移植、束间神经电缆式移植及带血管蒂的神经移植。另外，手术方法还包括神经移位术和神经植入术。

【特色疗法述评】

一、西医及中西医结合治疗

周围神经损伤常合并于肢体损伤或继发于其后，临床上可根据肢体和神经损伤的具体情况采用手术或非手术疗法。肢体闭合性损伤合并的神经损伤，其中约 80％属于神经失用症或轴索断裂，常常无需手术治疗多能自行恢复，另外的 20％属于神经断裂需手术治疗。开放性损伤常合并神经断裂，应根据伤口情况，行一期神经修复或二期修复。

1. 闭合性神经损伤　一般 3 个月内，可以采取非手术治疗，其目的是为神经和肢体功能的恢复创造条件、防止肌肉萎缩和关节僵硬等。主要包括妥善保护患肢，对于合并骨折者，应复位以便解除骨折断端和关节的压迫并给予外固定、手法治疗和功能锻炼、神经营养药物与神经电刺激治疗。神经营养药物临床上使用最多的有维生素 B_1、维生素 B_6、地巴唑、甲钴胺等。闭合性的神经损伤超过 3 个月，如果神经功能没有恢复，或恢复中断较长时间或呈跳跃式恢复者均应考虑手术探查。

2. 开放性损伤　任何开放性损伤，修复的时机原则上愈早愈好，均应争取一期修复，一期修复是指 6～8 小时之内，修剪断端失活以及污染组织，无张力吻合神经。如果确实吻合张力过大，应该考虑神经移植。对于一期伤口不能吻合神经时，可以考虑在伤口愈合后 1～3 月内（最好 2～4 周之内）延迟修复神经。

3. 中西医结合治疗对于闭合性神经损伤，采用中西医药物治疗并结合针灸、按摩、中药外洗等，可取得较好疗效；而对于开放性损伤患者或者闭合性神经损伤超过 3 月、功能未恢复者，可采用手术神经缝合疗法并配合中药三期辨证（早期常用补阳还五汤加减以益气养营、活血通络）内服及配合中医康复治疗（中药熏洗、针灸按摩、功能锻炼等）。

二、中医药研究动态

1. 中药治疗的适应证　中医学认为此病症多属外伤后气血瘀滞，营卫失和，筋脉失养。故临床治疗中多以活血化瘀类方药为主。实验显示中药具有促进周围神经损伤后神经生长因子蛋白表达、施万细胞增殖、保护受损神经元和促进神经再生及结构重建的作用。可根据病情发挥中医外治优势，可采用中药汤药熏、外敷、针刺、艾灸等方法。近年来运用中药提取液进行静脉点滴治疗，在治疗周围神经损伤中取得了很大成绩。因此中药在非手术治疗周围神经损伤方面具有广阔的应用前景。

2. 单味药的选择　本病的治疗，多以活血化瘀、补气活血（黄芪、人参、当归、丹参、川芎）等药物为组方基础。些药物能通过促进机体蛋白质合成，增加机体对各种有害刺激的防御能力，提高神经元的活性及其受损伤后的再生能力，减轻神经水肿、炎症、出血、变性和脱髓鞘，减少线粒体损伤，增加线粒体数量，改善血液循环等作用来促进神经的再生。

当归　当归有补血、活血止痛、润肠的功效，现代研究发现它可抑制血小板聚集及血栓素的合成，改变血液流变学，疏通微循环；当归通过抗氧化、扩张血管等途径减轻自由基反应，从而减轻周围神经缺血再灌注损伤。

银杏叶　具有活血化瘀，止痛的功效，现代研究发现银杏叶提取物能促进神经再生，并且再生效果与药物浓度有关。且银杏叶提取物对神经元有一定的保护作用，能促进再生及功能恢复。

千斤拔　具有祛风利湿，消瘀解毒的功效，现代研究发现它能促进坐骨神经损伤后有髓神经再生，促进感觉、运动纤维的恢复。

黄芪　具有补气固表、托疮生肌、利水的功效，现代研究发现黄芪注射液对周围神经缺血再灌注损伤具有保护作用，是比较公认的对周围神经损伤有肯定疗效的中药。

3. 引经药的研究　周围神经损伤属于中医"痿证"，其病机为气虚血瘀、阻滞经络、筋脉失养，治当补益气血，活血通络。故临床中以补阳还五汤加减为主，其中黄芪为君药，大剂量使用，取其大补元气，气旺以促血行，祛瘀而不伤正，并助诸药之力。现代药理学研究表明，黄芪等中药提取液对施万细胞的生长有明显促进作用，而施万细胞对神经再生起着很重要的作用，故黄芪对神经修复再生能起肯定的作用；全当归活血补血，并有提高全身代谢的作用，为臣药；桃仁、红花、川芎、赤芍助当归活血祛瘀，鸡血藤助当归养血活血，通经舒络，党参助黄芪补脾益气，地龙活血通络，且其咸寒通降制黄芪升阳助火之热，均为佐使药。药理实验证明，益气养血、疏通经络类药物，具有改善局部缺氧环境，促进施万细胞的氧利用率和神经轴突再生的作用。实验证实中药制剂当归注射液、川芎嗪注射液、复方丹参注射液、刺五加注射液、红花注射液治疗糖尿病周围神经病变，通过测试神经传导速度等指标证实，疗效优于维生素类。

4. 周围神经损伤"血痹论治"的研究　《金匮要略》指出血痹是营卫气血俱不足，邪伤血分致肌肤麻木不仁之病证。并创立益气温经、和营通痹的黄芪桂枝五物汤为主治方。有学者在临诊中遇到周围神经损伤，致肌肤麻木不仁，甚至运动功能障碍、脉沉细涩的病例，给予黄芪桂枝五物汤加味治疗，取得了显著疗效。

5. 中医药外治法　外治法是中医治疗周围神经损伤的另一重要特色，中药外治法也是严格按照中医理论指导下的辨证论治方法，此所谓"外治之理即内治之理，外治之药即内治之药，所异者法耳"。中药外洗具有镇痛、改善微循环的作用。常用的外治法主要是中药熏洗。

6. 中医药的优势　中药中蕴含着大量治疗周围神经的药物资源，我国学者通过大量的实验研究和临床观察，在利用中医药促进受损周围神经组织恢复和再生方面取得了很好的成绩。中药或其有效成分及复方在治疗周围神经损伤方面具有切实可靠的作用，虽然其机制仍未完全阐明，但各种实验显示中药具有促进周围神经损伤后神经生长因子蛋白表达、施万细胞增殖、保护受损神经元和促进神经再生及结构重建的作用。若患者在手术的同时能得到中药口服及针灸推拿等外治后，可巩固手术疗效。针灸可疏通经络、行气活血，一般损伤中后期多用。因此中医药在治疗周围神经损伤方面具有广阔的应用前景。

7. 中医药研究方法的缺陷　目前的研究仍存在以下不足：①研究所涉及的中药或复方种类局限，多为古方；②研究内容零乱，有些研究样本过小，在中药作用的有效性上缺乏客观指标；③所研究复方多为验方，很多为临床个人经验，其配伍组成及配比缺乏客观的科学依据；④缺乏对中药多种化学成分对人体的综合作用的研究；⑤针灸方面的研究虽然很多，但缺乏量化针灸的穴位组合、刺激强度和频率的指标，疗效机制不明确等。因此在今后应充分发掘中医的理论和中药资源，利用现代医学的研究手段，探索中药治疗周围神经损伤的作用机制，并不断发现和补充中药新的药理作用，寻找有确切疗效、简便的治疗方法，为临床服务。

【主要参考文献】

1. 石关桐，石印玉，李义凯，等．补阳还五汤对周围神经损伤修复的实验研究［J］．中国中医骨伤科，1997，5：1-3.

2. 张海涛，吴良勇．黄芪桂枝五物汤加减治疗臂丛神经损伤［J］．四川中医，2009，27（11）：68-69.

3. 朱树宽．黄芪赤风汤治疗周围神经损伤验案 3 则［J］．新中医，1998，30（11）：48-49.

4. 杨晓黎，陈金亮，周顺林．从奇经络脉治疗创伤性坐骨神经、腓总神经损伤临床观察［J］．现代中西医结合杂志，2007，16（22）：3133-3134.

5. 徐永贵，卢敏，谢心军．中西医结合治疗急性周围神经开放伤86 例［J］．中医药导报，2011，17（7）：110.

6. 吴文珠，陈月珍，姜耘宙．中药内服和熏洗联合治疗桡神经损伤的观察与护理［J］，现代中西医结合杂志，2006（18）：2572-2573.

7. 金合．中药加局部封闭治疗臀上皮神经炎 37 例［J］．河北医学，2001，7（9）：814-815.

8. 李光明，张俊平，边兴文．中西医结合疗法在周围神经损伤中的应用［J］．现代中西医结合杂志，2002，11（8）：733-734.

9. 姜保国，蒋岩．复方红芪提取液对许旺氏细胞分化的影响［J］．中华显微外科杂志，2002，（1）：389.

（朱　辉）

第三节　周围血管损伤

由于切割、穿透、火器或骨折、脱位等原因引起血液运行管道离断、撕裂、压榨及挫伤等病变时称周围血管损伤。四肢血管损伤无论平时或战时都较多见，常与四肢骨折脱位和神经损伤同时发生。血管损伤中动脉损伤多于静脉，亦可见伴行的动静脉合并损伤和静脉的单独损伤。四肢血管损伤常导致致命的大出血、休克和肢体缺血性坏死或功能障碍。早期处理不当常可危及生命。过去，四肢血管损伤常用结扎止血法以挽救生命，截肢率高达50％以上。近30多年来，随着血管外科技术的发展、休克和多发性损伤诊疗技术的提高，使四肢血管损伤的死亡率和截肢率明显下降。

【病因病机】

一、中　　医

1. 气滞血瘀　外伤致筋骨受伤，脉络受损，导致伤处气滞血瘀。
2. 寒滞经脉　寒为阴邪，最能收引经脉，凝滞气血而致血瘀致此病。
3. 瘀阻经脉　气为血帅，血赖气行，故气机郁滞则血瘀。
4. 经脉瘀热　热邪害脉多及血分，热甚成毒，气血双累，继则血受热则煎熬成块。
5. 湿阻经脉　湿为阴邪，易阻气机而致血瘀。

周围血管虽然病因多端，包括外伤、寒凝、热壅、湿阻，可致气滞，气血阴阳不足亦致瘀而气滞。但都要归总于血瘀这个总病机上。

二、西　　医

(一)病因分类

任何外来直接或间接暴力侵袭血管，均可能发生开放性或闭合性血管损伤。血管损伤的病因复杂，因而分类也不一致。按作用力情况而言，可分为直接损伤和间接损伤；按致伤因素可分为锐性损伤和钝性损伤；按损伤血管的连续性可分为完全断裂、部分断裂和血管挫伤；按血管损伤的程度可分为轻、中、重型损伤。当然，无论哪种分类都不能完全地概括其血管损伤的全貌。

(二)病理类型

根据损伤原因和机制，血管损伤常见的病理类型有：

1. 血管断裂 包括完全断裂和部分断裂。

2. 血管痉挛 多发生于动脉,可表现为节段性或弥漫性痉挛,是血管因拉伤或受骨折端、弹片的压迫或寒冷或手术的刺激而引起的一种防御性表现。

3. 血管内膜损伤 血管内膜挫伤或内膜与中层断裂,由于损伤刺激或内膜组织卷曲而引起血管痉挛或血栓形成。

4. 血管受压 可由于骨折、关节脱位和血肿,甚至夹板及止血带等造成压迫,受压时间愈长,其预后愈严重,动脉严重受压可使血流完全受阻,血管壁也可受损伤,引起血栓形成及发生远端肢体缺血性坏死。

5. 创伤性动脉瘤和动静脉瘘 当动脉部分断裂加之出口狭小时,出血被局部组织张力所限而形成搏动性血肿,6～8周后血肿机化形成包囊,囊壁内面为新生血管内膜覆盖,成为假性动脉瘤,可压迫周围组织使远端血供减少。伴行动静脉同时部分损伤,动脉血径直流向静脉血而形成动静脉瘘。

【临床表现】

1. 病史 四肢主要血管径路多具有前述确定的外伤史,如骨折、脱位、挫伤、火器伤及切割伤等,均应考虑是否合并血管损伤。

2. 症状

(1) 疼痛:肢体受伤时可以产生疼痛,若合并血管损伤导致肢体缺血,可产生剧烈性疼痛。疼痛呈持续性,随时间延长而逐渐加重,直到肢体发生坏死后,疼痛方可被组织坏死吸收后的全身中毒症状所掩盖。疼痛主要机制是伤肢远端缺血、缺氧所致。

(2) 麻木、麻痹:周围神经及肌肉组织对缺血、缺氧非常敏感。当肢体发生急性严重缺血时,皮肤感觉会很快减退或消失,肌肉无力并很快出现麻痹。

3. 体征

(1) 出血、血肿、低血压和休克:肢体主要血管断裂或破裂均有较大量的出血。闭合性动脉伤或伤口小而深的开放性血管伤,在伤口被血块或肿胀的软组织堵塞时,可因内出血而形成搏动性血肿。出血较多者因血容量减少,可出现低血压和休克,严重者伴发失血性休克。

(2) 肢体远端血供障碍:四肢主要动脉损伤、栓塞或受压,肢体远端可出现血供障碍,应注意与健侧肢体对比。主要表现如下:①患肢远端动脉搏动减弱或消失;②患肢远端皮肤苍白和皮温下降;③末端毛细血管充盈时间延长；④远端肢体疼痛；⑤感觉障碍；⑥患肢运动障碍。

（3）静脉回流障碍：表现为患肢 12～24 小时内出现肢体严重水肿，皮肤发绀和温度下降。

【辅助检查】

1. X 线片　X 线片可观察骨折部位、类型、错位的情况，关节脱位的情况，异物存留在肢体的部位等，对诊断血管损伤很有参考价值。

2. 动脉造影　有助于了解血管损伤部位和损伤类型。

3. 皮肤测温　应用皮肤测温计，能精确指示变温带位置及降温的幅度，以确定有无血管损伤。

4. 其他　多普勒超声检查（Doppler）、彩色多普勒血流图像（Color Flow Doppler imaging）、双功能超声扫描（Duplex Doppler scanning）和超声波血流探测器等方法，对血管损伤的诊断有一定的帮助。数字减影血管造影技术（DSA）和 CTA 技术替代对诊断帮助很大。

5. 手术探查　当伤肢有缺血症状，怀疑有血管损伤但又不能肯定诊断时，可考虑手术探查，以明确诊断。

【诊断与鉴别诊断】

一、诊　断

周围血管损伤的诊断主要依靠病史和临床检查。必要时可以辅助以彩色多普勒超声检查和血管造影等。

诊断步骤

1. 第一步（病史）　具有明显的外伤史，如骨折、脱位、挫伤、火器伤及切割伤等。

2. 第二步（症状）　①出血、血肿、低血压和休克。②肢体远端血供障碍。③肢体静脉回流障碍。

3. 第三步（辅助检查）　通过 X 线检查、彩色多普勒超声检查和血管造影等检查，明确诊断。

二、鉴别诊断

1. 中医需与简单骨折、筋瘤等鉴别。

2. 西医需与简单骨折脱位、脓肿、结核、动静脉瘤、囊肿等鉴别。

【治疗】

治疗原则：四肢血管损伤的处理最重要是及时诊断与止血，抗休克，挽救患者生命；其次是作好伤口的早期清创，正确修复损伤血管，尽早恢复肢体的血供，保全肢体，降低致残率。

一、常 规 处 理

1. 急救止血：包括加压包扎止血法、血管钳止血法和血管结扎法。四肢血管损伤大多可用加压包扎法止血，止血效果良好。紧急情况下，无消毒敷料和设备时，可用指压法。使用止血带止血要注意记录时间。在医院检查创伤时，如有明显的动脉出血，可用血管钳夹住出血的动脉，送手术室进一步处理。对无修复条件而需长途运送者，经初步清创后，结扎血管断端，疏松缝合皮肤，立即转运。

2. 休克和多发性损伤的处理：血管损伤严重出血致低血压与休克而威胁伤员的生命时，应首先止血和输血、输液，补充血容量与抗休克，纠正脱水和电解质的紊乱。同时迅速处理危及生命的内脏伤和多发性损伤。

3. 血管痉挛的处理：预防为主，如用温热盐水纱布覆盖创面，减少创伤、寒冷、干燥和暴露的刺激，及时解除骨折断端与异物的压迫等。无伤口而疑有动脉痉挛时，可试行交感神经阻滞，也可口服或肌注盐酸罂粟碱。经上述处理仍无效后，应及时探查动脉。

4. 清创与探查术：对于开放性血管损伤，创口清创后再进行损伤的血管清创、探查和修复。应争取在 6～8 小时内尽快清创。

5. 手术方法：血管损伤一般都需要在 4～6 小时内手术治疗，否则易发生血栓蔓延、缺血范围扩大和远端肢体严重缺血或坏死。手术方法包括对于小血管可行血管结扎，而对于血管损伤修复的方法有：侧壁修补、端端吻合、端侧吻合、侧侧吻合等。血管缺损修复的方法有：游离血管、屈曲关节、血管交叉缝合、动脉移植、静脉移植、旁路血管移植和带血管蒂的轴型皮瓣游离移植。血管移植的材料有自体血管、人造血管、人脐带血管以及用塑料管作暂时性动脉分流。

6. 血管损伤的术后处理：如果不注意手术后的恰当处理，可能招致失败。术后最常发生的主要问题有血容量不足、急性肾衰竭、患肢血循环障碍、伤口感染和继发性出血等。

(1) 密切观察患者全身情况：包括温度、呼吸、脉搏、血压、神志和血、尿常规检查。积极防治急性肾衰竭，纠正水电解质紊乱，补充血容量。

（2）固定：应用石膏固定肢体关节于半屈曲位 4～5 周，防止缝合处紧张，以后逐渐伸直关节，但不可操之过急，以免缝线崩开引起大出血或动脉瘤等并发症。

（3）体位：术后肢体放置在心脏平面，不可过高或过低，以免肢体供血不足或静脉回流不畅。

（4）要密切注意患肢循环情况：如患肢脉搏、皮肤颜色和温度等，如有突然变化，肢体循环不良，多系血栓形成或局部血肿压迫，应立即手术探查，恢复肢体血流。

（5）防治感染：如有伤口感染，只要及时正确处理，如充分引流，使用适当抗菌药物等，仍有可能保持血管修复的效果。

（6）注意术后大出血：如血管恢复不够完善或感染坏死，可发生继发出血，甚至大出血，必须严密观察，及时处理，以免发生危险。

（7）抗凝药物的使用：血管修复的成功主要取决于认真、细致地操作和处理正确，不宜术后立即使用全身抗凝剂，以免增加出血危险。术后每天静脉输入低分子右旋糖酐，降低血液黏度，3～5 天后，再酌情使用抗血小板或抗凝药。

二、辨 证 论 治

1. 寒滞经脉

主症：四肢怕冷，发凉，疼痛麻木，遇冷后加重，遇暖减轻，肤色或为苍白。舌淡紫，苔薄白，脉沉紧或涩。

治法：温经散寒，化瘀通络。

方药：当归四逆汤和桃红四物汤合方化裁。

当归 15g，桂枝 6g，芍药 9g，细辛 3g，通草 3g，大枣 8 枚，川芎 6g，生地 12g，桃仁 9g，红花 3g。

2. 瘀阻经脉

主症：肢体肿胀刺痛，局部瘀血瘀斑和压痛明显，疼痛麻木。舌质青紫，脉弦紧涩。

治法：活血化瘀，通络止痛。

方药：桃红四物汤与圣愈汤合方化裁。

当归 15g，川芎 6g，芍药 9g，生地 12g，桃仁 9g，红花 3g，熟地 15g，人参 15g，黄芩 6g。

3. 经脉瘀热

主症：肢体灼热，疼痛，肤色或为紫黯。舌紫黯，有瘀斑（舌尖或红），苔薄黄，脉弦紧或濡。

治法：清热化瘀。

方药：四妙勇安汤与桃红四物汤合方化裁。

金银花 90g，玄参 90g，当归 30g，甘草 15g，川芎 12g，芍药 12g，生地 12g，桃仁 9g，红花 3g。

4. 湿阻经脉

主症：肢体水肿、胀痛，抬高肢体症状可以减轻，舌淡，舌体胖，苔白腻或腻，脉沉紧或濡。

治法：益气活血、利湿通络。

方药：济生肾气丸与五苓散加减。

炮附子 9g，熟地 6g，山药 6g，山茱萸 6g，泽泻 6g，茯苓 6g，牡丹皮 6g，车前子 6g，肉桂 3g，川牛膝 6g，猪苓 6g，白术 6g，泽泻 12g，桂枝 6g。

三、中药成药

1. 通塞脉片　每次 5～6 片，每日 3 次。适于毒热证。

2. 当归活血片　每次 1.5g，每日 3 次。适于经络不通、化为毒邪者。

3. 复方丹参片　每次 1.6g，每日 3 次。适于瘀阻脉络者。

4. 血脂康胶囊　每次 0.6g，每日 2 次，适用于脾虚痰瘀阻滞症。

5. 复方丹参注射液　30ml 静滴，每日 1 次，14 天为 1 个疗程。适用于气阴两虚，寒邪凝滞，脉络瘀阻。

四、中药外治

1. 中药敷贴　早期症状明显者，用三黄散或双柏散；活动不利者，用羌活、独活、五加皮、红花、川芎、伸筋草、海桐皮、威灵仙等制膏外贴。

2. 药熏洗浴　①毛冬青 300g，水煎取汁 500ml，泡足，每日 2 次，每次 20 分钟，2 个月为 1 个疗程；②陶功元用自拟方：艾叶 30g，威灵仙 30g，麻黄 20g，桂枝 20g，海桐皮 30g，陈皮 20g。功效：温经通络，煎水患部浸洗，1 日 2 次。③制川乌 20g，桂枝 20g，桑枝 20g，制附子 20g，桃仁 20g，红花 20g，川芎 20g，乳香 20g，没药 20g，伸筋草 20g，干姜 20g，络石藤 20g，炒枳实 20g，青皮 20g，续断 20g。每日 1 次，15 日为 1 个疗程。

3. 定向透药：使用导入、透入等设备，将单味或复方中药局部透入。药方从常用内服、外治药方中选用。

五、针灸按摩

1. 针灸　损伤早期，患者患部往往表现为疼痛、青紫肿胀，在损伤后的 3 天内接受 2～3 次的放血疗法，使患者的创伤部位剧痛缓解，肿胀减轻，收敛止血，缩短病程；而在损伤后的康复期，通过电针、温针灸等治疗手段，选取太阳膀胱经、足阳明胃经等穴位，以活血化瘀，舒筋通络，健运脾胃，补益肝肾，促进伤口愈合、骨痂生长和受损神经的修复等。

2. 按摩　按肌肉走行方向按摩，手法宜轻柔和缓，以防骨关节损伤和皮肤破损。

六、功 能 锻 炼

应抬高患肢，以主动为主，被动为辅，动作要协调，循序渐进，由小到大，由少到多，逐步增加，促进血液循环。

七、其 他 疗 法

1. 静滴血塞通注射液，具有活血祛瘀，通脉活络的功效。
2. 静滴清开灵注射液，具有清热解毒的功效。

【特色疗法述评】

一、西医及中西医结合治疗

1. 西医常规治疗　对于四肢急性动静脉损伤，急救原则为：首先是止血、抗休克、挽救生命，其次清创修复血管、重建血循环、保存肢体、兼顾功能。晚期血管伤的后果为肢体缺血、假性动脉瘤及动静脉瘘。如对急性血管伤采取积极修复措施，则可避免发生上述问题。

而对于周围血管疾病的治疗，药物治疗的适应证为急性血栓形成或栓塞、慢性供血不足及动脉痉挛性疾病，包括溶栓抗凝、祛聚、扩管降纤以及抑制血小板黏附聚集等药物。常用的西药有尿激酶、链激酶、肝素、低分子右旋糖酐、前列腺素 E、阿司匹林等。手术治疗是周围血管病治疗的一个重要组成部分，包括血管吻合和修补术、血管搭桥手术、静脉瓣膜修补术以及截肢手术等，但手术治疗存在着适应证范围窄、手术并发症多以及术后高达 30% 的再狭窄率等问题。介入血管治疗是近十多年来开展起来的新型治疗方法，它使得血管外科疾病的诊疗模式发生了巨大的变化。与传统的外科手术相比，介入手术具有损伤小、并发症发生率和死亡率低以及患者恢复快等优点。如经皮经腔球囊导管血管成形术（PTA）、腔内血管支架植放、动脉硬化斑块旋切、激光血管成形术、血管栓塞术等。但是，介入治疗也存在着费用昂贵、术后再狭窄等问题。

2.中西医结合治疗 对于周围血管疾病的治疗，许多学者认为，采用手术疗法并配合中药三期辨证（早期活血化瘀、通络消肿，中期和营生新、接骨续筋，后期补益肝肾、强健筋骨）内服及配合后期中医康复治疗（药熏药浴、针灸按摩、体疗牵引等），即"三合一"（三明治）式疗法治疗早期周围血管损伤，可改善周围血行、减缓疼痛、促进新生血管的生长，是一种较为理想的方法。

二、中医药研究动态

1.中药治疗的疗效 活血化瘀法能扩张肢体血管，降低血管阻力，增加肢体搏动性血流量，并能通过对血黏度和红细胞聚积性的作用，改善血液流变学状况。再者可根据病情发挥中医外治优势，可采用中药汤药熏、药浸、药浴、外敷、针刺、艾灸等方法。近年来运用中药提取液进行静脉点滴治疗，在治疗周围血管伤病中取得了很大成绩。

2.单味药的选择 本病的治疗，多以活血化瘀（当归、川芎、芍药、生地、桃仁、红花、丹参）及清热（金银花、玄参、蒲公英）、祛湿和温阳益气等药物为组方基础。

3.中药注射剂的研究 有学者报道，组织受损后，丹参能减轻组织受损，促进血管新生，从而有助于组织血管受损后的修复与重建。目前，研究证实，活血化瘀法能扩张肢体血管，降低血管阻力，增加肢体搏动性血流量，并能通过对血黏度和红细胞聚积性的作用，改善血液流变学状况。中药制剂有丹参注射液、川芎嗪注射液、血塞通注射液、葛根素注射液等，具有扩张血管、改善微循环和抑制血小板黏附聚集等综合作用。

4."痰瘀同治"的研究 闭塞性周围血管病均有血液循环障碍的病理表现，在中医学归属于血瘀证，多年来以血瘀为主要证型，采用活血化瘀法为主要治则，有学者认为痰饮和瘀血均为本病致病因素，二者均同水谷生成，质本同源，可以共存、互生、相互转化，痰在周围血管病的发病过程中可以说是无时无处不在，在辨证时，以活血化瘀为主，佐以化痰法取得显著疗效。

5.中医药的优势 目前，虽然外科手术治疗周围血管疾病正在蓬勃发展之中，手术技术在不断的进步，但是有资料报道，由于手术适应证的限制，约2/3的患者不可能采用手术治疗。另外，有报道动脉重建术5年后通畅率多低于50%；介入治疗后半年，30%～50%发生再狭窄。若患者在手术的同时能得到中药口服及中药静脉点滴治疗后，可取得巩固手术疗效的成效。中医注重全身的整体治疗以及身心的综合康复，疗效稳定，安全可靠，可以减少并发症的发生，早期疾病的治愈率高，对后期疾病的有效率也比较理想。

中医以辨证论治为原则指导治疗疾病，其优势主要体现在：①根据周围血管病各个阶段的不同临床表现辨证施治，在以活血化瘀为主的治则中兼以理气行郁、清热解毒、调和营卫、化湿祛痰、温阳通脉、软坚散结等方法灵活选方；②能全面调整人体的脏腑功能，促进气血调和、阴阳平衡、增强体质；③可根据病情发挥中医外治优势，可采用中药药熏、药浸、药浴、外敷及针刺、艾灸等方法。

6. 研究中的缺陷　从许多中医临床研究报道中看到，缺少明确的疗效判定标准，且结果差异较大，疗效机制也不够明了。有必要建立更完善、更准确的诊断、分型标准及中医辨证分型标准以及疗效评价体系，开展更为严谨的临床与实验研究。在研究内容上，对周围血管慢性疾病的研究比重较大，而针对周围血管损伤的研究偏少。

【主要参考文献】

1. 黄瑛．四妙勇安汤在周围血管病中的运用［J］．湖北中医杂志，2000，22（4）：55-56.

2. 徐杰男，唐汉钧，徐燎宇．唐汉钧治疗周围血管疾病的经验［J］．上海中医药杂志，2009，43（5）：6-7.

3. 陶功元，王宗银．温经活血散治疗损伤性血管痉挛病50例［J］．四川中医杂志，2001，19（7）：63.

4. 徐强．张朝晖教授治疗周围血管病早期病变经验［J］．陕西中医学院学报，2011，34（1）：22-23.

5. 朱力．桃红四物汤加减治疗脱疽例临床观察［J］．社区中医药杂志，2005，（7）：55.

6. 秦红松．尚德俊教授应用活血十法治疗周围血管疾病的经验［J］．中国中西医结合外科杂志，2000，1（6）：56.

7. 张俐，蔡碰德．提睾肌再灌注损伤模型碱性成纤维细胞生长因子变化与丹参干预效应［J］．中国组织工程与临床康复，2007，1（36）：7165-7168.

8. 刘梦光．论周围血管病从痰治［J］．新中医杂志，1995，（5）：5-6.

（朱　辉）

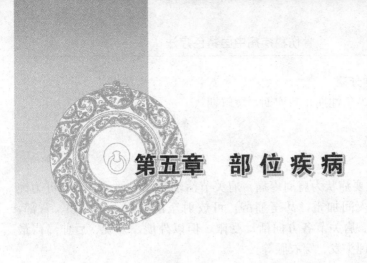

第五章 部位疾病

第一节 肩 周 炎

肩周炎，又称肩关节周围炎，是肩关节周围肌肉、肌腱、滑液囊及关节囊的慢性非化脓性炎症。以关节内、外粘连，肩部疼痛、肩关节活动受限为特征。本病病名较多，例如其因睡眠时肩部受凉引起而称"漏肩风"或"露肩风"；因肩部活动明显受限，形同冻结而称"冻结肩"；因该病多发于五十岁左右者而称"五十肩"。此外，还称"肩凝风"、"肩凝症"等。

【病因病机】

一、中 医

1. 风寒外邪（外因） 风寒湿外邪侵袭肩部，经脉拘急致气血不畅，血行受阻。

2. 肝肾亏虚（内因） 年老体衰，肾虚髓亏，气血虚损，筋失濡养，而致此病。

病机特点是肝肾亏虚、气血不足为本，寒湿阻痹、气滞血瘀为标。

二、西 医

（一）病因分类

1. 退行性变 肩关节及其周围组织长期劳损致使组织充血水肿，炎性细胞浸润，组织液渗出而形成瘢痕，造成肩周围组织挛缩。

2. 创伤 肩部受到外伤，肩部肌腱、肌肉、关节囊、滑液囊、韧带充血水肿，治疗不当导致肩周软组织广泛性粘连，进一步造成关节活动严重受限。

（二）病理学分期

病理学上分为急性期，粘连期，缓解期。

【临床表现】

1. 症状　主要症状为肩周疼痛，肩关节活动受限或僵硬。疼痛可为钝痛、刀割样痛，夜间加重，甚至痛醒，可放射至前臂或手部、颈、背部，亦可因运动加重。肩关节各方向活动受限，但以外展、外旋、后伸障碍最显著，如不能梳理头发、穿衣服等。

2. 体征

（1）肩周压痛：检查时局部压痛点在肩峰下滑液囊、肱二头肌长头肌腱、喙突、冈上肌附着点等处，常见肩部广泛压痛而无局限性压痛点。

（2）肩胛联动征：检查者一手固定肩胛下角，另一手外展患肩。肩部外展不到90°时即有肩胛骨移动为阳性。

（3）肩周肌肉萎缩：病程较长者，可见肩胛带肌萎缩，尤以三角肌萎缩明显。

【辅助检查】

1. X线　一般无异常改变。早期特征性改变主要是显示肩峰下脂肪线模糊变形乃至消失；中晚期：肩部软组织钙化，X线片可见关节囊、滑液囊、冈上肌腱、肱二头肌长头腱等处有密度淡而不均的钙化斑影；后期可出现骨质疏松、关节间隙变窄或增宽，以及骨质增生、软组织钙化等。

2. MRI　部分肩周炎患者MRI上可出现两个典型征象：腋隐窝处关节囊增厚并水肿，喙肱韧带处纤维组织增生。

【诊断与鉴别诊断】

一、诊　断

本病发病年龄在50岁左右，常无明显外伤史。早期以肩周疼痛为主，逐渐出现肩关节活动障碍，中后期以肩关节活动障碍为主要临床特征。肩外展试验时见"肩胛联动"。肩关节X线片常无异常改变。

1. 急性期　病期约1个月，亦可延续2～3个月。本期患者的主要临床表现为肩部疼痛、肩关节活动受限，是由于疼痛引起的肌肉痉挛，韧带、关节囊挛缩所致，但肩关节本身尚能有相当范围的活动度。如果此期积极治疗，可直接进入缓解期。

2. 粘连期　病期约 2～3 个月。本期患者疼痛症状已明显减轻，其临床表现为肩关节活动严重受限。肩关节因肩周软组织广泛粘连，活动范围极小，外展及前屈运动时，肩胛骨随之摆动而出现耸肩现象。

3. 缓解期　病期约 2～3 个月，为本症的恢复期或治愈过程。本期患者随疼痛的消减，在治疗及日常生活劳动中，肩关节的挛缩、粘连逐渐消除而恢复正常功能。

二、鉴别诊断

1. 中医需与项痹、骨痹等鉴别。
2. 西医需与颈椎病、肩峰撞击综合征、肩峰下滑囊炎等鉴别。

【治疗】

本病主要是非手术治疗，部分患者可自行痊愈，但时间长，痛苦大，功能恢复不全，积极地治疗可以缩短病程，加速痊愈。肩关节的练功活动为治疗中必不可少的，在发病初就应该积极进行，可缩短病程，加速恢复。

一、一般性处理

注意肩部保暖，可以外贴伤湿止痛膏药，同时主动做肩关节上举、前屈、后伸功能锻炼。

二、手法治疗

1. 推拿手法　慢性期可采用推拿手法，患者坐位，术者用右手的拇、食、中三指对握三角肌束，作垂直于肌纤维走行方向拨动 5～6 次，再拨动痛点附近的冈上肌、胸肌各 5～6 次，然后按摩肩前、肩后、肩外侧。继之，术者左手扶住肩部，右手握患者手腕部，作牵拉、抖动、旋转活动。最后帮助患肢作外展、上举、内收、前屈、后伸等动作。施行以上手法时，会引起不同程度的疼痛，要注意用力适度，以患者能忍受为宜。隔日治疗 1 次，10 次为 1 个疗程。主要是通过被动运动，使粘连松解，增进活动范围。

2. 扳动手法　对长期治疗无效，肩关节广泛粘连，肩部僵硬，疼痛已经消失而运动没有恢复的患者可以运用扳动手法松解肩部粘连。可在颈丛或全麻下，使肌肉放松，施行手法扳动。方法是患者卧位，术者以一手握住肘关节，另一手握住肩部，同时助手抵住肩胛骨，避免在手法扳动时肩胸肌性结合部的代偿活动。先使肱骨头慢慢内外旋转，然后再按下列步骤进行：

（1）前屈、外旋、上举：患者仰卧，肘关节伸直，牵引的同时逐渐使肩前屈、外旋，再使患肢上举过头。

（2）外展、外旋、上举：患者仰卧，屈肘，先将上臂被动外展，当达90°后，再外旋、外展患肢，最后患肢上举过头，要求手指能触及对侧耳朵。

（3）后伸、内旋、摸背：患者坐位，术者站于患者背侧，逐渐使肩关节后伸、内旋、慢慢屈肘使手指能接触及对侧肩胛骨下角。

手法扳动的范围由小到大，在扳动的过程中常能听到粘连带被撕裂的声音，经过反复多次的动作，直至肩关节达到正常活动范围。操作中要轻柔，防止暴力活动而造成肩部骨折或脱位。手法完毕后患者卧床休息，肩部外敷消瘀止痛药膏，并使上臂外展外旋至90°平面，1～2天局部疼痛和肿胀减轻后，应积极做肩关节的各向活动，尤其是要加强上臂的外展、外旋动作的锻炼。

3.练功疗法

（1）肩关节环绕练习：患者在早晚作内旋、外旋、外展、环绕上臂动作，反复锻炼，锻炼时必须缓慢持久，不可操之过急，否则有损无益。

（2）爬墙锻炼：患者侧面站立靠近墙壁，在墙壁上面画一高度标志，以手指接触墙壁逐步向上移动（做肩外展上举动作），每日2～3次，每次5～10分钟，逐日增加上臂外展上举度数。

（3）手拉滑车：可在屋的上方装一滑车，穿一拉绳，握住绳的两头，患者以健侧上肢向下牵拉另一端绳子，来帮助患侧关节的锻炼活动。

三、中药治疗

（一）辨证论治

1.风寒湿阻

主症：身体烦疼，项臂痛重，举动艰难，及手足冷痹，腰腿沉重，筋脉无力。

治法：祛风散寒，通络宣痹。

方药：蠲痹汤。羌活6g，姜黄6g，当归12g，赤芍9g，黄芪12g，防风6g，炙甘草3g，生姜5片，水煎温服。

2.脉络瘀滞

主症：肩痛、臂痛、腰腿痛，或周身疼痛，以刺痛为主，经久不愈者。

治法：活血化瘀，行气止痛。

方药：身痛逐瘀汤。桃仁9g，红花9g，当归9g，牛膝9g，地龙6g，甘草6g，川芎6g，没药6g，灵脂6g（炒），秦艽3g，羌活3g，香附3g。加水300ml，煎至150ml，去渣温服。

3. 气血亏虚

主症：肌肤麻木不仁，或肢节疼痛，或汗出恶风，舌淡苔白，脉微涩而紧。

治法：补气养血，舒筋通络。

方药：黄芪桂枝五物汤。黄芪9g，芍药9g个，桂枝9g，生姜18g，大枣4枚，水煎分3次温服。

（二）外用药

1. 宝珍膏　麝香2.8g、宝珍膏药粉1482g、黑药肉24000g、芸香浸膏200g。以上四味，取麝香研细，与宝珍膏药粉配研，混匀；黑药肉温热熔化，将上述药粉与芸香浸膏分次拌入，搅匀，分摊于布上，即得。本方具有除湿祛风，温经行滞的功效。用于风寒湿痹，腰膝酸软，跌打损伤及筋脉拘挛疼痛等。

2. 伤湿止痛膏　伤湿止痛流浸膏系取生草乌、生川乌、乳香、没药、生马钱子、丁香各1份，肉桂、荆芥、防风、老鹳草、香加皮、积雪草、骨碎补各2份，白芷、山奈、干姜各3份，粉碎成粗粉，用90%乙醇制成相对密度约为1.05的流浸膏；按处方量称取各药，另加3.7~40倍重的由橡胶、松香等制成的基质，制成涂料。进行涂膏、切段、盖衬、切成小块，即得。本方具有祛风湿，活血止痛的功效。

四、其他治疗

1. 封闭疗法　一般用泼尼松龙25~50mg加1‰普鲁卡因10ml，每周1次，3次为1个疗程。

2. 超短波、磁波、中医定向透药等方法。

3. 针灸疗法　取穴肩髃、肩髎、肩外俞、巨骨、曲池等，并可"以痛为腧"取穴，用泻法，结合灸法，每日1次。

4. 针刀治疗　针刀治疗肩周炎的原理主要是松解周围软组织粘连和减轻肌腱、关节囊挛缩，从而达到疏通气血、松解肌肉痉挛的目的。主要适用于症状典型、病程短的患者，对于处于粘连、缓解期的患者有较好的疗效。目前大部分医师都采用明显的压痛点为进针部位。但有些医师主张选取进针点时应结合具体的病变部位，如喙肱肌和肱二头肌短头的附着点，冈上、下肌抵止点，肱二头肌长头腱腱鞘，肩峰下滑膜囊等。而欧家寅则认为应按骨性标志及压痛点定位即喙突顶点、肱骨小结节、结节间沟及肱骨大结节后2cm处。

5. 液压扩张配合牵抖法　患者取端坐位，患肩上肢稍内收，常规消毒，术者戴无菌手套，先在肩关节前侧穿刺，即喙突外下1.5cm向外侧倾斜30°刺入，用10号针头60ml注射器抽取扩张液（生理盐水40～100ml＋2‰利多卡因3～5ml＋曲安奈德5mg）后，改成18号硬膜外穿刺针穿刺进入肩关节盂肱关节腔内，回抽无血后注药。注药时开始感到无阻力，然后缓慢注入药液后阻力随之增大，直到推注药液感到困难时，说明关节腔内已达到一定压力，达到扩张松解效果，继续加压注入总共40～100ml上述药液。液压松解后术者牵引、抖动患侧肩、肘、手，协调完成上肢外展上举外旋摸后头，后伸内旋摸健侧肩胛角，即告液压松解成功。此法治疗肩周炎的病机是在肩关节腔注射药液，利用液压松解扩张因慢性损伤炎症引起缩小的位于肱二头肌长头和肩胛下肌之间的三角形滑膜皱襞容积。该间隙的缩小，可引起肩关节疼痛和活动功能障碍。液压扩张后可使肩关节得到一个稳定的、均匀的、加压后增大的活动空间，从而使关节滑膜皱襞离开粘连的肌腱，挛缩的关节囊得到松弛，喙突下隐窝重新出现，使肩关节功能能得到恢复。注射液中加入少量的曲安奈德，可起到抗炎，减少渗出，防治再粘连的作用，再配合手法推拿进一步松解治疗，起到事半功倍的效果。

五、西 医 治 疗

1. 口服药物，如非甾体类抗炎镇痛药，但疗效有限。

2. 封闭疗法是目前西医治疗肩周炎的常用方法，常用药物是醋酸曲安奈德注射液和利多卡因注射液。

3. 局部麻醉，肩胛上神经周围或臂丛神经肌间沟注射局麻药物，可以缓解肩周炎的疼痛症状。

【特色疗法述评】

一、西医及中西医结合治疗

1. 西医疗法的适应证　西医主要治疗肩周炎急性期和粘连期，包括口服非甾体类抗炎镇痛药、封闭疗法、肩胛上神经周围或臂丛神经肌间沟局部麻醉。

2. 中西医结合治疗的意义　一般认为，中西医结合治疗本病的疗效优于单纯中医药或单纯手术治疗。

二、中医药研究动态

(一) 疗法研究

中医药治疗肩周炎主要包括手法治疗、针灸治疗和中药治疗。

1. 中医药治疗的适应证 中医治疗适用于肩周炎急性期、粘连期和缓解期各期。

2. 中医疗法的选择 手法治疗一般多与物理疗法和神经阻滞等方法联合应用，是临床上常用的一种方法，手法治疗主要以推拿按摩、关节松解术为主要治疗方法。在临床上取得了较满意的疗效，该方法能被广大患者所接受。但是手法松解有一定难度，不同手法可能疗效不同。另外手法松解有骨折、关节脱位、肩袖损伤、臂丛神经损伤、关节周围软组织损伤等并发症。

针灸疗法是目前治疗肩周炎有效方法之一，目前的研究表明，在选穴方面有单穴、处方、辨经选穴之分。单穴治疗以选用条口穴、三间、足三里、肩痛穴为常见，临床上此病的治疗选穴上以局部选穴为多见。一些文献作者根据痛点处的经络循行分布循经辨证，临床观察发现最痛点常出现于手太阴、手阳明、手少阳和手太阳循行所过。

中药治疗肩周炎分为内服和外治两种方法，内服以祛风散寒除湿、活血化瘀止痛为法则。该类中药能改善局部血液循环，加速炎症渗出物的吸收，有利于关节功能恢复，增加局部营养，改善肌肉萎缩的作用。外治法多采用热熨、敷贴、熏洗、定向透药等方法，所选药物大多为温通经络、祛风寒湿邪、蠲痹舒筋止痛之品，但中药外治的不足之处是，药物不能充分吸收，浪费较大，有待进一步借助现代科学技术的电、磁、光、声的原理，促进药物的由外而内，同时还可使用透皮促进剂，提高皮肤的渗透吸收速率，使药物发挥并保持最大的治疗作用。

3. 单味中药的选择 本病的治疗，多以祛风湿中药（防风、羌活、秦艽），活血化瘀中药（川芎、桃仁、红花、地龙、香附、归尾、鸡血藤）及补肝肾、壮筋骨药物（熟地、枸杞、杜仲、肉苁蓉、牛膝、山茱萸、淫羊藿、龟甲、菟丝子、山药、鹿茸）为组方基础。

4. 针刀治疗的临床研究 针刀治疗肩周炎的原理主要是松解周围软组织粘连和减轻肌腱、关节囊挛缩，从而达到疏通气血，松解肌肉痉挛的目的。覃勇认为应从肩三针、曲池、阿是穴等穴位进针。张天民等认为应选择肩关节前喙突顶点到肱骨大结节的后方 2cm 处恰似一个横型 C 形作为针刀进针点。李殿则认为从中府、肩髎、肩髃、天宗、膈俞、巨骨、秉风等穴位处或其附近进行治疗。

（二）研究方法的缺陷

从许多中医临床研究报道中看到，肩周炎的疗效评价标准不一，研究多采用自定评估标准，容易过高估计试验的疗效，造成试验结果不能达到完全客观和正确。此外，临床研究未能完全做到随机、双盲，导致研究结果存在一定的偏差，在以后研究中尚需要进一步完善。

【主要参考文献】

1. 孔庆德. 临床 X 线诊断手册［M］. 上海：上海科学技术出版社，1988，5（1）：67.

2. 高士廉. 实用解剖图谱［M］. 上海：上海科学技术出版社，1980，12（2）：298.

3. 叶涛，李刚，罗金寿，等. MRI 肩周炎的临床诊断价值［J］. 中国医学计算机成像杂志，2013，19（5）：430-433.

4. 白春华，沈文祥. 曲安奈德配合针刀治疗肩周炎 38 例临床疗效观察［J］. 中国乡村医药杂志，2005，12（10）：18-19.

5. 欧家寅. 肩胛上神经阻滞联合小针刀松解治疗肩周炎 60 例［J］. 中国医药导报. 2009，15（6）：49-50.

6. 覃勇. 电针加小针刀治疗肩周炎［J］. 针灸临床杂志，2001，17（2）：36.

7. 张天民，杨光锋，葛恒君，等. 肩关节"C"形针刀松解术治疗肩周炎［J］. 湖北中医学院学报，2006，8（2）：56.

8. 李殿宁，叶平. 针刀治疗肩周炎的中西医结合机理探讨［J］. 针灸临床杂志，2002，18（11）：41-42.

9. Dahan TH, Fortin L, Pelletier M, et al. Double blind randomized clinical trial examining the efficacy of bupivacaine suprascapular nerve blocks in frozen shoulder［J］. J Rheumatol，2000，27（6）：1464-1469.

10. 韩新强，韩艳茹，韩宝茹. 独刺条口穴治疗肩周炎 87 例［J］. 山东中医杂志，2006，25（11）：757.

11. 郭现军. 针刺三间穴治疗肩周炎 52 例疗效观察［J］. 光明中医，2007，22（5）：32-33.

12. 张华，吴志刚，徐小玉. 针刺足三里治疗肩周炎 120 例［J］. 井冈山学院学报，2008，29（10）：101-111.

13. 刘圣，王保卫，杨洪，等. 针刺肩痛穴治疗肩周炎临床疗效观察［J］. 中华中医药学刊，2007，25（2）：282.

（何升华）

第二节　肩峰下撞击综合征

肩峰下撞击综合征，是肩关节外展活动时，肩峰下间隙内结构与喙肩穹隆之间反复摩擦、撞击，导致肩峰组织炎症、退变，甚至肩袖撕裂，肩部疼痛和功能障碍。最常见的是由位于肩峰、喙肩韧带和肱骨头间的软组织与肩峰、喙肩韧带碰击，造成这些软组织发生无菌性炎症并引起疼痛，有时甚至发生嵌顿。构成本综合征的疾病包括肩峰下滑囊炎、冈上肌腱炎、冈上肌钙化性肌腱炎、肱二头肌长头腱鞘炎、肩袖退变撕裂等多种病理变化。中医对本病并没有详细的记载。

【病因病机】

一、中　医

1. 气滞血瘀　风寒湿外邪侵袭肩部，经脉拘急致气血不畅，血行受阻。
2. 肝肾亏虚　年老体衰，肾虚髓亏，气血虚损，筋失濡养，而致此病。病机特点是肝肾亏虚、气血不足为本，寒湿阻痹、气滞血瘀为标。

二、西　医

（一）病因分类

1. 原发性肩峰下撞击综合征　由于过度应用（如肩峰下负荷过大、过多过顶运动等）和局部解剖结构异常（如肱骨大结节过大、肩峰下滑囊增厚纤维化、喙肩韧带肥大、钩状肩峰、肩峰或肩锁关节骨赘等）造成。常见于中老年人群。

2. 继发性肩峰下撞击综合征　由于肌肉不平衡、盂肱关节不稳定、后方关节囊过紧、肩胛骨运动障碍等原发疾病导致反复的微小撞击造成。主要发生于年轻运动员中。

（二）病理分类

第Ⅰ期：肩袖急性炎症，水肿和出血；第Ⅱ期：出现肩袖腱炎和纤维化；第Ⅲ期：肩袖撕裂，可以出现喙肩弓的骨赘。

【临床表现】

1. 症状　主要症状为肩关节前外侧急性或慢性的钝痛。疼痛在做过顶动作时诱发或加重。夜间患侧卧位时疼痛明显。
2. 体征
（1）肩周压痛：检查时肩关节前侧或肩关节前外侧压痛。
（2）疼痛弧征：患臂上举 $60°\sim120°$ 范围出现疼痛或症状加重。疼痛弧征仅在部分患者中存在，而且有时与撞击征并无直接关系。

（3）砾轧音：检查者用手握持患臂肩峰前、后缘，使上臂做内、外旋运动及前屈、后伸运动时可扪及砾轧音，用听诊器听诊更易闻及。明显的砾轧音多见于撞击征 2 期，尤其是在伴有完全性肩袖断裂者。

（4）肌力减弱：肌力明显减弱与广泛性肩袖撕裂的晚期撞击征密切相关。肩袖撕裂早期，肩的外展和外旋力量减弱，有时系因疼痛所致。

（5）撞击试验：检查者用手向下压迫患者患侧肩胛骨，并使患臂上举，如因肱骨大结节与肩峰撞击而出现疼痛，即为撞击试验阳性。本试验对鉴别撞击征有很大临床意义。

（6）撞击注射试验：以 1‰利多卡因 10ml 沿肩峰下面注入肩峰下滑囊。若注射前、后均无肩关节运动障碍，注射后肩痛症状得到暂时性完全消失，则撞击征可以确立。如注射后疼痛仅有部分缓解，且仍存在关节功能障碍，则"肩周炎"的可能性较大。本方法对非撞击征引起的肩痛症可以作出鉴别。

【辅助检查】

1．X 线片　X 线片应常规包括上臂中立位、内旋位、外旋位的前后位投照及轴位投照，冈上肌腱出口部 X 线投照（Y 位像）对了解出口部的结构性狭窄以及测量肩峰-肱骨头间距是十分重要的。并且出现下列 X 线征象时，对肩峰下撞击征诊断具有参考价值。

（1）大结节骨赘形成。一般发生于冈上肌止点嵴部。

（2）肩峰过低及钩状肩峰。

（3）肩峰下面致密变、不规则或有骨赘形成。

（4）肩锁关节退变、增生，形成向下突起的骨赘，致使冈上肌出口狭窄。

（5）肩峰-肱骨头间距（A-H 间距）缩小。正常范围为 1.2～1.5cm，＜1.0cm 应为狭窄，≤0.5cm 提示存在广泛性肩袖撕裂。肱二头肌长头腱完全断裂，失去向下压迫肱骨头的功能，或其他动力性失衡原因也可造成 A-H 间距缩小。

（6）前肩峰或肩锁关节下方骨质的侵袭、吸收；肱骨大结节脱钙、被侵袭和吸收或发生骨的致密变。

（7）肱骨大结节圆钝化，肱骨头关节面与大结节之间界线消失，肱骨头变形。

上述 1～3 点 X 线片表现结合临床肩前痛症状和阳性撞击试验，应考虑撞击征存在。第4～7点X线征象属于撞击征晚期表现。

除了采用不同位置的静态X线片及测量外，还应做X线监视下的动态观察。在出现撞击征的方向、角度，使患臂做重复的前举、外展等运动，观察肱骨大结节与肩峰喙肩弓的相对解剖关系。动态观察法对于诊断动力性撞击征尤为重要。

2. 肩关节造影术 对撞击征晚期阶段并发肩袖断裂，造影术仍为目前完全性肩袖断裂特异性最高的诊断方法。肩关节造影时若发现对比造影剂自盂肱关节溢入肩峰下滑囊或三角肌下滑囊，即可诊断肩袖完全性破裂。可观察肱二头肌长头腱的形态及腱鞘的充盈度判断肱二头肌长头肌腱有否断裂。小型的肩袖断裂及不完全性肩袖断裂在造影时难以显示。肩峰下滑囊造影也有助于完全性肩袖撕裂的诊断，但由于肩峰下滑囊形态的变异以及显影的重叠性，其实用价值受到限制。

3. MRI 对软组织病变有很高的敏感性，随着经验的积累，MRI检查对肩袖损伤诊断的特异性也在不断增高，已逐渐成为常规诊断手段之一。

4. 关节镜 关节镜检查术是一种直观的诊断方法，能发现肌腱断裂的范围、大小、形态，对冈上肌腱关节面侧的部分断裂及肱二头肌长头腱病变也有诊断价值，并能从肩峰下滑囊内观察滑囊病变及冈上肌腱滑囊面的断裂。此外，在诊断的同时还能进行治疗，如肩峰下间隙的刨削减压、病灶清除和前肩峰骨赘切除，并可进行前肩峰成形术。关节镜检查是损伤性检查方法，需在麻醉下进行。

【诊断与鉴别诊断】

一、诊　　断

可发生于自青少年至老年人。部分患者具有肩部外伤史，相当多的患者与长期过度使用肩关节有关。因肩袖、滑囊反复受到损伤，组织水肿、出血、变性乃至肌腱断裂而引起症状。早期的肩袖出血、水肿与肩袖断裂的临床表现相似，易使诊断发生混淆。应当与其他原因引起的肩痛症进行鉴别，并区分出属于哪一期，此对本病的诊断和治疗是十分重要的。

第Ⅰ期：又称水肿出血期，可发生于任何年龄。从事手臂上举过头的劳作，如板壁的油漆及装饰工作，以及从事体操、游泳、网球及棒球投掷等运动项目而造成肩关节过度使用和发生累积性损伤是常见原因之一。此外，本期还包括一次性单纯的肩部损伤史，如体躯接触性剧烈运动或严重摔伤之后的冈上肌、肱二头肌和肩峰下滑囊的水肿与出血。

第Ⅱ期：即慢性肌腱炎及滑囊纤维变性期，多见于中年患者。肩峰下反复撞击使滑囊纤维化，囊壁增厚，肌腱反复损伤呈慢性肌腱炎，通常是纤维化与水肿并存。增厚的滑囊与肌腱占据了肩峰下间隙，使冈上肌出口相对狭窄，增加了撞击发生的机会和频率，疼痛症状发作可持续数日之久。

第Ⅲ期：即肌性断裂期，主要病理变化是冈上肌腱、肱二头肌长头腱在反复损伤、退变的基础上发生肌腱的部分性或完全性断裂。肩袖出口部撞击征并发肩袖断裂的好发年龄在54岁以后。

二、鉴 别 诊 断

1. 中医需与骨痿、骨痹等鉴别。
2. 西医需与肩周炎、冈上肌腱断裂等鉴别。

【治疗】

肩峰下撞击征不属于自限性疾病，只有得到及时诊断，明确病因和病理变化状况，得到正确治疗，才能取得较满意的结果。

一、一般性处理

注意肩部保暖，可以外贴伤湿止痛膏药，严禁患侧上肢持重劳动及运动，同时主动做肩关节前屈、上举外旋摸头和后伸内旋摸健侧肩胛角功能锻炼。

二、中 药 治 疗

（一）辨证论治

1. 气滞血瘀

主症：肩部肿胀，疼痛拒按，夜间痛甚，肩关节活动受限。舌质黯或有瘀斑，苔薄黄，脉弦或细涩。

治法：活血舒筋止痛。

方药：舒筋活血汤。炒杜仲 15g，当归 15g，五加皮 15g，怀牛膝 15g，延胡索 15g，川断 12g，荆芥 10g，防风 10g，炒枳壳 10g，红花 10g，小青皮 10g，羌活 10g，独活 10g，桑枝 10g，桂枝 10g，僵蚕 10g。加水 300ml，煎至 150ml，去渣温服。

2. 肝肾亏虚

主症：肩部疼痛日久，肌肉萎缩，关节活动受限，劳累后疼痛加重，伴头晕目眩，四肢乏力。舌质淡，苔少或白，脉细弱或沉。

治法：补益肝肾，强壮筋骨。

方药：补肾壮筋汤。熟地 15g，当归 12g，牛膝 15g，山萸 12g，云苓 12g，川断 12g，杜仲 12g，白芍 12g，青皮 8g，五加皮 12g，桂枝 12g，地龙 10g。加水 300ml，煎至 150ml，去渣温服。

（二）外用药

1. 消瘀散 大黄、姜黄、香附、当归、蒲公英、薄荷等 10 味中药，共研细末，过筛 100 目。取药粉加水、食用米醋、酒、蜂蜜适量，调成膏状，敷在损伤处，厚度 0.5cm，药膏面积比肿胀面积略大，用专用胶纸敷盖，必要时包扎固定，每天换药 1 次。本方主治急性软组织损伤（血瘀证）。

2. 温通膏 以生川乌 150g，生草乌 150g，羌活 200g，细辛 150g，威灵仙 250g，透骨草 250g，大黄 250g，川芎 250g，当归 250g，鸡血藤 250g，海桐皮 250g，桑枝 250g，将上药研成细末过 45 目筛，取蜂蜜 1000g、凡士林油膏 300g，加热至 70℃搅拌溶化后，待温度降至 30℃左右，加入药末 500g，逐渐搅拌混合至冷却装入药罐，密封备用，用时将制好的药膏摊在油纸上敷于患处，绷带固定，每日更换 1 次。本方具有温经通络、祛寒逐湿、祛痹镇痛的作用。

三、中西医结合治疗

1. 液压扩张配合针刀松解法 采用液压扩张配合针刀松解法治疗肩峰下撞击综合征，操作方法：患者取端坐位，患肩上肢稍内收，常规消毒，术者戴无菌手套，拇指端在肩峰下后方找到关节间隙，用 10 号针头 60ml 注射器抽取扩张液（生理盐水 40～100ml＋2％利多卡因 3～5ml＋复方倍他米松注射液 1ml）后，改成 18 号硬膜外穿刺针穿刺进入肩峰下间隙，回抽无血后注药。注药时开始感到无阻力，然后缓慢注入药液后阻力随之增大，直到推注药液感到困难时，说明关节腔内已达到一定压力，达到扩张松解效果，继续加压注入总共 50～100ml 上述药液。液压松解后术者被动活动患侧肩、肘、手协调完成上肢外展外旋上举摸后头，后伸内旋摸健侧肩胛过程中采用针刀在肩关节喙突周围及肩峰下间隙进针松解挛缩纤维瘢痕组织，直至被动活动功能恢复到位，即告液压松解成功。

2. 臭氧注射并手法治疗 蒋攀峰等采用将臭氧注射到肩关节并手法治疗肩峰下撞击综合征，肩峰下间隙注射 7～8ml 浓度为 40μg/ml 医用臭氧＋氧混合气体，结合肩部理筋手法治疗。

四、西医治疗

可分为非手术治疗和手术治疗，治疗时依据病因、撕裂的程度、骨性异常和患者的活动水平要求来制定正确的治疗方案。

1. 第Ⅰ期 采取非手术治疗。早期用三角巾或吊带制动，在肩峰下间隙注射皮质激素和利多卡因能取得明显止痛效果。口服非甾体类抗炎镇痛剂能促进水肿消退、缓解疼痛，同时可应用物理治疗。

2. 第Ⅱ期 进入慢性冈上肌腱炎和慢性滑囊炎阶段，仍以非手术治疗为主。以物理治疗与体育疗法为主促进关节功能康复，并改变劳动姿势和操作习惯，避免肩峰下撞击征复发。

3. 第Ⅲ期 均伴有冈上肌腱断裂和肱二头肌长头腱断裂等病理变化，是外科治疗的适应证。对冈上肌腱断裂一般采用 Mclaughlin 修补术，对广泛性肩袖撕裂可利用肩胛下肌转位或冈上肌推移修补术，重建肩袖的功能，与此同时应常规做前肩峰成形术，切除肩峰前外侧部分，切断喙肩韧带，使已修复的肌腱避免再受到撞击。术后患肢宜做 0°位牵引或肩人字石膏固定，3 周之后去除固定行康复训练。

手术治疗：对一些非手术治疗效果不理想或Ⅲ期伴有肩袖撕裂或二头肌长头腱断裂等病例，手术治疗为其适应证。

（1）开放肩峰前方成形术：可彻底减压，去除导致撞击的病因目的。

（2）关节镜肩峰下间隙减压术：是目前肩峰下撞击综合征的主流手术方式。适应证：Ⅱ、Ⅲ型肩峰伴有肩峰下骨赘形成，肩锁关节有向下突出的骨赘造成撞击的；继发于机械性撞击的肩袖部分撕裂及不可修复的广泛肩袖撕裂；小于 3mm 的肱骨大结节骨折畸形愈合。

【特色疗法述评】

一、西医疗法的适应证

西医疗法主要是手术治疗，主要适于一些非手术治疗效果不理想或Ⅲ期伴有肩袖撕裂或二头肌长头腱断裂等病例。

二、中医药治疗的适应证

肩峰下撞击综合征的治疗取决于病因和病理分期，非手术治疗适合于多数患者，对Ⅰ期和Ⅱ期无肩峰下结构异常以及肱盂关节不稳定等明显病因者效果最佳。

三、中西医结合治疗

包括液压扩张配合针刀松解法和臭氧注射并手法治疗。深圳市中医院采用液压扩张配合小针刀松解法治疗肩峰下综合征,优良率89%,一次即可。此法治疗肩峰下撞击综合征的机制是在肩峰下间隙注射药液,利用液压松解扩张因慢性损伤炎症引起缩小的位于肱二头肌长头和肩胛下肌之间的三角形滑膜皱襞容积。该间隙的缩小,可引起肩关节疼痛和活动功能障碍。液压扩张后可使肩关节得到一个稳定的、均匀的、加压后增大的活动空间,从而使关节滑膜皱襞离开粘连的肌腱,挛缩的关节囊得到松弛,喙突下隐窝重新出现,使肩关节功能得到恢复。注射液中加入少量的复方倍他米松注射液,可起到抗炎、减少渗出、防止再粘连的作用,再配合针刀进一步松解治疗,起到事半功倍的效果。对于肩峰下撞击综合征如能做到早期发现,早期行非手术治疗,可在一定程度上取得良好的治疗效果,减少行手术治疗给患者带来的痛苦及负担。

四、中医药治疗

(一) 中药辨证施治

气滞血瘀:治以活血舒筋止痛,方用舒筋活血汤加桑枝、桂枝、僵蚕。肝肾亏虚:治以补益肝肾,强壮筋骨,方用补肾壮筋汤加桂枝、地龙。对肩关节疼痛明显者外敷"消瘀散"、对疼痛并肩关节功能障碍明显者外敷"温通膏"。口服抗炎止痛药物、肩峰下液压扩张、理疗以及增强肩袖肌力的训练。Blair等报道肩峰下注射糖皮质激素能极大地减少肩峰下撞击综合征患者的疼痛和增加肩关节的活动度,是一种有效的短期治疗方法,但这种激素治疗最多只能注射3次,否则易致冈上肌腱炎及断裂。目前的研究表明,非手术治疗仍是适合大多患者的一种治疗方法,关于非手术治疗时间持续长短,文献报道多在12~18个月。对于非手术治疗的方式、方法以及效果,国际上一直存在争议,有研究认为,适当的正确的理疗对于此症的恢复有一定的疗效,在对于物理疗法的研究中,有研究表明,适当活动患侧肩关节伸展角度在90°以内,效果优于活动角度大于90°。也有学者提出可给予患肩超声疗法或激光疗法,有研究初步证实,高强度激光照射患肩有一定疗效,而超声疗法则无明显疗效。

(二) 单味中药的选择

本病的治疗,多以活血化瘀中药(丹参、川芎、桃仁、红花、生地黄、血竭、僵蚕、䗪虫、当归)及补肝肾、壮筋骨药物(熟地、枸杞、杜仲、肉苁蓉、牛膝、山茱萸、淫羊藿、龟甲、补骨脂、菟丝子、山药、)为组方基础。

(三) 手法治疗

手法治疗一般多与物理疗法和神经阻滞等方法联合应用,是临床上常用的一种方法，主要通过摆动、滚动、滑动、旋转、牵拉和分离等手法，达到解除肌肉痉挛，缓解疼痛的目的。通过直接牵抖关节和软组织，提高肩峰下关节活动范围，再结合一些臭氧注射及理疗方法能取得较好的疗效。

【主要参考文献】

1. 孔庆德. 临床 X 线诊断手册 ［M］. 上海：上海科学技术出版社，1988.67.
2. 顾鹏程，童翔，郭方，等. 肩峰解剖形态变异的 X 片表现与肩峰下撞击综合征关系的研究 ［J］. 浙江创伤外科，2010，（4）：12-14.
3. 叶涛，李刚，罗金寿，等. MRI 肩周炎的临床诊断价值 ［J］. 中国医学计算机成像杂志，2013，19（5）：430-433.
4. 林青松，彭力平. 消瘀散治疗急性软组织损伤的临床研究 ［J］. 中医正骨，2009，21（4）：10-11.
5. 彭虎. 温通膏治疗骨伤科痛症 480 例疗效观察 ［J］. 中医临床研究，2011，5（3）：32-33.
6. 蒋攀峰，王薆，徐贞，等. 臭氧注射并手法治疗肩峰下撞击综合征 ［J］. 河南中医，2008，28（2）：47-48.
7. Cordasco FA，Backer M，Craig EV，et al. The partial-thickness rotator cuff tear：is acromioplasty without repair sufficient? ［J］. Am J Sports Med，2002，30：257-260.
8. 余伟吉，蒋顺琬，陈大宇，等. 肩峰下撞击综合征 45 例治疗体会 ［J］. 新医学，2009，（10）：49-51.
9. Blair B，Rokito AS，Cuomo F，et al. Efficacy of injections of corticosteroid for subacromial impingement syndrome ［J］. J Bone Joint Surg Am，1996，78：1685-1689.
10. Celik D，Atalar AC，Sahinkaya S，et al. The value of intermittent ultrasound treatment in subacromial impingement syndrome ［J］. Acta Orthop Traumatol Turc，2009，May-Jul，43（3）：243-247.

（何升华）

第三节　肱骨外上髁炎

肱骨外上髁炎（external humeral epicondylitis）亦称肱桡关节滑囊炎、肱骨外髁骨膜炎，是一种前臂伸肌起点的慢性牵拉伤导致肘关节外上髁局限性疼痛，并影响臂腕功能的慢性劳损性疾病。因以往网球运动员较常见，故又称"网球肘"。本病中医名为"臂痹"，属于中医学"伤筋""肘痛""肘劳"范畴。

【病因病机】

一、中　医

1. 风寒阻络证　感受风寒湿邪，痹阻筋骨，导致经脉运行不利，故肘部僵硬伴活动受限，遇寒及天气变化时诸症加重；寒为阴邪、主收引，故得热则缓。

2. 湿热内蕴证　久居炎热潮湿之地，外感风湿热邪，袭于肌腠，壅于经络，痹阻气血经脉，滞留于关节筋骨，故肘部红肿热痛、活动受限，遇寒则缓。

3. 气血亏虚证　长期劳累，劳损肘部筋骨，筋脉失养，耗伤气血，气虚则清阳不展，血虚则筋脉失所养，故发生肘部无力。气血运行不畅，不通则痛，故肘酸痛。

4. 气滞血瘀证　用力不当，致使局部气血不畅，经脉运行不利，局部气血瘀滞，"不通则痛"，故见肘痛刺痛，筋脉不利，故肘部活动受限。

病机特点是气血亏虚为本，湿热内蕴、风寒阻络、气滞血瘀为标。

二、西　医

本病是由于肱骨外上髁伸肌总腱的慢性劳损及牵扯引起的慢性损伤性炎症，其病理改变是典型的末端病改变，其过程是由于肌肉的过度活动，在早期引起腱下间隙内组织水肿，随之是纤维性渗出，并开始血管增生及粘连形成。伸肌用力收缩时，粘连撕裂引起肉芽组织的反应性增殖，渐充满腱下间隙。间隙的容积减少，更易因机械刺激而出现外上髁炎的特有症状。

【临床表现】

1. 病史　经常反复使用肘关节的运动员、家庭主妇、建筑工人多见。

2. 症状　本病多数发病缓慢，网球肘的症状初期，患者只是感到肘关节外侧酸痛，患者自觉肘关节外上方活动痛，疼痛呈持续进行性加重，可向前臂外侧放射，感觉酸胀不适，不愿活动。手不能用力握物、握铲、提壶、拧毛巾、打毛衣、抱小孩等运动可使疼痛加重。一般在肱骨外上髁处有局限性压痛点，有时压痛可向下放散，甚至在伸肌腱上也有轻度压痛及活动痛。局部无红肿，肘关节伸屈不受影响，但前臂旋转活动时可疼痛。

严重者伸指、伸腕或执筷动作时即可引起疼痛。有少数患者在阴雨天时自觉疼痛加重。

3. 体征　检查见肘关节外侧压痛，握掌、伸腕及旋转动作可引起肱骨外髁处疼痛加重，前臂抗阻力旋后试验（Mills 试验）阳性。

【辅助检查】

1. X 线片　X 线片检查一般无异常变化，有时可见钙化阴影、肱骨外上髁粗糙、骨膜反应等。
2. MRI　可出现肱骨外上髁软组织信号改变。
3. 红外热成像　局部代谢亢进或血流加快可使温度异常升高，红外热图颜色增强。

【诊断与鉴别诊断】

一、诊　　断

肘关节外侧疼痛，疼痛呈持续进行性加重，可向前臂外侧放射。检查见肘关节外侧压痛，握掌、伸腕及旋转动作可引起肱骨外髁处疼痛加重，前臂抗阻力旋后试验（Mills 试验）阳性。X 线检查一般无异常变化，有时可见钙化阴影、肱骨外上髁粗糙、骨膜反应等。

二、鉴　别　诊　断

1. 中医　需与项痹、骨痹等鉴别，项痹可并发本病。
2. 西医　需与颈椎病、肱骨内上髁炎等鉴别。

【治疗】

肱骨外上髁炎，一般情况下都可以通过非手术治疗，很少采用手术治疗。早期病例，症状较轻者，不需特殊治疗，但需适当休息和避免不利的活动；症状较重者，建议短期固定制动，配合口服非甾体抗炎药等，待疼痛缓解后去除固定，给予适当的治疗，如封闭、中药外治、手法、针灸等。手术治疗适用于症状严重、长时间非手术治疗无效的极少数患者。

一、一般措施

1. 去除病因 肱骨外上髁炎患者由于症状的轻重、疼痛程度不一，处理方式也有所不同。静养休息对于急性期（严重红、肿、痛）很重要。患者应停止一些使用肘部、腕部的动作，尤其是限制用力握拳、伸腕动作，是治疗和预防复发的基本原则。大多急性期患者的无菌性炎症可在2周左右吸收，所以能坚持制动2周的患者往往治疗效果明显，复发的概率也会降低。而改变活动模式则是更长远的策略，找出发病的原因，然后作出相应的改变，便可以减缓病情。

2. 冰敷 肱骨外上髁炎急性期患者，不要临时绑上绷带或戴上护肘继续运动或劳动，否则会使病情加重。在有条件的情况下，最好使用冰敷来缓解疼痛。冰敷要尽早，早期合理的冰敷就可以达到减低组织创伤程度和加快组织修复的目的，减轻患者的不适。

二、辨证论治

1. 风寒阻络

主症：肘部酸痛麻木，屈伸不利，遇寒加重，得温痛缓；舌苔薄白或白滑，脉弦紧或浮紧。

治法：祛风散寒，通络宣痹。

方药：蠲痹汤加减。常用药：羌活、独活、桂枝、秦艽、海风藤、桑枝、当归、川芎、乳香、木香、甘草。

2. 湿热内蕴

主症：肘外侧疼痛，有热感，局部压痛明显，活动后疼痛减轻，伴口渴不欲饮；舌苔黄腻，脉濡数。

治法：清热除湿。

方药：二妙散加味。常用药：黄柏、苍术、桑枝、秦艽、当归、乳香、防己。

3. 气血亏虚

主症：起病时间较长，肘部酸痛反复发作，提物无力，肘外侧压痛，喜揉喜按，并见少气懒言，面色苍白；舌淡苔白，脉沉细。

治法：养血荣筋，补气养血。

方药：当归鸡血藤加减。常用药：当归、鸡血藤、桂枝、党参、白术、茯苓、白芍、熟地黄、川芎、甘草。

4. 气滞血瘀

主症：起病时间短，肘部刺痛，活动受限，肘外侧压痛，疼痛部位固定，有时有硬结感；舌淡黯，苔薄黄，脉弦或涩。

治法：舒筋活络，活血止痛。

方药：活血汤加减。常用药：柴胡、当归尾、赤芍、桃仁、鸡血藤、枳壳、红花、血竭。

三、特色专方

1. 松筋解粘透骨汤　当归20g，海桐皮18g，伸筋草18g，五加皮12g，透骨草10g，桂枝10g，赤芍10g，威灵仙10g，羌活10g，川椒10g，川芎8g，甘草8g，红花6g，水煎熏洗。具有祛湿通络、舒筋活血的功效。

2. 赵崇智经验方一　薏苡仁30g，鸡血藤20g，白芍20g，羌活15g，伸筋草15g，透骨草15g，威灵仙15g，桂枝15g，桑枝15g，当归12g，制川乌10g，片姜黄10g，炙甘草6g，水煎口服。具有舒筋通络、活血止痛的功效。

3. 赵崇智经验方二　云南白药2g，用陈醋调匀，加热，外敷。具有活血止痛的功效。

四、中药成药

1. 珍宝丸　每次13粒，每日2次，14天为1个疗程。适于气滞血瘀者。

2. 仙灵骨葆胶囊　每次3粒，每日2次，14天为1个疗程。适于气血亏虚者。

3. 附桂骨痛胶囊　每次4粒，每日3次，14天为1个疗程。适于风寒湿阻者。

4. 痛风定胶囊　每次4粒，每日3次，14天为1个疗程。适于湿热内蕴者。

5. 疏血通注射液　每次6ml加250ml生理盐水或葡萄糖注射液静滴，每日1次，14天为1个疗程。适于气滞血瘀者。

五、中药外治

1. 中药敷贴　早期症状明显者，用消瘀散或双柏散；刺痛、活动不利者，用大黄、桂枝、红花、川芎、伸筋草、威灵仙、黄柏、泽泻、血竭等制膏外贴；冷痛、僵硬明显者，用透骨草、干姜、白芥子、桂枝、五加皮、续断、当归、鸡血藤、泽兰、泽泻、木瓜等制膏外贴。

2. 中药热奄包　活血舒筋熏洗剂加减：艾叶、三棱、莪术、威灵仙、透骨草各30g，伸筋草、川芎各25g。上方棉布包裹，冷水浸泡15分钟，再放蒸笼隔水蒸 1 小时。用 40℃左右热奄包熨烫病变处，每日 3 次，每次15～20 分钟，7 天为 1 个疗程。或选上方用药熏床熏药、药浴等治疗。

3. 定向透药　使用导入、透入、电制孔、超声等设备，将单味或复方中药局部透入。药方从常用内服、外治药方中选用。

六、针灸按摩

1. 针灸　针灸治疗肱骨外上髁炎具有独特的疗效，具有调和阴阳、活血行气、舒筋活络、祛邪散结等作用。临床上常用穴位有：阿是穴、曲池、肘髎、手三里、合谷等。

2. 针刀　针刀以压痛点处为穿刺点，直刺肱骨外上髁前臂伸肌群起点松解。具体操作：患者伸肘位，将针刀沿肱桡肌内侧缘平行刺入，直达肱桡关节滑囊和骨面，纵向分离疏通 2～3 刀，刀下明显松动后即顺原路出刀，压迫止血后敷盖无菌纱布。每周 1 次，3 次为 1 个疗程。

3. 按摩　手法治疗是主要的治疗方法。各家治疗肱骨外上髁炎的手法不同，但主要的治疗原则都是理筋通络，解痉止痛，常用手法有分筋法、按揉法、弹拨法、擦法、关节运动法等。方法是患者取坐位，患臂外展前屈位置于治疗台上，肘关节微屈，肘下垫枕，操作者立于患者右侧，在前臂桡侧肌群按摩，同时配合前臂旋前、旋后的被动运动。然后一手托住患侧肘部，另一手握住患侧腕部，做肘关节屈伸的被动运动。接着按揉阿是穴、曲池、手三里等穴位。最后弹拨、捏拿、搓擦桡侧伸腕肌及肱骨外上髁部位。

七、功能锻炼

在疼痛急性期应减少活动，必要时可以行三角巾悬吊或前臂石膏托固定 2～3 周，待症状明显缓解后及时拆除固定，逐渐行肘关节屈伸活动，避免暴力牵拉前臂伸肌群。

八、其他疗法

1. 水针疗法　用当归注射液 2ml 作痛点封闭，隔日 1 次，10 次为 1 个疗程。

2. 药物罐　隔日 1 次，10 次为 1 个疗程。或用梅花针叩打患处后再行拔罐，3～4 天 1 次。

3. 冲击波治疗　采用冲击波治疗仪，每次 2000 个波，隔天 1 次，10 次为 1 个疗程。

九、西医常规治疗

一般情况下都可以通过非手术治疗，早期病例，症状较轻者，制动、口服非甾体抗炎药等。症状严重、长时间非手术治疗无效的极少数患者可选用手术治疗：①小切口剥离切除不正常的伸肌肌腱；②关节镜下切除变性的止点组织，并将外上髁去皮质化；③肘关节小切口微血管神经束切断。

【特色疗法述评】

一、中西医结合治疗

采用中医辨证四肢洗方熏洗：①寒湿外侵：乌头汤加减（七叶莲 30g，鹿衔草 30g，透骨消 15g，黄芪 20g，白芍 20g，制川乌 10g，炙麻黄 10g，甘草 6g）；②气血阻滞：当归尾 15g，乳香 10g，没药 10g，红花 10g，苏木 10g，蟅虫 5g，甘草 5g；③肝肾两虚：独活寄生汤加减（北黄芪 30g，当归 10g，熟地黄 12g，秦艽 15g，防己 12g，牛膝 15g，杜仲 15g，制川乌 10g，黑老虎 10g，炙甘草 6g）。上述药物煎煮 20 分钟，在煮沸 20 分钟内将患肢在蒸汽上熏，待凉后以手适应为度，将患肢在药汤内浸，每次浸 10 余分钟，每天煎煮 2 次，早晚各 1 次，10 次为 1 个疗程。配合口服布洛芬缓释胶囊，1 日 2 次（早、晚各 1 次），1 次 0.3～0.6g（1～2 粒）。根据病情，适当配合双氯芬酸钠乳胶剂搽患处。可的松局部封闭，顽固性疼痛可在肘关节特定部位注射醋酸泼尼松 1ml 加 2％盐酸利多卡因 3～4ml 混合液。封闭针眼采用创可贴保护。隔 5 天 1 次，两次为 1 个疗程。中西药合用可增强疗效，也可减少西药用量，从而降低西药的毒副作用，提高患者的生活质量。

二、中医药研究动态

1. 补气血、益肝肾治疗肱骨外上髁炎　有学者用补气血之八珍汤合滋补肝肾之六味地黄汤加减治疗久治不愈、反复发作的肱骨外上髁炎，取得了一定疗效，一般该病多发于 40 岁左右的中年妇女，这部分人是家中的主要劳动力，更操劳过度而致气血虚弱、肝肾不足，这就是该病的本，治病求本是中医治疗疾病的根本大法。

2. 中药外洗　本病一般存有三种病理特性：寒、瘀、湿，运用中医辨证中的病因辨证思维，分别选择温经药、活血药和祛湿等中药外洗，用于治疗肱骨外上髁炎等其他的软组织的慢性损伤取得了一定疗效。

3. 体外冲击波疗法　有学者用冲击波治疗仪治疗网球肘，实验组与对照组行按摩、药物、功能锻炼治疗相比，对本病所致的疼痛有一定疗效。说明体外冲击波可在很大程度上损伤产生疼痛的感受器，影响疼痛信号的传递，也可以通过引起自由基的改变，释放出可抑制疼痛的一些介质，进而可以治疗疼痛。

4. 针灸配合痛点注射 研究者用刃针配合野木瓜注射液痛点注射治疗肱骨外上髁炎，结果表明此治疗方法能有效缓解肱骨外上髁疼痛，恢复肘关节活动及手握力，使患者能进行日常活动。

5. 局部痛点整复推拿 局部痛点行松解推拿、整复手法、理筋手法，每日1次，6次为1个疗程，治疗期间患者应避免患侧上肢劳累、持重物、体育运动等不利于伤肢恢复的活动，治疗后大多数患者症状体征消失，术后3个月回访无复发。

【主要参考文献】

1. 曾仁昌，文桂珠 . 穴位推拿配中药熏洗治疗肱骨外上髁炎［J］. 实用临床医学，2012，4（15）：50-51.
2. 赵崇智 . 药艾灸配合中药内服治疗肱骨外上髁炎1则［J］. 中医临床究，2013，14（5）：42.
3. 孙太安，梁书君，赵远建 . 云南白药外敷对肱骨内外髁炎临床疗效观察［J］. 中国社区医师，2009，210（11）：122.
4. 戴慎，薛建国，岳沛平 . 中医病证诊疗标准与方剂选用［M］，北京：人民卫生出版社，2001，953.
5. 安宝珍 . 中药外洗肱骨外上髁炎的治疗思路［J］. 世界中西医结合杂志，2013，8（3）：305-307.
6. 李玉成，郑连杰，王鸿飞 . 体外冲击波治疗网球肘的临床研究［J］. 大连医科大学学报，2011，33（3）：286-287.
7. 文强，张志勇 . 刃针配合野木瓜注射液痛点注射治疗肱骨外上髁炎96例［J］. 中医外治杂志，2013，22（3）：22.
8. 秦中明 . 整复推拿治疗网球肘50例［J］. 中国民间疗法，2012，20（12）：21.

（余 阒）

第四节 桡骨茎突狭窄性腱鞘炎

桡骨茎突部位的肌腱在腱鞘内较长时间地过度摩擦或反复损伤后，滑膜呈现水肿、渗出、增厚等炎性变化，引起腱鞘管壁增厚、粘连或狭窄，称为桡骨茎突狭窄性腱鞘炎。本病多发于家庭妇女及经常用腕部操作的劳动者，女性发病率高于男性。

【病因病机】

一、中 医

1. 瘀滞证　腕、指经常活动或短期内活动过度，腱鞘受到急、慢性劳损或慢性寒冷的刺激是导致本病的主要原因，人们在日常生产劳动中，如果经常用拇指用力捏持操作，使肌腱在狭窄的腱鞘内不断地运动摩擦，日久可以引起肌腱，腱鞘发生筋脉不和，气机阻滞，不能濡养经筋而发病。

2. 虚寒证　体弱血虚，血不荣筋者受寒冷刺激，也易患此病。

二、西 医

拇长展肌腱与拇短伸肌腱经桡骨茎突时，两肌腱容易摩擦，造成劳损或引起创伤。因此腱鞘可发生损伤性炎症，致肌腱、腱鞘均发生水肿、肥厚、管腔变窄，肌腱在管内滑动困难而产生相应的症状。常见于产后常抱婴儿的妇女、从事包装工作或拧衣动作频繁者，更易患本病。

【临床表现】

多数缓慢发病，偶因手腕部过度用力活动，自觉腕部桡侧疼痛，提物乏力而发现患病。桡骨茎突部可微有肿胀，局部有压痛，疼痛严重者可放射到全手，甚至夜不能寐。有时于桡骨茎突部可有摩擦音，亦有因疼痛而拇指运动无力，以握拳时为甚。

【辅助检查】

X线片检查一般正常。

【诊断与鉴别诊断】

一、诊 断

1. 好发于女性手工操作者，起病缓慢，且逐渐加重，偶尔可突发。
2. 桡骨茎突处压痛，大部分患者伴纵行肿胀区，有时可触及类似软骨样小粒状物，早期可有摩擦音。

3. 桡骨茎突部疼痛，疼痛在拇指及腕部活动时加剧，可向手、肘及肩部放散，提物乏力，伸拇指活动受限。

4. 握拳尺偏试验（Finkelstein征）阳性。

二、鉴别诊断

1. 中医需与骨痹等鉴别。
2. 西医需与腕关节扭伤及劳损、腕舟骨骨折等鉴别。

【治疗】

一、一般措施

去除病因、及时的功能锻炼和功能调节是预防和治疗桡骨茎突狭窄性腱鞘炎的有效方法。

二、中药治疗

（一）辨证论治

1. 瘀滞证

主症：多为发病早期，有急性劳损史。局部肿痛，皮肤稍灼热，筋粗。舌苔薄白或薄黄，脉弦或弦涩。

治法：活血化瘀，行气止痛。

方药：活血止痛汤加减　当归、苏木、落得打各6g，川芎2g，红花1.5g，乳香、没药、三七、炒赤芍、陈皮各3g，紫荆藤、䗪虫各9g。

2. 虚寒证

主症：多为发病后期，劳损日久，腕部酸痛乏力，劳累后加重，局部轻度肿胀，筋粗，喜揉喜按。舌质淡，苔薄白，脉沉细。

治法：温经通络，调养气血。

方药：桂枝汤加减，桂枝、芍药各9g，甘草6g，大枣3个，生姜9g。

（二）外用药

一般手法治疗后在桡骨茎突处敷活血止痛膏，并配合海桐皮汤（海桐皮、透骨草、乳香、没药各6g，当归4.5g，川椒9g，川芎3g，红花3g，威灵仙、白芷、甘草、防风各2.4g）熏洗，或外敷展筋丹（人参、珍珠、琥珀、当归、冰片、乳香、没药、三七各1.5g，血竭6g，麝香0.9g，牛黄0.3g）。

三、推拿疗法

治则：疏经通痹，消肿止痛。

取穴：孔最、列缺、经渠、太渊、阳溪、合谷、曲池、手三里、外关、内关、支沟。

手法：按法、揉法、弹法、拨法、推法、摇法、抖法、点穴法。

操作：

1. 按揉弹拨法　患者取坐位，医者一手握住患手，另一手拇指和食指沿桡侧上下摩动，再用拇指指腹在阳溪、合谷、曲池、手三里、列缺、外关、腕关节桡侧处疼痛点揉及做横向推揉和弹拨，由轻到重。反复10～20次。

2. 推按阳溪法　以右手为例，医者左手拇指置于阳溪穴部（相当于桡骨茎突部），右手食指及中指挟持患肢拇指，余指握住患者其他四指，并向下牵引，同时向尺侧极度屈曲；然后，医者用左拇指捏紧桡骨茎突部，用力向掌侧推压挤按，同时右手用力将患者腕部掌屈；最后伸展，反复3～4次。每日1次。

3. 固定方法　疼痛重时，可用大小合适，能与拇指贴合的纸板或铝板，将拇指固定在背伸20°，桡侧偏15°和拇指外展位，根据患者情况可固定3～4周。

4. 功能锻炼　早期应避免手部活动，可以适当进行肩、肘关节的运动。

【特色疗法述评】

1. 西医疗法的适应证　非手术治疗主要适应于急性期患者及拒绝手术的患者，治疗方法包括避免负重、封闭疗法、针刀疗法等；本病经非手术治疗无效者，可行狭窄性腱鞘切开术。

2. 中医药治疗的适应证　主要适应于早期发病及要求非手术治疗的患者。

3. 中西医结合治疗　一般认为，中西医结合治疗本病的疗效优于单纯中医药或单纯西药治疗。

4. 中医疗法的选择　多以内服加外用药物为主，亦可辅助按摩治疗。本病经非手术治疗，多能获满意效果。个别反复发作或非手术疗法无效者，可行针刀治疗疗效较好。

【主要参考文献】

1. 顾玉东，王澍寰，侍德. 手外科学［M］. 上海：上海科学技术出版社，2002：749.
2. 吴在德，吴肇汉，郑树，等. 外科学［M］. 北京：人民医学出版社，2004，857-858.
3. 朱汉章. 针刀医学原理［M］. 北京：人民卫生出版社，2002，410-430.
4. 顾玉东，王澍寰，侍德. 手外科手术学［M］.2 版，上海，复旦大学出版社，1999，530.
5. 田松云，李新年，王万胜. 小钩刀治疗桡骨茎突狭窄性腱鞘炎 32 例［J］. 中医正骨，2006，18（9）：5.
6. 张国，张雪健. 局部封闭治疗桡骨茎突部狭窄性腱鞘炎的疗效观察［J］. 河南外科学杂志，2007，13（6）：79-80.
7. 柳百智. 针刀疗法第 17 讲，桡骨茎突狭窄性腱鞘炎［J］. 中国临床医生，2001，29（6）：4-5.
8. 刘华云，孙美娜. 普通封闭与小针刀治疗桡骨茎突部狭窄性腱鞘炎疗效比较［J］. 中国医药，2006，2（40）：125.

（赵俊峰）

第五节　腕管综合征

腕管综合征（CTS）是指正中神经在腕管内由于各种原因导致的卡压而产生的一系列临床症状。如局部骨折脱位、韧带增厚或管内的肌腱肿胀、膨大引起腕管相对变窄，致使腕部正中神经慢性损伤产生腕管综合征，是最常见的周围神经嵌压征之一，也是最早应用神经传导速度研究确诊的综合征。中医认为本症为"伤筋"、"痹证（腕痹）"，是骨伤科常见的疾病之一，早期诊断和早期有效治疗是关键所在。经神经电生理证实，症状性CTS 的患病率在女性约 3%，男性约 2.1%，大于 55 岁的女性为患病高峰。CTS 特征性症状为手部桡侧麻木、刺痛，常夜间痛醒，甩手症状可减轻；如不能早发现和诊断，可发展到拇短展肌明显萎缩和乏力，不利于治疗与恢复。

【病因病机】

一、中 医

中医学认为本病由急性损伤或慢性损伤，使血瘀经络，寒湿淫筋，风邪袭肌，致局部气血运行受阻而引起。本病常突然发生，因新伤多实，故早期以瘀血凝滞为主，若失治误治，迁延日久，则耗气伤阴，筋脉失养，成气阴两虚，或虚中兼瘀之证，从而出现肌肉萎缩，加之风寒湿之邪侵袭，多缠绵难愈。

病机特点是早期瘀血凝滞，后期气阴两虚，虚中兼瘀。

二、西 医

1. 腕管内压力增大，长期反复用力进行手部活动可使手和腕发生慢性损伤，临床常见于木工、裁缝等。尤其是女性，腕部的活动范围较大，在掌指和腕活动中，指屈肌腱和正中神经长期与腕横韧带来回摩擦，引起肌腱、滑膜和神经的慢性损伤。在握拳屈腕时，则更易受伤，大量肌腱、滑膜水肿使管腔压力增高。正中神经受压，风湿性疾病，产后或闭经期内分泌功能紊乱，以及结缔组织病和掌长肌先天性肥大，均可诱发正中神经卡压。

2. 腕管容积减小，如月骨脱位，桡骨下端骨折畸形愈合等都可使腕管腔缩小，腕横韧带的增厚亦可使腕管缩小，压迫正中神经。

3. 腕管内容物的增多，如常见的腱鞘囊肿、脂肪瘤、钙质沉着等。

【临床表现】

中年患者居多，女性多于男性，以单侧多见，主要症状为患手正中神经支配区疼痛、麻木，手指运动无力及血管、神经营养障碍等。轻者仅在夜间或持续用手劳动后出现手指感觉异常，但运动障碍不明显，仅少数患者用指做精细动作时有不灵活的感觉，重者手指刺痛、麻木，且持续而明显，有时疼痛可向前臂乃至上臂、肩部放射，夜间或用手工作时加剧。表现为桡侧 3～4 个手指麻木疼痛，鱼际肌萎缩，拇指外展，对掌无力，正中神经分布区感觉迟钝。

【辅助检查】

1. X 线检查可有骨性关节炎、桡腕关节狭窄，或陈旧性骨折及月骨脱位等征象。

2. 肌电图检查可有大鱼际肌肌电图及腕指的正中神经传导速度测定有神经损害征。

3. MRI 特征性表现为：①正中神经在进入腕管时增粗、肿胀，横断面 T_1WI、T_2WI 像均可见正中神经肿胀率（MNSR）增大；②正中神经在腕管内受压变扁，T_1WI、T_2WI 像均可见正中神经扁平率（MNFR）增大，以远端腕管最明显；③腕横韧带向掌侧弯曲，横断面 T_2WI 显示腕横韧带增厚，弯曲率增大，腕横韧带及腕管内肌腱滑膜信号不同程度增高，边缘模糊；④正中神经在 T_2WI 像信号增高。

【诊断与鉴别诊断】

一、诊　断

1. CTS 临床诊断标准（参照侯春林主编《周围神经卡压综合征》）。

（1）双手或单手桡侧 3 个半手指桡侧疼痛、麻木等感觉异常。

（2）常有夜间痛及反复屈伸腕关节后症状加剧。

（3）常有腕痛、指无力、捏握物品障碍及物品不由自主从手中掉下表现。

（4）常有大鱼际肌萎缩，其中以拇短展肌及拇对掌肌最为明显。

（5）个别晚期病例可见手指发白、发绀、皮肤发亮，指甲增厚，局部出现水疱或溃疡及少汗等自主神经系统的营养改变。

（6）详细询问病史以排除可能引起 CTS 的其他因素，以利于鉴别诊断。

（7）体格检查，伴以下任何一项或几项体征：两点辨别觉大于 6mm、神经叩击试验阳性、掌屈试验阳性、止血带试验阳性。

2. CTS 电生理诊断标准（美国电生理诊断协会，1999 年）。

（1）正中神经 SNCV 减慢，即拇指至腕部 SNCV<42m/s，中指至腕部 SNCV<44m/s，可为 1 指减慢或 2 指均减慢。

（2）腕部正中神经至大鱼际肌中段的末端潜伏期>4m/s 或消失。

被检者在排除其他神经疾患后，如上述单独存在，则提示为轻度

CTS；如上述任何 2 项标准同时存在即提示被检者存在中度或中度以上正中神经腕管卡压。对于尺神经的电生理检测，参照了其他实验室的检测标准，即小指至腕部 SNCV<43m/s 为减慢，运动神经远端潜伏期>3.0m/s 为延长。

二、鉴 别 诊 断

1. 中医需与骨痿、骨痹等鉴别。

2. 西医需与末梢神经炎、神经根型颈椎病、周围神经炎及糖尿病性末梢神经炎等鉴别。

【治疗】

一、非手术治疗

1. 固定方法 症状明显者，用石膏托或夹板固定腕部于轻度背伸位 1～2 周。

2. 局部封闭 以醋酸曲安奈德 25mg 和 2％利多卡因 2ml 作腕管内封闭。每周 1 次，3 次为 1 个疗程。注射时，由掌侧腕横纹近侧、掌长肌腱与桡侧腕屈肌腱之间呈 30°夹角斜向远端刺入，深达腕管内。

3. 中药治疗 方用四物汤合黄芪桂枝五物汤加香附、陈皮、柴胡；或养血止痛丸（黄芪、当归、白芍、丹参、鸡血藤、秦艽等 13 味中药。）加小活络片。

4. 针灸治疗 穴取曲池、外关、大陵、阳池、八邪。行平补平泻手法，并于曲池穴以 2cm 长清艾条插于针柄，点燃温灸，留针 30 分钟。

二、手 术 治 疗

经过非手术治疗无效或症状加重或有大鱼际肌萎缩者，可以手术切除腕横韧带以减压。

【特色疗法述评】

1. 西医疗法 非手术治疗主要适于早期患者，治疗方法包括：①休息及改变活动模式，适当的休息对于急性期（严重红、肿、痛）特别重要，然而改变活动模式则更为重要。找出受伤的原因，然后作出相应的改变，便可以减缓病情。研究显示，患腕管综合征后，只需减轻活动强度及运动，便可减低 90％的病症；②腕部制动、类固醇类药物注射、非类固醇类抗炎药、维生素 B₆等药物治疗；③封闭治疗：抽取 2％利多卡因 3ml，然后再抽取曲安奈德 12.5～25mg，充分混合后注射。注射部位在患者腕横纹近端正中神经桡侧或尺侧注入常用部位为掌长肌和尺侧屈腕肌之间。每周 1 次，连续治疗 4 周。手术治疗主要适于极少数久治不愈的患者，有一定的复发率。

2. 中医药治疗的适应证　主要适于早期患者。

3. 中医疗法的选择　多以内服药物为主，亦可采用针灸、推拿及关节内注射者。内服中药应遵循活血化瘀、消肿止痛的原则，驱除风、寒、湿、邪，疏通经络，调和气血，使气血运行通畅，改善局部循环，修复受损组织，并增强肌腱、腱鞘抵御外伤劳损的能力，进而彻底治愈腕管综合征。

4. 理疗　还有一些辅助治疗如热疗，即通过水疗、蜡疗、超短波或热敷等之后，再给予电疗止痛，比较有经验的物理治疗师还会指导患者做居家运动，但这所得到的效果仍然很有限。

【主要参考文献】

1. 顾玉东，王澍寰，侍德. 手外科学 [M]. 上海：上海科学技术出版社，2002，749.
2. 吴在德，吴肇汉，郑树，等. 外科学 [M]. 北京：人民医学出版社，2004，857-858.
3. 朱汉章. 针刀医学原理. 北京：人民卫生出版社，2002，410-430.
4. 顾玉东，王澍寰，侍德. 手外科手术学 [M].2 版. 上海：复旦大学出版社，1999，530.
5. 罗世兴，赵劲民，苏伟，等. 关节镜和开放手术治疗腕管综合征相关并发症的系统评价 [J]. 中国矫形外科杂志，2010，5：716-720.
6. 刘瑶，朱鸣镝，程映华，等. 掌部小切口治疗腕管综合征 [J]. 中华创伤骨科杂志，2004，6（4）：400-403.

（赵朝锋）

第六节　腱鞘囊肿

腱鞘囊肿是指发生在关节囊或腱鞘内（及附近）的囊性肿物，内含有无色透明或微呈白色、淡黄色的浓稠冻状黏液。囊腔多为单房，也可为多房。

古称"腕筋结"、"腕筋瘤"、"筋聚"、"筋结"等。本病最常发生于腕部背侧，其次是腕部掌面的桡侧，亦可发生于手掌、手指和足背部，少数发生于膝及肘关节附近；任何年龄均可发病，以青壮年和中年多见，女性多于男性。治疗方法并不复杂，多能在较短的时间内取得较明显疗效，但其治疗难点表现在：①部分非手术治疗后容易复发；②有创治疗存在感染风险；③手术切除则少数出现局部皮肤软组织感觉异常及创伤后表现，但总体治疗效果优良。

【病因病机】

一、中　医

本病多为劳损所致，亦可因伤后气血瘀积，或湿痰流注，或邪热蕴结形成。劳损或外伤多因患部关节过度活动、反复持重、久站等，劳伤经筋，以致气血津液运行不畅，凝滞筋脉。湿痰流注或邪热蕴结致邪气所居，郁滞运化不畅，水液积聚于骨节经络而成。

二、西　医

形成原因与关节囊、韧带、腱鞘中的结缔组织营养不良，发生退行性变有关。多为慢性损伤使滑膜腔内滑液增多而形成囊性疝出，或结缔组织黏液退行性变。一些系统免疫疾病、甚至是感染也有可能引起。

【病史及临床表现】

1. 病史　该病症多数是由外伤或劳损所致，如需要长期重复劳损关节的职业如打字员、货物搬运员或需要长时间电脑操作的行业等都会引发或加重此病。另一些系统免疫疾病、骨关节炎，或感染也有可能引起此疾病。

2. 临床表现　其临床表现主要为手腕背侧、掌侧或足背等处出现局部肿块隆起，起势较快，也有突然发现者，生长缓慢或时大时小，多无自觉疼痛，少数有局部酸胀或不适、影响活动，个别发生于腕管或掌部小鱼际者，可压迫正中神经或尺神经，出现相应的感觉和运动障碍。

3. 体征表现　肿块呈半球形，豌豆至拇指头大小，一般不超过 2cm，表面光滑饱满，皮色不变，触之坚硬，有弹性，可有囊性感，与皮肤无粘连，周围境界清楚，基底固定或推之可移，无压痛或有酸胀及轻微压痛感。

手腕部腱鞘囊肿：多发生于腕背侧，少数在掌侧。最好发的部位是指总伸肌腱桡侧的腕关节背侧关节囊处，其次是桡侧腕屈肌腱和拇长展肌腱之间。腕管内的屈指肌腱鞘亦可发生囊肿，压迫正中神经，诱发腕管综合征。少数腱鞘囊肿可发生在掌指关节以远的手指屈肌腱鞘上，米粒大小，硬如软骨。

足踝部腱鞘囊肿：以足背腱鞘囊肿较多见，多起源于足背动脉外侧的趾长伸肌腱腱鞘。跗管内的腱鞘囊肿可压迫胫神经，是跗管综合征的原因之一。

【辅助检查】

1. B 超检查可帮助确定肿块的性质。
2. X 线检查可排除骨关节改变。

【诊断】

参照国家中医药管理局 1994 年颁发的《中医病症诊断疗效标准》拟定：
1. 有外伤史或慢性劳损史。
2. 可发生于任何年龄，以青中年多见，女性多于男性。
3. 好发于腕背及腕掌面的桡侧、掌指关节的掌侧面、足背动脉附近等处。
4. 主要症状为局部肿块，缓慢发生或偶然发现，局部酸胀不适，握物或按压时可有痛感。
5. 肿块小者如米粒，大者如乒乓球，呈半球形，表面光滑，与皮肤无粘连，但附着于深处的组织，活动性较小，有囊性感。

根据病史，临床表现的一般症状和局部症状，B 超检查，一般即可成立诊断。

【治疗】

一、一 般 措 施

1. 因劳损形成者去除外力因素，局部休息。
2. 初起或新近形成者，局部按摩或热敷。

二、中医药治疗

(一) 辨证论治

1. 气滞血瘀

主症：有局部外伤或近期劳损史，起势较急，局部或有酸痛，轻压痛，舌质紫黯，有瘀斑，苔薄白，脉涩。

治法：活血化瘀。

方药：桃红四物汤（桃仁 12g，红花、生地黄、川芎、白芍、当归各 9g，甘草 6g）。

2. 脾肾阳虚

主症：起势较缓，可有酸胀或不适，或伴畏寒肢冷，腰膝酸软，小便频数，舌质淡胖，苔白滑，脉沉细。

治法：温经散寒，养血通脉。

方药：当归四逆汤（当归 12g，甘草 6g，细辛 3g，白芍 10g，通草 6g，桂枝 6g，大枣 10g）。

3. 肝肾不足

主症：局部长期劳损史，起势缓慢，可有酸胀或不适，舌淡红，苔薄白，脉弦。

治法：补益肝肾，行气活血。

方药：舒经活血汤（熟地黄 12g，当归、桃仁、川芎、白芍、牛膝、防风、威灵仙、白芷各 9g，陈皮、甘草各 6g）。

（二）单纯理筋手法

患者取坐位。术者双手托握腕部，腕背侧囊肿者屈腕，腕掌侧囊肿者伸腕，使囊壁紧张，双拇指在囊肿局部及其周围按揉数分钟，或以局部充血、麻木为度；继之，双手拇指重叠向囊肿近端推挤碾压，使囊壁破裂、肿物消散，然后对局部进行手法按揉 1 分钟。

（三）手法结合针刀治疗

以囊肿为中心，消毒铺巾，体位同上，囊肿中心局部浸润麻醉，术者左手固定囊肿，右手持无菌 1.0mm Ⅱ型汉章针刀，与皮纹平行进针突破皮下，转与皮纹垂直，纵行切开腱鞘囊肿，囊肿破裂后出针，用指压法挤出囊液。隔 3～10 天观察是否复发，复发者再次治疗，2 次为 1 个疗程。

（四）穿刺抽吸后注入药物

常规消毒后，局部浸润麻醉，粗针头于四周或囊底刺入，抽吸囊内容物，抽取干净后注入药物（无水酒精或曲安奈德或醋酸泼尼松龙等）并加压包扎。1 周内若未愈，可重复操作一次。

（五）针灸治疗

1. 针刺方法分为三种　①扬刺，正中刺入 1 针，刺入深度达囊肿下层囊膜，从囊肿四周对称地向中央刺入囊内，针尖指向囊肿中心，进针后平补平泻，至出现酸、麻、胀等针感后出针，术毕加压包扎，4 天 1 次；②恢刺，用 28 号 1.5 寸毫针，对准囊肿顶部直刺，针尖刺破囊壁达囊中后，呈

45°及75°分别向四周来回点刺，针刺深度以刺破四周囊壁为度。留针20～30分钟，起针后用力挤压囊肿，使之破裂，部分患者在留针时用艾卷灸针柄，亦可起针后作回旋灸或用TDP照射15分钟。取针后，局部作加压包扎，每日1次，10次为1个疗程，TDP照射可改善微循环，促使局部炎症的消除，防止粘连；③围刺，针对囊壁较厚，囊内张力不大或较黏稠者，可用围刺法，消毒后在囊肿四周对刺4针，中间1针，拔针后纱布盖住针眼，按揉加压，将囊肿内液体挤出于皮下。

2. 挑治 先使囊肿暴露明显，消毒三棱针对准囊肿之最高点快速刺入后快速拔针，从囊肿周围向中心挤压，使囊内的胶性黏液从针孔中排出。用消毒后的光滑小竹片（约20mm×15mm），紧贴囊肿壁，用绷带扎紧，3天后取下绷带及竹片。如有复发，可重复治疗一次。

3. 火针 用2号火针或普通小号三棱针，用止血钳挟持后，在酒精灯上烧红，左手拇、食指挤住囊肿，将内容物推至一边，避开血管，使囊肿突起。将烧红之针具，对准囊肿迅速刺入深部（以达囊肿基底部为度），快速取出，根据囊肿大小可刺2～3针。然后，两手持干棉球在针孔周围挤压，放出胶状液体，挤压干净，用酒精棉球拭干消毒后，用消毒干棉球压迫包扎局部，3日内不沾水，4日后取下敷料。如1次未愈，可隔5～7天再行针1次。火针治疗的优势在借助火针的热度达到温通经络，消痰散瘀，排除黏液，从而治愈腱鞘囊肿。

三、西医手术治疗

局麻下采用囊肿背侧小切口，游离周围软组织后暴露囊肿，充分切除囊壁，囊肿基底部缝扎，术后切口部位加压包扎1周。

【特色疗法述评】

单一的中医治疗方法已逐渐被多种疗法联合使用替代，临床报道效果优良，但临床多见复发是中医药综合治疗的难点，故手术切除仍是该类疾患的治疗方法之一，治疗方法的选择视患者的病情、经济能力、个人倾向等因素决定。

1. 非药物治疗

(1) 拇指碾压法是纯手法治疗的主要方式，适用于新近起病的浅表囊肿且囊壁较薄者。其特点是用拇指的指间关节的尺腹侧进行碾压，力量大，硬度高，便于发力，操作简单，治疗时间短，对关节囊附近进行挤压后能够使蒂部相通的管腔破坏、渗出或出血，愈合后形成瘢痕，使关节囊滑膜与腱鞘滑膜腔不再交通。但该方法的治疗群体有一定的局限性，且容易复发，可能为囊壁破裂后内容物未被完全挤出和囊肿的蒂部未闭合致病根未除所致。

（2）手法结合针刀治疗较上述单一疗法效果为佳，针刀切开囊壁后能大幅度减少囊液的残留，创伤的刺激有利于囊底瘢痕愈合的形成，但操作时，进刀须与皮纹平行，减少瘢痕的形成，进入皮下后与皮纹垂直面施刀，一方面纵行切开囊肿使之不易滑动，另一方面纵行切开深层组织还能降低对血管、神经损伤的几率。较前者而言，该治疗方法属有创治疗，对术者要求操作熟练且要求熟悉解剖，存在神经血管副损伤的风险。

（3）针灸、挑刺、火针等方法的运用临床报道效果较好，亦成为非手术药物治疗的主要方法，经济、高效、方法多种、副作用小、患者依从性好、操作简单、安全易行是其优势。针刺可等同于常规的穿刺效果，艾灸可达到温经通络、软坚散结、通络止痛的目的，使局部血液、淋巴循环通畅，炎症吸收。

火针的使用是针灸合用的延伸，以较小面积、较浅部位囊肿为最佳适应证。其优势在于：首先刺入囊肿前后壁，对囊壁起到烧灼破坏作用，借助火针的热度达到温经通络、消痰散瘀、排除黏液，从而治愈囊肿。具有操作简便，价格合理，治愈率高，复发率较低的特点。其优势令不少临床工作者有该方法的选择倾向。但该方法的运用除了病变部位的要求外，仍需注意：①治疗前帮助患者克服紧张和恐惧情绪，以免晕针；②操作时要求集中注意力，对准囊肿中心迅速刺入，以刺到囊肿基地为准，须动作敏捷，定位准确，深浅适宜，避开血管、神经、肌腱等组织，手法要精准熟练；③不适用于过小的囊肿；④火针刺激性强，发热病症，局部有感染者，恶性肿瘤者不宜使用，孕妇、年老体弱者、高血压、心脏病患者慎用。

2. 药物治疗

（1）穿刺抽吸后药物封闭治疗为常见治疗方法之一，该方法采用穿刺抽吸后注入曲安奈德等激素类药物并加压包扎。鞘内注射后能减轻鞘膜、滑膜、腱膜等组织炎症、水肿、渗出，抑制毛细血管的扩张和纤维母细胞的增生，减少黏液的分泌，促进黏蛋白的分解和吸收，从而使囊肿吸收消失。该方法操作简单，损伤小，费用低，有一定的治愈率，较容易为患者所接受，但存在较高的复发率。有研究认为激素可造成脂肪细胞肥大，可抑制肌腱毛细血管的再生，加速其退化和闭合，导致肌腱微血管密度降低，微循环交换面积不足，使组织细胞长期处于缺血、缺氧状态，发生脂肪变性，最终发生肌腱缺血坏死断裂。

（2）无水酒精囊内注射治疗腱鞘囊肿，其原理为将酒精注入剑鞘囊肿内部，局部产生炎性反应，将囊壁内正常结构破坏，囊液分泌受限，残留囊液最终吸收消失。但亦有人认为：无水酒精注射，使囊壁上皮细胞凝固、沉淀、脱水，破坏细胞并起到收敛作用，使其失去分泌功能。注射要求稍高，如注射到囊外，则可引起局部皮肤软组织坏死，注射后可引起局部明显疼痛，需止痛药物缓解。

非手术治疗和手术治疗一直是治疗腱鞘囊肿的两个不同方向，非手术治疗是指与手术切除方法相对而言，包括手法、针灸、针刀、抽吸加药物注射及微创丝线交叉缝扎法等，这两种方法各有所长：①对术者操作上的要求不同：非手术治疗操作上较手术切除简便，实用面广，即治即走，易于被患者接受。手术切除的患者部分需住院观察，术后需使用药物预防感染及拆除缝线，且术者需熟悉囊肿周围的解剖结构，在切除时务必要求将囊壁充分切除和囊底结扎，并将周围受累的组织清除，操作相对复杂；②治疗费用的区别：非手术治疗费用大概为手术切除的 1/3～1/4，是该方法实施面广的另一个主要原因，手术切除需较高的手术费、术后用药，如住院患者费用可能更高；③损伤的范围及术后的风险：非手术治疗损伤小，囊肿周围软组织破坏小，治疗后局部副反应较少，而手术切除一般要做比囊肿面积大的切口，术中有损伤血管神经风险，术后存在感染风险，局部术后瘢痕形成影响美观，少数遗留皮肤感觉异常或术后疼痛等；④疗效的区别：非手术治疗的治疗效果较手术切除效果差，非手术治疗在操作上存在差异性，在治疗效果上存在不可预测性，治疗周期较手术切除周期长，部分患者需接受 2～3 疗程的治疗。其较明显的弊端是治疗后复发率较手术切除高。手术切除是在直视下将囊肿及周围受累组织切除，术后的复发率大大降低，治疗效果较非手术治疗为佳。

【主要参考文献】

1. 张韶梦，胡志强，等．手部腱鞘囊肿封闭治疗致肌腱断裂 45 例原因分析［J］．山东医药，2008，48（43）：30.
2. 周磊．无水酒精囊内注射治疗腱鞘囊肿［J］．中国实用医药，2012，7（30）：151.

（孙绍裘）

第七节　指屈肌腱狭窄性腱鞘炎

指屈肌腱狭窄性腱鞘炎是手指腱鞘因机械性摩擦而引起的慢性无菌性炎症，又称为"扳机指"、"弹响指"，中医属"筋伤"范畴。本病多见于妇女及手工操作者（如纺织工人等），好发于拇指，中指和环指发病率次之，起病缓慢。

【病因病机】

一、中 医

1. 劳损过度，积劳伤筋。
2. 血瘀停滞，筋脉受阻。
3. 感受寒凉邪气，气血瘀滞，不能濡养经筋。

二、西 医

手指屈指肌腱都有其腱鞘，该腱鞘是由掌骨颈和掌指关节掌侧的浅沟与其表面覆盖的横行韧带组成的骨性纤维管，屈指肌腱通行其中。由于手指屈肌腱频繁的屈伸活动或用力握持硬物，使屈肌腱在纤维管中反复摩擦、挤压，继而充血、水肿，使得膨大的肌腱通过纤维管道时发生阻碍，从而出现疼痛、弹跳甚至不能通过等症状。

【临床表现】

起病时手指僵硬、乏力、活动不灵活，或晨起手指屈伸不利，反复多次活动后症状可改善或消失。病变逐渐发展则表现为持续性疼痛，手指屈伸或握物时疼痛加重，严重时不能屈曲，或屈曲后不能伸直，被动屈伸时疼痛剧烈同时发生弹响。

【辅助检查】

X线检查无明显阳性表现。

【诊断与鉴别诊断】

一、诊 断

（一）诊断标准

1. 有手指劳损病史。多见于妇女及手工劳动者，好发于拇指、中指及环指。

2.患指掌指关节处疼痛、肿胀，患指屈伸受限制，晨起或劳累后及受凉后症状明显。

3.掌指关节掌侧压痛，可触及结节，患指屈伸活动困难，有弹响或交锁显现。

(二) 疾病分期

Ⅰ度：患指仅表现为晨僵，局部疼痛及触痛，无弹响及交锁；

Ⅱ度：局部除疼痛外，尚可扪及腱鞘肿胀及结节，但可独立完成伸屈功能；

Ⅲ度：Ⅱ度症状进一步加重，局部结节增大，出现频繁交锁与弹响，需借以外力完成患指屈伸功能。

二、鉴别诊断

痛风性腱鞘炎：好发于中年男性，有痛风病史，常有食用高嘌呤饮食习惯，常突然发病，夜间症状明显，局部关节红肿热痛，痛风结节可发生溃破，血清中尿酸含量常增高。

【治疗】

一、一般措施

急性期控制活动，嘱患者自主制动，或给予压舌板固定患指于伸直位或轻度过伸位1～2周。

二、中药治疗

(一) 辨证论治

1.气滞血瘀

主症：多为急性劳损后出现，掌指关节处轻度肿胀，疼痛，压痛，扪及结节，患指屈伸不利，动则痛甚，可有弹响声或交锁。舌质紫黯，有瘀斑，苔薄白，脉涩。

治法：活血化瘀，行气止痛。

方药：舒筋活血汤（羌活、荆芥、独活、当归各12g，红花、续断、牛膝、五加皮、杜仲各10g，防风、青皮、枳壳各6g）。

2.虚寒痹阻

主症：多为慢性劳损或急性劳损后期，局部酸痛，压痛，可扪及明显结节，患指屈伸不利，有弹响声或交锁。舌质淡，苔薄白，脉细。

治法：温经散寒，通络止痛。

方药：独活寄生汤（独活 9g、桑寄生、细辛、秦艽、防风、肉桂、牛膝、杜仲、熟地、当归、川芎、白芍、党参、茯苓、甘草各 6g）。

（二）中药成药

1. 气滞血瘀　七厘散，口服，1 次 2～3g，每日 2～3 次。

2. 虚寒痹阻　小活络丸，黄酒或温开水送服，1 次 3g（1 丸），每日 2 次。

（三）中药外治

1. 中药外洗法　将方药加水至 2000ml，水煎 20 分钟后倒入盆中，将患手放在药水上熏蒸 10 分钟，至患处微微汗出，待药液温度适宜后浸泡患手 20～30 分钟，每日 2 次，10 天为 1 个疗程，疗程间隔 3～5 天再进行下 1 个疗程。

方药：桂枝、麻黄、海桐皮、伸筋草、当归、川芎、红花各 20g，威灵仙、海风藤、防风、白芷各 15g。

2. 中药外敷法　消炎散或芎归散外敷。茶水加麻油（或凡士林）调制成糊状，平铺于牛皮纸上外敷患处，每日 1 次。

3. 中药敷贴　可选用消炎贴膏、金药膏、麝香壮骨膏等敷贴，每日 1 次。

三、针刀疗法

1. 常规针刀　操作方法：患肢平放于桌面或床面，掌心向上。在患指掌指关节掌侧面掌指横纹与近指横纹之间压痛最明显处，多在靠近掌远横纹上（2～4 指屈指肌腱鞘炎），掌指关节横纹正中（拇指）用定点笔在肌腱腱鞘压痛最明显处做一标记，局部用碘伏消毒，铺无菌洞巾，于标记处先于皮下注射局麻药物（1％利多卡因 1ml）；接着将注射针刺入腱鞘内注射局麻药（1％利多卡因 2～3ml），此时指腹处胀痛变硬；术者左手用食、中指分压标记点两侧，右手持针，刀口线沿肌腱走行方向平行，刀体与掌面垂直进针，绝对不可偏斜刀口线，否则可能切伤或切断肌腱。快速刺入皮肤，匀速推进，直达骨面后，稍提起到达鞘状韧带处，纵行切割 3～4 刀，再做纵行疏通，横行剥离，若有条索或硬结，再行纵行切开 2～3 刀，直到屈伸无阻碍、弹响消失后出刀。一次不愈者，1 周后可再治疗 1 次。

2. "V"型针刀　操作方法：体位及麻醉同常规小针刀操作，选用 4 号 "V"型针刀，由麻醉针眼处 45°进针，当针头全部进入皮下后，将针身与皮肤呈 15°向前推进，有明显阻力感，并有"嘎吱"声，可重复操作，直到纤维阻力消失出针，做患指屈指对抗 2～3 次，创可贴保护针孔。

四、其 他 疗 法

1. 封闭疗法　曲安奈德 1mg，2％利多卡因 1ml，生理盐水 1ml，在指屈肌腱腱鞘部行鞘管内注射，每次注射 0.5～1ml。疗效不佳者，可 1 周后重复治疗 1 次，最多不超过 3 次。

2. 手术疗法　结节较大，弹响或交锁严重，或经非手术治疗无效者，可行指屈肌腱腱鞘切开术。

3. 物理治疗　冲击波疗法、中频疗法、红外线照射治疗等。

五、功 能 锻 炼

自行手法练习：患者十指弓形相对，手指微屈，两手相应指腹相贴，十指同时平均用力，尽量将手撑开伸直，反复操作 5 分钟以上，每日 2～3 次。

【特色疗法述评】

针对Ⅱ、Ⅲ度指屈肌腱狭窄性腱鞘炎中医主要采用针刀治疗，疗效确切。

1. 针刀治疗的目的　切开增厚的腱鞘，解除腱鞘炎狭窄部分对肌腱肿大部分滑动的卡压，恢复骨-纤维通道的通畅，解除弹响。

2. 针刀治疗的优点　对于卡压明显者，采用针刀或改良针刀（如Ⅴ型针刀）能有效治疗，且创伤小，安全可靠，患者易接受。手术治疗虽可以扩大狭窄部位的空间，使肌腱的滑动顺畅，松解彻底，但需切开及缝合，创伤相对较大且易出现瘢痕形成、瘢痕处疼痛，导致肌腱粘连等并发症。

3. 普通针刀治疗的注意事项　①保证无菌操作；②针刀进针时刃锋要与血管神经方向一致；③进针时必须保持刃锋位于手指掌面中线上，不可偏离，否则有损伤指血管及神经的可能；④治疗时一定要屈指进针，向远侧推进针刀，针刀尖端刃锋抵达痛性结节远端肌腱表面后，向远侧进针，向掌面切割，一般反复切割 2～3 次；⑤针刀绝对不能横行剥离，以免伤及侧方的指神经和指动脉。

"Ⅴ"型针刀治疗的注意事项：经皮肤 45°进针，当针头全部进入皮下后，将针身与皮肤呈 15°向前推进，一定要保证狭窄的腱鞘纤维位于"Ⅴ"型凹槽内，只需向前推进切割 1 次即可。

4. 针刀治疗后的处理　术后 1 小时开始屈伸手指关节以减少术后粘连，

术后 3 天保持针眼处干洁，必要时口服抗生素预防感染。

5. 改良针刀与常规针刀的比较　常规针刀只有尖端刃锋，手术操作时定位要求较高，对切割的部位、长度、存在很大的盲目性，且需要反复切割，容易损伤肌腱和血管神经。改良针刀采用"V"型刀刃设计，以肌腱作为"轨道"，只需要顺着位于"V"型凹槽的肌腱走向来完成切割，只需切割一次即可达到治疗效果，较常规针刀的操作安全、易行。

6. 针刀治疗与鞘管内封闭的联合运用　在针刀治疗的同时配合鞘内注射曲安奈德等封闭药物，有效消除无菌性炎症，减轻疼痛及水肿的发生，预防局部瘢痕的形成，两种方法的结合相辅相成，能显著提高疗效。

【主要参考文献】

1. 国家中医药管理局．中医病证诊断疗效标准［M］．南京：南京大学出版社，1995，192.
2. 陈敏．针刀疗法联合医用臭氧治疗屈指肌腱狭窄性腱鞘炎疗效观察［J］．针灸临床杂志，2012，28（12）：33.
3. 袁学华．V 型针刀配合鞘内注射治疗屈指肌狭窄性腱鞘炎 160 例［J］．特色疗法，2012，20（10）：31.

（郭艳幸）

第八节　梨状肌综合征

梨状肌综合征是指梨状肌受到外伤、疲劳、激惹等情况时，发生充血、水肿、痉挛、粘连和挛缩，其肌间隙或梨状肌上、下孔变狭窄，挤压其间或周围穿出的神经、血管，而出现的一系列的临床症状和体征，称为梨状肌综合征。本病多因人体正气素虚，或致扭挫损伤之后血溢脉外，闭塞不通，复感外邪，出现症状。

【病因病机】

一、中　医

梨状肌综合征在中医学中归属"痹证"范畴，其主要病机为人体正气素虚，或致扭挫损伤之后血溢脉外，闭塞不通，复感外邪，阻遏经脉，不通则痛。本病的主要病机是气血痹阻不通，筋脉关节失于濡养所致。根据感受邪气的相对轻重，常分为行痹（风痹）、痛痹（寒痹）、着痹（湿痹）。若素体阳盛或阴虚火旺，复感风寒湿邪，邪从热化或感受热邪，留注关节，则为热痹。总之，风寒湿热之邪侵入机体，痹阻关节肌肉筋络，导致气血闭阻不通，产生本病。

（一）早期

1. 风寒湿痹证　多因感受风寒引起。臀部及下肢酸胀、疼痛、拘急、屈伸不利、行走不便。风气盛疼痛可呈游走性并有明显拘紧感；湿气盛则酸困重着，麻木不仁；寒气盛则疼痛剧烈，遇冷更甚，得温则舒。舌质淡，苔薄白，脉弦紧和浮紧。

2. 血瘀气滞证　多因外伤引起。臀部疼痛剧烈，固定不移，拒按压，痛如针刺刀割，入夜尤甚，肌肉坚硬，肢体拘挛，活动不便。舌质黯红和有瘀斑，苔薄白，脉弦涩。

3. 湿热阻络证　臀部及下肢痛不可近，烧灼难忍，遇热而重，得冷则缓，常有出汗、恶心、口干渴、烦闷躁动。舌红苔黄，脉弦数。

（二）后期

1. 气血亏损证　久病未治，疼痛不愈，酸困隐隐，屈伸不利，行走困难，肌肉瘦削，皮肤感觉迟钝和麻木不仁，身倦乏力，语怯懒言。舌质淡，苔薄白，脉细弱无力。

2. 肝肾亏虚证　臀部酸痛，腿膝乏力，遇劳更甚，卧则减轻。偏阳虚者面色无华，手足不温，舌质淡，脉沉细；偏阴虚者面色潮红，手足心热，舌质红，脉细数。

二、西　医

（一）发病常见原因

1. 外伤　如髋部闪挫、扭、跨越、肩负重物下蹲或行走、久站，某种激烈而不协调的髋部运动等。

2. 髋部感风寒受凉。

3. 梨状肌与坐骨神经解剖结构先天发育异常。

4. 其他原因如椎间盘突出、骶髂关节病变及某些妇科炎症。

（二）病理病机

闪挫、跨越等外伤，可造成梨状肌损伤、充血水肿、炎性反应或梨状肌营养障碍改变，久而久之致梨状肌变性肥厚，压迫或刺激坐骨神经。特别是梨状肌与坐骨神经的解剖关系发生变异时，坐骨神经更容易出现损伤、刺激，发生水肿、炎症；腰椎间盘突出、椎体滑脱、骶髂关节错位、妇科炎症等一些病变，也会引起梨状肌附近出现炎症反应，刺激坐骨神经，引起臀部、大腿后侧及小腿后外侧酸胀、疼痛、麻木不适，或行走困难等临床综合征。

【临床表现】

1. 病史　大部分患者都有外伤史，如闪、扭、跨越、站立、肩扛重物下蹲、负重行走及受凉等。

2. 临床表现　疼痛是梨状肌综合征的主要表现，多见"刀割样"或"灼烧样"的疼痛。疼痛以臀部为主，并可向下肢放射，严重时不能行走或行走一段距离后疼痛剧烈，需休息片刻后才能继续行走。平卧后症状减轻，长时间平卧后症状有所加重，健侧卧位后，患肢内收内旋可以诱发症状加重，一般感觉疼痛位置较深，放散时主要向同侧下肢的后面或后外侧，有的还会伴有小腿外侧麻木、会阴部不适等，足部放射多见中趾明显或5个足趾均明显。大小便、咳嗽、打喷嚏等增加腹压时使患侧肢体的窜痛感加重。

3. 体征

(1) 压痛：沿梨状肌体表投影区深层有明显压痛，有时按压疼痛能扩散到大小腿后侧坐骨神经分布区域。

(2) 局部条索状硬结：局部长时间病变后，在梨状肌处可触及条索样改变或弥漫性肿胀的肌束隆起。日久可出现臀部肌肉松软、萎缩变细。

(3) 直腿抬高试验：在60°以前疼痛明显，超过60°后，疼痛反而减轻。

(4) 梨状肌紧张试验：该试验是梨状肌综合征的常用检查方法。具体做法如下：患者仰卧位于检查床上，将患肢伸直，做内收内旋动作，如坐骨神经有放射性疼痛，再迅速将患肢外展外旋，疼痛随即缓解，即为梨状肌紧张试验阳性。

【辅助检查】

1. 超声　可见梨状肌横断面各径线及面积均较健侧增大、增厚，边界欠清晰，不规整。内部光点增粗，分布欠均质，部分可见坐骨神经明显受压变形，回声减低不均匀，内部线性回声连生中断；外伤者有时可见肌肉内出血、血肿形成，内可见不规则回声区及无回声区。

2. CT　患侧梨状肌较对侧明显肥大（横断面直径大于2mm），边界模糊，与坐骨神经分界不清。

3. MRI　可见患侧梨状肌较对侧肥大（横、纵断面径线大于2mm），下孔狭窄，呈炎性、水肿改变（SE-T$_1$WI序列呈低或等信号，在SE-T$_2$WI

和 Fs 序列上呈高信号），并可见脂肪、纤维索条等混杂信号，坐骨神经增粗、受压，轻度向前移位，或穿行于梨状肌中间。

4. 实验室　一般无异常，偶可见 C 反应蛋白、红细胞沉降率轻度增高。

【诊断与鉴别诊断】

一、诊　　断

1. 病史　多有扭伤病史、腰臀部劳损病史或感受风寒湿病史，起病较突然。

2. 症状　臀部或腰臀部疼痛，疼痛沿着坐骨神经放射并出现行走困难；弯腰、持重导致疼痛加重，通过牵引可以不同程度缓解。

3. 体征　在梨状肌的解剖部位可以触到梭形块状物；直腿抬高试验有明确疼痛弧（30°～60°之内疼痛明显），直腿抬高试验加强试验阴性，梨状肌紧张试验阳性。

4. B 超、CT、或 MRI 可见梨状肌有异常改变。

二、鉴别诊断

1. 中医需与大偻、痹证、肌痹等疾病相鉴别。

2. 西医需与腰椎间盘突出症、腰椎管狭窄症、骶髂关节错缝、髋关节病变、强直性脊柱炎、脊柱结核、肿瘤等相鉴别。

【治疗】

一、一 般 措 施

急性期应卧床制动休息，局部保暖，避免受凉。

二、中 药 治 疗

（一）辨证论治

1. 早期

（1）风寒湿痹证

主症：臀部及下肢酸胀、疼痛、拘急、屈伸不利、行走不便。风盛疼痛可呈游走性并有明显拘紧感；湿气盛则酸困重着，麻木不仁；寒气盛则疼痛剧烈，遇冷更甚，得温则舒。舌质淡，苔薄白，脉弦紧和浮紧。

治法：祛风除湿，散寒止痛。

方药：蠲痹汤加减。羌活 15g，独活 15g，桂枝 12g，秦艽 15g，当归 20g，防风 15g，川芎 12g，桑枝 12g，乳香 12g，木香 9g，甘草 10g。风盛者加海风藤 20g，香附 20g，芍药 20g；湿盛者加薏苡仁 30g，白术 12g，泽泻 15g；寒盛者加制附子 12g，姜黄 15g，肉桂 15g 等。

（2）血瘀气滞证

主症：臀部疼痛剧烈，固定不移，拒按压，痛如针刺刀割，入夜尤甚，肌肉坚硬，肢体拘挛，活动不便。舌质黯红和有瘀斑，苔薄白，脉弦涩。

治法：行气活血止痛。

方药：身痛逐瘀汤加减。秦艽 12g，川芎 15g，桃仁 15g，红花 15g，羌活 12g，当归 20g，没药 15g，五灵脂 12g，香附 25g，牛膝 15g，地龙 15g，甘草 9g。

（3）湿热阻络证

主症：臀部及下肢痛不可近，烧灼难忍，遇热而重，得冷则缓，常有出汗、恶心、口干渴、烦闷躁动。舌红苔黄，脉弦数。

治法：清热祛湿，通络止痛。

方药：宣痹汤加减。防己 12g，杏仁 12g，滑石 15g，连翘 20g，山栀 25g，薏苡仁 25g，半夏 12g，蚕砂 15g，赤小豆皮 20g，苍术 12g，黄柏 20g，牛膝 15g 等。

2. 后期

（1）气血亏损证

主症：疼痛不愈，酸困隐隐，屈伸不利，行走困难，肌肉瘦削，皮肤感觉迟钝和麻木不仁，身倦乏力，语怯懒言。舌质淡，苔薄白，脉细弱无力。

治法：补益气血，通经止痛。

方药：八珍汤加减。当归 20g，川芎 15g，白芍 15g，熟地黄 20g，党参 15g，白术 20g，茯苓 15g，苍术 12g，乳香 12g，香附 20g，姜黄 15g，桂枝 15g，炙甘草 12g 等。

（2）肝肾亏虚证

主症：臀部酸痛，腿膝乏力，遇劳更甚，卧则减轻。偏阳虚者面色无华，手足不温；舌质淡，脉沉细。偏阴虚者面色潮红，手足心热；舌质红，脉细数。

治法：肾阳虚治宜补益肝肾，温阳通督止痛；肾阴虚型治宜补肾，滋阴通督止痛。

方药：偏阳虚者，右归丸加减（熟地黄 15g，怀山药 20g，山茱萸 15g，枸杞子20g，菟丝子20g，鹿角胶20g，杜仲25g，肉桂20g，当归15g，熟附片15g、白芷12g、防风12g、香附15g等）；偏阴虚者，左归丸加减（熟地黄15g、枸杞子20g、怀山药20g、山茱萸15g、菟丝子20g、鹿胶20g、龟甲胶20g、白芷12g、防风12g、香附15g，川牛膝20g等）。

（二）中药成药

活血灵　活血化瘀、消肿止痛。用法：口服，1次1袋，1日2～3次，温开水送服。

芪仲腰舒丸　温经散寒、补肾养血止痛。用法：口服，1次1袋，1日2～3次，温开水送服。

加味益气丸　益气养血、温经通络止痛。用法：口服，1次1袋，1日2～3次，温开水送服。

（三）特色专方

中药口服治疗本病必须进行辨证施治，通过骨伤科"破、活、补"三期临床用药原则进行治疗。急性期活血化瘀、消肿止痛，缓解期外疏筋散寒、养血止痛，慢性期补益肝肾、强筋健骨。总以活血通络、利水化痰为主要治则，予通络活血汤为基础方加减治疗。组方：秦艽12g，川芎15g，桃仁12g，红花15g，全当归9g，丹参12g，川牛膝12g，生甘草6g，白芥子9g，泽泻9g，制南星9g，香附15g，僵蚕9g，炙地龙9g，羌活9g，白芷12g，白芍15g。临床应用时，可根据临床症状酌情加减：若湿热内停、小便色黄、舌质偏红、苔黄腻者，可加苍术、黄柏、萆薢、木通、土茯苓等专走下肢的清利湿热之品；气阳两虚见形寒肢凉、神疲气怯、舌胖有齿痕者，加附子、肉桂、黄芪、细辛等以温阳散寒、益气镇痛；年老体虚伴腰膝酸软者，加杜仲、骨碎补、牛膝、续断等以补肾壮骨强腰膝。许丽玲在损伤初期予龙胆泻肝汤加减治疗85例（治愈78例，好转6例，无效1例），总有效率98.9%。李奇今等用当归、熟地黄、川芎、白芍、川断、泽兰、苏木、制乳香、制没药、木通、乌药、桃仁、木香、甘草、生姜等药治疗（临床痊愈78.26%；显效13.04%；有效6.25%；无效2.17%），总有效率97.83%。

（四）中药外治

1. 中药熏洗　采用温控中药熏洗床，患者仰卧于熏洗床上，以臀部梨状肌体表投影为中心，对准熏洗窗，每次30分钟，每日两次，熏洗间隔4小时以上，患者根据个人耐受性调整熏洗温度，最高不超过65℃，防止烫伤。中药熏洗10～14天。药用洛阳正骨医院协定方软伤外洗药（透骨草30g，伸筋草30g，威灵仙20g，五加皮20g，千年健20g，海桐皮20g，三棱20g，苏木10g，艾叶10g，川椒10g，白芷10g，桃仁10g，红花10g，上药用自动煎药机煎制成 250ml 装袋备用。

2. 中药敷贴法　对于早期的症状明显者，采用三黄散或双柏散类以清营凉血，消肿止痛；对于活动不利者运用活血接骨止痛膏以舒筋活络、温经散寒、活血通痹。

三、针　灸

取患侧的痛点（即阿是穴）、环跳、殷门、承扶、足三里等；用泻法，每日 1 次，7～10 天为 1 个疗程。

四、按　摩

1. 用掌或掌根沿梨状肌走行及下肢后侧肌施以推抚手法。

2. 单掌或掌根、拇指分别由上至下揉梨状肌 5～7 遍。

3. 用掌根以上至下揉大腿后侧，至腘窝改为多指拿揉小腿三头肌，反复 3～5 遍。

4. 拇指拨揉坐骨神经路线 3～5 遍。

5. 肘尖拨压梨状肌 2～3 遍。

6. 双拇指按梨状肌走行拨理顺压 3～5 遍。

7. 双手掌或掌根交替按压下肢后侧 2～3 遍。

8. 双拇指交替按压坐骨神经路线 3～5 遍。

9. 掌指关节擦梨状肌及下肢后侧肌群 3～5 分钟。

10. 按压环跳，承扶，殷门，委中，承山，昆仑穴每 1～2 分钟。

11. 轻快地拿揉梨状肌 1～2 分钟，多指拿揉下肢后侧 2～3 遍。

12. 轻叩或以拍打结束。

五、功能锻炼

功能锻炼是贯彻局部与整体、动与静结合的原则，促使早日恢复功能的一种有效手段。急性期应以制动休息为主，不宜做锻炼。缓解期功能锻炼应以自动为主，被动为辅，动作要协调，循序渐进，由小到大，由少到多，以不劳累和额外增加痛苦为度。

1. 适度行患侧髋关节内外旋、内收外展活动，锻炼时动作幅度由小到大。

2. 患侧下肢力量锻炼　如蹬空练习法：患者仰卧位，先做踝关节跖屈背伸活动，然后屈髋屈膝用力向斜上方进行蹬足动作，日 3～5 次，每次 15～20 个动作。

3. 腰背肌功能锻炼　如飞燕法：俯卧于床上，双手背后翘起，用力挺胸抬头，使头胸离开床面，同时膝关节伸直，一侧或两侧大腿用力向后上方抬离床面，持续 3~5 秒，然后缓慢放下，全身肌肉放松休息 3~5 秒为 1个周期，再重复上述动作，每次做 15~20 下，每天 3 次。

六、其他特色疗法

1. 拔罐疗法　用大、中号竹火罐闪火法自上往下，从患侧臀部、下肢后外侧拔闪罐至皮肤红晕。再涂活络油，拔循经走罐梨状肌综合征重复 5~7 遍。

2. 温和灸　用艾条循足太阳膀胱经、足少阳胆经自上而下，艾灸至能耐受为度，穴位周围适当多灸。

3. 局部臭氧注射　患者取俯卧位患侧臀部垫高，髂后上棘和股骨大转子顶点做连线，此线中点作为穿刺点，用拇指按压以确定痛点，并作标记，然后局部皮肤消毒。用 20ml 一次性注射器从医用臭氧发生器中抽取浓度为 35μg/ml 的医用臭氧 20ml，选用 7 号针头进行穿刺注射，穿刺成功得气后，在回抽无血及针头刺入后无麻痹感的情况下才能注入臭氧，并向大转子方向、骶骨方向呈扇形注射，注射后按压局部并内外旋转髋关节，促进臭氧扩散、吸收。隔日或隔 2 日注射 1 次。

4. 局部封闭　生理盐水 18ml＋2％利多卡因 2ml＋醋酸曲安奈德注射液 25mg＋维生素 B_{12} 1.0mg 进行局部注射，每 5 天 1 次，每 2~3 次为 1 个疗程。也可用 2％普鲁卡因 6ml 加泼尼松龙 25ml 进行局部封闭，每周 2 次，每 3~5 次为 1 个疗程。

七、西医治疗

若疼痛明显者，给予非甾体类药物应用，内服布洛芬、双氯芬酸钠缓释胶囊等药物，外涂双氯芬酸钠软膏、酮洛芬凝胶等。

药物及其他方法不能有效者，西医可采取手术切松解治疗。

【特色疗法述评】

1. 推拿手法　推拿能够舒筋活络，缓解肌筋疼挛，松解粘连，并可祛风除湿，散寒止痛，改善局部软组织的血液供应。推拿治疗本病主要围绕梨状肌体表投影进行，一般操作步骤：首先用揉、推、按、拿等松筋法，然后用一指禅点穴、指尖或肘点弹拨法、肘尖点按穴、掌深按压法、掌推擦法等松解祛邪，可配合髋关节被动运动的运摇牵拉法，最后用揉、按、揉、轻拍等理筋收功。也有人认为，梨状肌综合征的发生同骶骨移位有关，主张配合使用骶骨移位矫正手法。骶骨移位的检查及矫正：①移位判断：骨盆正位片，测量骶椎棘突到两侧骶髂关节的距离左侧和右侧应相等。如左侧大于右侧，则证明骶骨左侧向后轻度旋转，从而导致左右侧梨状肌张力不等。测量骶上切迹到 X 线片上缘的距离，如果左侧大于右侧，证实骶骨向右侧倾斜，从而导致左侧梨状肌的张力较高；②手法矫正：矫正骶骨旋转右侧（骶骨）向后旋转，患者取侧卧位，左侧在下，下肢伸直，右下肢屈曲，骨盆大侧前倾，上半身的位置在矫正床的中心线上，医生站在患者对面左手掌压在右骶髂关节的骶骨处，右手推右肩关节向后，在患者呼气末时，左手掌快速向前发力，听到响声，矫正完毕。矫正骶骨倾斜（骶骨向右侧倾斜为例）患者体位同上，左手掌应在骶3、4的右侧缘，左手掌快速向床的方向下压，矫正完毕。

2. 毫针针刺　针刺治疗按"以痛为腧"、"循经取穴"、"辨证取穴"的原则，消除和减轻肌肉、筋膜等处的疼痛，促使由此所继发的肌痉挛自然消失，达到无痛或者显著缓解疼痛的目的。其法方有环跳穴傍针刺、施龙虎交战法、苍龟探穴手法、捣法加齐刺法；电针配合温针等，均取得良好的治疗效果。

3. 针刀　针刀疗法是将针刺疗法和手术松解法有机地结合为一体的新型治疗方法，一方面利用针的作用，活血化瘀，疏经通络，通则不痛；另一方面利用针刀深入到病变部位，对卡压坐骨神经的梨状肌组织直接进行剥离松解，可立即解除坐骨神经的卡压症状，同时亦可改善局部的血液循环，促进了新陈代谢，对炎性物质和有害代谢产物迅速吸收，清除对神经纤维的化学刺激，达到缓解疼痛的目的，即"以松至通，不通则痛"。张伟民以寻找压痛点、硬结及与梨状肌肌纤维走行一致的条索状物作为进针点，针刀得气后分离松解治疗梨状肌综合征 55 例。结果：痊愈 37 例，显效 9 例，好转 7 例，总有效率 96.36%。

综上所述，中医治疗梨状肌综合征副作用少，疗效好，是治疗本病的重要手段。目前中医治疗本病大多靠经验，注重从临床症状、体征上治疗，而较少从现代病因病理学上辨证分析治疗。治疗方法以针灸推拿治疗为主，并逐步转向为针灸推拿相结合，或针灸、推拿、中药相结合的综合治疗方法，通过多种疗法的综合运用，可缩短疗程，提高疗效。

【主要参考文献】

1. 中华中医药学会. 梨状肌综合征 [J]. 风湿病与关节炎.2013, 2 (3)：73-74.
2. 张鹏贵，赵道洲. 梨状肌综合征的机理与治疗进展 [J]. 甘肃中医，2007, 2 (6)：

92-94.

3. 马立国.骶骨移位手法矫正联合场效应治疗仪治疗梨状肌综合征的效果观察 [J].中医中药,2012,7(21):104.

4. 杨立峰,马金萍,张华.火针拔罐治疗气滞血瘀型梨状肌综合征 60 例 [J].宁夏医学杂志,2009,31(11):1033-1034.

5. 成汝梅.傍针刺龙虎交战法治疗梨状肌综合征 [J].四川中医,2007,25(7):111-112.

6. 冯军,吴云天,蔡智刚.捣法加齐刺法治疗梨状肌综合征 40 例疗效观察 [J].中国中医药科技,2008,15(6):459.

7. 米勇,吴家利,王锐,等.电针配合温针治疗梨状肌综合征临床研究 [J].实用中西医结合临床,2011,11(1):10-11.

8. 周立武.扬刺治疗梨状肌综合征疗效观察 [J].上海针灸杂志,2009,28(11):655-656.

9. 靳聪妮,朱少可.圆利针扬刺与水针并用治疗梨状肌综合征 76 例 [J].中医药学刊,2002,20(11):149.

10. 张卓,刘涛,马普红,等.高场强 MRI 对梨状肌综合征的诊断价值 [J].颈腰痛杂志,2012,33(6):453-454.

(李新生)

第九节 腘窝囊肿

　　腘窝囊肿是腘窝内滑液囊肿的总称。由于其囊液质黏如胶状,属中医"筋瘤"、"胶瘤"范畴。50 岁以上多见,女性多于男性,膝关节慢性损伤或病变均可引起,原发性少见。传统的中医综合治疗方法在治疗该类疾患时周期偏长且无较优的组合模式,部分患者倾向于西医手术切除,而手术亦存在较高的复发率,关节镜手术的理论依据成立及技术成熟推广尚需时日。

【病因病机】

一、中　医

　　中医认为多因筋脉损伤,气血运行不畅,湿聚成痰所致。

二、西　医

　　根据病因,通常将其分为原发性和继发性两种,继发性腘窝囊肿见于成人,目前认为多数腘窝囊肿继发于关节内疾病,如半月板损伤、前交叉韧带损伤、关节内感染及创伤、骨性关节炎、类风湿关节炎等。关于其发病机制较为广泛的观点是单向流通的"阀门机制"。

【临床表现】

1. 症状　该病在发病初期仅有腘窝不适或胀感，有些有下肢乏力感，当囊肿增大到一定程度可影响关节屈伸，或膝关节活动较多后疼痛感或酸胀不适，常伴有膝关节原发病的表现。

2. 体征　在腘窝部可触及有弹性的波动性肿物，大小不一，触之有波动感，表面光滑，质地较软，压痛不明显，而且与皮肤或其他组织不粘连，严重者屈伸活动受限。

腘窝囊肿分级法（Rauschning 和 Lindgren）：

0 级：无肿胀、疼痛及活动受限。

Ⅰ级：轻度肿胀，激烈运动后腘窝紧束感，有轻微的活动受限。

Ⅱ级：正常行走后即有疼痛肿胀，但无明显活动受限。

Ⅲ级：静息时即可存在疼痛肿胀，关节活动受限＞20°。

【辅助检查】

B 超检查可帮助确定肿块的性质。必要时行 X 线片、CT、造影剂 MRI 检查，有利于明确诊断和鉴别诊断及制订治疗方案。目前多采用 MRI 检查。

【诊断及鉴别诊断】

一、诊　断

根据病史、临床表现的一般症状和局部症状、B 超检查，一般即可成立诊断。

二、鉴别诊断

需与半月板囊肿、腘窝动脉瘤、孤立性外生骨疣、腘窝静脉曲张、半膜肌断裂等疾病鉴别。

【治疗】

一、中医药治疗

(一) 辨证论治

1. 气滞型

主症：症多为初起，肿块柔软可推动，时大时小，局部可有疼痛或胀感。舌红，脉弦。

治法：活血化瘀。

方药：桃红四物汤（桃仁 12g，红花、生地黄、川芎、白芍、当归各 9g，甘草 6g）。

2. 瘀结型

主症：多有反复发作病史，肿块较小、较硬，患肢可有不同程度的活动功能障碍。舌红质黯，脉滑弦。

治法：温经散寒，养血通脉。

方药：舒经活血汤（当归、桃仁、川芎、白芍、牛膝、防风、威灵仙、白芷各 9g，陈皮、甘草各 6g）。

(二) 针灸治疗

1. 围刺法　取毫针在囊肿边缘每隔 5～10mm 斜刺 1 针，于囊肿中央最高部直刺 1 针，出针时摇大针孔，配以针刺阳陵泉、承山，每日 1 次，10 次 1 个疗程，共 4 个疗程。

2. 针刺艾灸　取穴：针刺取委中穴为主穴，辨证加减梁丘、阴陵泉、犊鼻穴、鹤顶、足三里等穴。刺法：委中穴直刺，囊肿周围行合谷刺法。

(三) 火针疗法

发热病症、局部感染、恶性肿瘤禁用，孕妇、年老体弱者、高血压、心脏病患者慎用。将针在酒精灯上燃烧至呈红色，以囊肿最高点为中心迅速刺入，再以中心一针为基点周围环形围刺，拔出后按压囊肿，使囊液从针孔流出。

(四) 针刀治疗

适于较小囊肿，患者俯卧，在腘窝部标记动静脉及神经体表投影，在囊肿中心定点，寻找硬结、索状物或压痛物等阳性反应点，定 2～3 点，消毒后中心刺入，"十"字切开囊壁，挤出透明黏稠囊液，必要时其他阳性反应点刺入疏通。

二、西医手术治疗

1. 传统手术治疗　切除囊肿。

2. 关节镜下手术治疗　切除囊肿或囊壁，同时行关节清理或修补成形术。

【特色疗法述评】

中医强调整体治疗，在中医药治疗方法中，中药辨证治疗仍是目前的主要手段，结合针灸的辨证取穴，通过调节人体内环境以达到治疗目的，该类方法治疗简便，费用不高为其优势。其不足之处为疗程较长，需准确辨证及加减，且需患者一定的依从性接受坚持治疗。临床报道疗效优良者可供参阅，江苏王高元认为腘窝囊肿主要是无菌性炎症积液由深部向后膨胀而成，运用二陈汤加减（制半夏10g，陈皮10g，茯苓15g，贝母10g，制南星10g，瞿麦30g，竹沥10g，并随证加减。偏寒者加干姜，偏热者加海藻、昆布，质地偏硬者加三棱、莪术），有效率100％。天津孙忠杰用筋瘤汤（当归20g，白芍、川芎、熟地黄各15g，丹参30g，制半夏10g，陈皮10g，茯苓15g，浙贝母10g，制天南星10g，瞿麦30g，竹沥10g）治疗腘窝囊肿70例，治愈58例，好转12例。

火针疗法及针刀治疗类似微创的模式，通过破坏囊壁并将囊内容物引流出的方法使囊肿消失，该方法可在短期内奏效，但属有创治疗且多容易复发。艾灸、火罐、推拿疗法在临床上亦有运用，多为综合治疗手段。马艳琴，潘存勇等运用针刺配合艾灸的方法效果优良；陈大荣，余林霞运用刮痧综合疗法（结合刺络放血，火罐等方法）治疗腘窝囊肿有效率高；李今朝采用针刀皮下切割加火罐治疗腘窝囊肿47例，疗效优良，方法为，麻醉后用勾形刀自囊肿缘处进刀，在皮下囊肿上平推至囊肿上缘，将刀尖下按勾住囊壁用力下拉，手下有割开囊壁的感觉，在囊肿的左中右各做1次，取刀后立即用大号火罐使闪火法扣在刀口上，待囊内液状物吸净后封闭刀口。夏铂、夏元斌等用针刺配合推拿治疗腘窝囊肿56例，有效率96％，方法为：普通针刺后用点法、搓法、揉法、按法推拿10分钟，弹力绷带包扎，隔日1此次，15次1疗程，治疗2个疗程。

中医药治疗方法较西医手术治疗而言，因无手术风险（血管神经肌腱损伤、血肿形成、感染等）及术后并发症，仍是大部分囊肿初起患者首选的治疗方法。穿刺抽吸和开放手术是常规的西医治疗方法，但复发率较高，目前的治疗方法倾向于关节镜微创治疗。

【主要参考文献】

1. 胥少汀, 葛宝丰, 徐印坎, 等. 实用骨科学 [M]. 2版. 北京: 人民军医出版社, 1999: 1420.
2. 雷文涛, 田坤, 朱红, 等. 囊液抽吸加关节腔内注射透明质酸钠治疗腘窝囊肿 31 例 [J]. 中医正骨, 2010, 2 (2): 43-44.
3. 高红琼. 三棱火针疗法治疗腘窝囊肿 136 例护理体会 [J]. 中国民间疗法, 2012, 20 (1): 71.
4. 王高元. 二陈汤加减治疗腘窝囊肿 26 例 [J]. 云南中医中药杂志 [J]. 2006, 27 (6): 65.
5. 孙忠杰. 筋瘤汤治疗腘窝囊肿 70 例 [J]. 河北中医, 2008, 30 (12): 1274.
6. 马艳琴, 潘存勇. 针刺配合艾灸治疗腘窝囊肿的疗效观察 [J]. 中国社区医师, 2009, 7 (11): 192.
7. 李今朝. 针灸刀皮下切割加火罐治疗腘窝囊肿 [J]. 中医外治杂志, 1996, 2: 48.
8. 夏铂, 夏元斌, 范兴业. 针刺配合推拿治疗腘窝囊肿 56 例 [J]. 黑龙江医学, 2003, 27, 9: 695.
9. 许兆辉, 滕宏伟. 关节镜辅助前后路联合治疗腘窝囊肿 [J]. 中医正骨, 2011, 8, 23 (8): 43-44.

(王先立)

第十节 膝部滑囊炎

膝部滑囊炎是指发生于膝关节及其周围滑囊的急、慢性创伤性炎症。常因外伤、劳损、炎症、化学物质刺激等引起，类风湿亦可致病。以局限性肿胀、疼痛及活动功能部分受限为主症。膝部滑囊炎多采用中医综合治疗方法，一般的综合疗法治疗周期稍长，中医药的辨证使用需准确加减。

【病因病机】

一、中 医

膝关节为筋之"总聚处"，运动频繁，负重较大，磨损多，易受劳损及外邪的损害。中医认为本病急性期病因病机为：

1. 外伤致筋脉受损，血不循经，溢于脉外而为瘀血，气血阻滞不通；

2. 外感风寒湿邪（以湿为主）侵入关节，郁滞患处，湿凝成痰，痰瘀互结，凝滞筋脉；

3. 邪毒乘机侵入，热毒壅盛而致；慢性期为：病久血虚气弱，筋脉失于濡养而萎弱，水湿存留日久变稠成痰，痰浊阻络，甚至痰浊与瘀血互结，气血耗损，侵及肝肾。

二、西　医

认为骨结构异常突出的部位，由于长期、持续、反复、集中和力量较大的摩擦和压迫是产生滑囊炎的主要原因。

【临床表现】

1. 髌前滑囊炎　急性滑囊炎常因外伤和感染而发病，表现为髌前疼痛或肿胀，压痛轻微，波动征阳性，髌骨和膝关节受限不明显。慢性期可见肿胀、压痛和粗糙的摩擦音。

2. 髌下滑囊炎　多因运动创伤所致；主要症状是半蹲位疼痛，髌韧带深部压痛，局部肿胀；可见髌韧带两侧生理凹陷消失并凸起，膝关节屈伸活动受限。

3. 鹅足滑囊炎　滑囊失常为局部反复的撞击摩擦所引起；局部肿胀，有压痛及波动感，小腿外展外旋时加重。

4. 腘窝囊肿　初期仅有腘窝部不适或胀感，部分有下肢乏力感；囊肿增大，可出现肿块，无压痛或轻压痛，影响屈膝功能；部分患者伴有关节退行性变、损伤、积液、股四头肌萎缩、股神经或腓神经放射性疼痛。

【辅助检查】

1. B超检查可帮助确定肿块的性质。
2. X线照片检查排除骨质异常。
3. 关节穿刺及关节镜活检。

【诊断】

参照国家中医药管理局1994年颁发的《中医病症诊断疗效标准》拟定：
1. 有膝部损伤或劳损史。
2. 多见于膝部负重作业的职业如矿工、修理工等。
3. 膝部局限性肿胀、疼痛，下蹲步行疼痛加重。

4. 有与滑囊解剖位置相一致的压痛、波动性肿胀，可触及如囊状或豆粒状物。

5. 血白细胞总数和中性粒细胞升高，提示为感染性滑囊炎。

【治疗】

一、辨证论治

1. 瘀血留滞

主症：一般有较严重外伤史。关节肿胀疼痛明显，广泛瘀斑，压痛较甚，膝关节活动明显受限，浮髌试验阳性。舌黯红或瘀斑，脉弦有力。

治法：活血化瘀。

方药：桃红四物汤（桃仁 12g，川芎、赤芍、当归、牡丹皮、制香附、延胡索各 9g，红花、生地黄各 6g）。

2. 气虚湿阻

主症：损伤日久或反复长期劳损。关节局限性肿胀压痛，疼痛肿胀呈反复性，每因劳累后加重，面白无华，纳呆。舌淡胖，边有齿痕，苔白滑或腻，脉细无力或脉濡。

治法：健脾益气祛湿。

方药：参苓白术散（党参、茯苓、山药、白术、扁豆各 12g，薏苡仁、莲子肉各 10g，桔梗、炙甘草各 6g，砂仁 5g，大枣 4 枚）。

3. 湿热壅盛

主症：有感染病灶如膝部挫裂伤、扁桃体炎等。关节红肿灼热，疼痛较剧，膝关节活动一般正常，伴发热、口渴。舌红苔黄，脉数。

治法：清热利湿。

方药：四妙丸加减（薏苡仁 30g，滑石、蒲公英、牛膝各 15g，苍术、黄柏、秦艽、桑枝各 10g）。

二、理筋手法

1. 推揉点按法　患者仰卧，膝部自上而下，顺其筋络反复推揉 1～2 分钟。

2. 拔伸屈膝法　患者体位同上，肌肉放松，轻柔小幅度地来回屈伸膝关节后将膝关节完全屈曲，然后伸直患肢。

3. 刮筋、分筋法　患者仰卧，于髌骨外上方、内下方用一拇指屈曲指关节，放于痛点内侧；另一手掌按于屈拇之上，用臂力推动拇指向外刮数下。

4. 关节积液时可用捶、擂、拍法，交替进行。捶为实拳，击为空拳，下击髌骨周围软组织及大腿伸侧，大小腿屈伸各 20～30 下，擂为实拳，双拳用臂力下压与上部位相同处，重复 1～2 遍。用手掌拍打腘窝，用腕力弹拍。

三、针灸治疗

选穴多为膝眼、阳陵泉、足三里、鹤顶等，平补平泻，每日 1 次，15日 1 个疗程。

四、铍针治疗

按经筋辨证分型取点。

1. 足太阳经筋：委阳次、委中次、合阳次、阴谷次。

2. 足少阳经筋：成骨次、成腓间、腓骨小头。

3. 足阳明经筋：鹤顶次、髌外上、髌外、髌外下、胫骨外髁、髌内上、髌内、髌内下、胫骨内髁、髌下。

4. 足三阴经筋：阴陵上、膝关次、髎膝次、曲泉次。

关刺法：直刺至结筋病灶点表层，左右刮拨，以解除粘连。恢刺法：直刺肌腱旁侧结筋病灶点粘连组织中，直至深面，再用针尖向上举针，挑拨周边粘连，以松解减压。短刺法：对有骨膜下出血和渗出的患者，直刺结筋病灶点深层，做摩骨样切割，使近骨膜横络松解减压。5 日 1 次，3 次1 个疗程。

五、火针拔罐疗法

以阿是、梁丘、血海、委中、内外膝眼为中心，在每穴周围刺 4～5 针，每次选 2～3 穴，将针在酒精灯上燃烧至呈红色，迅速刺入所选部位，针后用橡胶罐拔罐，4 天 1 次，4 次 1 个疗程。

六、针刀治疗

以髌上滑囊炎为例，于敏感压痛点或积液较多处标记，消毒麻醉后左拇指用力按压进针点，右手进针，刀口方向与股四头肌纤维平行，深达骨面，当患者有酸胀沉重感时，用通透摇摆法松解 2～3 下，并切开滑囊，皮肤紧张度变低即可出针，当积液较多出针有黄色积液流出时，可压迫针眼周围肿胀部位或屈伸膝关节或负压抽吸。

七、中药热敷或熏洗

常用药方组成为：制川乌、千年健、透骨草、伸筋草、桂枝、红花、川芎、乳香、没药、川牛膝等。煎煮取汁后用毛巾浸泡热敷于膝部，或置于中药熏蒸治疗仪熏蒸治疗。

【特色疗法述评】

目前临床报道多为中医药治疗方法，主要有针灸、手法按摩、火针、针刀、中药内服外用、拔罐、刮痧等，在诸种治疗方法中，中药辨证内服外用综合调理的方法运用较广，其分为瘀血留滞、气虚湿阻、湿热壅盛3种主要证型并随症加减，囊括了急慢性伤筋病的常见证候，从根本上调理患者内环境，简便易行，费用较低，为广大患者所接受，主要难点在于准确辨证及加减。临床报道效果优良者有：付秋云运用加味四妙散治疗膝关节积液100例临床观察，痊愈59例，显效41例。组方为牛膝30g，黄柏12g，苍术12g，薏苡仁30g，忍冬藤30g，防己15g，木瓜30g，车前子30g，红花15g。急性损伤加连翘30g，柴胡30g，土茯苓30g，红肿热痛甚者加乳香10g，没药10g，大黄10g，丹皮10g，生地黄20g，体弱者加黄芪40g，风湿、类风湿者加秦艽10g，独活10g，僵蚕10g，雷公藤10g，络石藤30g，伴积液关节变形者加三棱10g，莪术10g，益母草30g，独活15g，水煎2次，取汁800ml，分3次温服。宋俊雷，丁芳等运用中药内外合治创伤性关节炎-滑囊炎200例，痊愈165例。内服以活血消肿、舒筋通络为治则，外用温经通络之花椒、艾叶、五加皮、海风藤、苏叶、白芷、独活、桂枝、麻黄煎汤熏洗。

针灸推拿疗法作为中医传统治疗方法之一，临床亦使用颇广，针灸采用《内经》解结针法分离结筋病灶点表层粘连或周围横络，分离结筋病灶点，解除其对经脉的卡压，或拟切开减压原理将囊内滑液排出，减少或消除津液涩渗反应。推拿通过疏通经络，促进局部血液循环及消除炎性反应亦有良效。正确的辨证用药及结合局部针灸推拿疗法是常见的综合治疗方法。

相较而言，针刀通过松解法减压抽液，将囊内滑液排除，具有简单易行，见效快，治疗时间短，患者痛苦小，费用少的优点；火针拔罐疗法更具有散寒散结祛湿之功，但二者因有一定的损伤，使得其临床使用有一定的局限性，部分患者因畏惧类似手术方法而选择无创的其他疗法。

【主要参考文献】

1. 徐建波，宫红梅．新铍针治疗膝部滑囊炎疗效分析．中国医药导报，医护论坛［J］，2009，6（33）：156，159.
2. 李焕强，张红运．针刀治疗膝部滑囊炎 55 例［J］．科学之友，2007，4（B）：204.
3. 付秋云．加味四妙散治疗膝关节积液 100 例临床观察［J］．国医论坛，2013，28（2）：35-36.
4. 宋俊雷，丁芳，于立刚，等．中药内外合治创伤性关节炎-滑囊炎 200 例［J］．中国保健营养，2013，04：2138.
5. 刘春山，吴中朝，姜英娟，等．运用"长圆针"治疗 430 例"膝部滑囊炎"临床观察小结［J］．临床报道，2010，166-168.

（周　彪）

第十一节　跗骨窦综合征

跗骨窦综合征系踝内翻损伤的伴随伤害，为外伤后继发于跗骨窦处疼痛为主并伴有小腿感觉异常、跛行的一组综合征，以慢性酸胀疼痛迁延不愈为特征。该病目前的治疗难点存在于：①中医药治疗方法有效，但尚无疗效确切的综合治疗方案，存在治疗后的不确定性；②传统西医的治疗方法损伤较大，关节镜技术操作要求较高，且二者均增加了治疗的费用。

【病因病机】

一、中　医

本病属于"筋伤"范畴，因筋脉损伤后，气血运行受阻，局部瘀滞，不通则痛，筋脉、肌肉失于濡养而痿弱无力。

二、西　医

（一）病因

1. 约 70% 的患者有踝关节外伤（内翻伤）史。韧带断裂是造成跗骨窦综合征的主要原因。

2. 30% 的患者与足部畸形、痛风性关节炎或类风湿关节炎、强直性脊柱炎、色素沉着绒毛结节性滑膜炎、腱鞘囊肿等有关，足部肿瘤亦可引起。

（二）病机

其病机目前尚不明确，目前有两种假说。

1. 窦间韧带损伤，距-跟骨间韧带对距下关节稳定起重要作用，承受强大应力，容易受到牵拉和扭伤，踝关节内翻扭伤时牵拉韧带，可使窦口相对增大，距下关节内脂肪垫、滑膜等软组织发生嵌顿并瘢痕化或牵缩，从而引起疼痛。

2. 窦内压力增高，踝关节内翻扭伤时窦内脂肪垫和滑膜组织受到外力挤压，发生无菌性炎症并增生、肥厚、渗出，局部组织粘连引起跗骨窦内压力增高；血管损伤后出血，尤其是静脉壁及周围软组织创伤后纤维化改变，使窦内血流进出失衡，局部淤血，血肿机化压迫，引起窦内压升高。

【病史及临床表现】

1. 病史　多有踝关节扭伤史。

2. 临床表现　局部水肿，外踝前下方疼痛及深压痛或伴足底痛，常有后足不稳定；行走、跑步或负重时疼痛加重，休息后缓解，但关节活动时不会使疼痛明显加剧；遇雨天或转凉时发作；小腿发凉或发软，足趾足底发麻。

3. 体征跗骨窦区有锐性压痛，踝关节被动内翻或旋后检查时跗骨窦部疼痛，抽屉试验和内翻试验可正常。

【辅助检查】

1. X线片　包括踝关节前后位、侧位，一般无异常发现。

2. MRI　可显示跗骨窦韧带部分断裂、软组织水肿。并可排除踝关节、距下关节骨软骨损伤以及踝关节外侧副韧带陈旧损伤等。

3. 距下关节造影　侧位片正常的影像为距下关节前部呈略凸的囊状，前端具有细小的锯齿（正常的隐窝）。如果正常的隐窝消失，则提示跗骨窦综合征。距下关节造影可很好地显示关节腔之间是否连通，较易发现局部病变，灵敏性较好，但不能很好地显示具体病变组织，特异性较低，且为有创性检查，目前已很少用于临床。

4. 肌电图　可作为手术疗效的评估标准。

5. 距下关节镜　可直观观察距下关节腔内软组织病理改变，如窦腔内出血、滑膜增生、瘢痕组织形成，关节纤维化或关节退行性变，尤其能清楚显示韧带水肿、撕裂。

【诊断及鉴别诊断】

一、诊　　断

目前无公认诊断标准，参考 Brown 早期提出的标准诊断，并结合临床表现和辅助检查诊断：

1. 有踝关节内翻扭伤史 4 周以上。

2. 踝关节长期疼痛不适，常伴有小腿、足跟、足底部位疼痛，经久不愈。

3. 外踝尖前下方有明显深压痛，可伴有局部肿胀，疼痛可向足趾放射及小腿不自主发抖，或有小腿发凉、发紫、沉重、乏力等不适。

4. 踝关节抗阻力背伸内翻时跗骨窦处疼痛加剧，踝关节内外翻应力试验阴性，尿酸、红细胞沉降率、抗链球菌溶血素 O 试验、C 反应蛋白及类风湿因子正常。

5. X 线片示骨质无异常病变。

6. 跗骨窦内封闭治疗可获得暂时或长期疗效。

7. 排除其他可引起类似表现的足踝部病变损伤。

二、鉴 别 诊 断

1. 踝关节外侧副韧带陈旧损伤：症状以不稳为主，压痛点在距腓前韧带或跟腓韧带处，抽屉试验和内翻试验发现踝关节稳定性差，MRI 可显示韧带陈旧损伤。

2. 距下关节损伤：X 线片或 MRI 有距下关节骨软骨损伤征象。

【治疗】

一、中医药治疗

（一）辨证论治

1. 气滞血瘀

主症：近期扭伤史，局部疼痛或胀痛，可伴有轻度肿胀，舌黯红，苔薄，脉弦。

治法：活血化瘀。

方药：桃红四物汤（桃仁 12g，红花、生地黄、川芎、白芍、当归各

9g，甘草 6g）。

2. 气虚血瘀

主症：有扭伤史，病程日久，迁延反复，可伴有小腿疼痛、沉重、乏力，步行不稳。舌淡紫，脉沉涩。

治法：健脾益气活血。

方药：丹皮 10g，生山栀 10g，当归 10g，生白芍 12g，柴胡 12g，茯苓 15g，炒白术 15g，薄荷 10g（后下），甘草 6g，生姜 6g，桃仁 6g，红花 6g。

（二）推拿治疗

1. 点揉、弹拨　点揉、按压、雀啄等手法选择刺激踝周穴位，如昆仑、申脉、丘墟、金门、阳陵泉、照海、然谷、太溪及阿是穴，踝关节周围紧张部位，用提拉、弹拨等手法，各进行 10 分钟。

2. 旋转牵抖　手握患足做内翻、背伸跖屈，双手握患足向远端、足背、足跖及内外侧牵拉，再用力牵抖。

3. 捋顺回松　上述方法每周 3 次，3 周 1 个疗程。

（三）针灸治疗

可采用循经近刺和远刺的方法，取穴：阳陵泉、悬钟、解溪、昆仑、申脉、丘墟、阿是穴等。

（四）物理治疗

前期用超短波疗法，微热量，15 分钟/次，3 次/日。恢复期超声波疗法，$1 \sim 1.5 \text{W/cm}^2$，$3 \sim 5$ 分钟/次，1 次/日，7 天 1 个疗程。$2 \sim 3$ 个疗程。

（五）中药熏洗

可选用舒筋活血行气止痛之品如：制川乌、制草乌、乳香、没药、三棱、莪术、苏木、三七、桂枝、当归尾、花椒、川芎、红花、木瓜、赤芍、川牛膝、伸筋草、透骨草、海桐皮等，用量：$15 \sim 20$g，用法：将上述中药用纱布包好后放入药罐内，加清水浸泡药物 15 分钟后加热药物至沸腾，过 5 分钟后用文火煎煮 20 分钟，离火另加陈醋 60ml 后将药罐置于踝周利用蒸汽熏蒸患部，待其不烫皮肤时，将药包放于外踝前下方，直接浸洗患部，每日 2 次，每次 20 分钟。

（六）中药膏药外敷

取舒筋行气活血类中药制成贴膏，如消炎贴膏等外贴患处。

（七）针刀治疗

常规消毒铺巾后，于伤踝前下方即跗骨窦窦口处定位，麻醉后拇指按压，针刀垂直刺入，直达骨面，小心探明跗骨窦内距跟骨间韧带的走行方向，刀口线与其一致，行纵行疏剥，然后改变刀口线方向，垂直韧带用铲剥法剥离窦内及周围粘连组织，至铲剥无阻力时出针。

二、西医治疗

1. 药物封闭法：跗骨窦外口处定位，消毒后将利多卡因、泼尼松龙等药物注入跗骨窦腔内，利多卡因 3ml、泼尼松龙 1ml、维生素 B_{12} 100μg。每周 1 次，3 次 1 个疗程。

2. 跗骨窦软组织切除术：适应证：对长期保守治疗无效者，包括理疗、外敷、局封、针灸、按摩及中西药内服等仍然疼痛和功能障碍者。

3. 非手术治疗无效并排除明显距跟软骨损伤者，亦可考虑距下关节镜手术治疗。

4. 术后复发或无更好治疗的患者，可考虑行跟距关节融合或三关节融合。

【特色疗法述评】

跗骨窦综合征的治疗目前临床上多倾向于非手术综合治疗，治疗方法有局部封闭、针灸推拿、物理治疗、针刀、中药熏洗、药膏外贴等多种方法，临床上亦不乏将 2 种或 2 种以上治疗方法结合使用，报道效果较好。

1. 非手术疗法中常首选局部封闭治疗，适量麻醉药和糖皮质激素具有抗炎、抗过敏及消除水肿的作用，可对挛缩组织起到松解作用，使瘢痕组织软化，阻断了病变处的恶性循环。但适用于病程较短者。该方法操作简单易行，患者痛苦小，治疗周期较短，费用低廉，易为患者接受，其局限性为激素治疗伴有一定的副作用。

2. 针灸推拿及中药熏洗治疗是传统的中医特色治疗主要方法。该类方法避免了激素对人体的毒副作用，临床操作要求不高。其中手法可促进局部组织的血液循环，有利于渗出细胞的吸收和纤维组织的软化，在一定程度上解除韧带的粘连，该法对术者的手法有一定的要求，如暴力将踝关节粘连组织拉开，可导致不必要的损伤。针灸遵循筋脉、肌肉失气血濡养而萎弱无力理论，采用受伤局部取穴为主，随症配穴，达到舒筋活血、通络止痛的目的。局部取昆仑、申脉太阳经之穴，可调理气血阴阳之虚实，使邪气得疏，瘀血得散，取少阳之阳陵泉，则有"筋会阳陵"之意。丘墟乃少阳之原穴，针刺可增强其经络之气的运行，取气行则血行之意。中药熏洗的方法能够促进血液循环，软化瘢痕，减轻炎症反应和粘连的形成，临床所使用中药大多具有行气活血、舒筋通络功效，而草类药能增加皮肤通透性，熏洗的过程中有利于药物的吸收和药效的发挥。该类方法操作简便，基本无创，加上其行气活血通络原理为广大患者理解和接受，常为医者作为综合疗法选择使用。

3. 针刀是中医针法与西医手术的有机结合，通过疏剥、铲剥等方法，将窦内变性的软组织及挛缩的韧带等充分松解，改善局部循环条件，促进血液循环，解除脂肪嵌顿，降低窦内压，克服了开放手术切除窦内脂肪、筋膜及滑囊所产生的窦内积血、切口内陷的弊端。同时，该有创治疗方法对操作者有较高的要求，操作不慎可对周围的神经血管造成副损伤，剥离不充分或剥离部位不准确则效果不佳。

非手术综合疗法的代表性临床报道可供参鉴，翟明运用针刀疗法结合普鲁卡因、地塞米松、丹皮酚及山莨菪碱局部注射62例，治愈50例。贾道福等运用针灸结合局部药物注射治疗43例跗骨窦综合征，1个月内治愈37例。王春桢，魏清伟运用痛点药物注射、手法推拿按摩及中药外洗的方法治疗跗骨窦综合征18例，治疗3周后痊愈12例，追加治疗后痊愈3例。

与手术治疗相比，跗骨窦综合征非手术综合治疗大多具有简便易行，费用较低，基本无创的特点，其不足集中表现在其治疗效果的不确定性，部分患者在接受了数种治疗方法后仍不得不选择手术治疗，而任何手术方式均存在手术风险及费用的增加。

【主要参考文献】

1. 杨崇林，徐向阳. 跗骨窦综合征［J］. 国际骨科学杂志，2011，32（3）：149-151.
2. 李远明，吴山，马友盟. 手法治疗跗骨窦综合征的疗效［J］. 广东医学，2005，26（10）：1430-1431.
3. 冯青伟. 跗骨窦综合征16例分析［J］. 临床军医杂志，2007，35（1）：145.
4. 杨崇林，徐向阳，朱渊，等. 距下关节镜诊断治疗跗骨窦综合征［J］. 国际骨科杂志，2013，34（4）：290-293.
5. 王国生，许文一，吴乃田，等. 跗骨窦综合征20例报告［J］. 中华创伤杂志，1993，9（5）：297.
6. 贾道福，牛艳萍. 电针治疗跗骨窦综合征43例疗效观察［J］. 中国针灸，2001，21（5）：296.
7. 陈建锋，张振华. 跗骨窦综合征23例临床分析［J］. 中国中医骨伤科杂志，1997，5（6）：28-29.
8. 翟明. 针刀药配合治疗跗骨窦综合征［J］. 中医正骨，2002，14（4）：47-48.
9. 贾道福，冯承泉，衣英豪，等. 跗骨窦综合征43例临床分析［J］. 中华综合医学［J］. 2002，6：530.

10. 王春桢. 魏清伟跗骨窦综合征 18 例 [J]. 中国骨伤, 1998, 11 (3): 70.

（孙绍裘）

第十二节　跟　痛　症

跟痛症是指多种足跟部慢性疾患所致的以足跟跖面疼痛为主要临床表现的多种疾病的总称，包括跟下脂肪垫炎或萎缩、跖筋膜炎、跟骨骨刺等疾患，可单侧或双侧发病。属中医"痹证"范畴。好发生于 40～60 岁的中年人。

【病因病机】

一、中　医

跟痛症外因中除了外力直接伤害外，外感六淫诸邪或邪毒感染均可致筋骨、关节发生疾患，内因主要与年龄、体质、解剖结构有关系。跟痛症病机与肾关系密切，肾主骨生髓，肾气虚弱，又受风寒湿邪侵袭，则寒凝血滞，至足跟部经脉瘀阻不通，或骨失所养，瘀血内生，不通则痛而发病。本病中医辨证为肾精不足，寒湿凝滞，气滞血瘀，经脉痹阻。属本虚标实之证。

二、西　医

认为其常见的病因为足跟脂肪垫炎或萎缩、跖筋膜炎、跟骨骨刺。由于年龄增长，体重增加，长久的站立和行走，足跟长期超负荷应力，使足跟脂肪垫萎缩，胶原水分以及弹性纤维组织逐渐减少，形成跖筋膜退变、纤维化，加之外伤或寒冷潮湿诱因刺激，引起局部的炎症反应，出现跟骨跖面疼痛、肿胀，有压痛，有时可触及跟下滑囊。

【临床表现】

1. 起病缓慢，多发于中老年人，尤其是肥胖者，男性多见，多为一侧发病，病史可达数月或数年。

2. 疼痛及压痛

（1）足跟脂肪垫炎，其疼痛特点主要为足跟下的持续性胀痛，站立和行走时疼痛加剧，大多数患者因足跟不能着地而呈足尖支撑的跳跃样跛行。

压痛点位于足跟负重区偏内侧，有时深压可触及脂肪垫纤维块。

（2）跖筋膜炎者，足跟下疼痛，有时可成撕裂样锐痛，致使患者脚尖不能着地，而呈足跟着地支撑跛行，疼痛可沿足底内侧向前扩散。压痛点局限于跖筋膜附着处，特别是内侧，但压痛点往往比跟骨下脂肪垫炎靠前。

（3）跟骨骨刺的有无与其临床症状并非有确切的因果关系。只有斜向前下方的骨刺可能引起症状。

【辅助检查】

X 线片　常见有骨质增生，但临床表现常与 X 线片征象不符，有骨质增生者可无症状，有症状者可无骨质增生。

【诊断与鉴别诊断】

一、诊　　断

1. 足跟痛　多在晨起行走时开始，负重状态下疼痛明显，也可表现为活动后可减轻，继续行走或负重时疼痛加剧。
2. 压痛点　局限于跟骨负重区偏内外侧（跟骨跖面），也可沿足底向前扩散。
3. 肿胀　大多数患者跟骨周围无肿胀或有轻度红肿。
4. 跟骨骨刺　部分患者 X 线侧位片可见跟骨骨刺形成。

二、鉴　别　诊　断

需与跟骨高压症、跟腱炎、跟骨骨髓炎、跟骨结核等疾病鉴别。

【治疗】

一、一　般　措　施

1. 注意休息，并抬高患肢，不宜久行久立。或使用手杖减小负重量，肥胖患者控制体重。宜穿宽大的厚底鞋或软底鞋，可在鞋内对应的足弓部放置海绵厚垫悬空足跟，或直接放置足跟减压垫，从而保护足跟和减小跖筋膜张力。
2. 避免引起疼痛的不良姿势。足跟脂肪垫炎患者，可适当垫高鞋跟。

跖筋膜炎者，避免患足脚尖着地支撑的动作。

二、中药治疗

（一）辨证论治

1. 气滞血瘀

主症：足跟刺痛，拒按，痛有定处，动则痛甚。舌质紫黯或有瘀斑，苔薄白或薄黄，脉弦或涩。

治法：行气活血、化瘀止痛。

方药：身痛逐瘀汤（羌活、香附各 3g，川芎、没药、甘草、地龙、五灵脂各 6g，桃仁、红花、牛膝、当归各 10g，疼痛明显者加延胡索、三棱、莪术等）。

2. 湿热内蕴

主症：足跟疼痛伴轻度红肿，肤温偏高，压痛明显，局部喜冷，或伴有口干不欲饮。舌质红，苔黄腻，脉濡数。

治法：清热利湿，通络止痛。

方药：当归拈痛汤。党参 30g，羌活、茵陈、苦参各 15g，防风、当归、黄芩各 12g，白术、炙甘草、猪苓、泽泻、知母各 10g，升麻、苍术、葛根各 6g。

3. 寒湿痹阻

主症：足跟冷痛重着，痛有定处，遇寒加重，得热痛减。舌质淡，苔白腻，脉细数。

治法：散寒祛湿，通络止痛。

方药：独活寄生汤。独活 9g，桑寄生、细辛、秦艽、防风、肉桂、牛膝、杜仲、熟地、当归、川芎、白芍、党参、茯苓、甘草各 6g。

4. 肝肾亏虚

主症：足跟疼痛缠绵日久，反复发作，劳则更甚，休息痛减，腰膝酸软无力，可伴有心烦失眠，口苦咽干，舌红少津，脉弦细而数；或伴四肢不温，形寒畏冷，筋脉拘挛，舌质淡，苔薄白，脉沉细无力。

治法：补肝益肾，通络止痛。

方药：左归丸或右归丸加减。左归丸：熟地 15g，山药、枸杞、山茱萸、鹿角胶、龟甲胶、菟丝子各 12g，川牛膝 10g；右归丸：熟地黄 15g，山药、枸杞子、菟丝子、鹿角胶、杜仲各 12g，山茱萸、当归 10g，肉桂、附子各 6g。

（二）中药成药

1. 气滞血瘀　七厘散，口服，1 次 2~3g，每日 2~3 次。

2. 湿热内蕴　四妙丸，口服，1次6g，每日2次。

3. 寒湿痹阻　小活络丸，黄酒或温开水送服，1次3g（1丸），每日2次。

4. 肝肾亏虚　左归丸、右归丸，口服，1次9g，每日2～3次。

（三）中药外治

1. 中药熏洗　将方药加水至2000ml，水煎20分钟后倒入盆中，将患足放在药水上熏蒸10分钟，至全身有微微汗出，待药液温度适宜后浸泡患足20～30分钟，每日2次，10天为1个疗程，疗程间隔3～5天再进行下1个疗程。局部无红肿者可选用海桐皮汤或熏洗一号方加减，局部红肿者可选用双柏散。

2. 中药外敷　气滞血瘀者，用消炎散或芎归散；湿热者，用如意金黄散。茶水加麻油（或凡士林）调制成糊状，平铺于牛皮纸上外敷患处，每日1次。

3. 中药敷贴　可选用消炎贴膏、金药膏、麝香壮骨膏等敷贴，每日1次。

三、针灸治疗

针法：患者仰卧位，取穴可选用阿是穴、跟痛穴（三阴交后1寸）、太溪、照海、昆仑、承山等，每日或隔日1次。

灸法：足跟跖面痛点艾灸，每次20分钟，每日1次。

四、手法治疗

操作方法：①患者俯卧，患侧屈膝90°，足底向上，在患者足跟的压痛点和周围施以擦法，约10分钟；②患者仰卧，用大拇指从足跟部沿跖筋膜按揉数遍，再配合在跟骨结节周围弹拨跖筋膜，约5分钟；③患者俯卧，屈膝位，足心向上，医者一手握住踝部固定，一手以掌根叩击痛点，由轻至重逐渐用力，连续20次，最后用掌心在足跟擦热。以上手法隔日1次，5次为1个疗程。

五、针刀治疗

操作方法：患者取俯卧位，患侧踝关节前方垫软枕，足跟朝上。常规消毒、铺巾，局麻满意后，在压痛点最明显处进针刀，刀口线与足纵轴垂直，针体与足跟底平面呈60°～80°进刀，深达骨刺尖端或跟骨底骨膜，作一横行切开剥离3～4次或左右铲割后出针，将针孔覆盖好，一手使患足过度背屈。同时另一手拇指向足背推顶足弓部紧张的跖腱膜和跖长韧带，如此反复2～3次。创口无需缝合，创可贴外贴即可。

六、冲击波治疗

操作方法：采用俯卧位，将患足固定，在足跟部找出最明显的压痛点并标记，瞄准器对准，建议初始冲击能量为8.0kv，适应后可将能量逐渐调高，以患者能耐受为限，冲击频率：50～60次/分钟。冲击次数：1000次。治疗次数：每周1～2次，治疗2～3周。治疗前告知患者治疗时需保持患肢姿势，防止因疼痛而放射性移动肢体。

七、物 理 治 疗

中频疗法、微波治疗、红外线照射治疗、中医定向透药疗法等。

八、穴 位 注 射

可选用丹参注射液、当归注射液等痛点注射，必要时采用西药封闭治疗。

九、手 术 疗 法

跟骨钻孔减压术、骨刺切除术、跖腱膜切断术及神经阻断术等。

十、功 能 锻 炼

1. 身体前倾面对墙壁，双手伸直平推墙壁，有疼痛症状的下肢膝关节向后绷直，另一个膝关节向前呈弓步。屈肘，增大身体前倾，保持后膝绷直和足跟触地。

2. 患者坐位，患肢搭在健侧腿上，踝关节背伸90°以上，健侧手握住足跟，再用对侧手将患足跚趾用力背伸，自我感觉到足底的腱膜有牵拉痛。

【特色疗法述评】

1. 辨证用药应重视整体与局部的关系　中医学认为足跟部为肾经之所主，该病的发生与人体的肾虚有密切的关系，此为内因。加之血瘀及风寒湿邪侵袭，导致筋脉凝滞，血循不畅，不通则痛而发病。跟痛症在临床上常表现为虚实夹杂之证，要把握辨证的准确性，分清主证和次证，重视整体与局部的关系。

2. 中医治疗跟痛症的特点　在于标本兼顾，多采用综合疗法，或以内治为主，或以外治为主，多注重补肝益肾、活血化瘀、清热除湿、散寒通痹。治疗方法上如中药内服以治本，配合中药外敷、中药熏洗、冲击波疗法、针刀、穴位注射或物理治疗等以治标。西医对跟痛症的治疗主要为口服非甾体类抗炎镇痛药和类固醇激素药痛点封闭，但疗效欠佳或易反复且副作用大。对顽固性跟痛症在不能准确掌握病因的前提下采用骨刺切除术、跟骨钻孔术或神经阻断术并不能取得满意疗效，患者也难以接受。

3. 针灸疗法　针灸对于跟痛症的治疗，疗效肯定，方法多样，简便易行。选穴上多根据"以痛为腧"的原则，根据"肾主骨"及足部经络循行情况，以肾经穴位及膀胱经穴位为多，也可配合远端取穴的方法。

4. 针刀疗法　随着临床上对跟痛症病因的认识逐步明确，针刀成为最常用的治疗方法之一，也可配合穴位注射或封闭疗法使用。这种方法安全可靠、简便易行，尤其对于治疗痛点明显的跟痛症疗效显著。

5. 冲击波疗法

（1）作用：缓解疼痛，减轻慢性炎症，松解粘连，促进血管再生。

（2）优点：①损伤轻微，可替代某些外科手术疗法；②一般采用简单麻醉或不必麻醉；③治疗时间短，风险小，可在门诊进行治疗；④无需特殊术后处理，且术后恢复较快；⑤治疗费用远远低于开放式手术。

（3）适应证：明显的足跟痛患者，且痛点周围无红肿发热等炎性表现者。

（4）禁忌证：儿童、妊娠及哺乳期妇女；安装心脏起搏器、精神病患者及其他体弱或不能配合的患者。

【主要参考文献】

1. 周大果．跟痛症中医药治疗进展［J］．中医药信息，2007，24（4）：12.
2. 彭力平．实用骨伤科手册［M］．湖南：湖南科学技术出版社，2008，417.
3. 毛宾尧．足外科学［M］．北京：人民卫生出版社，1992.
4. 周文明．针刀松解配合中药熏洗治疗跟痛症的疗效观察［J］．湖北中医杂志，2013，35（3）：70.

（曾祥晶）

第十三节　跖　痛　症

跖痛症是指跖骨头挤压跖神经所引起跖部疼痛的疾病。好发于 40～50 岁中老年妇女，多见于第 3、4 跖骨间，根据病因分为韧带松弛型及压迫型两类。松弛性跖痛症经非手术疗法，多可奏效，极少数才需手术治疗；压迫性跖痛症则多需行手术治疗。

【病因病机】

一、中　医

中医认为本病与肝肾密切相关，患者年老体弱，肝肾亏虚，气血不足，肝主筋，肾主骨，气不足则血循不畅，血不足则筋骨失其濡养，血循不畅则瘀，不通则痛，筋骨失养则痿，不荣则痛。

二、西　医

本病可因足部的骨性结构异常，韧带缺乏弹性或太松，或因骨间肌与蚓状肌萎缩或失去弹性，在承重时横弓塌陷，第2、3、4跖骨头下垂，可挤压趾神经，引起跖部疼痛（松弛型跖痛症）。或因跖骨头遭受外力挤压刺激，发生间质性神经炎或神经纤维瘤所致（压迫型跖痛症）。临床上以松弛性跖痛症多见，其常见的诱因为慢性劳损。

【临床表现】

松弛型跖痛症的临床表现主要有前足跖面持续性灼痛，前足底有胼胝，跖面压痛和侧方挤压跖骨头可减轻疼痛。压迫型跖痛症常表现为行走时前足阵发性放射痛，放射到邻近足趾，伴有感觉异常、跖面压痛，侧方挤压跖骨头可加重或引起疼痛。

【辅助检查】

X线可见跖骨头之间间隙增宽，跖骨头内翻。

【诊断与鉴别诊断】

一、诊　断

1. 多有先天性或外伤引起的前足畸形，特别是足横弓异常。
2. 常见于中老年体弱妇女、非体力工作的男性。
3. 行走时跖骨头跖面横韧带上方持续性灼痛，或向趾尖放射，休息放松可缓解，疼痛日轻夜重。

4. 压迫型侧方挤压跖骨头出现疼痛或疼痛加重，背跖方向挤压跖间隙疼痛；韧带松弛型侧方挤压跖骨头疼痛减轻。前足增宽，跖骨头足底部胼胝，后期可出现骨间肌萎缩、足趾爪状畸形。

5. X 线片可见跖骨头之间间隙增宽，跖骨头内翻。

二、鉴 别 诊 断

需要与平足症、踇外翻畸形等疾病鉴别。

【治疗】

一、一 般 措 施

避免长途步行；穿戴矫形鞋具以支托跖骨头远端，从而分散跖骨头应力；肥胖者控制体重；体弱者合理进行功能锻炼。

二、中 药 治 疗

（一）辨证论治

1. 气滞血瘀

主症：阵发性疼痛，痛点固定，刺痛感，伴有放射痛或感觉异常，侧方挤压跖骨头可加重。舌质黯，苔白，脉弦。

治法：活血化瘀，行气止痛。

方药：桃红四物汤加减（熟地、当归各 15g，红花、白芍、川芎、桃仁各 10g，川牛膝 6g）。

2. 气血亏虚

主症：足跖面持续性灼痛，跖面压痛和侧方挤压跖骨头可减轻疼痛。伴有精神萎靡，疲倦无力，心悸气短，面色无华萎黄，毛发不荣等。

治法：补益气血。

方药：八珍汤（熟地黄 15g，党参、当归、白芍、白术（炒）各 10g，川芎、茯苓各 6g，炙甘草 3g）。

（二）中药成药

气滞血瘀：七厘散、活血止痛胶囊等；气血亏虚：八珍丸、十全大补丸等。

（三）中药外治

1. 中药熏洗　将方药加水至 2000ml，水煎 20 分钟后倒入盆中，将患足放在药水上熏蒸 10 分钟，至全身有微微汗出，待药液温度适宜后浸泡患足 20～30 分钟，每日 2 次，10 天为 1 个疗程，疗程间隔 3～5 天再进行下 1 个疗程。

方药：伸筋草 15g，透骨草 15g，五加皮 15g，三棱 12g，莪术 12g，当归 10g，海桐皮 10g，川牛膝 10g，红花 10g，木瓜 10g，苏木 10g。

2. 中药外敷　用消炎散或芎归散，每日 1 次。

3. 中药敷贴　可选用消炎贴膏、金药膏、麝香壮骨膏等敷贴，每日 1 次。

三、手 法 治 疗

操作方法：

1. 患者仰卧，医生双手从两侧握患足，先以拇指和其他四指对挤患足各个跖骨间隙，力度适中，以患者感到酸痛为度，约 2～3 分钟，然后以双拇指沿足底从足心向足趾方向推按，当拇指推按到 2～4 跖骨头下时，稍用力按压，并同时双手向中央推挤，此手法行约 6～7 次，用于恢复足横弓。

2. 患者正坐床边，患足伸出。一助手站在患肢外侧，用双手掌相对，双手拇指在足背，食指在足底，余三指在后兜住足跟，固定患足。医者站在患者前方，双手拇指在足背，余四指在足底，拿住患足，由内向外环转摇晃 6～7 次，与助手相对用力，向斜上方拔伸。之后将足跖屈，再背伸，同时双手拇指与虎口用力向内归挤并向下戳按，使足跖骨向中间合拢。医者双手拇指再按住跖跗关节部，同样环转摇晃、拔伸戳按跖跗关节，纠正其位移错缝。再以一手握足内侧，另一手依次牵抖各足趾。

3. 最后，点按足三里、委中、承山、三阴交等穴位。手法治疗隔日 1 次。

四、针 灸 治 疗

取阿是穴、阴陵泉、三阴交、太溪、照海等穴，施针法和灸法。

五、针 刀 治 疗

操作方法：于病变跖骨之间找准压痛点（主要在第 3、4 跖骨之间），背侧或跖侧入路均可。常规消毒皮肤，铺孔巾，局部麻醉，以 4 号针刀刀口线与足纵轴平行，针刀体与皮面垂直刺入，穿过皮肤、皮下组织触及跖骨，再将针刀移至跖间，可触及条束状硬结即为跖骨间深横韧带。将刀身向远端倾斜 45°角，紧贴骨皮质稍加用力缓慢向前推进，逆行切断跖骨间深横韧带至刀下有落空感。再调转刀口方向 90°，在原硬结处上下 1cm 切开 2～3

刀，并纵行疏通，横行剥离各 2～3 次，出针，针眼处无菌敷料覆盖。术后口服抗生素 2～3 天，2 周内避免过久的站立和行走，特别是负重行走。

六、其他疗法

疼痛明显者，给予西药止痛或行封闭治疗；对于症状严重，非手术治疗无效的患者，可行手术治疗，如神经瘤切除术、局部趾神经阻断术或畸形矫正术。

七、功能锻炼

加强足部肌力锻炼，如赤足足尖着地行走。

【特色疗法述评】

对于大部分患者，采用非手术治疗能取得良好的效果，综合采用针灸、手法、中药熏洗、穿矫形鞋及配合功能锻炼，能明显缓解疼痛、改善肌力，从而恢复功能。非手术治疗的目的在于减轻最大疼痛区域下的压力和缓解疼痛。若经非手术治疗无效或病情反复发作的患者，可考虑手术治疗。

1. 手法治疗　部分跖痛症患者跗趾关节及跗趾关节部也有疼痛，是足横弓塌陷日久会造成跖趾关节向背侧的半脱位和跗跗关节部的位移错缝所造成的，故手法时应努力纠正其正常的对位关系。但手法是不能维持跖趾关节和跗跗关节对位的，故手法后坚持使用支具或矫形鞋实有必要。

2. 针刀治疗　适应证：主要用于压迫性跖痛症。注意事项：①明确局部解剖的特点，做到既要将跖骨间深横韧带切断又不损伤其他正常组织；②严格无菌操作，避免感染；③治疗局部软组织有感染的患者需经治疗控制稳定后再行治疗。

【主要参考文献】

1. 彭力平．实用骨伤科手册［M］．湖南：湖南科学技术出版社，2008，417.
2. 顾文齐．跖痛症治疗新进展［J］．国际骨科学杂志，2009，30（3）：179.
3. 王正义，陈宝兴．跖骨间神经瘤的手术治疗［J］．中华骨科杂志，1998，18（9）：573.

（陆小龙）

第十四节 落 枕

以颈部急性肌肉痉挛、强直、酸胀、疼痛所致的头颈部转动失灵、活动障碍为主要症状的疾病称为落枕，又称"失枕"、"斜方肌综合征"或"颈肩部急性纤维组织炎"，好发于青壮年，春冬两季多见。

本病起病较急，但因为是单纯的肌肉痉挛，故较易恢复，轻者可 3～5 天内逐渐自愈；重者则有可能延续数周不愈，有的甚至可反复发作，导致最后发展为颈椎病。

【病因病机】

一、中 医

1. 外感风寒 露卧当风，风寒侵袭，寒性凝滞，经络痹阻不通，不通则痛。

2. 气滞血瘀 平素体弱，气血不足，循行不畅，舒缩活动失调，致经络不舒，肌肉气血凝滞而痹阻不通，僵硬疼痛而发病。

二、西 医

1. 失枕型 本型多因睡眠时枕头过高、过低、过硬或睡姿不良，使颈部肌肉长时间受到牵拉处于过度紧张状态而发生静力性损伤。以累及一侧软组织为主。症见睡醒后出现颈项疼痛，头歪向患侧，活动不利，尤以旋转后顾为甚，疼痛可向肩背、肩胛区放射，颈部肌肉压痛，触之如条状或块状。

2. 扭伤型 本型多因颈部突然扭转或肩扛重物，致使颈部部分肌肉扭伤，发生痉挛和肿胀所致。患者多有急性损伤史，症见伤后颈部疼痛，有负重感，疼痛可向肩背部放射，颈部活动受限，在痛处可摸到肌肉痉挛，局部轻度肿胀与压痛。

3. 颈椎紊乱型 本型多因姿势不良或突然改变体位引起小关节的解剖位置的改变，引起滑膜嵌顿，从而破坏颈椎的力平衡和运动的协调性，反射性地引起肌肉痉挛，肌肉痉挛进一步又加重了关节的紊乱。临床上尤以颈 4～6 关节紊乱为多见。患者有颈部长期固定姿势的劳损史，或过度活动的外伤史，起病较急，颈部僵硬，发胀疼痛，转侧不利，部分患者伴有头晕、后枕及肩背部牵拉痛或不适，一处或多处单侧的棘旁压痛。

【临床表现】

1. 病史　一般无外伤史，多因颈部睡眠姿势不良或感受风寒后急性发病。

2. 症状　疼痛的范围一般在颈部，也可发生在颈部和肩、臂处。患者颈项僵直，并向健侧偏斜，活动受到限制。若向患侧活动头部，可发生剧烈疼痛并引起肩部的不适，头部转向健侧其活动不受限制。

3. 体征　肌痉挛伴压痛，胸锁乳突肌痉挛者，在胸锁乳突肌处有肌张力增高感和压痛；斜方肌痉挛者，在锁骨外 1/3 处或肩井穴处或肩胛骨内侧缘有肌紧张感和压痛；肩胛提肌痉挛者，在上 4 个颈椎棘突旁和肩胛骨内上角处有紧张感和压痛。

【辅助检查】

1. 颈椎 X 线片常无明显异常，少数患者侧位片可见颈椎生理性前凸减小或变直，关节间隙增宽等。部分患者可见颈椎两侧软组织影不对称，严重者，可有颈椎功能性侧弯。

2. 颈部彩超　偶见患侧肌肉肿胀。

【诊断与鉴别诊断】

一、诊　断

1. 病史　突然发病，常因睡觉姿势不当所致。

2. 症状　颈部疼痛及活动受限，疼痛主要在颈部，也可以模糊地放射至头、背和上肢。

3. 体征　发病时受累的肌肉如斜方肌、肩胛提肌及胸锁乳突肌等区域，或颈部筋膜和韧带组织处肌肉痉挛，有广泛压痛。

4. 影像学检查　颈椎 X 线片检查常无明显异常，少数患者侧位片可见颈椎生理性前凸减小或变直，关节间隙增宽等。部分患者可见颈椎两侧软组织影不对称，严重者，可有颈椎功能性侧弯；颈部彩超偶见患侧肌肉肿胀。

二、鉴 别 诊 断

1. 中医　需与项强、项痹等鉴别。
2. 西医　需与颈椎小关节紊乱、颈椎关节错缝、颈椎病等鉴别。

【治疗】

一、推 拿 治 疗

（一）基础手法

顺法、揉法、擦法等

1. 患者坐位，医者先以指腹理顺痉挛之肌肉，平复条索，后用点揉手法刺激远端穴位（如落枕穴、手三里、合谷、后溪等），以局部酸胀为度，并让患者配合颈部各个方向转动，患者转动动作应缓慢。

2. 患者坐位或俯卧位，医者以擦法沿着肩背部、项背部肌肉起止点方向，使紧张的肌肉得到放松。

3. 患者坐位或俯卧位，医者点揉肩井、风池、风府、阿是穴等主要穴位，以局部酸胀为度。

（二）特定疗法

1. 端提旋转法：针对落枕之后肌肉痉挛，颈部小关节紊乱，不能转动头部，采用该法，具体如下：患者坐低凳，正视前方，术者站于患者背后，以两手托着患者下颌及后枕部，缓缓上提约1分钟，左右旋转。复原后稍停顿重复提起再旋转，如此连续3次。

2. 按压落枕穴，并让患者同时转动头部7下，再用侧擦法平复痉挛之肌肉条索，而后嘱患者热敷颈项部。

（三）优化组合手法

1. 瘀滞证以松解类手法为主，可加推揉颈肩部肌肉，从颈枕部向肩峰部，顺着肌肉走行；施术时可配合外用药膏。

2. 风寒证以松解类手法为主，可施拿法于风池、肩井、曲池等腧穴，颈项部施以擦法。

3. 伴有滑膜嵌顿者可以关节调整类手法为主，加颈椎拔伸法；小关节紊乱加颈椎扳法；注意幅度及力量控制，在患者配合下施术。

二、针 灸 疗 法

(一) 体针疗法

取穴：后溪、悬钟、风池、阿是穴，针用泻法。

操作：前屈后伸功能障碍可针刺后溪穴，同时嘱患者在行针中向前、后活动颈项部。左右侧屈功能障碍可针刺悬钟穴，同时嘱患者在行针中向左、右活动颈项部。风池、阿是穴直刺，行捻转泻法。

(二) 单刺疗法

单刺后溪穴法：取患侧后溪穴，常规消毒后，用 0.33mm×40mm 钢针向劳宫穴方向刺入 0.5～0.8 寸，得气后快速捻转，平补平泻，并嘱患者头部做缓慢前后、左右活动，尤向受限方向活动，留针 30～60 分钟，中间每 10 分钟左右行针 1 次，病情顽固者在其活动时轻拍其背部。

单刺中渚穴法：取患侧中渚穴，常规消毒后，用 0.33mm×40mm 钢针向中渚穴方向刺入 0.5～0.8 寸，得气后快速捻转，平补平泻，并嘱患者头部做缓慢前后、左右活动，尤向受限方向活动，留针 30～60 分钟，中间每 10 分钟左右行针 1 次，病情顽固者在其活动时轻拍其背部。

单刺悬钟穴法：患者坐位，两足着地，若为一侧颈项疼痛，取对侧悬钟穴；若疼痛位于双侧，则取双侧悬钟穴。常规消毒后，选用 50mm 长毫针快速直刺悬钟穴 13～25mm，采用强刺激手法，有酸胀感后嘱患者活动颈部，做前后左右运动，以利气血运行，留针 20～30 分钟。

(三) 耳针

耳针埋穴于颈、枕区，以食指尖按压上述耳穴 5～10 分钟，或以食指端按摩上述耳穴。

(四) 艾灸

风寒证可艾灸大椎及阿是穴。

三、中 药 治 疗

(一) 辨证论治

1. 瘀滞证

主症：晨起颈项疼痛，活动不利，活动时患侧疼痛加剧，头部歪向患侧，局部有明显压痛点，有时可见筋结。舌紫黯，脉弦紧。

治法：行气活血，破积散瘀。

方药：舒筋活血汤加减（防风、独活、牛膝、五加皮、杜仲、当归、续断各 9g、羌活、荆芥、红花、枳壳各 6g，青皮 5g）或麻黄加术汤加减（焦白术 15g，麻黄 9g，粗桂枝 9g，苦杏仁 6g，甘草 3g）。每日 1 副，服用

3 天。

中成药：七厘散等。

2. 风寒证

主症：颈项背部僵硬疼痛，拘紧麻木。可兼有渐渐恶风，微发热，头痛等表证。舌淡，苔薄白，脉弦紧。

治法：祛风散寒、除湿通痹。

方药：桂枝加葛根汤加减。桂枝 6g，芍药 6g，生姜 9g，炙甘草 6g，大枣 3 枚，葛根 12g。每日 1 副，服用 3 天。

（二）中成药

颈痛消丸等。

四、物理治疗

根据病情需要，可选用湿热敷、超声、微波等治疗，使局部痉挛解除，炎症消退而疼痛自解。

采用热水袋、电热手炉、热毛巾及红外线灯泡照射均可起到止痛作用。必须注意防止烫伤。

五、刮痧疗法

风寒证颈项部肌肉痉挛明显者，在颈项部施以刮痧治疗，从颈枕部顺着肌肉行走方向刮向肩峰部；可配合外用药膏。

六、其他疗法

1. 星附膏、舒筋活血祛痛膏外贴颈部痛处，每天更换 1 次，止痛效果较理想，但患者自感贴膏后颈部活动受到一定限制，孕妇忌用。

2. 口服安络通（1 次 0.42g，1 日 3 次）、氯唑沙宗（1 次 250mg，1 日 3 次）。

3. 落枕严重者，局部注射 0.2％利多卡因 10ml，止痛效果明显。

4. 改变睡眠姿势，调整枕头高低，自己活动脖子。

【特色疗法述评】

落枕冬春两季发病较多，本证多因颈部扭伤、睡眠姿势不当、颈椎小关节滑膜嵌顿、局部感受风寒致气血凝滞，经络痹阻，一侧颈部出现疼痛、肌肉痉挛，活动不利，活动时疼痛加剧等临床症状，治疗宜舒筋活血、温经通络，解痉止痛。落枕发生后患者颈部疼痛剧烈，活动受限，治疗上如果急于求成，往往会加重病情，一些文献报道单纯采用手法整复，实际临床应用中疗效不确定，手法对颈椎小关节错缝效果明显。落枕的病因较多，采用分步综合治疗的方法会显得平稳，对患者刺激小。首先，通过牵引逐步松解颈部肌肉痉挛，恢复颈椎小关节正常序列，恢复颈椎活动度，中药热敷以舒筋活血，进一步缓解颈部肌肉痉挛，接着进行电针、TDP 治疗达到温经通络，行气止痛的目的，最后再用手法矫正因肌肉牵拉所致错位，使颈椎活动恢复。

　　这种逐步递进综合治疗的方法，适用于多种症候的落枕。颈部牵引能够缓解肌肉痉挛，有助于局部的血液循环，降低有害炎性刺激物的浓度，缓解位于椎间孔处硬脊膜和脊神经根的压力，使小关节松动，脊柱相应节段的活动增加，缓解由于肌肉紧张或痉挛造成的疼痛。在急性期，由于存在着损伤和炎症，牵引重量不宜过大，牵引时间也相应要短，如应用过大的牵引力量则可导致机体反射性的保护，加重肌肉痉挛。中药热敷，有温经散寒、舒筋活血、解痉止痛的作用，通过扩张局部毛细血管，加快局部血液循环，以促进炎症、水肿的消退，达到松解肌肉痉挛，缓解疼痛的目的。天柱、大杼为足太阳膀胱经穴，风池、肩井为足少阳胆经穴，循行于颈部，电针选择这些穴位可以起到舒筋通络、祛风散寒、解痉止痛的作用，颈夹脊穴的局部解剖结构中有大量神经分布，电针采用疏密波能抑制感觉神经和运动神经，缓解肌肉痉挛。

　　落枕治疗不能急于求成，运用牵引、中药热敷、电针、手法复位分步综合治疗落枕，方法简便，疗效确切。

【主要参考文献】

1. 张安桢. 中医骨伤科学 [M]. 北京：人民卫生出版社，1988：538-539.
2. 冯金升. 落枕的手法治疗 [J]. 颈腰痛杂志，2004，25 (6)：453-454.
3. 黄锡婷. 针刺落枕、后溪两穴治疗落枕72例的体会 [J]. 贵阳中医学院学报，2012，34 (4)：174.
4. 毛书歌. 提旋手法治疗眩晕性颈椎病100例效果观察 [J]. 山东医药，2009，49 (30)：101.
5. 苏标瑞，李月，郑佳林. 不同方法治疗落枕损伤对比观察 [J]. 天津中医药，2010，27 (4)：327.
6. 刘李斌. 落枕的分类诊断与治疗 [J]. 实用中西医结合临床，2009，9 (6)：77-78.
7. 冯金升，敬红平，王玲，等. "落枕"的治疗体会 [J]. 颈腰痛杂志，2004，25 (6)：453-454.
8. 张学祥. 落枕的分型与推拿治疗 [J]. 河南中医，2004，24 (5)：67-68.

9. 吴剑铧. 独取后溪穴治疗落枕 48 例 [J]. 河北中医，2006，28 (8)：623.

10. 毛书歌，李新生. 牵复三步法治疗寰枢关节错缝 157 例 [J]. 中医正骨，2009，21 (10)：57-58.

11. 杜革术. 透刺风池穴治疗落枕 57 例临床观察 [J]. 中医药导报，2007，13 (6)：75、86.

12. 孙呈祥. 软组织损伤治疗学 [M]. 上海：上海中医学院出版社，1988，93-94.

13. 史可任. 颈腰关节疼痛及注射疗法 [M]. 北京：人民军医出版社，2001，26-30.

14. 吴文豹. 人体软组织损伤学 [M]. 南宁：广西科学技术出版社，2000，37-38.

（毛书歌）

第十五节　颈　椎　病

颈椎病亦称颈椎综合征，是指主要由于颈肩部的外伤、慢性劳损等因素致颈段脊柱力学平衡失调，引起颈椎骨质增生，椎间盘病变，软骨及其周围韧带、肌肉、筋膜等损伤及其继发性改变，刺激或压迫周围的神经、血管、脊髓、软组织等，从而引发出一系列临床症状群。

颈椎病是一种常见病多发病，发病率为 10%～20%。好发于 40～60 岁之间的成人，男性较多于女性。颈椎病的临床表现依病变部位受压组织及压迫轻重的不同而有所不同。

【病因病机】

一、中　医

1. 气滞血瘀　各种原因阻遏气机，气机不畅，气滞血瘀，导致颈项、相关肢体疼痛、麻木；清气不升，清窍失养，出现头晕、耳鸣等症状。

2. 寒湿痹阻　由于风、寒、湿三种外邪侵入身体，流注经络，导致气血运行不畅而引起颈部及相关肢体与关节疼痛、酸麻、重着及屈伸不利等。

3. 肝肾亏虚　肝肾不足，肝血不足，肾精亏损，经脉失去濡养，可致肢体筋膜弛缓，手足痿软无力，不能随意运动。肝肾不足，气血亏损，除了可引起肢体无力、痿软等症外，也可出现耳鸣、目眩等症。

二、西　医

（一）颈椎的退行性变

1. 椎间盘变性　颈椎间盘的退行性变为颈椎病发生与发展的主要因素。

2. 韧带-椎间盘间隙的出现与血肿形成　这一过程对颈椎病的发生与发

病至关重要，也是其从颈椎间盘症进入到骨源性颈椎病的病理解剖学基础。

3. 椎体边缘骨刺形成　随着血肿的机化、骨化和钙盐沉积，最后形成突向椎管或突向椎体前缘的骨赘。

4. 颈椎其他部位的退变　颈椎的小关节、黄韧带、前纵韧带与后纵韧带其退行性变主要表现为韧带本身的纤维增生与硬化，后期则形成钙化或骨化，并与病变椎节相一致。

5. 椎管矢状径及容积减小　由于诸多原因及发育性颈椎椎管狭窄，在引起椎管内容积缩小的同时，也使椎管矢状径减少，从而构成脊髓及脊神经根受刺激或受压的直接原因之一。

(二) 病理学分期

颈椎病的基本病理变化是椎间盘的退行性变。

1. 颈椎病前期（或颈椎退变期）　指 X 线片颈椎有改变而临床上缺乏典型症状者。

2. 颈椎间盘期　指病变处于间盘退变阶段者，此期包括以下三期。

一期：单纯性颈椎间盘症：主要因椎间关节不稳定而引起颈部症状者，多为青壮年初次发病者，一般不出现向下放射症状。

二期：椎间盘突出症：指变性之髓核突向后纵韧带，出现肩颈与背部症状，亦可通过同一脊神经反射性出现上肢症状。

三期：椎间盘脱出症：指髓核穿过后纵韧带进入椎管，并引起相应之症状。

以上 3 期为一延续过程，但后者也可突然发生。

3. 骨源性颈椎病　在上述变化的基础上，随着骨刺的形成而构成致压因素者。本期可分为以下 4 型。

(1) 中央型：即椎体后缘中部骨刺压迫脊髓而出现一系列症状者，除四肢瘫痪（或先上肢或先下肢）外，可有束胸感、假性冠心病。

(2) 钩椎关节型：系钩椎增生压迫脊髓神经根或椎动脉者，主要引起根性痛或椎动脉供血不全症状。

(3) 侧后型：如骨刺位于前两者之间则引起同侧脊髓的根性症状。

(4) 迷漫型：指骨刺广泛者，常有二组以上症状。一般病程较长，症状复杂。

4. 脊髓变性期　由于脊髓长期受压继发变性改变。因此临床上多出现明显之的肌肉萎缩、重型瘫痪等症状，预后多不佳。

【临床表现】

1. 病史 一般具有前述的确定或可能病因的病史，在原发的发病过程中或发病一段时间后出现临床症状。

2. 临床表现

（1）中医按证型分类：根据颈椎病不同的临床症状和病因分为风寒湿痹型、气滞血瘀型、痰湿阻滞、肝肾不足、气血两虚型。

1）风寒湿痹：颈肩臂疼痛、麻木、肌肉萎缩无力，颈项沉重酸痛，僵硬不能活动；恶寒畏风，随气候变化减轻或加重。舌质淡，苔薄白，脉弦等。

2）气滞血瘀：颈肩背痛，固定不移，痛如针刺，并见肢体麻木，甚至肌肉萎缩无力，舌质黯，苔薄白，脉弦。

3）痰湿阻滞：眩晕，昏厥，头重如裹，肢体麻木不仁，纳呆泛呕，舌质黯红。苔厚腻，脉弦滑。

4）肝肾不足：眩晕头痛易怒急躁，头重脚轻，走路欠稳，耳鸣耳聋，失眠多梦，肢体麻木，肌肉萎缩。舌红少津，苔少或薄黄，脉弦细或沉。

5）气血两虚：头晕目眩，倦怠乏力，面色㿠白，心悸气短，颈项疼痛，喜揉喜按，四肢麻木，肌力减退，或肌肉萎缩。舌质淡，苔少或薄白，脉沉弱无力。

（2）西医据其临床表现可分 6 型：

1）颈型颈椎病：以颈部症状为主。多有落枕史，颈项强直、疼痛，可有整个肩背疼痛，头部活动受限。少数患者可出现肩及上肢麻木，检查发现颈部活动明显受限，颈部肌肉广泛压痛，有时可触到痉挛的前斜角肌肌腹，压颈试验、神经根牵拉试验可阳性。X 线片检查以小关节增生、移位多见，骨刺较少。多见于青壮年，多可自愈。此型多见。

2）神经根型颈椎病：以头皮痛、肩及上肢疼痛麻木为主要症状，牵拉试验、压颈试验阳性。局部皮肤感觉改变，痛觉、温度觉、触觉的改变常与神经节段分布相吻合。肱二头肌肌腱反射、肱三头肌肌腱反射常减退，神经根支配区的肌肉可有压痛，轻者肌力减弱，重者可出现肌肉萎缩。此型亦多见。

3）脊髓型颈椎病：以脊髓束症状为主，多同时有神经根症状，早期单侧下肢发紧发麻，行走困难，继而出现一侧或双侧上肢发麻，手部肌力减弱，持物不稳，所持物件容易坠落，甚见四肢瘫痪，小便潴留，卧床不起等症状。检查压头试验、牵拉试验阳性，可有不规则的躯干和下肢的感觉障碍，腱反射亢进，肌张力增高，并可有病理反射。脊髓造影见有相当于椎间盘节段水平部位的横断性不全或完全梗阻现象。可分为两型，中央型先从上肢开始，边缘型多以下肢开始，易呈进行性发展。

4）椎动脉型颈椎病：常同时有神经根型和脊髓型症状，也多同时有交感神经型的症状。表现为有头痛头晕症状，颈后伸或侧弯时眩晕加重，并可有恶心、耳鸣、耳聋、视物不清等症。甚至猝倒后多因颈的位置改变而立即清醒。棘突部有压痛，压颈试验阳性。躯干可有不规则的感觉改变，有时生理反射亢进，脑血流图有异常改变。

5）交感神经型颈椎病：以交感神经功能紊乱为首要症状，可有五官的各种不适，头痛头晕，周围血管痉挛致使肢体发凉，扩张则发红、灼热、出汗，血压、心脏等皆表现出不同程度的异常。此型在临床常和其他型合并存在。

6）其他型颈椎病：上述各型之外的颈椎病通称其他型颈椎病。如椎体前缘骨赘压迫食管吞咽困难（食管型）、肠神经受累出现呼吸困难（肠道型）、两种或两种以上颈椎病种混合（混合型）等。

【辅助检查】

1. X线片　颈椎病X线片可见：正位可见有寰枢关节脱位、齿状突骨折或缺失；第7颈椎横突过长，颈肋；钩锥关节及椎间隙增宽或变窄；侧位可见颈椎曲度变直、生理前突消失或反弓；椎体前后缘可见骨赘增生及韧带钙化；颈椎椎间孔可见变小、狭窄；颈椎过伸、过屈侧位X线片中，可见颈椎有失稳、滑脱等现象。

2. MRI、CT　MRI对颈椎椎间盘突出、脊髓病变的诊断具有重要意义，其可以全面地观察椎间盘、脊髓是否有异常，并通过不同层面的矢状面影像及所累及椎间盘的横切位影像，清晰地显示椎间盘突出的形态及其与硬膜囊、脊髓、神经根等的关系。但对于骨结构、韧带钙化的显示不如CT检查。MRA对椎动脉能清晰地显示。

3. 肌电图　由于不论是颈椎病还是颈椎间盘突出症都可使神经根长期受压而发生变性，从而失去对所支配肌肉的抑制作用。肌电图检查在颈椎病导致的脊髓前角损害、胸廓出口综合征及上肢周围神经卡压征的鉴别方面，具有不可替代的作用。

4. 超声显像　超声显像可用于诊断椎间盘突出症、颈椎结核椎旁脓肿、椎管肿瘤、脊髓空洞等，在椎动脉型颈椎病的诊断上，如头晕、眩晕、头痛等，经颅B超发挥着重要作用。

5. 实验室　血常规、红细胞沉降率等常规化验在神经根型颈椎病或脊髓型颈椎病急性发作期常发生改变。

【诊断与鉴别诊断】

一、诊　　断

（一）诊断标准

1. 病史　常有长期伏案工作史、颈部外伤史。

2. 症状　颈部僵硬、疼痛，活动受限；单侧肢体疼痛、麻木；或双侧下肢痿软无力，足有踩棉感；头晕、耳鸣、视物模糊；心慌、胸闷、烦躁，吞咽困难等。

3. 体征　颈型颈椎病多有颈部僵硬、疼痛、活动受限，阳性体征较少，无神经根症状；神经根型颈椎病突出表现在单侧颈肩部、上肢疼痛、麻木，椎间孔挤压试验或臂丛牵拉试验多阳性；椎动脉型颈椎病多以猝倒、眩晕为主，旋颈试验多阳性；交感型颈椎病症状多，但阳性体征少且影像学上多无明显变化；脊髓型颈椎病以颈脊髓损害表现为多，锥体束征多明显；食管型的以进行性吞咽困难为主要表现。

4. 影像及电生理检查　DR、MRI、肌电图等，可显示颈椎受累部位、程度、神经损伤部位与程度。

以上各项中，病史、临床症状与影像资料结合，相互印证，即可确立诊断。

（二）病程分期

颈椎间盘病前期可表现为颈型、椎动脉型、交感型颈椎病；颈椎间盘期可表现为神经根型、颈型颈椎病；骨源性颈椎病期则可见于各类型颈椎病；脊髓变性期多见于脊髓型颈椎病。

二、鉴 别 诊 断

1. 中医鉴别　应与肩痹、痿证、心悸、不寐、郁症、中风、虚劳等病鉴别。

2. 西医鉴别

（1）颈型颈椎病：应与颈椎小关节紊乱、落枕、胸锁乳突肌挛缩、颈椎骨骼先天发育异常等鉴别。

（2）神经根型颈椎病：应与胸廓出口综合征、臂丛神经炎、上肢周围神经卡压、腕管综合征、肘管综合征、肩关节周围炎、肩袖损伤等相鉴别。

（3）椎动脉型颈椎病：应与梅尼埃病、耳源性眩晕、眼源性眩晕、脑源性眩晕、动脉硬化、胸骨柄后方肿块、链霉素中毒性眩晕等相鉴别。

（4）脊髓型颈椎病：应与脊髓空洞症、脊髓空洞症、颈髓肿瘤、脊髓损伤、继发性粘连性蛛网膜炎、多发性末梢神经炎等相鉴别。

（5）交感型颈椎病：应与神经官能症、雷诺病、冠心病、抑郁症等相鉴别。

（6）食管型颈椎病：应与食管肿瘤、反流性食管炎等相鉴别。

【治疗】

一、一 般 措 施

卧床制动休息，佩戴颈围，避免颈部前屈和剧烈转动，颈部注意防寒保暖，进食清淡易消化食物。

二、特 色 疗 法

非手术治疗简便易行，风险较小，易于被患者接受，且疗效显著，目前是治疗颈椎病的首选方法。以平乐疗法为代表：

1. 优值牵引法　采用自制的床头多功能牵引架，根据患者不同的病情，采用相对应的牵引角度、牵引重量、牵引时间，对其进行牵引治疗。

2. 中药治疗将颈椎病分为风寒阻络型、寒湿痹阻型、气血亏虚型、肝阳上亢型、肝风内扰型、痰湿内阻型、痰热内扰型、气血亏虚型、肝肾亏虚型等。辨证采用温经通络汤加减、羌活胜湿汤加减、黄芪桂枝五物汤加减等及应用自行研制的颈痛消丸、养血止痛丸、加味益气丸等，对其分型分期辨证施治。自拟软伤外洗药，用于颈椎中药熏洗，以舒筋活血，化瘀止痛、经临床应用，效果良好。

3. 平乐展筋丹揉药　根据颈腰痛疾患的具体病情选取相应的穴位或反应点，将展筋丹（粉剂）撒敷于其上，同时施以特定的揉药、按摩手法使药物、手法同奏其效，共同起到活血止痛，通经舒络的功效。主穴取颈夹脊、阿是穴，根据辨证选取配穴：风寒湿痹型，治宜祛风散寒、舒经通络，配天宗、曲池、合谷；气滞血瘀型，治宜活血化瘀、舒经活络，配肩井、外关、三阴交；痰湿阻络型，治宜燥湿化痰、理气通络，配曲池、内关、丰隆；肝肾不足型，治宜益精补肾、滋阴息风，配内关、绝骨、阳陵泉；气血亏虚型，治宜益气养血、通络行痹，配内关、手三里、足三里。

4. 手法治疗　分为治筋手法和治骨手法。治筋手法主要有理筋、活筋、松筋；治骨手法以各种动关节手法为主。二者紧密结合，以点、按、推、揉等活筋、理筋、松筋手法起到宣通气血、温通经络、活血祛瘀、消肿止痛作用，同时解除粘连，缓解疼痛，纠正脊柱关节位置失常，从而能达到筋舒痛止之功效。

5. 佩戴颈围，功能锻炼　根据患者的不同禀赋及具体病情，佩戴颈围，制订相对应的个性化功能锻炼方案，有选择地应用项背肌和颈椎动力肌的功能锻炼方法，以巩固疗效，减少复发。有项臂争力，引颈向上，左顾右盼，翘首望月等。

三、药 物 治 疗

(一) 辨证论治

1. 风寒湿痹

主症：颈肩臂疼痛、麻木、肌肉萎缩无力，颈项沉重酸痛，僵硬不能活动；恶寒畏风，随气候变化减轻或加重。舌质淡，苔薄白，脉弦等。

治法：祛风散寒，舒经通络。

内服：颈痛消丸（自制剂），6g，每日2次，饭后温开水送服。

外用：外用展筋酊。展筋酊喷于颈部后，用手擦患者皮肤，以红热为度。

2. 气滞血瘀

主症：颈肩背痛，固定不移，痛如针刺，并见肢体麻木，甚至肌肉萎缩无力，舌质黯，苔薄白，脉弦。

治法：活血化瘀，舒经活络。

内服：椎间盘丸或颈痛消丸（自制剂），6g，每日2次，饭后温开水送服。

外用：舒筋活血祛痛膏，贴于颈部，每日1帖。

3. 痰湿阻滞

主症：眩晕，昏厥，头重如裹，肢体麻木不仁，纳呆泛呕，舌质黯红，苔厚腻，脉弦滑。

治法：燥湿化痰，理气通络。

内服：桂枝茯苓丸加减。

4. 肝肾不足型

主症：眩晕头痛，易怒急躁，头重脚轻，走路欠稳，耳鸣耳聋，失眠多梦，肢体麻木，肌肉萎缩，舌红少津，苔少或薄黄，脉弦细或沉。

治法：益精补肾，滋阴息风。

内服：左归饮。

5.气血两虚

主症：头晕目眩，倦怠乏力，面色㿠白，心悸气短，颈项疼痛，喜揉喜按，四肢麻木，肌力减退，或肌肉萎缩。舌质淡，苔少或薄白，脉沉弱无力。

治法：益气养血，通络行痹。

内服：加味益气丸（自制剂），6g，每日2次，饭后温开水送服。

中成药有颈复康颗粒，颈痛颗粒等药物。

扩张血管药物，西药可采用诸如盐酸氟桂利嗪胶囊、川芎嗪等旁；中药有丹参注射液、曲克芦丁、脉通等。

（二）外用药物

中药外治的方法很多，主要有外贴膏药、涂搽酊剂、药膏等，热敷患处。

贴剂有狗皮膏、舒筋活血止痛膏、活血接骨止痛膏、通络祛痛膏、云南白药膏、万通筋骨贴等，药酊剂有平乐展筋酊、活络油、正红花油等。

四、物 理 治 疗

治疗颈椎病的物理治疗主要有低频脉冲电磁场、超短波治疗、半导体激光治疗、中频脉冲治疗、中医定向透药、高压氧舱治疗等。

五、推 拿 治 疗

推拿是治疗颈椎病的主要方法之一，手法主要有：推、拿、按、摩、揉、擦、拨、打等。第一步治筋手法，包括拿法、擦法、按揉法、叩击法、颈部摇法及点穴手法，每法每次治疗1～2分钟，连续治疗3遍，每日1次；第二步动关节手法，包括不定点旋转及旋提手法，每法一般仅限1次；第三步善后手法，主要为动关节手法后放松手法，如按揉、推拿、理顺、叩击等，仅限1次。

六、针 灸 治 疗

可取穴风池、颈夹脊、肩井、曲池、合谷等穴位针刺、艾灸。

七、注 射 疗 法

可采用药物行颈夹脊、肩井、曲池、外关等穴位注射，也可于关节突处、椎间孔处、星状神经节处行药物局部注射治疗。

八、针刀疗法

可采用针刀在颈椎关节突处、横突尖处、棘上韧带、棘间韧带、黄韧带处行针刀松解治疗。

九、整脊疗法

脊柱矫正技术是专用于复位偏位、半脱位的脊椎，调整脊椎关节的技术，类似于扳法和正骨术，但有其系统理论指导，有其特有的发力技巧。

十、手术治疗

术式有前路减压固定融合术、后路减压术、后路减压固定融合术、人工椎间盘置换术、钩椎关节切除及椎间孔扩大术、前路减压及钩椎关节切除、植骨融合术等。

【特色疗法述评】

颈椎病是一种临床症状繁多的疾病，其较易与其他病种混淆。因此在接触患者后，要仔细诊查，鉴别诊断，初步判断是何种临床类型颈椎病，结合病史、体征、影像三方面，互相佐证，以得出可靠的诊断。在确定患者为何种类型颈椎病后，据其症状及体征，因人而异，制订具体治疗方案。注意治疗时标本兼顾，症状为标，病因为本，标本兼治。

绝大多数颈椎病均可通过系统、正规的非手术治疗取得满意效果。基于对颈椎病的认识上的不同，中西医治疗有所差异。

1. 平乐疗法 目前牵引主要分为坐位、卧位牵引。坐位牵引多采用专用牵引器，重量自定，多用于门诊治疗，适用于头晕、颈部疼痛等症状较轻者，且无严重高血压、心脏病患者，或是疼痛剧烈、不能平卧的神经根型颈椎病患者。该牵引方法方便、简单、快捷，患者无需自备枕颌带，时间灵活。不足之处是体位难以维持，牵引角度及牵引重量难以精确把握，牵引时间一般较短，舒适度相对欠佳。对于有些疾病如颈源性眩晕牵引后可能出现症状明显加重。

卧位多采取自制的床头多功能牵引架。该牵引适用于绝大多数颈椎病患者，体位较为舒适，易于被患者接受，特别是头晕严重的椎动脉型患者，牵引造成的并发症极少，故临床上极为常用。该牵引方式因排除了患者自身体位摆动及头部重量干扰，因而能精确把握其牵引重量及牵引角度，因而治疗效果明显；还方便在牵引的同时行其他治疗，如理疗、静脉用药等。

（1）平乐优值牵引疗法：采用自制的床头多功能牵引架，根据患者不同的病情，采用经临床验证、总结出来的优值牵引法针对颈椎行个人特异化牵引，可达到最佳的治疗效果。其根据不同的患者病情，相对应的牵引角度、牵引重量、牵引时间均不相同，从而达到因人而异的治疗效果。优值牵引可以增大椎间隙，解除神经、血管和脊髓所受的压迫或刺激，使椎间孔扭曲椎动脉得以伸张，改善脑的血液供应，并可解除肌痉挛，牵开被嵌顿的小关囊，调整小关节错位和椎体滑脱等，对本病的治疗具有积极的作用，最终以达正骨理筋的治疗效果。

平乐优值牵引采取卧位牵引法，主要是牵引重量、时间、角度三要素。

1）牵引重量：牵引重量 3～10kg 不等，椎动脉型、脊髓型、交感型颈椎病宜小重量牵引，神经根型、颈型宜重量稍大。

2）牵引时间：以间断牵引为主，每日可 2～3 次，每次间隔 4 小时左右，每次 30～90 分钟不等，体弱、脊髓型颈椎病患者牵引时间较短，神经根型、颈型颈椎病牵引时间可稍长。

3）牵引角度：颈椎牵引采用的牵引角度（牵引角度设定是基于正常生理弧度上）一般是上颈段为水平位或前屈 10°左右，中颈段为前屈 20°左右，下颈段为前屈 30°左右。有特殊需区别对待的，则需按具体病情区分。如椎动脉型颈椎病早期以轻度前屈牵引（5°～15°，基于下颈段解剖结构及多数病理分析），以有效缓解椎动脉痉挛；如颈椎曲度反弓的，则需分步牵引，开始顺势牵引，以改善椎体序列；继而水平位牵引，以改善颈椎间成角；最后行背伸位牵引，以纠正颈椎曲度。纠正颈曲手法整复后常用背伸牵引，椎动脉型手法整复后常用平牵，神经根型颈椎病整复后可采用轻度前屈。如有颈椎失稳的，则需根据颈椎功能位片来确定牵引角度等；脊髓型颈椎病牵引需慎重，一般行水平位小重量（2～4kg）牵引为好。

牵引应充分考虑个体差异，年老体弱者宜牵引重量轻些，牵引时间短些，年轻力壮则可牵引重些时间长些；牵引过程要注意观察询问患者的反应，如有不适或症状加重者应立即停止牵引，查找原因并调整牵引要素。

对于牵引后有明显不适或症状加重，经调整牵引参数后仍无改善者；脊髓受压明显、节段不稳严重者；年迈椎骨关节退行性变严重、椎管明显狭窄、韧带及关节囊钙化骨化严重者，牵引宜慎重。

牵引的调整根据在于患者的病情进展状况，不能一成不变地维持牵引角度、时间、重量。一般情况下颈椎在牵引 3 天左右无明显效果的即需进行调整，或对于牵引三要素行单个或多个调整，直至病情有所缓解。

平乐优值牵引法在治疗各型颈椎病时，根据个人病情的轻重、年龄、体质的差异，病变阶段的不同，采取最优化牵引，因此在临床疗效上均明显优于普通牵引，故值得提倡并广泛推广。

（2）中（成）药治疗：将颈椎病分为风寒阻络型、寒湿痹阻型、气血亏虚型、肝阳上亢型、肝风内扰型、痰湿内阻型、痰热内扰型、气血亏虚型、肝肾亏虚型等。辨证采用温经通络汤加减、羌活胜湿汤加减、独活寄生汤、黄芪桂枝五物汤加减等及应用自行研制的颈痛消丸、养血止痛丸、加味益气丸等，对其分型分期辨证施治。针对颈椎病急性期活血化瘀止痛，中期养血理气止痛，后期强筋健骨；并用中药熏蒸、定向透入等以温经散寒、通经活络，使外治之法同奏内治之功。经临床应用，对于根型、颈型、椎动脉型颈椎病效果良好。在提倡自然疗法的当下，中药的效果满意，虽见效略慢，但其安全无明显毒副作用，越来越为广大患者接受。

（3）平乐展筋丹揉药：根据颈腰痛疾患的具体病情选取相应的穴位或反应点，将展筋丹（粉剂）撒敷于其上，同时施以特定的揉药、按摩手法使药物、手法同奏其效，共同起到活血止痛，通经舒络的功效。对于颈椎病触诊颈部压痛点及触痛点，目前外用多用膏药或膏剂、酊剂，平乐疗法独创性采取粉剂外用，同时辅以平乐独创按摩手法，效果尤佳。操作方法：术者沉肩、悬腕、垂肘，拇指螺纹面沾少许展筋丹，以掌关节关节运动带动拇指螺纹面在穴位上以划圆的方式运动，要求拇指螺纹面与穴区皮肤轻轻触，运动时同皮肤摩擦，但不能带动皮肤，揉药范围约一元硬币大小，频率为分钟100～120次，每穴操作2～3分钟，局部皮肤微感发热即可。其疗法无创伤，患者顺从性好，对于缓解颈椎病变造成的局部疼痛效果显著。不足之处是操作起来需要经专业学习，方可掌握用药手法。

（4）手法治疗：平乐手法分为治筋手法和治骨手法。治筋手法主要有理筋、活筋、松筋；治骨手法以各种动关节手法为主，二者紧密结合，以点、按、推、揉等活筋、理筋、松筋手法起到放松脊周动力肌，达到筋舒痛止之功效，动关节手法以提拉推顶、定点旋转及不定点旋转等可有效调整脊柱椎间盘及小关节的位置，改变突出物或骨赘与受刺激的神经根或脊髓、血管的解剖位置关系，从而减轻神经根的张力或骨赘对神经、血管等的刺激；手法也可以恢复颈曲形状，促进椎基底动脉血流速度恢复正常。利用平乐正骨手法对颈椎进行整复，可明显纠正颈椎后凸畸形，纠正颈椎小关节紊乱错位，改善其颈椎力线，对于关节增生有效移位，达到骨正痛消晕止的目的。

平乐手法：待牵引、熏洗10天左右，颈部肌肉、韧带松弛后实施，是治疗颈椎病的重点手法，包括旋转复位法和提拉推拉法。前者主要在于纠正颈椎的错位（缝）旋转等；后者主要纠正颈曲异常。平乐正骨手法侧重于解剖复位与功能复位结合，不过分强求必须解剖复位。如能达到解剖复位诚然最佳，如不能，则功能复位亦可。功能复位在于纠正其承重力线、改善脊柱关节活动度或对其功能的恢复、改进，而后通过自身功能锻炼，即可接近或达到解剖复位，从而消除临床症状，达到痊愈。

对于通过前期治疗症状消失的患者，即使症状消失，同样应尽可能地通过平乐手法纠正其脊柱半脱位、失稳、移位、旋转、侧弯等病变。如此方可在筋骨并重的治疗指导思想下，理筋缓解症状，正骨防止复发。

平乐手法治疗颈椎病确有良效，但如何根据辨病辨证对手法定量操作角度、速度、力度、时间，使其治疗效果得以规范继承、传播，尚有待于进一步探讨。

（5）功能锻炼：患者出现症状多因筋骨失衡。颈椎病患者颈椎曲度或序列多发生异常，平乐疗法是系统的非手术治疗方法，其机制在于将患者处于病态的平衡打破，从而纠正颈曲，纠正关节错位，达到新的平衡。此恢复过程较长，因此功能锻炼就变得极其重要。平乐疗法根据患者的不同禀赋及具体病情，制订相对应的个性化功能锻炼方案，有选择地应用项背肌和颈椎动力肌的功能锻炼方法，以巩固疗效，减少复发。持续的锻炼非常重要，少数患者不能坚持颈部功能锻炼，效果则欠佳。同样的理念贯注于手术后期康复中，则能有效降低颈椎病变的复发率。

（6）颈围佩戴防护：佩戴颈围在早期患者颈部肌群松弛过程中的防护作用显著，可有效减轻颈椎失稳、颈椎滑脱等病变的症状；颈围相对固定颈椎活动，纠正了颈部的不良体位，使发生慢性病变的组织得以恢复，从而减轻患者的眩晕症状。在平乐手法整复后恢复过程中，对于重新建立新的平衡同样具有重要意义。颈围佩戴需逐步去掉，配合颈椎功能锻炼，如此方可巩固疗效，达到筋骨并重，强筋束骨的目的，可有效降低颈椎病的复发率。

颈围目前大多数的设计初衷是为了防护及纠正颈椎曲度，但这样置颈椎呈轻度后伸位，如此会加重某些颈椎病临床症状，在根性颈椎病表现尤为明显。如能将颈围反向佩戴，将颈椎固定于轻度前屈位，则能减轻根性颈椎病症状，其机制为颈椎前屈时椎间孔直径缩小较少所致。但颈围如长期佩戴，一则会抵消锻炼效果，延长恢复周期，甚至造成一定程度上的颈围依赖；二则造成颈椎关节强直，颈椎肌群痉挛，甚至直接导致病情复发。因此颈围仍需渐行配合锻炼摘除。

平乐正骨非手术治疗方法多样化，既单独有效，自成一体，同时合而构成非手术治疗连贯系统。虽治疗疗程较手术略长，但其无创伤，费用低，且经临床数百年经验传承和积累，其效果确切，疗效卓著；治疗后期锻炼后，其解剖构架改善，颈椎力线得以恢复，坚持自我防护和功能锻炼，经临床观察，近、远期效果均十分显著。近年来，在原有治疗基础上，规范操作，系统理论，形成了一整套行之有效治疗各型颈椎病的方法。

2. 药物治疗　中药通过活血化瘀可显著改善微循环，并有降低全血黏度作用；同时中药还能增加颈内动脉、椎动脉血流量。

外用药物之外，口服药物无疑是大众最易于接受的诊治途径。但患者如不能坚持自我防护及功能锻炼，颈椎病的复发率较高，颈椎病的发患者群多为中老年，合并内科疾病较多等因素，另加的口服药物往往会被遗忘或造成轻度的胃肠道反应，加之有些颈椎病单纯靠药物不能完全消除症状。因此临床上应用应嘱患者或其家属监督其坚持不间断服用。

3. 物理治疗　物理治疗对缓解颈椎肌群痉挛及颈椎失稳引起的周围软组织无菌性炎症疼痛有显著的疗效，研究证明，物理治疗可有效改善血液循环、缓解肌肉痉挛、消除肿胀，进而减轻症状。物理治疗能减轻神经根、椎动脉血管壁水肿，缓解痉挛、扭曲，从而显著地增加局部及脑部组织的供血、供氧，很快缓解患者病变部位及脑部的缺氧状况。物理治疗的协同作用提高了各型颈椎病的治愈率和总有效率，也使颈椎骨性结构基础病变（骨赘压迫、椎间盘膨出等）和椎动脉痉挛、扭曲等得到了改善，从而能较好的缓解症状。

物理治疗拥有其自身无创、方便、安全、无明显副作用等有点，但治疗颈椎病时亦应优选理疗方法，对于合并有严重心脏病、动脉硬化，有出血倾向、恶病质等均禁用。

4. 推拿治疗　推拿是治疗颈椎病的主要方法之一，推拿可舒筋活络，通经活血、平衡阴阳。推拿手法直接作用于颈椎，通过术者推拿手法，缓解肌肉痉挛，改善局部血液循环，调整颈椎内外平衡状态，恢复颈椎正常生理曲度，扩大椎间隙，消除神经根炎性水肿状态。多采用理筋整复，理气活血的手法，调节机体生理、病理变化而达到治疗目的。臂丛神经牵拉样推拿手法临床上也可取效。

推拿较为安全，但对于年老体弱者和孕妇应禁用或慎用推拿治疗，尤其对于老年性骨质疏松、高血压患者和妊娠 3 月及以上的孕妇更应慎用，对疑有颈部软组织肿瘤、结核、骨髓炎等应绝对禁用手法。

5. 针灸治疗　运用针灸治疗神经根型颈椎病，刺法补虚泻实，通过疏通脏腑经络气血，作用于"神气之所游行出入"的经络腧穴，阻断或转移心神对疼痛刺激的感知作用，达到"位痛移疼"的目的，这是针灸产生即时镇痛效应的基础，同时也可以减轻或阻断疼痛刺激本身加重气血运行障碍的恶性循环。针灸治疗椎动脉型颈椎病，历时已久，针刺其作用突出在刺激局部穴位感受器，反射性的降低交感神经的兴奋性，缓解椎动脉痉挛，改善椎动脉的血液供应，促进局部血液循环，缓解颈肌痉挛，从而改善椎-基底动脉血流速度及脑部血液供应。选取相应穴位进行治疗，可提高局部痛阈、消炎、缓解肌痉挛，以减轻对椎动脉的刺激，改善血管通透性，促进病变部位炎症水肿吸收，有效的增加椎-基底动脉的血流量。灸法则能散寒祛湿、行气活血、强筋壮骨，改善颈椎组织结构的应力应变，修复颈部异常的软组织从而达到治疗椎动脉型颈椎病的作用。

针灸广泛应用于痹证、痿证、骨关节退行性疾病。针灸如在诊断明确的基础上，按常规操作是比较安全的，但也要严格其适应证及禁忌证。对于重要脏器部位、骨关节急性感染、结核、恶性肿瘤等均忌用针刺，过劳过饱、情绪过分激动者亦应避免针刺。

6. 注射疗法　注射疗法具体作用：①有针刺对穴位的机械性刺激，又有药物等化学性刺激，二者发生协同作用，更有利于调整机体的功能以达到治疗目的；②穴位注射操作方法，虽较一般注射稍为复杂，但与针刺术的手法比较，则易于掌握；③穴位注射用极小剂量的药物，即可取得和大剂量肌内注射同样的效果，所以不仅能提高疗效，而且可以减少用药量，由于用药量的减少，相应的某些药物的毒副作用也减低；④一般患者穴位注射以后，即可随意活动，较之针刺留针法缩短了治疗时间；⑤注入的液体用量多时刺激范围大，且吸收需要一定时间，注入穴位可维持较长时间的刺激，延长治疗时效。

注射疗法因其为侵入性治疗，故临床上多给患者造成一定的心理压力，故治疗前一定要仔细沟通。即便如此，诊断明确也应严格掌握适应证和禁忌证，注意注射部位应精确，严格无菌操作，合理适量用药，注射后要严密观察患者反应。

7. 针刀　一般认为作用有三个方面，针刺的刺激作用，手术刀的切割作用，针与刀的综合作用。对于颈椎病的针刀治疗，针刀医学理论制定的治疗原则为：针刀松解变性软组织，手法调整颈椎骨关节，再通过人体自身修复能力的调整，达到治疗目的。其主要是通过松解椎管外软组织，调整脊椎，尤其是颈椎的生物力学变化，同时激发人体自身修复能力，使机体自身进行调整而达到治疗目的。

临床实践证明，该法在应用过程中，可以较快地有效地缓解症状，减少复发，达到筋骨并治的效果，不失为临床的一种有效方法。

临床注意事宜：颈椎解剖复杂，一定要熟悉颈部解剖及掌握进针要领。要因人而异，不可蛮力。痊愈后患者亦应避免不利工作姿势，定时活动颈部。对于严重的脊髓型脊椎病，仍建议手术。

8. 整脊手法　整脊手法在治疗关节微小错位中独具优势。通过手法可以放松局部肌痉挛，恢复关节正常解剖结构，消除缓解神经根受损程度，促进血液循环，加速水肿吸收，迅速缓解症状，可立即起效。

需要注意的是在手法使用中，定位明确是手法成功的基础，因某些颈椎病颈椎触诊阳性征象不明显，需术者用拇指触摸椎板、棘突以确定错位位置，这需仔细检查以及有一定的临床经验。其次，在手法复位前要把患者的体位调整好，做手法时要轻柔，只有使其肌肉放松，才能配合治疗。待准备工作完毕，予以复位时，手法一定要轻巧灵活，于运动中复位，不可施以蛮力，以免造成颈椎损伤。

研究认为，近10年来对神经根型颈椎病认识已有很大进展，神经根遭致压迫多在椎管内或近出口（椎间孔内方），与椎间孔大小和形状并不十分相关。骨伤治疗手法治疗颈椎病确有良效，但如何根据辨病辨证对手法定量操作角度、速度、力度、时间，使其达到有力、持久、深透的治疗效果及其作用机制有待从基础研究上进一步探讨。

关于颈型（或称局部型）颈椎病，从生物力学功能角度来研究，发现椎节间丧失稳定，是在异常条件下运动并引起局部症状，反复发作、严重影响患者生活和正常工作，在临床和影像学已符合不稳诊断标准者，应实施稳定性手术。

对于椎动脉型颈椎病，考虑原因主要有横突原发性或继发性狭窄、钩椎关节增生、颈椎失稳等；颈椎交感神经受刺激亦是发病的主要原因；血管自身因素是重要的病理基础，颈部活动是发病的重要诱因。非手术治疗上主要着眼点在手法纠正力线后改善临床症状；而手术治疗则侧重于改变解剖构架问题。

交感神经型颈椎病的发病机制仍很不明确，近年来研究认为，颈椎失稳是导致交感神经型颈椎病最主要的病机。椎间盘的退变，韧带和颈旁肌肉的病损都可导致脊柱的不稳定。长期颈屈位姿势，可造成颈肩周围软组织牵掣劳损，使其张力和弹性丧失，失去对颈椎的支撑作用；同时引起颈椎间盘变性和椎间关节移位，也共同破坏了颈椎的稳定性。因此，重建颈椎的稳定性是治疗关键，而改善颈周及颅内组织血供则能通过反馈作用平衡颈交感神经功能，有助于治疗。

脊髓型颈椎病早期，局部症状轻微，甚至毫无症状，常常未能及时作出诊断，延误治疗时机而导致病变加剧，甚至丧失生活能力。对于髓型颈椎病的治疗方面，目前方法较多，鉴于此型患者当症状出现后，影像上多已发生较为明显的不可逆改变，故治疗效果差强人意。如能在发病早期及时做出准确诊断，采用正确的治疗和控制疾病发展的措施，则具有重要临床意义。因此髓型颈椎病的早期诊断可作为以后研究的目标之一。

迄今为止，对颈椎病的研究已经取得重大进展，尤其临床治疗学研究，但有诸多问题尚待提高研究手段和研究方法，实施针对性研究。如脊髓和神经根机械性压迫或压迫后产生的血供障碍；影像学提示的病变与临床表现的相关性；在外科干预方面：致压物切除与脊髓、神经根功能恢复的相关性；切除椎间盘和椎体间融合对颈椎动态生物力学功能影响；相邻椎间盘载荷重新分布后，附加代偿导致退变对远期疗效关系等。需要重点探索的是：在严格手术指征的前提下，巩固、强化非手术治疗效果。

研究认为，颈椎周围肌肉组织是维系颈椎骨关节结构稳定和生理功能动力系统，它的病变或退变对颈椎退行性变和颈椎病的发生发展具有意义。对肌肉动力系统的进一步研究很可能改变目前一些传统认识。

【主要参考文献】

1. 周秉文，陈柏华. 颈肩痛［M］. 北京：人民卫生出版社，2010：205-207.

2. 钟士元，脊柱相关疾病治疗学［M］. 广州：广东科技出版社，2008：117-122.

3. 窦群立，管清杰. 颈肩腰腿痛中医诊疗全书［M］. 北京：化学工业出版社，2008：37-85.

4. 郜志广. 脊椎矫正技术图解［M］. 北京：人民军医出版社，2010：10-11.

5. 董福慧. 脊柱相关疾病［M］. 北京：人民卫生出版社，2006：36-41.

6. 韦贵康. 脊柱相关疾病与手法治疗［M］. 北京：人民卫生出版社，2006：36-39.

7. 朱汉章，柳百智. 针刀临床诊断与治疗［M］. 北京：人民卫生出版社，2009：107.

8. 邝适存，郭霞. 肌肉骨骼系统基础生物力学［M］. 北京：人民卫生出版社，2008：198-199.

9. 倪进军. 颈性眩晕临床辨证分析［J］. 颈腰痛杂志，2001，22（3）：263.

10. 常青. 经络辨证针刺治疗颈性眩晕疗效观察［J］. 广西中医药，2005，28（3）：34.

11. 谢志强. 佩戴颈托对颈性眩晕的疗效分析［J］. 中华物理医学与康复杂志，2005，27（5）：293.

12. 冷辉，王少波，赵吉连，等. 颈性眩晕的诊断与治疗分析［J］. 骨与关节损伤杂志，2002，17（3）：209-210.

13. 韦坚，韦贵康，黄荣. 手法治疗对颈曲改变颈椎病患者椎基底动脉血流速度的影响［J］. 中国临床康复，2005，9（2）：253-254.

14. 陈立峰. 针刀结合定点复位手法治疗颈椎病临床观察［J］. 中华实用中西医杂志，2004，17（4）：785.

15. 陈光松，廖珍. 整脊配合推罐治疗颈源性前胸痛［J］. 中国骨伤，2004，17（7）：440-441.

（李道通）

第十六节　背肌筋膜炎

　　肌筋膜炎又称肌纤维织炎、肌筋膜综合征等，是发生于筋膜、肌肉、韧带、肌腱等软组织的无菌性炎症性疾病。中医属"痹证"、"肌痹"范畴，多见于肩背部及腰背部。其病理本质是以背肌筋膜纤维织炎为特征的局部无菌性炎症，具有病程缠绵，易反复发作的特点。该病好发于中年女性，以产妇及伏案工作者多见。随着电脑的普及、现代生活节奏的加快及工作方式的转变，背肌筋膜炎的发病率越来越高。它是引起颈腰痛的主要疾患之一，约占颈腰痛门诊患者的10%，严重影响着人们的生活质量。

【病因病机】

一、中　　医

　　1. 正气不足、荣卫虚　患者素体荣卫虚，肌表不固，温煦、润泽皮毛功能失常，腠理不密，御邪功能低下。

　　2. 风寒湿邪侵袭　起居保暖不慎，或久居湿地，或冒湿淋雨，风寒湿诸邪侵入腠理经络，致足太阳膀胱经凝滞、壅塞，经气不利，不通则痛。

　　3. 血瘀痹阻　风寒湿邪长期痹阻于肌表经络分肉之间，久病入络，血行不畅，血不荣筋，则筋肉失养，不荣则痛。

　　故内因责之于正气不足，荣卫虚，外因责之于风寒湿邪侵袭，瘀血痹阻，内外相引而发病。

二、西　　医

　　背肌筋膜炎是以背部软组织纤维化改变为特征的一种局部非特异炎症性疾病。其病理特点主要是：背肌纤维组织炎性改变，炎症反应导致局部纤维性物质积聚，部分肌筋膜组织纤维机化、粘连、挛缩、形成瘢痕，并最终导致肌力下降。其病理核心是以背肌筋膜纤维织炎为特点的非特异性炎症性疾病。具体病理为：

　　1. 软组织纤维化改变　慢性劳损导致背部肌肉、筋膜处于高张力状态，后者导致出现微小的撕裂性损伤，使纤维样组织增多、收缩，挤压局部的毛细血管和末梢神经出现疼痛；潮湿、寒冷使背部肌肉血管收缩、缺血、水肿，引起局部纤维浆液渗出，最终形成纤维织炎；炎症反应又致局部纤维性物质积聚，造成损伤的肌筋膜组织部分纤维机化、粘连、挛缩、形成瘢痕，出现局部硬结或条索带。

2. 局部无菌性炎症 长期劳损，外感风寒等因素，使背部肌肉及筋膜受损发生无菌性炎症，病理表现为水肿、渗出、肌纤维痉挛，使血管收缩，血流缓慢，而致代谢产物堆积，肌肉痉挛，极度缺血时，会产生大量代谢产物如组胺、5-羟色胺、前列腺素等激肽类致痛物质的释放，刺激神经感受器而引起疼痛。

3. 局部应力学改变 软组织粘连致韧带、肌肉等紧张痉挛，长期导致慢性软组织损伤，造成损伤局部软组织的动态平衡失调，进而导致局部应力改变。局部应力改变使一部分软组织长期处于高张力状态，从而加重局部无菌性炎症、水肿、渗出、代谢产物积聚，最终致局部肌力减弱。

【临床表现】

1. 病史 一般有劳损、背部外伤后治疗不当或外感风寒等病史。
2. 症状 背部酸困，肌肉僵硬发板，有沉重感，疼痛常与天气变化有关，阴雨天及劳累后可使症状加重。
3. 体征 背部有固定压痛点，且压痛较为广泛。背部肌肉僵硬，沿骶棘肌行走方向可触及条索状改变，背部活动多正常。

【辅助检查】

1. X线片 拍摄颈椎或腰椎正侧位，多无异常表现。
2. 实验室 需进行风湿免疫指标等化验检查，多无明显异常。
3. 红外热图成像 可见患部呈异常分布的高温区或低温区。

【诊断与鉴别诊断】

一、诊 断 标 准

1. 病史 多有劳损、背部外伤后治疗不当或外感风寒等病史。
2. 症状 背部酸痛，肌肉僵硬发板，有沉重感，疼痛常与天气变化有关，阴雨天及劳累后可使症状加重。
3. 体征 脊柱两侧及腰臀部多能触及条索样改变或弥漫性肿胀的肌束

隆起，压之疼痛。日久可出现患部肌肉松软、萎缩变细。

4.辅助检查　颈腰椎 X 线片或骨密度检测，可排除椎管内、脊柱骨关节类及骨质疏松类疾患。急性疼痛期实验室检查红细胞沉降率可略升高，红外热成像可示病灶处异常高温或低温分布区。

二、鉴 别 诊 断

1.中医应与项痹等鉴别。
2.西医需与颈椎病、前斜角肌综合征、肩周炎鉴别。

【治疗】

一、一 般 措 施

临床治疗可分为对症治疗和对因治疗两方面。对症治疗主要是缓解急性期疼痛、活动受限症状，目前多以非甾体类抗炎药、镇痛剂口服为主，对因治疗则有皮质醇类合剂、臭氧局部注射、针刀松解等，以消除局部无菌性炎症为目的。

二、中 医 治 疗

（一）辨证论治

1.风寒痹阻

主症：项、腰背疼痛板滞。舌淡、苔白、脉弦紧。

治法：祛风散寒除湿。

方药：独活寄生汤（桑寄生 18g，熟地 15g，秦艽、杜仲、当归、茯苓、党参各 12g，白芍 10g，独活、防风、川芎、牛膝各 6g，细辛、甘草各 3g，肉桂 2g）。

2.血瘀气滞

主症：晨起项、腰背僵硬疼痛，痛有定处。舌质紫黯、苔薄、脉弦涩。

治法：行气活血，破积散瘀。

方药：身痛逐瘀汤（羌活、香附各 3g，川芎、没药、甘草、地龙、五灵脂各 6g，桃仁、红花、牛膝、当归各 10g），疼痛明显加三棱、莪术、两面针。

3.气血两虚

主症：项、腰背隐痛，时轻时重，劳累后疼痛加重，休息后缓解。舌淡、苔少、脉细。

治法：补益气血、舒筋活络。

方药：八珍汤（熟地 15g，当归、白术各 10g，白芍、茯苓各 8g，川芎 5g，人参 3g、炙甘草 5g）。

（二）手法治疗

理筋法为主，以肩背部为例，患者取坐位，医者先在患者肩背部用散法放松肌肉；嘱患者双手交叉紧抱两肩，使背部肌肉紧张，医者用掌根按揉风门、肺俞、魄户、膏肓等穴位 3～5 分钟；再嘱患者患侧上肢极力旋后贴背，医者以手拇指沿肩胛骨内侧缘向里揉动 3～5 分钟；最后重点按揉激痛点，弹拨筋束，结散气通后用叩击法结束治疗。每日 1 次，2 周 1 个疗程。

（三）功能锻炼

背肌筋膜炎的功能锻炼主要以项背肌、腰背肌锻炼为主，主要有：耸肩、双手背伸、大云手、飞燕、五点支撑、三点支撑等。

（四）针灸疗法

取穴遵循就近取穴、循经取穴及特殊作用取穴的原则，背肌筋膜炎病位多在足太阳膀胱经，并有固定的激痛点，故治疗主要以局部取穴、足太阳膀胱经及阿是穴为主，以肩背肌筋膜炎为例，常取风门、肺俞、魄户、膏肓、委中、天宗等穴，每日 1 次，2 周 1 个疗程。

（五）物理疗法

主要有 TDP、低频脉冲电磁场和超短波治疗，配合外用药物（如双氯芬酸钠乳膏、红花油、展筋酊等）外搽患部，每日 2 次，每次 30 分钟，7 天 1 个疗程。

（六）其他疗法

局部封闭（包括曲安奈德注射液、利多卡因、维生素 B_{12} 合剂等病灶软组织处封闭治疗）、小针刀、臭氧注射。

三、其他特色疗法

1. 中药熏洗治疗　采用药熏床进行治疗。该疗法适用于各型的背肌筋膜炎患者。操作方法：患者仰卧于熏洗床上，以背部疼痛区域为中心，对准熏药窗，每次 30 分钟，每日 2 次，2 次熏洗间隔 4 小时以上，患者根据个人耐受性调整熏洗温度，一般温度控制在 58℃±2℃，最高不宜超过 65℃，防止烫伤。中药熏洗 10～14 天。药用以活血通络，散寒除湿类药物为主。

2. 展筋丹揉药治疗　需借助传统自制内部制剂七珠展筋散（简称展筋丹）进行治疗。该疗法适用于各型背肌筋膜炎患者，尤其适用于背肌筋膜炎有固定痛点的患者。操作方法：术者沉肩、悬腕、垂肘，拇指螺纹面沾少许展筋丹，以掌关节关节运动带动拇指螺纹面在穴位上以划圆的方式运动，要求拇指螺纹面与穴区或痛区皮肤轻轻触，运动时同皮肤摩擦，但不能带动皮肤，揉药范围约一元硬币大小，频率为分钟100～120次，每穴操作2～3分钟，局部皮肤微感发热即可。取穴以痛为腧，辨证选穴。

3. 中药湿热敷　需借助 TDP 烤灯进行治疗。该疗法适用于各型背肌筋膜炎患者。操作方法：该方法须事先根据患者病情进行中医辨证，开具中药处方，并将中药熬制成药汁备用。患者俯卧于治疗床上，以背部疼痛区域为中心，用较大的纱布垫浸泡中药药汁，并将该药垫覆盖于背部疼痛区域，并将 TDP 烤灯进行加热，一般每次 30 分钟，每日 2 次，两次熏洗间隔 4 小时以上，患者根据个人耐受性调整 TDP 烤灯的高度以调整温度，一般温度控制在 50±2℃，最高不宜超过 55℃，防止烫伤。药用以活血通络，散寒除湿类药物为主。

【特色疗法述评】

非甾体抗炎药物及封闭类药物有诱发胃肠道疾患的风险，针刀属侵入性治疗，有软组织感染及患者依从性差之弊端。中医以外治法为主，采用理筋手法、中药熏洗、功能锻炼、针灸、物理治疗等综合治疗，安全有效，依从性好。

1. 理筋手法　理筋手法主要包括揉摩法、捏拿法、推按法及弹拨法，具有活血化瘀、消肿止痛、舒筋活络、宣通气血的作用，通过理筋可松解痉挛的肌肉及筋膜，改善局部血液循环，理顺肌纤维，从而达到活血舒筋、解痉止痛、松解粘连的目的。

2. 中药熏蒸　此法通过药力和热力的有机结合，使患部皮肤血管扩张，促进血液和淋巴循环，加快新陈代谢，消除局部无菌性炎症，以达治疗肌筋膜炎的目的。治疗原理多数医家认为是通过舒筋活血类药物在加热的前提下，通过蒸汽汽化直接作用于局部皮肤，通过皮肤吸收，把药力与热力共同作用而起效。

3. 功能锻炼　患者在医者指导下，根据疾病的不同阶段和需要进行练功、体操，古称"导引"，旨在恢复人体的力学平衡。形态平衡和结构平衡为静态平衡，功能平衡为动态平衡，慢性累积性损伤引起软组织损伤、肌纤维断裂、肌痉挛、炎症时，动静平衡被破坏，从而出现无菌性炎症等改变，出现疼痛、肌力减退等临床症状。功能锻炼能加速肌肉及筋膜的微循环，促进局部病理产物排泄，还能增强肌力，是背肌筋膜炎后期康复的必经途径。

4. 针灸疗法 针灸治疗可舒筋通络、温经散寒、调气止痛，从而达到治疗疾病目的。现代医学证实，针刺通过对腧穴的刺激，可以改善病变部位所发生的血液循环障碍，改变疼痛处的营养状态；通过对神经系统的调节作用，产生良好的镇痛效果。

5. 物理疗法 其机制主要为通过温热、电磁波作用改善患者局部无菌性炎症，加速病理代谢产物的排泄。但以上疗法均偏重于疗效观察，尚缺乏严谨科学的循证医学依据，故需进一步探讨。

洛阳正骨医院在平乐整脊疗法"动静结合、内外兼治"原则指导下，采用平乐手法、辨证用药、中药熏蒸、功能锻炼综合疗法，在临床实践中完善起来的系统疗法。其临床疗效好、费用低、患者痛苦少，广为患者接受，有极大的临床推广应用价值，但同样需关注其治疗机制、标准化方案及循证医学证据。

同时，背肌筋膜炎罹患者多因工作方式或生活习惯中长期姿势不当导致软组织劳损而发病，多伴有肩背肌或腰背肌软组织抗疲劳能力的下降，在临床治疗中应通过开发相应器械辅助锻炼，调动患者主观能动性以增强肌力，消除病痛，在现代生活中有着广泛的实用价值和社会意义。

【主要参考文献】

1. 黄利云，侯治红，刘海霞，等．TDP照射加推拿治疗项背肌筋膜炎［J］．按摩与导引，2008，24（6）：31．

2. 王承德．实用中医风湿病学［M］．2版．北京：人民卫生出版社，2009：276．

3. 国家中医药管理局．中医病证诊断疗效标准［M］．南京：南京大学出版社，1994：186-189．

4. 李仲廉．临床疼痛治疗学［M］．3版．天津：天津科学技术出版社，2003：5．

5. 董亦明，宋一同．软组织损伤学［M］．北京：人民卫生出版社，1990：17-18．

6. 辛艺铭，张悦．拔罐加手法治疗肩背肌筋膜炎临床体会［J］．按摩与导引，2009，25（7）：28．

7. 刘兵，戴玉景．旋转手法治疗椎动脉型颈椎病的应用解剖及流体力学研究［J］．中国骨伤，2007，16（2）：83．

8. 鲍铁周．手法治疗肩背肌筋膜炎疗效观察与体会［J］．四川中医．2005，8（8）：109．

9. 沈鹰，汪元．中药熏洗疗法对关节肿胀、关节组织学变化及炎症介质的影响［J］．中医康复研究，2005，9（34）：116．

（鲍铁周）

第十七节 肋软骨炎

肋软骨炎为肋软骨与胸骨交界处不明原因发生的肋软骨无菌性炎性改变,又称"Tieze 综合征"、"胸肋综合征"。好发于青壮年,女性居多,老年人亦有发病。好发于 2～4 肋软骨,多见于冬春季节。此病常经久难愈。

【病因病机】

一、中　医

此病病位在胸肋,为肝经循行部位,肝主疏泄,喜条达而恶抑郁。若胸肋部跌仆闪挫、情志失调致肝气郁滞,气血瘀阻,不通则痛;若肝失疏泄,横逆侵犯脾胃,脾失健运,痰浊内生,还可见胸脘痞闷、咳吐痰涎等症状;肝失疏泄,气机运行不畅,反过来又会加重肝郁气滞,互为病因病理结果,相互影响,故而发病且缠绵难愈。

二、西　医

本病的病因尚不明确。可能的原因如下:

1. 病毒感染,可能与患病前有病毒性上呼吸道感染病史。

2. 胸肋关节韧带慢性劳损。

3. 免疫或内分泌异常引起肋软骨营养障碍。

4. 另外,曾有报道与结核病、全身营养不良、急性细菌性上呼吸道感染、类风湿关节炎、胸肋关节半脱位、胸部撞击伤、剧烈咳嗽等的病损有关。

【临床表现】

患者受累的软骨膨隆、肿大、有明显的自发性疼痛和压痛,局部无红、热改变。患处疼痛和压痛的程度轻重不等。痛点较为固定,咳嗽、深呼吸、扩展胸壁等引起胸廓过度活动时会加剧疼痛。严重者可牵涉半身疼痛。

【辅助检查】

1. X 线片　胸部 X 线片检查不能发现病变征象,但能助排除胸内病变、胸壁结核、肋骨骨髓炎等。

2. B超、CT、MRI可辅助显示肋软骨肿胀及结构改建。

3. 血常规、血磷、血钙、红细胞沉降率、碱性磷酸酶等均可正常。

【诊断与鉴别诊断】

一、诊 断

1. 多见于成人，女性多见，好发于一侧的2～4肋骨。

2. 受累的肋软骨局部肥大膨隆，明显的自发性疼痛，但无红肿发热，严重时因疼痛拒绝患侧上肢活动或咳嗽，并在2～3个月后逐渐减轻或消失，亦有迁延日久，反复发作者。

3. 辅助检查排除其他病变。

二、鉴 别 诊 断

需要与隐性肋骨骨折、肋骨骨髓炎、肿瘤、结核等疾病鉴别。

【治疗】

一、一 般 措 施

1. 调情志，慎起居，避风寒，防感冒。

2. 注意提高防护意识，搬抬重物姿势要正确，不要用力过猛，提防胸肋软骨、韧带的损伤。

二、中 药 治 疗

（一）辨证论治

1. 肝郁气滞

主症：局部隆凸，胀痛，受情绪影响明显，胸闷气短，胸胁苦满，嗳气太息，不欲饮食。舌质淡，苔薄白，脉弦。

治法：疏肝解郁，行气止痛。

方药：柴胡疏肝散（柴胡、陈皮各12g，川芎、香附、枳壳、芍药各9g，炙甘草6g）。

2. 气滞血瘀

主症：胸胁胀满，局部刺痛拒按，夜间痛甚，痛有定处。舌质紫黯或见瘀斑，脉涩。

治法：活血化瘀，行气止痛。

方药：血府逐瘀汤（桃仁 12g，当归、生地、牛膝、红花各 9g，枳壳、赤芍、桔梗、川芎各 6g，柴胡、甘草各 3g）。

（二）中成药

肝郁气滞：柴胡舒肝丸、逍遥丸；气滞血瘀：血府逐瘀丸。

（三）中药外治

外敷消炎散以活血消肿止痛，或外用雪上花搽剂、雪山金罗汉止痛涂液等。

三、针灸治疗

取穴：阿是穴。

操作方法：对阿是穴选用围刺的方法。在选定的穴位上用 75% 酒精常规消毒后，用 1.5 寸一次性毫针刺入穴，得气后，留针 20 分钟，并同时给予灸法。每天治疗 1 次，10 天为 1 个疗程。针刺时，左手拇指按压肋骨痛点进针，针尖直达肋软骨面，上下提插，以摩擦刺激骨面，针尖移动幅度要小，防止进入肋骨间隙，伤及胸膜及心、肺。

四、其他疗法

局部封闭治疗；对于非手术治疗无效者，可考虑骨膜下行病变肋软骨成形术。

五、功能锻炼

疼痛剧烈者避免上肢过度外展、上举、后伸动作，睡觉时尽量采用健侧卧位。加强肺的换气功能锻炼，如进行深呼吸或适当扩胸锻炼等。

【特色疗法述评】

中医治疗本病方法颇多且疗效显著。中医辨证"从肝出发，从血论治"而施药，常运用疏肝解郁及活血行气之品，疏肝之品如柴胡、枳壳、香附，活血之品如牛膝、川芎、郁金、当归等，以达疏肝郁、养肝血、行气活血之功，使气血畅通、筋脉得养，本病自愈。运用针灸治疗该病，具有疏通经络，活血祛瘀，消炎镇痛之功。根据"盛则泻之，虚则补之"的原则，采用阿是穴围刺的方法，能明显改善患者的症状，从而治愈该病。

【主要参考文献】

1. 李德虎，张华本．中医辨证治疗肋软骨炎 61 例［J］．陕西中医，2008，29
   （39）：1170.
2. 彭力平．实用骨伤科手册［M］．湖南：湖南科学技术出版社，2008：432.
3. 王峰．短刺输刺治疗肋软骨炎［J］．贵阳中医学院学报，2007，29（3）：41.

（孙绍裘）

第十八节　棘上韧带劳损

棘上韧带劳损亦称棘上韧带炎。为韧带中最常见的慢性劳损性疾患。棘上韧带由腰背筋膜、背阔肌、多裂肌的延伸部分组成，由上而下附着于各棘突上，其纤维与棘突骨质密切相连。

【病因病机】

一、中　医

棘上韧带受直接或间接暴力作用，超过负荷时可发生断裂，局部形成渗出及血肿，致气血阻滞不通，"不通则痛"而成腰痛。长期弯腰工作而不注意工作姿势时可使其韧带纤维撕裂，或自骨质上轻微掀起，久之发生剥离或断裂等损伤，韧带长期劳损而出现退变，局部发生少量渗液出血，致气血凝滞、筋脉不和、经络阻闭，形成慢性腰痛。

二、西　医

棘上韧带有限制脊柱过度前屈的作用。当脊柱前屈时，棘上韧带容易被屈曲暴力所伤。当猛力搬移重物、剧咳、喷嚏等毫无准备之短促动作，使韧带骤然受到牵拉，极易造成棘上韧带撕裂，形成水肿或粟粒大小血肿，出现疼痛难忍症状。长期弯腰工作工人，棘上韧带受牵拉产生多次小损伤，局部有出血、渗液，修复后可有瘢痕及组织增生，局部产生疼痛不适感。

【临床表现】

1. 有慢性弯腰劳损病史，或有长期弯腰工作史。

2. 临床表现：腰背痛已数周或数月，多为酸痛，可向颈部或臀部放射，弯腰或劳累后疼痛加剧，休息或卧床后疼痛减轻。

体征：痛点往往固定在 1～2 个棘突，压痛极为表浅，局限于棘突尖部，局部无红肿，两侧椎旁肌肉多无压痛。

【辅助检查】

MRI 信号改变。

【诊断与鉴别诊断】

本病应与腰背肌筋膜炎及棘间韧带损伤相鉴别。

【治疗】

一、一 般 治 疗

1. 推拿按摩、揉压、弹拨棘突上的压痛点　手法的重点是揉压、弹拨棘突上的压痛点并以两手拇指分别揉压两侧委中穴。手法要轻快、温柔，灵活、稳妥，1 日 1 次或隔日 1 次。

2. 理疗　红外线、超短波。

二、固定与练功

积极参加体育活动、加强腰背肌肉的锻炼。急性疼痛应适当卧床休息，起床后可用腰围固定。

腰背肌锻炼主要有以下方式：

1. 腰部前屈后伸运动　两足分开与肩同宽站立，两手叉腰，作好预备姿势。然后做腰部充分前屈和后伸各四次，运动时要尽量使腰部肌肉放松。

2. 腰部回旋运动　姿势同前。腰部做顺时针及逆时针方向旋转各一次，然后由慢到快，由大到小，顺、逆交替回旋各八次。

3. "拱桥式"　仰卧床上，双腿屈曲，以双足、双肘和后头部为支点（五点支撑）用力将臀部抬高，如拱桥状，随着锻炼的进展，可将双臂放于胸前，仅以双足和头后部为支点进行练习。反复锻炼 20～40 次。

4. "飞燕式"　俯卧床上，双臂放于身体两侧，双腿伸直，然后将头、上肢和下肢用力向上抬起，不要使肘和膝关节屈曲，要始终保持伸直，如飞燕状。反复锻炼 20～40 次。

三、药物治疗

1. 内治法 气滞血瘀者宜行气止痛、活血化瘀，方用和营止痛汤加减。风寒湿邪腰痛者，宜祛风散寒除湿通络，方用独活寄生汤加减。偏于肾虚者宜温补肾阳，方用右归饮加减。

2. 外治法 可外贴伤科膏药、伤湿止痛膏，狗皮膏、追风止痛膏等。

四、其他疗法

1. 局部封闭：用醋酸泼尼松龙 25mg 加 1％普鲁卡因 2～5ml 进行痛点封闭，每周 1 次，3 次为 1 个疗程。

2. 可选用理疗、磁疗和热疗治疗。

3. 取用阿是穴、肾俞、委中、昆仑等穴，每日 1 次，10 次为 1 个疗程。

五、预　防

1. 避免腰部劳损 在工作、生活中应养成良好的坐、立、站、行姿势。正确的站姿是身体重心落在脚跟部，上身呈稍向前屈，两膝关节或其中一膝关节稍微屈曲。这种姿势可以减轻腰部负担。正确的行走姿势是身体重心应随下肢前移，胸部要挺直，避免弯腰驼背。对于有腰痛的女性，更应注意尽量不穿或少穿高跟鞋。正确的坐姿是膝关节与髋关节处于水平位置，或稍微高于髋关节，腰部挺直，上身轻度前倾，两肘放于桌面，这样就可以避免腰椎前突，减轻了椎间盘内的压力，在久坐之后，可适当伸展一下腰背肌肉，促使腰背肌肉血液循环加快，有利于肌肉疲劳的恢复。

2. 注意腰部保暖 中医学认为，风、寒、湿等邪气是腰痛发病的重要外因。现代医学亦认为寒冷、潮湿的环境可影响腰背局部的血液循环，从而导致腰部劳损和腰背肌筋膜、韧带的无菌性炎症。故注意腰部保暖对预防腰痛的发生有重要的意义。其内容包括勤晒衣被，避免或尽量少洗冷水澡，避免睡卧当风，贪凉取冷，避免久处湿地。

【特色疗法述评】

棘上韧带劳损，又称棘上韧带炎，属中医学"腰痛"、"腰脊痛"范畴，为韧带中最常见的慢性损伤性疾患。在急慢性腰背痛患者中占有一定比例，多因劳损和受凉引起，西医对此的治疗手段有限，仅以口服镇痛药配合休息为主，中医多采用针灸、按摩、穴位封闭、中医辨证方药口服等方法治疗，效果明显。通过针局部穴位，达到疏通经络，活血止痛的目的，同时运用按摩、中药内服外用促进局部血液循环，增进新陈代谢，将体内炎症因子有效地排出体外，从而达到缓解疼痛，治愈疾病的目的，总体来说，中医药在棘上韧带损伤方面的治疗手段及疗效有西医不可比拟的优势，值得临床推广应用。

【主要参考文献】

1. 高伟，郭爽．论"不通则痛"[J]．河南中医，2012，11：1445．
2. 沈刚，何涛，吴仁燕．慢性棘上韧带炎声像图特征[J]．临床超声医学杂志，2013，15（11）：793-794．
3. 马寅日．强的松龙加利多卡因局部注射在骨科的应用[J]．中国实用医药，2009（32）：195．
4. 成惠娣，王宝玉，徐星星．腰背肌锻炼治疗腰椎间盘突出症30例[J]．中国中医急症，2011（6）：977．

（郭艳幸）

第十九节　第三腰椎横突综合征

第三腰椎横突综合征是指第3腰椎横突及其周围组织因慢性损伤而引起以腰痛为特征的综合征，多见于青壮年。

【病因病机】

一、中　医

中医认为，它是腰肌筋膜劳损的一种类型。长期的弯腰劳动中，肌肉附着处产生慢性牵拉性损伤，造成多数小肌疝，同时腰神经感觉支也会受牵拉而产生疼痛，引起局部肌肉痉挛、或慢性劳损，使第3横突周围发生水肿、渗出、纤维增生等慢性炎症，或形成第3腰椎横突滑膜炎等，而形成腰痛，第3腰椎横突有压痛。急性腰扭伤时可使第3腰椎周围的肌肉筋膜被撕裂形成损伤性炎症，若治疗不当可形成横突周围瘢痕粘连、筋膜增厚、肌腱挛缩等病理变化，并产生相应的症状。风寒湿邪的侵袭，由于一侧腰背肌紧张或痉挛，可引起对侧或同侧肌肉在牵拉的作用与反作用力的影响下损伤而引起相应的症状。

二、西 医

第三腰椎横突最长，弯度较大，活动广泛，易致肌肉、筋膜、腱膜的撕脱伤，造成出血和浆液性渗出。损伤可因致伤因素不同产生轻重不同的炎症反应。早期产生横突与肌肉附着处撕裂、出血、血肿，继而导致的肌紧张和肌痉挛，也将因此而刺激或压迫脊神经后支的外侧支被束缚的肌肉，筋膜之间的神经束，因血液供应不足而导致神经水肿变粗，引起皮神经卡压症状。

【临床表现】

1. 病史 多数患者都有腰扭伤，遗留慢性腰痛病史。
2. 临床表现 腰部疼痛，重者出现沿大腿向下放射性疼痛，疼痛与腹压增高无关。
3. 体征 第 3 腰椎横突尖端有明显的压痛、部位固定。

【辅助检查】

X 线片可见腰 3 横突过长。有时左右横突不对称。

【诊断与鉴别诊断】

一、诊 断

根据腰扭伤后慢性腰痛病史，第 3 腰椎横突尖部明显压痛，部位固定，X 线片检查显示第 3 腰椎横突过长或左右不对称可确诊。

二、鉴 别 诊 断

应与腰椎间盘突出症等鉴别。

【治疗】

一、一 般 治 疗

1. 固定与休息 初起可卧床休息，起床活动时可用腰围固定。

2. 练功活动　除俯卧"飞燕"练功外，还可站立，两足分开与肩同宽，两手拇指自后叉腰，拇指顶按腰3横突，然后腰部旋转，连续动作5～10分钟，最后腰后伸，双手拇指捻散腰部，以放松腰部肌肉，解除粘连，消除炎症。

二、中医特色治疗

(一) 辨证论治

1. 肾虚型　肾阳虚者宜温补肾阳，方以补肾活血汤；肾阴虚者，宜滋补肾阴，方用知柏地黄丸、大补阴丸加减。

2. 瘀滞型　宜活血化瘀、行气止痛，方用地龙散加杜仲、续断、桑寄生，狗脊之类。

3. 风寒湿型　宜祛风散寒、蠲痹除湿、温经通络，方用羌活胜湿汤或独活寄生汤加减。

(二) 外治法

1. 可外擦红花油或外贴伤科膏药、伤湿止痛膏、狗皮膏。

2. 针灸　做阿是穴针刺治疗，日1次、10次1个疗程，1～2个疗程后常有明显疗效。

3. 推拿按摩　①推揉压按骶棘肌法：患者俯卧，两下肢伸直，术者立丁其左，两手手掌或大鱼际从第10胸椎平面起，自上而下轻快反复地推、揉、压按脊柱两侧的骶棘肌、直至骶骨背面或臀部的大转子附近，并以两手拇指分别反复揉压两侧委中穴、承山穴、施术应以患侧为主；②弹拨第3腰椎横突处：用一手拇指在第3腰椎横突处与条索状硬块垂直方向弹拨，弹拨由浅到深，由轻到重，然后用拇指或肘尖在该处反复揉压；③捏拿搂擦腰肌：沿患侧骶棘肌自上而下地捏拿、再用深沉和缓的搂法、上下往返治疗，然后沿骶棘肌纤维方向自上而下的搓擦，同时配合腰部后伸被动活动。

三、其他治疗

1. 局部封闭　用醋酸泼尼松龙25mg加1‰普鲁卡因2～5ml浸润横突尖及周围软组织，每周1次，连续3次。

2. 理疗　热疗、电疗可缓解症状。

四、手术疗法

对于症状严重、频繁发作，非手术治疗无效影响工作生活者，可手术作第3腰椎横突剥离或切除。

【特色疗法述评】

第三腰椎横突综合征，又称腰三横突周围炎或腰三横突滑膜炎，属中医"痹证"范畴，是临床引起腰腿痛的常见病因之一。本病好发生于从事体力劳动的青壮年，多有轻重不等的腰部外伤史。它是以第3腰椎横突部固定压痛为特征的慢性腰痛，晨起或弯腰时疼痛加重，向反侧弯腰时有牵拉感，并可在臀中肌的后缘及臀大肌的前缘相互交接处触及增粗的条索状物，疼痛可放射到臀、股、大腿外侧至腘窝平面。西医疗法主要是局部封闭疗法、手术疗法及口服镇痛药。中医临床上多采用手法复位、外敷药物、封闭及针刀治疗，临床疗效值得肯定。中药治疗多以活血化瘀、温经通络的药物为主；手法治疗可以调阴阳、行气血、疏通经络、舒筋止痛，它可以改善周围软组织的血液循环、解除肌紧张，此法也是治疗本病的重要手段；针刺疗法可松解局部粘连，解除局部血管神经和肌肉的压迫症状，并通过刺激对组织细胞的调节作用改善局部血液循环；对于反复发作者，可采用针刀切开粘连，松解肌肉，使肌肉恢复静态和动态平衡，改善局部血液循环，降低局部炎症因子的浓度。

【主要参考文献】

1. 郭玉娜．第三腰椎横突综合征［J］．中国全科医学，2006（12）：967-968.
2. 鲁世荣，赵健，秦晓霖，等．腰椎横突与第三腰椎横突综合征的相关性研究［J］．航空航天医学杂志，2011（6）：644-645.
3. 张树岭．综合疗法治疗第三腰椎横突综合征［J］．按摩与康复医学，2013，4（11）：50-51.
4. 周益萍．从瘀论治第三腰椎横突综合征［J］．针灸临床杂志，2008（9）：6.
5. 李淑文．中医综合外治法治疗腰三横突综合征132例的报告［J］．贵阳中医学院学报，2013（2）：81-82.
6. 马寅日．强的松龙加利多卡因局部注射在骨科的应用［J］．中国实用医药，2009（32）：195.

（熊　辉）

第二十节　腰肌劳损

腰肌劳损是指腰部肌肉、筋膜与韧带等软组织的慢性损伤，又称为功能性腰痛、慢性下腰劳损等，或称"腰肌筋膜炎"等。

【病因病机】

一、中 医

腰为肾之府，由于劳损于肾，或平素体虚，肾气虚弱，肾的精气不能充养筋骨、经络，故患部多为气血不畅或瘀血滞留于经络，血不荣筋，筋脉不舒，而致腰部筋挛疼痛。肾气虚弱，风寒湿邪易于乘虚侵袭，久而不散，筋肌转趋弛弱，若患者弯腰劳作，则弛弱之筋肌易于损伤，使劳损与寒湿并病。

二、西 医

1. 积累性损伤，主要由于腰部肌肉疲劳过度，长时间处于某一固定体位，致使肌肉、筋膜及韧带持续牵拉，使肌肉内的压力增加，血供受阻，这样肌纤维在收缩时消耗的能源得不到补充，产生大量乳酸，积聚过多，引起炎症。如此反复，日久即可导致组织变性、增厚及挛缩，并刺激相应的神经而引起慢性腰痛。

2. 腰部外伤后未正确治疗或治疗不彻底，或反复多次损伤，致使受伤的腰肌筋膜不能完全修复。局部存在慢性无菌性炎症，微循环障碍，乳酸等代谢产物堆积，刺激神经末梢而引起症状；加之受损的肌纤维变性或瘢痕化，也可刺激或压迫神经末梢而引起慢性腰痛。

3. 先天性畸形或后天获得性畸形 如隐性骶椎裂使部分肌肉和韧带失去附着点，从而减弱了腰骶关节的稳定性；脊柱侧弯或半椎体畸形，两侧腰椎间小关节不对称使两侧腰骶肌运动不一致，造成部分腰背肌代偿性劳损。陈旧性腰椎骨折未经复位而畸形愈合，致腰背肌常年承受过度牵张负荷，产生慢性劳损。

【临床表现】

1. 临床症状

（1）腰部疼痛：长期反复发作的腰背部疼痛，呈钝性胀痛或酸痛不适，时轻时重，迁延难愈。休息、适当活动或经常改变体位姿势可使症状减轻。劳累、阴雨天气、受风寒湿影响则症状加重。

（2）腰部活动：腰部活动基本正常，一般无明显障碍，但有时有牵掣不适感。不耐久坐久站，不能胜任弯腰工作，弯腰稍久，便直腰困难。常喜双手捶击，以减轻疼痛。

（3）急性发作时，症状明显加重，可有明显的肌痉挛，甚至出现代偿性腰椎侧弯，下肢牵掣作痛等症状。

2. 体征　压痛腰背部压痛范围较广泛，压痛点多在骶髂关节背面、骶骨背面和腰椎横突等处。轻者压痛多不明显，重者伴随压痛可有一侧或双侧竖脊肌痉挛僵硬。

【辅助检查】

X线片检查，少数可发现腰骶椎先天性畸形、胸腰段后凸、侧凸畸形和老年患者骨质增生外，多数无异常发现。

【诊断与鉴别诊断】

一、诊　　断

根据病史、症状以及反复发作、时轻时重的特点，本病诊断一般不困难。

二、鉴　别　诊　断

需要与增生性脊柱炎、陈旧性胸腰椎骨折、腰椎结核、腰椎间盘突出症等疾病鉴别。

【治疗】

一、一　般　治　疗

1. 卧硬板床休息，避免过劳，矫正不良体位。
2. 适当功能锻炼。如腰背肌锻炼，防止肌肉张力失调。

二、中　药　治　疗

（一）辨证论治

1. 肝肾不足、气血虚弱，治宜舒筋活络、补肝益肾，佐以行气活血，可用补肾壮筋汤：熟地黄 12g，当归 12g，牛膝 10g，山茱萸 12g，茯苓 12g，续断 12g，杜仲 10g，白芍 10g，青皮 5g，五加皮 10g。水煎服，每日

1 剂。肾阴虚者，加女贞子 10g，龟甲 15g（先煎）；肾阳虚者，加巴戟天12g，补骨脂 10g，仙茅 10g，淫羊藿 10g；急性发作而疼痛较甚者，加乳香5g，钩藤 10g，丝瓜络 6g；气血虚弱者，加黄芪 15g，何首乌 30g。

2. 寒湿痹阻、经络不通者，治宜祛风胜湿、温经通络，可用独活寄生汤：独活 6g，防风 6g，川芎 6g，牛膝 6g，桑寄生 18g，秦艽 12g，杜仲12g，当归 12g，茯苓 12g，党参 12g，熟地黄 15g，白芍 10g，细辛 3g，甘草 3g，肉桂 2g。水煎服，每日 1 剂。

（二）中成药

1. 壮腰健肾丸，口服，每次 3.5g，每日 2～3 次，开水送服。

2. 骨仙片，口服，每次 4～6 片，每日 3 次，开水送服。

3. 金匮肾气丸，口服，每次 1 丸，每日 2 次，淡盐水送服。

4. 小活络丹，口服，每次 1 丸，每日 2 次，开水送服。

（三）外治法

1. 狗皮膏，烘热外敷患处。

2. 麝香风湿膏，外贴患处。

3. 坎离砂，使用时加醋约 15g，装入布袋内，自然发热，敷在患处，如太热可来回移动。

三、理筋手法

患者俯卧，术者用手掌揉按两侧竖脊肌，然后找出压痛点或痛性结节，由上而下逐个进行点穴、弹拨、拿捏，然后施擦法，注意手法不宜过重。亦可加用侧卧屈伸法，让患者侧卧，患侧在上，术者立于患者背后，一手按其腰部痛处，一手握持患侧踝部并向后牵拉，使髋关节过伸，继而屈髋屈膝，使大腿触及腹部，然后将下肢牵拉伸直，反复 3 次。

四、针灸治疗

1. 针刺取阿是穴、肾俞、志室、气海俞、命门、腰阳关、次髎、委中等，针刺后可在腰部穴加拔火罐，以散瘀温经止痛。隔日 1 次，10 次为 1个疗程。结核及肿瘤患者不宜针灸。

2. 耳针　刺腰骶区、神门区、肾区等，可稍作捻转，两耳同刺，留针10 分钟，隔日 1 次，可连作 2～3 次。

五、体　　疗

1. 仰卧法　患者取仰卧位，首先双脚、双肘和头部五点，支撑于床上，将腰、背、臀和下肢用力挺起稍离开床面，维持感到疲劳时，再恢复平静的仰卧位休息。按此法反复进行 10 分钟左右，每天早晚各锻炼 1 次。

2. 俯卧法　患者采取俯卧位，将双上肢反放在背后，然后用力将头胸部和双腿用力挺起离开床面，使身体呈反弓型，坚持至稍感疲劳为止。依此法反复锻炼 10 分钟左右，每天早晚各 1 次。

【特色疗法述评】

腰肌劳损是临床常见病、多发病，属于中医学腰痛、痹证范畴，以长期反复发作性腰部疼痛为主症，查无明显器质性病变。一般认为其常由于急性腰扭伤后或长期反复腰部损伤，再加之受寒冷刺激，或久居潮湿之所致使腰部肌肉痉挛而疼痛，具有发病率高、病程长、反复发作、迁延难愈的特点。西医尚无十分肯定的治疗方法，中医采用多种治疗方法治疗，如针灸、推拿、中药内服外敷、针刀等，效果较为满意。中药治疗多采用整体调节，通过活血止痛、温经通络、驱寒除湿、补益肝肾、强筋壮骨而缓解临床症状，标本兼治；针灸推拿可舒筋通络、活血化瘀，刺激对组织细胞的调节作用改善局部血液循环，加快代谢，进而缓急止痛；对于反复发作者，可采用针刀切开粘连，松解肌肉，使肌肉恢复静态和动态平衡，改善局部血液循环，降低局部炎症因子的浓度。整体来讲，中医药治疗腰肌劳损的手段是多样化的，疗效相对显著、安全。

【主要参考文献】

1. 陈仲，靳安民，张积利，等．慢性腰肌劳损的修正诊断和对因治疗 [J]．广东医学，2011 (18)：2416-2418.
2. 姜庆宇．慢性腰肌劳损中医外治法研究进展 [J]．中国社区医师，2014 (14)：11-12.
3. 陈爱华，李蔚青．中医综合疗法治疗腰肌劳损 90 例 [J]．河北中医，2005 (9)：664.
4. 宦玮．综合治疗腰肌劳损的临床效果研究 [J]．中外健康文摘，2013 (48)：107.
5. 李鑫，熊桂华．中医疗法治疗慢性腰肌劳损的研究进展 [J]．中国伤残医学，2014 (15)：30.
6. 陈光伟．慢性腰肌劳损的诊治 [J]．按摩与导引，2008 (9)：37.
7. 苏雄兵．综合疗法治疗腰肌劳损 40 例 [J]．现代中西医结合杂志，2010 (29)：3750.

（刘晓岚）

第二十一节 腰椎间盘突出症

腰椎间盘因诸多因素致纤维环破裂，髓核突出，刺激或压迫后纵韧带、硬膜囊、神经根或马尾神经，出现腰痛及沿神经支配区域感觉运动障碍及马尾神经症状者，称为"腰椎间盘突出症"，是常见的腰腿痛病的病因之一。属于中医"腰痛症"、"痹证"、"痿证"的范畴。据报道该病的发病率约占门诊腰腿痛患者的15%。本病好发于20～50岁的青壮年，男多于女。其发病部位以腰4/5为多见，腰5/骶1次之，腰3/4较少见。该病为临床的常见病与多发病之一，严重影响患者正常的生活与工作，随着现代社会电子信息化的进步，人们的工作与生活方式的改变，办公室久坐人群逐步增多，也使该病的发病率出现了高发与低龄化趋势。该病85%～90%多可通过非手术治疗痊愈或好转，需手术治疗者仅为少数。

【病因病理】

一、中 医

1. 血瘀型 腰腿疼痛如刺，痛有定处，日轻夜重，俯仰不便，转侧不能，咳嗽时加重，间有便结尿清，烦躁口干。舌质紫黯或有瘀斑，脉沉涩。

2. 寒湿型 腰脊冷痛，肢冷无力，按有定处，有时觉下肢麻木重着，得寒痛剧，遇热痛减，溲尿清长。舌质淡，苔薄白或腻，脉沉紧。

3. 风湿型 腰脊疼痛，痛引下肢，肌肤麻木，痛无定处，走窜不定，与天气变化有关，伴有微恶风寒。舌质淡，苔薄白或薄黄，脉虚细。

4. 肾阳虚型 腰痛绵绵酸软，肢冷麻木无力，久治不愈，喜按喜揉，遇劳尤甚。常伴少腹拘急，面色白，畏寒，少气乏力。舌质淡，苔薄润，脉沉弱。

5. 肾阴虚型 腰痛绵绵，酸软无力，久治不愈，遇劳则甚。常伴心烦不眠，口燥咽干，面色潮红，手足心热。舌红少苔，脉弦细数。

二、西 医

（一）依据椎间盘突出的位置分型

1. 单侧型 临床最常见，突出和神经根的受压仅限于一侧。

2. 双侧型 突出发生在同一间隙的两侧，患者两下肢症状交替出现，或两侧肢体均有症状，但无马尾神经受压症状。

3. 中央型　突出位于中央，直接压迫马尾神经，患者大小便功能障碍及鞍区麻木。

（二）依据突出程度和病理类型分型

1. 椎间盘膨出　指纤维环完整，髓核位于纤维软骨环范围之内。

（1）环状膨出：膨出在相邻椎体骺环之间，呈弥漫性环状隆起，纤维环完整。一般无神经根受压，但可能有节段性椎管狭窄，从而波及神经根和马尾神经。

（2）局限性膨出：纤维环完整，呈局限性隆起，可压迫或刺激神经根而引起临床症状，切开纤维环髓核并不突出。

2. 椎间盘突出　纤维环部分破裂，表层完整，突出的髓核为薄层纤维环所约束，切开纤维环后髓核自行突出。此型可引起严重的临床症状。

3. 椎间盘脱出　纤维环完全破裂，髓核已穿过纤维软骨环，但未穿过后纵韧带，突出物易与周围组织发生粘连。

4. 椎间盘游离　髓核已穿过纤维软骨环及后纵韧带，并游离到椎管或到达神经根孔，压迫马尾神经或神经根。

【临床表现】

1. 病史　本病多发于青壮年，以男性为主，有腰部外伤、积累性损伤或外感风寒湿邪等病史。

2. 临床表现　反复发作的腰腿痛或单纯性腰痛或下肢放射痛。棘间及椎旁有固定压痛点，并向臀部及下肢放射，因咳嗽、喷嚏或翻身而加重。腰椎出现侧凸、平腰或后凸畸形，腰部活动受限。患肢可出现肌肉萎缩、受累神经根区的感觉减退或迟钝，踝及踇趾背伸力减弱。

3. 体征

（1）脊柱姿势异常：患者常出现脊柱姿势的异常改变，如：腰椎过度前屈、腰椎生理曲度平直或反张、腰椎侧凸。

（2）脊柱运动受限：患者的脊柱前屈、后伸、侧弯及旋转等运动均可有不同程度的受限，尤以后伸疼痛最明显。

（3）压痛点和放射痛：一般在病变棘突间隙及椎旁 1～2cm 处有明显压痛点，常引起下肢放射性疼痛。

（4）直腿抬高试验及加强试验：该试验阳性多提示腰 3/4、腰 4/5 或腰 5/骶 1 椎间盘突出，但阴性不能排除腰 3/4 以上的椎间盘突出。

（5）股神经牵拉试验：该试验阳性多提示腰 2/3 椎间盘突出。

（6）感觉改变：表现为受压神经根所支配的皮肤节段会出现感觉的改

变。先为感觉过敏，后为感觉迟钝或消失。

（7）腱反射改变：股神经受压，膝反射减低；骶 1 神经根受压，跟腱反射减低。

（8）肌萎缩及肌力减退：某些病程长，反复发作的患者常出现患侧股四头肌及小腿肌萎缩。

【辅助检查】

1. X 线片　常规拍摄腰椎正侧位片，疑有滑脱时需拍摄双斜位片、动力位片。正位片有时可见脊柱侧凸；侧位片可显示腰椎前凸消失，椎间隙变窄，有时前窄后宽，椎体上下缘骨质增生。X 线检查对腰椎间盘突出症的诊断仅为参考，其意义主要在于排除腰椎其他病变。如结核、肿瘤、脊柱的先天畸形等。

2. 椎管造影　对少数疑难病例，如疑有椎管内肿瘤或椎管狭窄等情况可采用椎管造影检查。

3. CT　CT 检查于本病有较大的诊断价值，可观察到突出物的直接影像及与神经根、硬膜囊的相邻关系，并可了解椎管容积、黄韧带、神经根管等情况，对明确真正的病因有非常重要的作用，目前已普遍作为该病的常规检查。

4. MRI　能直接观察脊髓和髓核，直接显示椎间盘突出的影像，对椎间盘突出的大小和硬膜囊与神经根受压的程度均可细致清楚地显示。

5. 其他　肌电图、红外线热成像检测对于病情的判定及治疗方案的制订亦有一定的指导意义。

【诊断与鉴别诊断】

一、诊　断

1. 第一步（询问病史及症状）：①患者有腰部外伤、积累性损伤或外感风寒湿邪等病史；②腰痛或下肢放射痛或腰痛伴随下肢放射痛的症状。

2. 第二步（认真查体）：①临床应进行神经牵拉类试验检查；②进行系统腰腿部查体以排除椎管外疾患。

3. 第三步（结合影像学检查确诊阶段）：进行腰椎 X 线片、CT、MRI检查以明确诊断。

二、鉴 别 诊 断

该病需与腰椎管狭窄症、腰椎结核、梨状肌综合征、骶髂关节炎、马尾部肿瘤、腰背肌筋膜炎、第三腰椎横突综合征等鉴别。

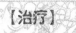

一、一 般 措 施

1. 本病治疗的首要是卧硬板床制动休息，避免活动促使神经根炎症水肿进一步加重。

2. 本病应分期治疗，按急性期和缓解期分期论治。因发病急，疼痛剧烈，宜在无明显禁忌证的前提下采用骶管封闭疗法、硬膜外腔注射疗法及刺血拔罐疗法、药熨、针刺等以缓解疼痛。缓解期首先选用非手术疗法，以理筋、整脊、练功为治疗原则，辨证施法。

二、中 医 治 疗

（一）手法治疗

1. 推拿疗法

（1）揉摩法：患者俯卧，术者立其身旁，以双手拇指和手掌自肩部起循脊椎两旁足太阳膀胱经路线自上而下，揉摩脊筋，过承扶穴后改用揉捏，下至殷门、委中而过承山穴，重复3次。

（2）按压法：术者双手交叉，右手在上，左手在下，以手掌自第1胸椎开始，沿督脉向下按压至腰骶部，左手在按压时稍向足侧用力，反复3遍。再以拇指点按腰阳关、命门、肾俞、志室、居髎、环跳、承扶、委中等穴。

（3）擦法：术者于背腰部督脉和足太阳膀胱经，自上而下施行擦法，直至下肢承山穴以下，反复3次。重点在下腰部可反复多次。

（4）牵引按压法：患者俯卧，两手把住床头，一助手在床前拉住患者腋部，一助手拉住两踝，向两端拔伸牵引约10分钟，术者立于病员一侧用拇指或手掌按压椎旁压痛点。按压时力由轻变重。

（5）牵抖法：患者俯卧，双手把住床头，术者立于患者足侧，双手握住患者双踝，在用力牵引的基础上，进行上下抖动，左手掌揉按下腰部，反复进行2～3次。

（6）俯卧扳腿法：术者一手按住腰部，另一手托住患者对侧膝关节部，使该下肢尽量后伸，双手同时交替用力，可听到有弹响声，左右各做1次。

（7）俯卧扳肩法：术者一手按住腰部，另一手抓住肩部，将肩扳到后伸位不能后伸时，推按腰部之手突然用力下按，有时可听到弹响声，左右各作1次。

（8）推腰拉腿法：患者侧卧位，术者一手推腰部向前，另一手握其足踝向后拉，如拉弓一样使腰部过伸，并有节奏地一松一紧晃动腰部。

（9）斜扳法：患者侧卧，健侧下肢伸直，另一下肢屈曲放在对侧小腿上部。术者站在患者背后，一手扶住患者髂骨后外缘，另一手扶住患者肩前方，同时拉肩向后，推髂骨向前，使腰部扭转，有时可听到或感觉到"咔哒"响声。

（10）滚摇伸腿法：患者仰卧，两髋膝屈曲，使膝尽量靠近腹部。术者一手扶两膝部，一手挟两踝部，将腰部旋转滚动，再将双下肢用力牵拉，使之伸直。

2. 旋转复位手法　患者端坐方凳上，两足分开与肩同宽。以右下肢疼痛为例，术者立于患者之右后侧，右手经患者右腋下至颈后，用手掌压住颈后，拇指向下，余四指扶持左颈部，同时嘱患者双足踏地，臀部正坐不要移动，术者左拇指推住偏歪的腰椎棘突之右侧压痛处。一助手面对患者站立，两腿夹住并用双手协助固定患者左大腿，使患者在复位时能维持正坐姿势。然后术者右手压住患者颈部，使上半身前屈60°～90°，再继续向右侧弯，在最大侧弯时使患者躯干向后内侧旋转。同时左手拇指向左顶腰椎棘突，此时可感到指下椎体轻微错动，有"喀嗒"响声。最后使患者恢复正坐，术者用拇指指自上而下理顺棘上韧带及腰肌。

3. 三维整脊疗法　患者俯卧于复位床上，使病变椎间位于两床板交界处，胸背部固定于头胸板上，骨盆固定于臀腿板上，前后紧绳，将胸背固定带和骨盆固定带拉紧。事前根据患者身高、体重、性别、年龄、病变部位及病变程度确定参数，将牵引距离、成角方向、成角度数和旋转方向、旋转度数等数据输入电脑，由电脑控制自动完成各种动作。在瞬间定距离快速成角牵引，在一定成角状态下定方向、定角度旋转同步进行的同时，医者再配合手法对病变椎间施加顶推或按压的力，在1/3秒的时间内即可完成脊柱椎间三维改变的一次关键性治疗。适应证：中央型、旁中央型腰椎间盘突出症患者。禁忌证：伴有脊柱结核、严重骨质疏松患者，严重内脏疾患、体质严重虚弱者，孕妇，有出血倾向者，压迫马尾神经出现大小便失禁者，病变椎间融合或有骨桥形成者。

（二）针刺疗法

1. 普通针刺　取足太阳膀胱经与督脉的穴位为主，常用有：肾俞、环跳、委中、承山、足三里、绝骨、阿是穴等穴位，每日 1 次，10 次为 1 个疗程。

2. 电针　患者如有下肢发凉或麻木及无力等神经受损症状者，多可在针刺基础上配合针麻仪治疗。每日 1 次，10 次为 1 个疗程。

3. 物理治疗　理疗可改善腰椎间盘突出症患者病变部位的血液循环，改善病变组织的营养，有利于病变的恢复；大多理疗可起到消炎、消肿作用，有的还可调节与病变软组织相伴的自主神经紊乱症状，有缓解疼痛和镇静作用。

（1）中医定向透药：适用于各型腰椎间盘突出症患者。

（2）超短波：该疗法具有的高频率使磁场更容易进入人体组织，达到病变部位，适用于各型腰椎间盘突出症的患者。

（3）红外线：该疗法对于腰部疼痛剧烈以及畏寒肢冷的患者尤其适合。

（4）微波疗法：适用于各型腰椎间盘突出症患者。因其频率不同，作用深度亦不同。一般情况为频率较低时，穿透组织越深；频率较高时，穿透深度越浅。

（5）低频电疗法：适用于各型腰椎间盘突出症患者，对于下肢疼痛较剧及下肢无力的患者尤宜。

（6）中频电疗法：该疗法具有止痛和调节神经功能、拮抗肌肉痉挛、促进血液循环和炎症吸收、促进淋巴回流的作用。故该疗法对腰椎间盘突出症疼痛较甚、腰部肌肉痉挛及下肢有发凉的患者较为适宜。同时该电流引起的肌肉收缩，具有缩而不痛的优点，对骨骼肌亦有锻炼作用，亦适用于腰椎间盘突出症的后期恢复治疗。

（7）高频电疗法：该治疗方法有止痛、改善血液循环作用，对于腰椎间盘突出症急性期疼痛较甚者尤宜。

（三）牵引疗法

牵引手段可分为人工牵引、机械牵引与自身牵引。

1. 人工牵引　采用特制的骨盆牵引带，通过滑轮在床头进行牵引，牵引重量一般每侧约 5～12kg，每次 30～60 分钟，每天 1～2 次。此外，尚可用胸部、骨盆对抗牵引。一般此牵引需 2～3 周方可奏效。

2. 机械牵引　即借助特制的牵引床进行牵引，常用的牵引器有：自控脉冲牵引治疗床、振动牵引床、立式自动控制牵引器等。

3. 自身牵引　采用两手上举抓住上面横杆，利用体重达到牵引作用。

如吊单杠。一般用于青壮年的轻型腰椎间盘突出症。亦可在特制的垂直悬吊牵引器上进行。

（四）中药辨证论治

1. 血瘀型

主症：腰部痛如针刺，固定不移，昼轻夜甚，不能转侧。舌质黯或有瘀斑，脉弦涩。

治法：活血化瘀，理气止痛。

方药：身痛逐瘀汤加减。秦艽 9g，川芎 9g，红花 6g，桃仁 6g，羌活 9g，没药 9g，五灵脂 9g，香附 9g，牛膝 9g，当归 15g，甘草 3g。

2. 寒湿型

主症：腰脊冷痛，肢冷无力，按有定处，有时觉下肢麻木重着，得寒痛剧，遇热痛减，溲尿清长。舌质淡，苔薄白或腻，脉沉紧。

治法：温经散寒，祛湿止痛。

方药：乌头汤加减。麻黄 9g，芍药 9g，黄芪 9g，制川乌 9g，炙甘草 9g。

3. 风湿型

主症：腰脊疼痛，痛引下肢，肌肤麻木，痛无定处，走窜不定，与天气变化有关，伴有微恶风寒。舌质淡，苔薄白或薄黄，脉虚细。

治法：祛风除湿，宣痹通络。

方药：独活寄生汤加减。独活 6g，防风 6g，川芎 6g，牛膝 6g，桑寄生 18g，秦艽 12g，杜仲 12g，当归 12g，茯苓 12g，熟地黄 15g，白芍 10g，细辛 3g，甘草 3g，肉桂 2g（冲服）。

4. 肾阳虚型

主症：腰痛绵绵酸软，肢冷麻木无力，久治不愈，喜按喜揉，遇劳尤甚。常伴少腹拘急，面色白，畏寒，少气乏力。舌质淡，苔薄润，脉沉弱。

治法：温补肾阳，痛经活络，强筋壮骨。

方药：右归饮加减。熟地黄 4g，怀山药 2g，山萸肉 2g，枸杞子 2g，菟丝子 2g，杜仲 2g，鹿角胶 1g，当归 1.5g，附子 1g，肉桂 1g。

5. 肾阴虚型

主症：肾阴虚型　腰痛绵绵，酸软无力，久治不愈，遇劳则甚。常伴心烦不眠，口燥咽干，面色潮红，手足心热。舌红少苔，脉弦细数。

治法：滋阴补肾，舒经活络，强筋壮骨。

方药：左归饮加减。熟地黄 4g，怀山药 2g，山萸肉 2g，枸杞子 2g，菟丝子 2g，杜仲 2g，鹿角胶 1g，龟甲 2g，川牛膝 1.5g。

（五）中成药

腰痛宁胶囊：适用于腰椎间盘突出症患者。每次 4～6 粒，每日 1 次，口服。

金乌骨通胶囊：适用于腰椎间盘突出症患者有腰腿酸痛、肢体麻木等症。每次 3 粒，每日 3 次，口服。

筋骨痛消丸：活血行气，温经通络，消肿止痛。适用于血瘀、寒湿类腰椎间盘突出症患者。每次 6g，每日 2 次，温开水送服。30 天为 1 个疗程。

（六）功能康复疗法

应体现动静结合的原则依照疾病的不同时期进行，急性期患者以制动为主，患者应减少下地，适度行床上锻炼即可，恢复期则可下地练习。除进行慢跑、太极拳、五禽戏等外，主要针对腰背、腹部的肌肉练习。

1. 腰背部锻炼　起始将一条腿向后抬起，对侧亦然，交替进行；或双上肢、头胸部及单下肢交替向后抬起，反复数次。直至进行"飞燕式"练习，即两上肢呈外展位，抬头挺胸，上肢及胸部离开床面，同时双下肢亦向后伸直抬直呈"飞燕状"。患者亦可通过练习"倒步走"来锻炼腰背肌。

2. 腹部练习　患者仰卧位，双腿伸直，屈髋上抬臀部；或双手置于枕后，做仰卧起坐动作。

3. 滚床运动：患者仰卧，用力屈膝屈髋收腹，双手抱膝，用力抬起臀部，上下直线滚动，反复操练，如此可纠正腰椎前凸畸形，增加椎管容积。

三、特色疗法

（一）优值牵引治疗

采用床头对抗牵引。该疗法适用于中央型、旁中央型及旁侧型腰椎间盘突出症在进行下肢牵拉疼痛可减轻或不加重的患者。但对于腰椎间盘突出症急性期患者应慎用。

操作方法：将多功能床头牵引架固定于床尾，床尾抬高，患者排空二便后，俯卧位骨盆牵引带牵引，牵引重量为体重 1/2，每次 40 分钟，每日 2 次，两次牵引间隔 4～6 小时。要求骨盆牵引带上缘绑扎在髂脊以上，尾部牵引仰角 30°±5°。牵引结束后患者常规卧床 30 分钟可佩戴腰围下床，牵引 10～14 天。部分疼痛剧烈、根性刺激症状明显的患者可先用屈曲位牵引，牵引重量、角度同俯卧位牵引，但患者仰卧，小腿下垫一棉被，使屈髋屈膝 90°。目的在于拉宽椎间隙，扩大椎间孔和神经根管，并使腰部肌肉、韧带松弛，为手法整脊作准备。

（二）中药熏药治疗

采用温控中药熏药床进行治疗。该疗法适用于各型腰椎间盘突出症患者，尤其适用于腰椎间盘突出症有下肢发凉及喜温喜按的患者。但对于腰椎间盘突出症急性期患者应慎用。

操作方法：患者仰卧于药熏床上，以腰 4/5 为中心，对准熏药窗，每次 30 分钟，每日两次，两次熏洗间隔 4 小时以上，患者根据个人耐受性调整熏洗温度，一般温度控制在 58℃±2℃，最高不宜超过 65℃，防止烫伤，共 10～14 天。药用以活血通络，散寒除湿类药物为主，可选用海桐皮汤加减。

（三）展筋丹揉药治疗

采用自制医院制剂七珠展筋散（简称展筋丹）进行治疗。该疗法适用于各型腰椎间盘突出症患者，尤其适用于腰椎间盘突出症腰部有固定痛点的患者。

操作方法：术者沉肩、悬腕、垂肘，拇指螺纹面沾少许展筋丹，以掌指关节运动带动拇指螺纹面在穴位上以划圆的方式运动，要求拇指螺纹面与穴区或痛区皮肤轻轻触，运动时同皮肤摩擦，但不能带动皮肤，揉药范围约一元硬币大小，频率为每分钟 100～120 次，每穴操作 2～3 分钟，局部皮肤微感发热即可。主穴取肾俞、大肠俞、环跳，根据辨证选取配穴，气血瘀阻型宜活血化瘀，舒筋止痛，配委中、三阴交；肝肾亏虚者宜滋补肝肾，舒筋通络，配绝骨、阳陵泉；对寒湿侵袭者，配阴陵泉、丰隆。

（四）牵弹三步法治疗

为洛阳正骨医院治疗腰椎间盘突出症的首选后期疗法。患者经前期牵引、熏洗及展筋丹揉药治疗 10～15 日后可实施该疗法。该疗法适用于中央型、旁中央型及旁侧型腰椎间盘突出症患者，对中央型及旁中央型为最佳适应证。但不适用与腰椎间盘突出症急性期患者。对椎间盘突出块状巨大或伴有钙化及侧隐窝狭窄患者应慎用。超过 60 岁的老年患者宜应慎用，65 岁以上患者应为禁用。

操作方法：患者床头牵引 10～15 天后，在有电脑力度显示牵引床上实施弹压手法。具体为：患者俯卧于牵引床上，胸部和髋部常规缚扎牵引带后，在骨盆下方及胸前下方各垫一自制长 50cm、高 10cm、宽 40cm 海棉软枕一个，使病变间隙之腹部悬空，将牵引重量根据患者耐受程度设定为超体重 10%～30%，持续牵引 10～15 分钟，待患者骶棘肌充分松弛后实施弹压手法。术者站立于患侧（中央型突出站立于症状较重一侧），一手掌根按压于相应病变节段棘突间隙，中指正对脊柱方向（或上或下），另一手虎口叠加于腕背部，双肘关节伸直，向腹部垂直连续弹压，（弹压过程中，嘱患者张口呼吸，切勿闭气），压力为 30～50kg（电脑牵引床可显示弹压力千克数），频率为 120 次/分，此时牵引力维持不变，患者如无不良反应，连续弹压约 10 分钟即停止手法，逐渐减小牵引重量至电脑显示牵引力为 0，去掉软垫，患者手掌置于腰骶部，用直尺越过手掌连接胸12椎体棘突和骶骨岬，直尺下的胸12棘突、手掌、骶骨岬在同一水平面以下表明手法到位，嘱患者深呼吸，去除牵引带。如未达到标准，视患者耐受性可重复操作一遍，仍不能达到标准者不再强求。弹压后予行扳伸手法，具体为患者健侧卧位（如中央型突出则症状较轻侧卧位），健肢贴紧床面并伸直，患者尽量屈曲。术者面对患者，一手肘推肩向后，一手肘压臀并用拇指压住病变间隙上位棘突（如有棘突偏歪则以偏歪棘突为准），双肘交错用力，调整力线，当力线传导至拇指下并有阻抗感时突然发力，闻及"喀嚓"弹响声同时拇指下有关节松动感时即告复位。然后嘱患者仰卧，腰骶部垫厚约10cm海棉软垫，助手固定骨盆，术者将患者双下肢分别直腿抬高，并作踝关节背伸，高度以患者能耐受为限，但不低于50°，不高于100°。先健侧、后患侧，每侧3次。（如中央型突出则先症状较轻侧、后症状较重侧）。术后患者绝对卧床3天，直线翻身，平卧时腰下加自制腰垫，高度不低于2cm，以维持腰曲。并应用20%甘露醇250ml静滴，每日1次，连用3天。绝对卧床3天后，患者床上行腰背肌锻炼、四肢活动1～2个小时，测血压正常后，佩带腰围下床活动，注意保持正确姿势，避免突然弯腰。

【特色疗法述评】

　　腰椎间盘突出症是临床的常见病与多发病之一，现行临床均认为85%～90%的腰突症患者经系统非手术治疗可获较好疗效。其治疗方法有很多，包括手法、针灸、中药、牵引、穴位注射、功能锻炼及牵弹三步法的综合疗法等，均为非手术治疗的有效措施。以下就腰椎间盘突出症非手术治疗进展进行综述。

　　1. 卧床休息　椎间盘的内压因姿势不同而异，坐位时为$15kg/mm^2$，直立时减少30%，卧位时减少50%，两膝屈曲平卧时对脊柱椎间盘内压力最低。人体卧位时，对椎间盘的轴压消失，细胞外液体又由椎体松质骨经软骨板吸入髓核，椎间盘恢复到原来的厚度。卧床休息及正确卧床体位可使腰椎间盘失去重力的影响，局部的微循环得以改善，并使紧张的肌肉、韧带、关节囊松弛，从而改善局部充血，减轻水肿，进而减轻对神经根的刺激，缓解疼痛，阻断疼痛的恶性循环，同时卧床休息还能避免因活动而加重的无菌性炎症。多数实验报道卧床休息是非手术疗法的基础，且卧硬板床休息时间不少于3周。

　　2. 手法治疗　手法治疗腰椎间盘突出症具有疗效显著，经济而无副作用，患者易于接受等特点，是非手术治疗腰椎间盘突出症的一种主要方法。

手法治疗的作用有以下几方面：①调整脊柱顺应性，松解肌痉挛；②改变突出髓核与神经根的位置，减轻或解除压迫；③纠正小关节错位及滑膜嵌顿；④松解神经根粘连，促进炎症、水肿吸收；⑤改善血液循环，促进损伤修复；⑥镇痛及提高组织痛阈；⑦促进椎间盘的自然吸收。但本病急性疼痛期慎用手法治疗，因急性期即为错位后的炎性渗出水肿期，故手法治疗有可能使水肿渗出进一步加重，以致疼痛加重。本症如有足下垂及马尾神经综合征的患者强调早期慎用手法复位疗法，如经短时间脱水治疗效果不理想者建议及时的手术治疗介入，以免造成神经的不可逆性损害。

3. 牵引治疗　牵引治疗腰椎间盘突出症有显著效果，是非手术治疗腰椎间盘突出症的首选方法。牵引的主要作用机制为：①缓解腰背部肌肉痉挛，纠正脊柱侧凸；②使椎间隙增宽，有利于突出物部分回纳，减轻对神经根的机械刺激；③增大椎间孔、上下关节突关节间隙，对关节滑膜的挤压减轻，使疼痛缓解或消失；④松解神经根粘连，改善神经的感觉和运动功能；⑤快速牵引使突出物在三维空间内发生不同程度的变位变形，增加了神经根、硬膜囊的相对空间。牵引疗法具有简便、经济、疗效肯定等特点，在临床上广泛运用，但目前学者们对牵引体位、重量、腰椎牵引适应证的选择等有不同的看法。部分学者认为初次治疗时牵引力量宜小，以后逐渐增大，以不超过45kg为宜，最多不能超过身体质量。也有学者报道大重量牵引治疗，第 1 次牵引重量与患者体质量相等，以后根据患者具体情况逐渐加大至超过身体质量 50％甚至更大。近年三维牵引相关报道较多，大多探讨牵引方式、力度及速度等与疗效的相关性，经影像学实验观测显示其疗效可能与腰椎间盘突出症的病理性间隙变化有关。洛阳正骨医院提出了优值牵引法的概念，即将牵引的角度、时间、重量进行优化，该牵引方法可使牵引的正效应得到较好的发挥。

4. 物理治疗　物理疗法治疗腰椎间盘突出症一般是作为辅助治疗手段来采用。常用的物理疗法有超短波、微波、低频脉冲电疗、电脑中频电疗等。短波、超短波、微波等高频电疗，其作用可改善深部组织血液循环，减轻水肿，促进炎症代谢产物消除，缓解血管痉挛，常用于腰椎间盘突出症的急性炎症期。低频脉冲电疗、电脑中频电疗，可刺激感觉神经和运动神经，达到镇静、止痛，促进神经功能恢复，软化瘢痕松解粘连等作用，多用于腰椎间盘突出症恢复期的治疗。物理因子对其疼痛的作用机制：①减少或消除能引起疼痛的感觉系统内细胞的自发性激动；②干扰已受到伤害性刺激影响的感觉系统的信息传入；③增加正常的抑制性机制的活动；④影响大脑皮质对感觉信息的分析，或从较强的可接受的感觉刺激来抑制异常感觉"兴奋灶"。

5. 药物 中药的应用多从活血化瘀、散寒祛湿、温经通络及补益肝肾辨证施治。其治疗机制包括镇痛作用、抗炎作用、抗粘连作用、改善微循环作用、类激素样作用、使突出的椎间盘萎缩的作用机制。其应用方法有内服、外用多种方式。而在外用方法中最具代表性疗法为中药熏药疗法。该疗法既有中药的治疗作用，又有熏蒸的物理治疗作用，蒸腾之药气直接作用于患部，促进局部气血运行，使风寒湿瘀诸邪从表发散，起到祛寒除湿、活血化瘀、通络止痛之功效。临床研究证实：中药熏药疗法可缓解腰椎间盘突出症患者的腰肌痉挛。

6. 牵弹三步法 牵弹三步法为牵引疗法与正骨推拿疗法有机结合的一种治疗腰椎间盘突出症的中医传统疗法。牵弹三步法之牵引疗法主要采用卧位背伸间断牵引，其目的是松解脊周动力肌，缓解脊柱周围软组织的紧张和神经根的缺血、水肿；然后采用等体质量甚或超体质量、脊柱背伸、病变节段悬空之牵引，给手法治疗创造良好的时机，待此牵引至脊柱周围软组织松弛时行连续弹压手法治疗。有研究证实，通过强有力的牵抖按压、腰部旋转等手法治疗均可改善腰部生理结构，松解粘连，利于椎间盘的回纳或改变突出椎间盘与神经根的位置关系。弹压结束后，解除牵引，改侧卧位斜扳手法，侧扳后行仰卧位直腿抬高拉筋治疗。曾有学者证实扳法可纠正腰椎小关节错缝，而屈髋屈膝拔伸下肢，可解决神经根受压迫或受刺激问题。该疗法经多中心随机临床研究，可有效缓解腰腿痛的症状，恢复腰椎的生理前凸与活动度，提高其生活质量，在症状体征积分的改善及生活质量的提高方面具有较好疗效。该疗法现为国家中医药管理局"十一五"中医适宜推广技术项目之一。

7. 功能锻炼 脊柱的稳定靠内源性稳定和外源性稳定装置相互协调才能维持，前者由椎体、椎间盘、小关节和韧带等组织维持，后者主要由腰背肌和胸腹肌等脊柱周围的肌肉群维持。功能锻炼可以增加腰椎的稳定性和活动能力，早期进行功能锻炼对腰椎间盘突出症患者功能恢复、减轻疼痛与麻木等症状有明显作用，对改善预后、提高疗效、避免复发有重要作用。国外实验结果显示，参加主动锻炼的患者与对照组相比，疼痛程度、躯干肌耐力、功能残疾等均有明显改善。对于功能锻炼的时机，有学者认为进行越早、时间越长，腰背部的肌肉、肌腱、韧带的张力和承受力越大，腰椎的稳定性越强，症状的改善、体征的缓解、疗效与预后越佳。且有作者认为急性期的卧床休息和恢复期的功能锻炼是非手术治疗腰椎间盘突出症的关键。

8. 佩戴腰围 多数医家认为非手术治疗结束后应短期佩戴以维持新的位置平衡，但时间不宜过长，一般以1～3个月为宜，后期应加强腰背肌锻炼，以形成内在的肌源性腰围。

9. 复发率的问题 非手术治疗有复发率较高之缺点，其原因分析在两方面，一为医者因素，患者进行常规牵引、推拿等相关治疗后，未针对其腰椎旋转、错位进行相应的整脊调整处理；二为患者因素，患者经系统治疗后未进行有效的生活防护及持之以恒的功能锻炼有关，致腰背肌力量不强，不能有效"束骨利关节"。故强调应在物理治疗前提下有效的医患合作。有研究证实，腰椎间盘突出症患者普遍腰肌力量较弱，腰椎间盘突出症患者经治疗好转后，只要能坚持循序渐进的腰背肌功能锻炼，其复发率较低。

10. 非手术治疗的难点与困惑 在多数医家认可非手术治疗有效的前提下，同时亦有以下难点与困惑需在临床中值得从事非手术研究的医家长期关注：①中医治疗本病是非手术治疗的特色，但本病在一定程度上存在着症状与影像不符、疗效和影像学症状不吻合的现象，如何客观评价病情程度，选择中医非手术治疗适应证，也是本病的难点。针对这一现象，应科学客观制定符合国人生活与工作特点疗效评价量表，从临床症状、体征、影像、病史等方面，对病情综合打分，按积分评价病情，努力建立一套能够有效指导临床且适合国人的筛选适应证的方法；②目前中医治疗本病方法繁多，主要有牵引、手法、理疗、定向透药、中药熏药、针灸、水针、封闭及功能锻炼等，在临床中，大多医者采用多法联合应用，具体使用哪种方法，各凭经验，各家报道临床治疗有效率不一，如何筛选出规范的、疗效最佳的、便于推广应用的治疗方案，是目前的难点，因此，进行多中心大样本优化方案的前瞻性研究势在必行，但方案如何优化，如何做到多中心实施，同时如何在方案中体现中医治疗的个性化特点，又增加了其优化的难度；③手法治疗的效应机制及效应期。手法为腰椎间盘突出症的主要有效疗法，在临床及多篇文献报道中发现：部分腰椎间盘突出症患者手法治疗后症状、体征可明显缓解，而影像学无明显变化；或部分患者经手法治疗后短期内无明显变化，但治疗后经一段时间锻炼后，症状会明显减轻，是否存在手法的后效应，同时，经手法治疗的患者，有的在较短时间（如1个月），有的较长时间再发（如超过3年），如何才能判定手法治疗的效应时限。因此，应对此类患者建立长期的循证医学数据库；④一少部分患者经非手术治疗后，经远期随访发现原突出的椎间盘明显变小或消失，从而可以推测是否突出髓核是否存在吸收或萎缩之可能，因此，常规的CT或MRI的影像学随访是探究其可能性的必要手段，需临床医家加以收集；⑤腰椎的生理曲度在治疗中的意义。在临床中发现，部分腰椎间盘突出症患者伴随有腰椎生理曲度减小或消失，随着腰椎间盘突出症症状的减轻，其腰椎生理曲度亦有一定程度恢复；同时，在患者的后期恢复中亦发现进行腰部垫枕的患者复发率要低于不进行垫枕的患者，因此，对腰椎间盘突出症患者除重视 CT、MRI 检查之外，仍不可忽略腰椎 X 线片，建议统一拍片体位，邀请放射科医师参与进行测定腰椎生理曲度，并进行数据统计以分析其相关性；⑥如何进行科学的功能锻炼，腰背肌锻炼是本病必不可少的治疗及预防措施，起着促进炎症消退，改善腰肌功能，增加腰椎稳定性，可有效防止复发，但在临床中存在锻炼的频次、强度、时间如何确定为最佳的问题，在临床中如锻炼不当反而会加重病情，因此，如何将针对不同的年龄段、不同的病理分型及病情的不同阶段制定相对规范的锻炼方案亦是在治疗之后更加值得关注的问题。

【主要参考文献】

1. 韦以宗 . 中国整脊学［M］. 北京：人民卫生出版社，2006：410.

2. 胥少汀，葛宝丰，徐印坎 . 实用骨科学 . 第 3 版 . 北京：人民军医出版社，2008：1687-1711.

3. 孙树椿，孙之镐 . 临床骨伤科学 . 北京：人民卫生出版社，2006：864.

4. 郭维淮 . 洛阳平乐正骨 . 第 2 版 . 北京：人民卫生出版社，2008：714.

5. 吴在德 . 外科学［M］. 第 6 版 . 北京：人民卫生出版社，2006：1048.

6. 杜天信，高书图 . 洛阳正骨·骨伤病证诊疗规范［M］. 北京：北京科学技术出版社，2007：86-87.

7. 童培建，沈彦 . 两种非手术疗法治疗腰椎间盘突出症的对比研究［J］. 中医正骨，2009，21（1）：1-5.

8. 龙翔宇，刘建红，刘明淮 . 腰椎间盘突出症的三阶段疗法［J］. 中国骨伤，2001，14（6）：295-298.

9. 罗云超，吴长喜 . 腰椎间盘突出症 415 例临床观察［J］. 中国骨伤，2001，14（12）：764-766.

10. 宋永伟，王智勇 . 中药熏蒸治疗椎间盘源性下腰痛的临床观察［J］. 中医临床研究，2011，14（3）：12-13.

11. 高群兴，张盛强，朱干，等 . 腰椎间盘突出症治疗方法与腰椎生理曲度变化的相关性研究［J］. 中医正骨，2006，18（5）：13.

12. 刘彦卿，宋永伟，张建福 . 腰椎间盘突出症的功能锻炼［J］. 中医正骨，2001，13（9）：53-54.

13. 宋永伟，鲍铁周，王智勇 . 牵弹三步法治疗腰椎间盘突出症 80 例临床观察［J］. 中国医药指南，2011，25（9）：304-305.

14. 张启福 . 腰椎间盘突出症非手术治疗综述［J］. 颈腰痛杂志，2008，5（29）：477-480.

15. 许建文，钟远鸣. 腰椎间盘突出症非手术治疗的发展现状［J］. 中国临床康复，2005，26（9）：207-209.
16. 钱祥. 腰椎间盘突出组织重吸收研究进展［J］. 临床骨科杂志，2011，14（4）：453-455.

（宋永伟）

第二十二节　腰椎管狭窄症

腰椎管狭窄症是指腰椎管或神经根管、椎间孔因先天发育性或后天各种因素（退变、外伤、失稳及其他），骨性或纤维性结构异常，导致单一平面或多平面的一处或多处管腔内径值减少而引起马尾、神经根症状（不包括单纯椎间盘突出及占位性病变，如感染、肿瘤等）。

【病因病机】

一、中　医

传统医学认为腰椎管狭窄症属中医"腰腿痛"、"腰痛"、"痹证"的范畴。中医学认为其病因主要是先天肾气不足，后天肾气虚衰，而反复外伤、慢性劳损和风寒湿邪的侵袭则为其常见外因。先天肾中精气不足，无以充养骨髓，骨髓空虚，则骨骼发育不良，造成椎管狭窄。而年迈体弱，肾气虚衰，气血不充，腰部筋骨失养，不荣则痛，也可发生腰痛。腰背乃足三阳经所在部位，六淫之邪外侵引起经络阻闭，气血凝滞，筋脉拘挛，不通则痛，导致腰腿痹阻疼痛。因此其主要病理机制是肾虚不固，邪阻经络，气滞血涩，营卫不和，久而久之，气血失充，最终腰腿筋脉痹阻而产生疼痛。

1. 气滞血瘀　腰腿疼痛如刺，痛有定处，日轻夜重，俯仰不便，转侧不能，间有便结尿清，烦躁口干。舌质黯紫或有瘀斑，脉沉涩。
2. 风寒痹阻　腰腿酸胀重着，时轻时重，拘急不舒，遇冷加重，得热痛缓。舌淡，苔白滑，脉弦紧。
3. 气虚血瘀　面色少华，神疲无力，腰痛不耐久坐，疼痛缠绵，下肢麻木。舌质瘀紫，苔薄，脉弦紧。
4. 肾气亏虚　腰腿酸痛，腿膝无力，遇劳更甚，卧则减轻，形羸气短，肌肉瘦削。舌淡，苔薄白，脉沉细。

二、西 医

腰椎管狭窄症的发病原因目前大多采用 1976 年 Alnold 制定的病因分类法分类。可分为两类，即先天性和后天获得性。所谓先天性是指与生俱来椎管发育异常，包括椎板增厚、椎管狭窄、小关节肥大、软骨发育不全等。后天获得性椎管狭窄，它是指出生后由种种原因引起的椎管狭窄，包括骨质增生、椎间隙退变、黄韧带肥厚、软骨终板撕脱等引起的椎管狭窄；因各种原因行腰椎手术后的医源性狭窄；脊柱滑脱所致的狭窄，脊柱骨折晚期所致的狭窄；以及其他椎体病变如脊柱肿瘤、结核等所致的椎管狭窄。

按受累的部位分类，腰椎管狭窄可分为局限性和广泛性两类。局限性狭窄者仅一个节段或一个节段的一部分狭窄，又可分为中央椎管、神经根管和侧隐窝狭窄。

1. 中央椎管狭窄 常由于椎板和黄韧带增生肥厚及椎间盘退变或伴有椎间盘突出所致。腰椎管前后径小于 10mm 应考虑为中央椎管部狭窄。

2. 神经根管狭窄 腰神经根管是指神经根自硬脊膜囊发出，斜向外下。直至出椎间孔外口所路经的管道。腰椎关节突关节骨质增生、关节突肥大、黄韧带肥厚及椎间盘膨出、后外侧型突出、腰椎滑脱等均可导致神经根管狭窄。

3. 侧隐窝狭窄 侧隐窝是椎管两侧的延伸部。其前方是椎体后缘的外侧部分及相应的椎间盘，后方是上关节突前壁，黄韧带外侧部及相应椎板上缘，外界是椎弓根内壁，内侧与硬膜及硬膜外脂肪、血管丛相邻。此部位的增生退变均可导致。

【临床表现】

1. 病史 本症好发于 50 岁以上者，男性多于女性。一般而言，椎管狭窄的自然病史表现为隐袭性的，可因创伤或过度的运动而出现症状加重。

2. 临床表现 腰痛是腰椎管狭窄症患者首先出现的症状，其程度较轻微，但有慢性加重的趋势。有些患者不活动时出现的疼痛；活动数小时反而减轻，但若活动过久反而产生更加剧烈的疼痛。

可有放射性下肢疼痛，但对于中央型腰椎管狭窄的患者，症状通常为双侧的，并累及臀部和大腿后侧，症状发生不按节段分布。而对于侧隐窝狭窄的患者，由于是特定的神经根受压，因此症状通常呈节段分布，侧隐窝狭窄的患者在休息和晚上疼痛加剧，但行走的耐受力要优于中央型椎管狭窄的患者。单纯性腰椎椎管狭窄时，咳嗽、喷嚏不引起也不加重下肢放射性疼痛。

间歇性跛行是腰椎管狭窄症较重者最重要的表现,其特点是徒步行走数十米或百米即出现下肢酸胀、乏力、疼痛甚至麻木、步态失稳,以至难以继续行走。坐或下蹲休息后症状可很快缓解或消失,但继续行走后又可重复上述表现。不少患者在骑车行进中则可不表现出上述症状。

患者的症状多,但体征少或较轻,特别是在休息后更难查到阳性体征,这是本病的特点。脊柱活动受限较少,直腿抬高及直腿抬高加强试验通常为阴性,下肢神经系检查一般正常;只有在病员尽量行走并出现明显下肢症状后再检查才可能发现神经功能改变。

【辅助检查】

1. X线片 X线片可粗略估计椎管的狭窄程度,其具体方法是:通过正位片进行椎管横径(双侧椎弓根内缘之间距)的测量和侧位片椎管矢状径(椎体后缘至椎板与棘突交界处的距离)的测量。以往认为横径小于18mm,矢状径<13mm,提示存在有椎管狭窄。另外X线平片可以显示腰椎增生、椎间隙变窄、退行性滑脱、小关节肥大、小关节不对称及椎间孔变窄等。这些改变虽不足以肯定腰椎椎管狭窄的诊断,但常提示椎管狭窄存在。

2. 椎管造影 椎管造影为诊断腰椎管狭窄有效方法。椎管造影技术不仅能够显示出硬膜囊形态、对腰椎管进行观察并取得狭窄椎管的部位、范围、程度,亦可排除其他引起马尾神经压迫、间歇性跛行的椎管内病变。应用水溶性造影剂正位摄影有时可见神经根袖缺失或侧方充盈缺损,有时可见单侧或双侧呈齿状缺损;侧位有时可见造影剂在背侧有缺损。

3. CT CT扫描为诊断腰椎管狭窄提供可靠依据。CT检查时,当软组织窗中椎管矢状径<11.5mm,横径<16.5mm,或骨窗中矢状径<13mm,横径<17mm时考虑为中央椎管狭窄,若矢状径及横径分别小于8mm和11.5mm或9.5mm和13mm时则为绝对狭窄。当硬膜囊矢状径<7mm,横径<11.5mm时为考虑椎管狭窄,若分别小于5mm或8mm则为绝对狭窄。

4. MRI MRI可使检查部位在矢状、冠状、横截层面显示各种组织三维结构形态及其变化。根据腰椎结构的组织成分不同,MRI所显示的信号强度产生的差别,构成了腰椎组织结构的不同影像,用以判断腰椎病变,包括椎间盘退变或突出、椎间盘突出物的大小、位置和方向,甚至纤维环破裂与否,以及与硬膜囊和神经根之间关系等;也可显示椎管后结构变化、椎管矢状径大小及其形态变化等。MRI所显示的各种病变,对脊髓产生的继发性改变优于 CT，但显示椎管骨性增生、骨性狭窄及韧带钙化则不如 CT。

5. 肌电图 肌电图检查为非特异性检查，有神经根受损的表现其阳性率约 80%，下肢肌电图检查，可帮助判断受压神经部位及鉴别诊断。

6. 实验室 急性发作时红细胞沉降率可稍有升高。此病中老年人多发，治疗时应注意患者并发血糖、血脂及肝肾功能异常。

【诊断与鉴别诊断】

一、诊　断

1. 本病 50 岁以下者较少见，男性多于女性。起病缓慢，常有慢性腰痛史。疼痛常反复发作，一般比较轻。

2. 腰痛伴间歇性跛行。

3. 直立或行走时腰痛，下肢酸胀或疼痛或麻木，前屈位时疼痛及麻木缓解。

4. 上坡容易下坡难。

5. 症状严重且多，体征却不明显，直腿抬高试验阴性。

6. 腰部后仰时出现腰腿痛及麻木。

7. X 线片、CT 或 MRI 影像表现确认椎管狭窄，或椎管造影确定椎管狭窄的存在，均可诊断腰椎管狭窄症。

二、鉴别诊断

中医需与肾着、痹病、淋病等疾病相鉴别。

西医需与腰椎间盘突出症、慢性腰肌劳损、急性腰扭伤、腰椎滑脱、腰椎结核、马尾部肿瘤、腰椎肿瘤等疾病相鉴别。

【治疗】

一、一般措施

急性发作期应卧床休息，一般取屈髋、屈膝位侧卧，可用腰围固定。

二、中药治疗

(一) 辨证论治

1. 气滞血瘀

主症：腰腿疼痛如刺，痛有定处，日轻夜重，俯仰不便，转侧不能，间有便结尿清，烦躁口干。舌质黯紫或有瘀斑，脉沉涩。

治法：行气散瘀，温督止痛。

方药：身痛逐瘀汤（羌活、香附各 30g，川芎、没药、甘草、地龙、五灵脂各 6g，桃仁、红花、牛膝、当归各 10g），疼痛明显加三棱、莪术、两面针等。

2. 风寒痹阻

主症：腰腿酸胀重着，时轻时重，拘急不舒，遇冷加重，得热痛缓。舌淡，苔白滑，脉弦紧。

治法：祛风散寒、温督止痛。

方药：乌头汤加味：制川乌（先煎半小时）10g，麻黄 10g，白芍 20g，黄芪 30g，炙甘草 10g，白蜜（兑服）30g，桂枝 10g，苍术 30g，川芎 15g，当归 12g，红花 15g，海桐皮 20g 等。风盛者加海风藤 20g，香附 20g，芍药 20g；湿盛者加薏苡仁 30g，白术 12g，泽泻 15g；寒盛者加制附子 12g，姜黄 15g，肉桂 15g 等。

3. 气虚血瘀

主症：面色少华，神疲无力，腰痛不耐久坐，疼痛缠绵，下肢麻木。舌质瘀紫，苔薄，脉弦紧。

治法：补气活血。

方药：定痛和血汤（桃仁 10g，乳香 10g，没药 10g，当归 15g，秦艽 15g，续断 15g，蒲黄 10g，桑枝 15g，丹参 15g，鸡血藤 15g）。

4. 肝肾亏虚

主症：腰腿酸痛，腿膝无力，遇劳更甚，卧则减轻，形羸气短，肌肉瘦削。舌淡，苔薄白，脉沉细。

治法：肾阳虚治宜补益肝肾，温阳通督止痛；肾阴虚型治宜补肾，滋阴通督止痛。

方药：偏阳虚者，右归丸加减（熟地黄 15g，怀山药 20g，山茱萸 15g，枸杞子 20g，菟丝子 20g，鹿角胶 20g，杜仲 25g，肉桂 20g，当归 15g，熟附片 15g，淫羊藿 12g，狗脊 20g，白芷 12g，香附 15g 等）；偏阴虚者，左归丸加减（熟地黄 15g，枸杞子 20g，怀山药 20g，山茱萸 15g，菟丝子 20g，鹿胶 20g，龟甲胶 20g，麦冬 15g，五味子 10g，柏子仁 15g，酸枣仁

15g，丹参 12g，白芷 12g，川牛膝 20g 等）。

（二）中药成药

养血止痛丸：益气养血，行气止痛，温经通络。用法：口服，1 次 1 袋，1 日 2～3 次，温开水送服。

芪仲腰舒丸：温经散寒、补肾养血止痛。用法：口服，1 次 1 袋，1 日 2～3 次，温开水送服。

椎间盘丸：温通经脉、养血散寒止痛。用法：口服，1 次 1 袋，1 日 2～3 次，温开水送服。

（三）特色专方

程杰以腰痛逐瘀方治疗椎管狭窄症，疗效显著，方药组成为：熟地黄 20g，炮姜 10g，杜仲、牛膝各 15g，制狗脊、续断、黄芪、党参各 10g，当归 15g，川芎、三七、红花、苏木各 12g，白芍 10g，鸡血藤、独活各 15g，淫羊藿 10g。随症加减：兼下肢重者，舌苔白腻，口不渴或渴而不欲饮者，属湿重，酌加防己、苍术；兼有恶寒喜暖，舌苔薄白，脉紧者，属寒重，酌加细辛、桂枝；脉数苔黄腻者，属湿热，加黄柏、苍术。李志强等以独活寄生汤加减治疗腰椎管狭窄症，疗效显著。方药组成为：独活 15g、寄生 20g、杜仲 15g、狗脊 15g、全蝎 6g、牛膝 20g、秦艽 15g、肉桂 15g、防风 15g、川芎 15g、白芍 10g、甘草 10g，每日 1 剂，每剂水煎 400，每日 3 次口服，3 周为 1 个疗程。若双小腿抽搐者加木瓜 20g，白芍 10g；若患者体质虚弱者加人参 10g；寒湿较重者加苍术 15g、西茴香 10g；疼痛较重者加元胡 10g，当归 15g，赤芍 15g；气滞明显者加木香 6g、枳壳 12g。治疗 52 例患者，治疗时间最短 15 天，最长 4 周，经 6 个月随访，痊愈 15 例，显效 25 例，有效 9 例，无效 3 例，总有效率 94.23%。

贾永林根据患者身体状况及体征选用化瘀通督丸治疗腰椎管狭窄症 300 例。基本方：熟地黄、桑寄生各 20g，狗脊、当归、丹参、川牛膝、白芍药、黄芪、桂枝各 15g，鸡血藤 18g，地龙、伸筋草各 12g。按方配药共研细末装 0 号胶囊（每粒含药粉 0.3g），每次 5～8 粒，每日 3 次空腹服，禁饮茶水。同时外用"芥草园贴"贴于椎管狭窄部，每次 1 贴（每部位），2 日 1 换，1 个月为 1 个疗程。结果：临床治愈 102 例，显效 126 例，有效 56 例，无效 56 例，总有效率 94.7%。

蒋位庄等对肾气虚者以逐瘀祛邪、补肾固本为治疗大法，制定科研协定方治疗腰椎管狭窄症 57 例。药物组成：独活、秦艽、防风、当归、桂枝、乳香、没药、桑寄生、川续断、杜仲、葛根、地龙、川芎、赤芍药、白芍药、炙甘草各 10g，肉桂 6g。肾阳虚者加草乌头 3g、肉苁蓉 10g、肉桂 6g；肾阴虚者加生地黄 10g、鳖甲 10g、山茱萸 10g。结果：临床痊愈 4 例，显效 24 例，有效 18 例，无效 11 例，有效率 82%。

张宁龙以通脉活血汤治疗腰椎管狭窄症 58 例。药物组成：黄芪、丹参、鹿角片各 18g，泽兰、赤芍药、当归、杜仲、地龙、苏木各 9g，狗脊 12g。每日 1 剂，水煎服。加减：下肢顽固性痹痿麻木、痛甚者加牛膝、木瓜、五加皮各 9g；游走窜痛痛无定处、顽麻不仁者加威灵仙、羌活各 9g；疼痛甚者加乌药 9g，延胡索 9g，三七 5g；湿邪重者加萆薢 9g，苍术 9g，防己 9g；阴虚火旺者加黄柏 9g，生地黄 9g，结果有效率为 96.55%。

佩仁和将腰椎管狭窄症 40 例分为 5 型辨证治疗：①瘀血阻滞型，治宜活血化瘀、通络止痛，药用桃花、川芎、乳香、没药、五灵脂、香附、全蝎、蜈蚣各 10g，红花 6g，当归、泽兰各 15g，川牛膝 2g；②寒湿痹阻型，治宜祛寒除湿、温经通络，药用独活、秦艽、川芎、姜黄、徐长卿各 10g，桑寄生 12g，细辛、肉桂各 3g；③痰湿阻滞型，治宜行气化痰、祛瘀通络。药用：半夏、白附子、制胆南星、川贝母、白僵蚕、全蝎、郁金各 10g，陈皮、白芥子各 6g，木香 4g，生牡蛎 15g，茯苓 12g；④气虚血滞型，治宜益气活血，壮腰通络。药用：黄芪 60g，党参 15g，生白术、白僵蚕、枳壳、杜仲各 10g，升麻、蝉蜕、川芎各 6g，当归、鸡血藤、川牛膝各 12g；⑤肾督虚损型，治宜温补肾督，祛邪解凝。药用：熟地黄、鳖甲各 30g，鹿角胶、杜仲、川芎各 10g，肉桂、细辛各 3g，麻黄、白芥子、炮姜、炙甘草各 6g，川牛膝 12g。以上各型随兼证不同而加减。水煎服，日 1 剂。结果：痊愈 17 例，显效 14 例，有效 5 例，无效 4 例总有效率 90%。

（四）中药外治

1. 中药熏蒸法　透骨草 30g，伸筋草 30g，威灵仙 20g，五加皮 20g，千年健 20g，三棱 20g，莪术 20g，艾叶 10g，红花 10g 等，以温经活血止痛，温度以个体耐受为准，2 次/天，每次 30 分钟。

2. 舒筋活血祛痛膏　活血祛瘀，祛风除湿。用法：外用，揭去防粘层，贴于患处或相应穴位，每贴贴 1 天。

3. 活血接骨止痛膏　活血祛瘀，祛风除湿。用法：外用，在火上微烤，徐徐加热，待膏药软化展开后，贴患处，每贴 5～7 天，皮肤应洗干净。

三、针　灸

按照经络学说选取相应腧穴，主要为肾俞、环跳、承山、足三里、阳陵泉、昆仑、三阴交、阿是穴等。针刺手法宜平补平泻，或以泻为主，或以补为主。虚证明显者可针刺后加用艾灸以温经散寒、补肾通督。

四、按摩手法

（一）按摩手法一

按下列方法依序进行。

1. 点按腰夹脊、大肠俞、八髎、环跳、承扶、委中、承山、太溪、昆仑等穴位，以酸胀为度。

2. 以轻柔的按、揉、擦法在腰背部、臀部操作。

3. 两助手分别牵引腋下及足踝部，维持2～3分钟，术者双手交叠置于患处，进行抖动按压20次左右，力量均匀，幅度要适当。

4. 患者仰卧，使双膝、髋关节屈曲，然后逐渐增大屈曲度数，使大腿贴近胸壁，下压双膝，使腰部极度屈曲，然后略放松。

5. 患者侧卧行左右轻度斜扳法，行扳法前应先顺势活动几下，扳时不可刻意追求听到弹响声，更不可用暴力猛扳。

6. 患者俯卧，沿受损神经根及其分布区进行擦、按、揉、拿手法，促进气血运行，舒通经络等。

（二）按摩手法二（即二步十法）

河南省名中医鲍铁周医师创造并逐渐总结形成的。十法是指"推拿按擦揉，扳盘运抖摇"，前五法为放松手法，为第一步，后五法为治疗手法，为第二步。

推法：俯卧位，术者应用掌根自胸7棘突缓慢向下顺推，力量用之深筋膜层，至小腿肌肉；再从下向上顺推，至胸7棘突；每侧3～5遍。

拿法：包括拿横突及拿棘突法两种。体位如上，先拿横突，术者站立患者一侧，术者双手拇指并列腰部竖脊肌外侧，深压横突，并后轻拿竖脊肌，维持3秒钟；自上向下依次进行，每次3遍；再拿棘突，双手拇指置于腰椎棘突侧方，四指放于竖脊肌外侧缘，向后拿腰肌。

按法：术者站立患者一侧，按照棘突、双侧竖脊肌3条线路依次进行，双掌叠加自胸7开始垂直向下按压，至髂后上棘；依次3～5遍。

擦法：运用手法为小鱼际擦法，对双侧竖脊肌进行擦法；依次3～5遍。

揉法：运用掌根揉法，对双侧竖脊肌进行；依次3～5遍。

扳法：患者侧卧位，术者站于前面，一侧肘部压于患侧肩部向后用力，另一肘压于髂棘向前用力，拇指压于患椎棘突，交叉用力，使局部弹响，先健侧，后患侧，每侧1次，必要时增加1次。

盘法：患者平卧，双手抱双膝于胸前，术者站于患者一侧，一手扶住患椎棘突，另一手扶于颈后，使之前后滚床运动；每次约30次。

运法：患者平卧，术者站于站立一侧，屈膝曲髋一侧下肢，轻先向对侧肩部冲击 3 次，后扶膝关节以髋关节做环转运动，范围逐渐扩大；然后对侧；然后双侧屈膝曲髋，以腰为轴心运动，共约 45 次。

抖法：患者俯卧位，术者站于脚后，双手握住双踝，拉起双下肢至腰部，轻轻抖动腰部 5～7 次；

摇法：患者俯卧位，术者站于一侧一手掌根按住腰部，另一手抱起双侧大腿，以腰部为轴心晃动腰部 10 次，然后双手按于腰部，左右晃动腰部；

手法全部做完后，卧床休息 20 分钟，起床自由活动。每天 1 次，10 天为 1 个疗程。

五、腰椎牵引治疗

一般采用骨盆带牵引治疗，嘱患者取卧位，双膝下垫高，使膝关节与髋关节尽量屈曲，这样可以使椎管容量和有效横截面积增大，以减轻退变组织对马尾神经的压迫，牵引重量和牵引时间需根据患者耐受程度，体重及病情轻重灵活掌握，以患者舒适为度。对于椎管狭窄严重并见马尾神经症状者、严重骨质疏松者、病理性骨折者要慎重进行牵引，对于合并严重心肺功能障碍、结核肿瘤者、孕妇等情况禁忌牵引治疗。

六、物 理 疗 法

可选用红外线、超短波、中医定向透药、局部热敷等。解除肌肉痉挛，促进炎症消除。

七、功 能 锻 炼

功能锻炼是缓解腰椎管狭窄症状的有效疗法之一。急性症状缓解后，可逐步行腰背肌、腰肌及腹肌的功能锻炼，腰背肌肌力增强可加强脊柱的稳定性，减轻脊柱退行性变的速度，腰肌肌力增强可抵抗神经组织所受椎管内机械性压力。滚床锻炼对椎管狭窄患者作用明显，反复的腰椎屈曲可使椎管容量和有效横截面积增大，以减轻退变组织对马尾神经的压迫。针对腰背部肌肉的锻炼包括拱桥、燕飞等，锻炼时间及幅度应逐渐增加，以患者耐受为度。

八、其他特色疗法

齿钩针术治疗腰椎椎管狭窄症，可以达到减压、减张、松解、疏通、重建脊柱力平衡为目的。齿钩针自外向里刺入皮肤、肌肉后，将钩针向椎间孔的方向钩提，疏通钩断部分肌纤维韧带，使紧张的肌纤维韧带部分断裂回缩。齿钩针术通过钩治粘连挛缩或受压结疤的病灶组织，使肌纤维断裂回缩，肌张力减弱，重新建立脊柱的平衡，腰椎局部血运增加，受压、扭曲的神经血管得到了缓解。从而达到筋松骨正痛止的目的。

【特色疗法述评】

中医治疗腰椎管狭窄症简便易行、痛苦小且行之有效，得到广大患者认可，但需要指出的是中医治疗本症的现有研究资料大多是临床报道，尚缺乏规范统一的疗效判断标准，缺乏大宗病例的临床观察分析，缺乏严密的临床观察设计，缺乏对其机制的深入研究。实验方面也没有公认的腰椎管狭窄症的标准模型等。鉴于本症慢性反复发作这一特殊性，中医应发挥其自身特长，加强预防调摄实为当前一大要务。

1. 中医药治疗 腰椎管狭窄症的中医药治疗多温补肝肾（独活、桑寄生、杜仲、川牛膝、秦艽、肉桂）、祛风散寒通络（细辛、防风、全蝎、蜈蚣）的药物为组方基础，应用中医药治疗本病具有很好的前景。中医常用针灸、推拿、中药、封闭和牵引等方法治疗，其疗效得到了普遍的重视与肯定。随着诊疗技术的不断进步，中医药疗法在腰椎管狭窄症治疗中的作用还将进一步加强。

2. 骶管冲击疗法 江相保分析认为骶管冲击疗法治疗腰椎管狭窄机制包括：液压分离、改善微循环、抗血栓形成、钙拮抗作用、自由基清除作用。一般首次注射 50～80ml 药液；隔 5～7 天后行第 2 次骶管冲击疗法，第 2 次注射根据情况调整药液总量，注射时根据患者情况变化施以不同的注射速度。

3. 电针治疗 李庆云认为针刺治疗可能通过改善椎管周围环境，缓解相关肌肉韧带痉挛、僵硬及其所致的水肿，从而减轻机械压力，改善血管通透性及马尾神经的缺血，使有功能的粗有髓神经纤维数目增加，神经传导阻滞得到改善。此外，针刺也可能直接通过促进或促使轴突再生，从而使体感诱发电位潜伏期和临床症状得到改善。

4. 针刀疗法 针刀可以松解粘连。除去病理因素，恢复脊柱的力学平衡。刘海帆认为，一方面，针刀具有手术刀的作用，可在局部病变组织处采用直接松解、剥离、铲削等方法，减轻炎症区域内压，改善血液循环，缓解或纠正缺血、低氧状态，有利于炎症消退和吸收，改善组织的新陈代谢，加快组织修复，从而恢复局部的动态平衡；另一方面，小针刀还具有针刺的作用，且针感较强，可达到通经活络，调畅气血，消除症状的目的。

治疗上首先应非手术治疗，非手术治疗无效可考虑手术治疗，手术包括椎板减压，矫形固定，融合。该病患者年龄大，并发症多，手术应尽量避免扩大化，应该用最小的创伤获得疼痛缓解，提高生活质量。对于腰椎椎管狭窄的手术指针尚无明确的界定。目前的共识：①经非手术治疗无效者，自觉症状明显且持续性加重，已经影响到生活和工作；②出现明显的神经根症状，特别是行走无力或马尾综合征患者；③对于继发性腰椎管狭窄，进行性加重的腰椎滑脱及伴有腰椎侧凸或后凸者，已伴有相应的临床症状和体征者。手术的主要目的是解除椎管内、神经根管内或者椎间孔受压情况，从而改善相应神经组织及其周围血供。

【主要参考文献】

1. 程杰，陈品英，崔书国. 腰痛逐瘀方治疗腰椎椎管狭窄症 122 例临床观察 [J]. 河北中医药学报，2011，26（4）：28.
2. 江相保，程中华. 骶管注射治疗腰椎管狭窄症研究的探讨 [J]. 中国中医骨伤科杂志，2005，13（2）：49-50.
3. 李志强，鲍铁周. 二步十法配合独活寄生汤治疗腰椎管狭窄症 52 例 [J]. 中医正骨，2010，22（7）：69-70.
4. 李庆云，李庚玲，杨宗强，等. 深刺大肠俞加电针治疗腰椎管狭窄疗效观察 [J]. 现代中西医结合杂志，2009，18（34）：4230-4232.
5. 木荣华，王晓阳，全晓彬，等. 骶管注射合椎外针刀松解治疗腰椎管狭窄症 80 例临床分析 [J]. 浙江中医药大学学报，2009，33（3）：409-410.
6. 刘海帆，刘小卫. 小针刀治疗腰椎管狭窄症的临床研究 [J]. 中国医药导报，2010，7（6）：58-59.
7. 佩仁和. 退行性腰椎管狭窄症的中医辨证施治 [J]. 中国中医骨伤科杂志，1994，2（1）：25.
8. 贾永林. 中医药治疗椎管狭窄症 300 例临床观察报告 [J]. 陕西中医药研究，2003，6（4）：16.
9. 张宁龙. 通脉活血汤治疗腰椎椎管狭窄症 58 例 [J]. 浙江中医杂志，2002，37（11）：478.
10. 蒋位庄. 脊源形腰腿痛 [M]. 北京：人民卫生出版社，2002，389-390.
11. Athiviraham A，Wali ZA，Yen D. Predictive factors influencing clinical outcome with operative management of lumbar spinal stenosis [J]. Spine [J]，2011，11（7）：613-617.

（李志强）

第二十三节　腰椎峡部裂并滑脱

腰椎椎弓根峡部因外力、疲劳骨折或先天发育不良导致的骨性连续性中断称为腰椎椎弓峡部裂，又称椎弓峡部不连，常常会继发腰椎滑脱。腰椎椎体间因各种原因造成骨性连接异常而发生的上位椎体与下位椎体部分或全部滑移称为腰椎滑脱。腰椎滑脱的发生率在国内外报道中约5%。本症多发于中年以上女性，男女比例为1：5，以L_{4-5}滑脱最多见，其中L_5发生率最高，其他腰椎较少见。因腰椎滑脱而产生腰腿痛症状，称腰椎滑脱症。可分为三类：真性腰椎滑脱，假性腰椎滑脱，后滑脱。

【病因病机】

一、中 医

中医无该病名的直接记录，归属于"痹证"范畴，认为其与肝肾不足，气血亏虚，或风寒湿邪侵袭，痹阻经络，或先天不足，或与外伤有关。

二、西 医

1. 创伤 急性外伤产生急性椎弓骨折可导致腰椎滑脱。

2. 病理性或医源性骨折 多由于全身或局部肿瘤或炎症病变，累及椎弓、峡部、关节突，使椎体后结构稳定性丧失，发生病理性滑脱。因既往腰椎手术导致椎弓峡部骨质薄弱，应力集中而导致峡部裂，继发腰椎滑脱。

3. 疲劳骨折或慢性劳损 人体处于站立时，下腰椎负重较大，导致前移的分力作用于骨质相对薄弱的峡部，长期反复作用可导致疲劳性骨折及慢性劳损。

4. 先天性发育不良 腰椎在发育时有两个骨化中心，两者之间没有愈合，则会导致先天性峡部崩裂不连，引起腰椎滑脱。也可因骶骨上部或腰5椎弓发育异常而产生滑脱，但这种情况下其峡部并无崩裂。

5. 退变性因素 由于相应的小关节磨损，发生退行性改变，关节突变得水平，加之椎间盘退变、椎间不稳、前韧带松弛，从而逐渐发生滑脱，但峡部仍然保持完整，又称为假性滑脱。

【临床表现】

腰椎滑脱症的共同症状为慢性腰腿痛，单纯性峡部不连多无明显临床症状或仅表现为顽固性腰痛，活动后加重。出现滑脱者成年后症状明显，其主要症状为腰腿痛。疼痛部位和性质各有不同，可以为持续性或间歇性，也有仅在过度劳累时始感疼痛者。疼痛可局限于腰骶部，也可向髋部、骶尾部或下肢放射，如根性疼痛，间歇性跛行等，而产生马尾神经麻痹者，卧床休息后疼痛较轻，自卧位起床时疼痛加重。腰部活动时内部偶有移动感。患者有显著之腰椎前突，躯干部略前倾，季肋部与髂骨嵴接近。臀后突、腹下垂、腰骶部凹陷，第5腰椎棘突显著后突。行走不便，有摇摆步态。腰部肌肉痉挛，功能受限，尤以前屈为甚。第5腰椎棘突部明显压痛。脊椎前滑脱明显的妇女，自腰椎前缘至耻骨联合之距离减小，宛如扁平骨盆，生产时影响儿童进入骨盆。

【辅助检查】

1. X线片　对于腰椎峡部裂及轻度滑脱，临床诊断困难，需行X线片检查，常用的投影位置为前后位、侧位与斜位。

(1) 前后位：椎弓崩解在前后位上常不易显出，如有明显的峡部缺损，当裂隙之平面与X线平行时，可在环形阴影之下，见一密度减低的斜行阴影。如有明显之滑脱，可见滑脱椎体之下缘与下部椎体相重叠，呈新月形密度增高。第5腰椎横突与椎体前缘相重叠。

(2) 侧位：两侧椎弓峡部缺损，可在椎弓根的后下方、上下关节突之间见一斜行骨质密度减低阴影，其后部高于前部。如缺损为单侧则不容易见到。

如有滑脱则椎体前移，但轻重不等，有整个椎体完全前移者，也有前移甚微者。多数滑脱在1/3至1/4左右。间盘有退行性变者，椎间隙变窄。

1) 侧位测量滑脱的方法

①自第1骶椎平面之前缘，画一垂直线，该线应通过第5腰椎椎体之前下缘。如第5腰椎向前滑脱，此线将通过该椎体（Ullman线）。

②疑有第5腰椎向前滑脱时，可自第5腰椎的后上下缘，及第4腰椎体的后下缘至第1骶椎体的后上缘各连一直线，则两线可以相交或平行。正常时两线相交之角不大于2°，且在第4腰椎下缘以下，如两线平行其距离不大于3mm（Ullman线）。有滑脱时其交点均在第4腰椎下缘以上，根据两线相交角度的大小或平行线距离的远近可将滑脱分为三度（表1）。

表1　腰椎滑脱的分度法

滑脱程度	相交角度	平行距离
轻度	3°～10°	4～10mm
中度	11°～20°	10～20mm
重度	21°以上	21mm以上

③将第1骶椎上缘，分为4等分，正常时第5腰椎椎体与第1骶椎体后缘，形成一连续弧线。有滑脱时则第5腰椎体前移，前移1/4者为1°，2/4者为2°，3/4者为3°，全滑脱者为4°。

2）侧位片对诊断的鉴别：侧位片能鉴别真性与假性滑脱，前者腰椎的前后径增加；后者无改变，并可见椎间隙变窄、相邻椎体边缘骨质硬化或唇样增生等退行性病变。

（3）斜位片：如峡部不连，则于"狗颈"部可见一带状密度减低阴影，犹如猎狗带一脖套，此即椎弓峡部骨不连，如有滑脱，则上关节突及横突随椎体前移，如砍下之狗头颈。

2. CT和MRI　普通CT平扫峡部层面出现"裂隙征"、"双边征"等特异性表现，螺旋CT扫描对峡部裂的显示率高，同时可显示合并的椎小关节、椎间盘、椎管、椎间孔、黄韧带及神经根等的改变及椎体滑移程度。

MRI对椎弓峡部的显像无特异性，但对于判断滑脱程度、椎间盘退变和突出程度、椎管和根管狭窄程度具有重大作用，也有利于其与椎体和椎间盘和椎管内病变的鉴别诊断。

【诊断与鉴别诊断】

一、诊　　断

1. 腰腿痛病史，活动后加重、休息时缓解。

2. 查体臀后突、腹下垂、腰骶部凹陷，第5腰椎棘突显著后突，可见棘突间明显"台阶感"。第5腰椎棘突部明显压痛，症状重者可有行走不便，摇摆步态。腰部肌肉痉挛，功能受限，尤以前屈为甚。伴局限性腰椎间盘突出者直腿抬高试验阳性。

3. 影像学检查可明确诊断。

二、鉴别诊断

需与腰椎间盘突出症、腰椎管狭窄症、腰椎结核等鉴别。

【治疗】

一、一般措施

卧硬板床休息，有氧运动，减轻体重，急性发作腰腿痛时硬质腰围制动。

二、中医药辨证论治

1. 风寒湿阻

主症：腰腿酸胀重着，时轻时重，拘急不舒，遇冷加重，得热痛缓。舌淡苔白滑，脉沉紧。

治法：祛风散寒，祛湿通络。

推荐方药：肾着汤加减等。干姜，茯苓，白术，甘草。

2. 血瘀气滞

主症：腰腿痛如刺，痛有定处，日轻夜重，腰部板硬，俯仰旋转受限，痛处拒按。舌质黯紫，或有瘀斑，脉弦紧或涩。

治法：活血行气，通络止痛。

推荐方药：桃红四物汤加减等。熟地黄、当归、白芍、川芎、桃仁、红花等。

3. 湿热痹阻

主症：腰部疼痛，腿软无力，痛处伴有热感，遇热或雨天痛增，活动后痛减，恶热口渴，小便短赤。苔黄腻，脉濡数或弦数。

治法：清热祛湿，通络止痛。

推荐方药：四妙散加减等。苍术、黄柏、牛膝、薏苡仁。

4. 肝肾亏虚

主症：腰酸痛，腿膝乏力，劳累更甚，卧则减轻。偏阳虚者面色㿠白，手足不温，少气懒言，腰腿发凉，或有阳痿、早泄，妇女带下清稀，舌质淡，脉沉细。偏阴虚者，咽干口渴，面色潮红，倦怠乏力，心烦失眠，多梦或有遗精，妇女带下色黄味臭。舌红少苔，脉弦细数。

治法：补益肝肾，通络止痛。

推荐方药：肾气丸加减等。熟地黄、淮山药、山茱萸、丹皮、茯苓、泽泻、桂枝、附子（先煎）等。

5. 气血亏虚

主症：面色少华，神疲无力，腰痛不耐久坐，疼痛缠绵，下肢麻木。舌淡苔少，脉细弱。

治法：益气养血，温经通痹。

推荐方药：黄芪桂枝五物汤加减等。黄芪、芍药、桂枝、生姜、大枣等。

三、手　　法

（一）松解类手法

1. 基本手法　腰腿部一指禅推法、点按法、滚法、拿法、揉法、推法、叩击法等，可选择上述手法一种或几种放松腰骶部的肌肉，时间可持续3～5分钟。

2. 腰部牵引法 患者俯卧位，两手紧抓床头，术者位于床尾，两手分别握住其两下肢的踝部，沿纵轴方向进行对抗牵引。

3. 腰部屈曲滚拉法 患者仰卧位，两髋膝屈曲，使膝尽量靠近腹部。术者一手扶两膝部，一手扶两踝部，使腰部过度屈曲，再将双下肢用力牵拉伸直。

（二）整复类手法

1. 旋转复位法 患者俯卧，医生双手有节奏地推揉竖脊肌，使腰段脊柱左右晃动。而后患者坐于治疗椅上，固定双下肢，术者一手顶住滑脱腰椎的棘突，另一手从患者健侧的腋下穿过，按住对侧的颈肩部，令患者脊柱前屈至拇指下感到棘突间隙张开时，嘱患者向健侧做最大幅度的旋转；同时按住颈肩部的手屈曲旋转患者腰部，此时常能听到"咔嗒"声，术者拇指下有棘突跳动感。最后嘱患者俯卧于诊床上，施放松手法，术毕。

2. 腰椎斜扳法 晃腰推拿。患者俯卧，医生双手有节奏地推揉竖脊肌，使腰段脊柱左右晃动。而后患者侧卧位，健肢在上，患肢伸直，健肢屈髋屈膝，术者一肘部按于肩前，一肘部按于健侧臀部，两肘向相反方向用力，当腰部有交锁感时两肘突然用力，可听到"咔嚓"响声，然后让患者健肢在下，患肢在上，侧卧位，再次重复上述手法，术毕。

3. 抱膝滚腰法 患者仰卧于治疗床上，屈膝屈髋，双手抱膝。术者一手抱膝一手抱臀部，将患者下肢抱起，膝盖紧贴胸部，做腰部前屈翻滚运动。每次10～20分钟，每天1次。

四、针 灸

1. 针刺法 根据中医证型辨证取穴，可选用体针、运动针灸、平衡针、腹针、头针、手针、火针、铍针等特色针刺疗法。

2. 灸法 直接灸、艾条灸、热敏灸、雷火灸等。

五、牵引疗法

1. 腰椎水平牵引 患者平卧于电动牵引床上，牵引力量一般为患者体重的1/2，牵引时间为每次20分钟，每日1次，2周为1个疗程。

2. 腰椎屈曲位牵引 患者仰卧于四维牵引床上，将双下肢牵引带束于膝踝部，调整牵引床，使床尾升高，双下肢缓慢逐渐升起。角度以下肢伸直与躯干呈60°～90°角为标准。牵引时间为每次20分钟，牵引力为患者体重的1/2，每日1次，2周为1个疗程。

六、其他外治疗法

如敷贴、药熏、涂擦、膏摩、刮痧、拔罐、中医定向透药法均可应用于此病，部位选择于腰部、臀部、下肢的阿是穴或有筋节的部位。药物敷贴、熏药疗法、涂擦、膏摩、中医定向透药法可以每日 1 次，每次 20～30 分钟，2 周为 1 个疗程，每次治疗结束后应用温热水将局部擦洗干净；刮痧、拔罐疗法可以隔日 1 次，或者每日选择不同的部位施术 10 次为 1 个疗程。针刀疗法、封闭疗法适应于有明确固定压痛部位的退行性腰椎滑脱症者，此疼痛部位即是针刀、封闭疗法的施术部位，每周 1 次，3 次为 1 个疗程。

七、物 理 治 疗

如红外线热疗、电脑中频、蜡疗、超声药物透入、电磁疗法等。

【特色疗法述评】

对于腰椎滑脱症患者，首先明确其疼痛的部位及性质，判断其疼痛是否与滑脱有关，是否合并其他造成腰痛的疾病，如腰肌劳损、骶髂关节炎、强直性脊柱炎等。大多数患者经非手术治疗可缓解，但仍有 20％的患者经非手术治疗无效而行手术治疗。目前观点一致认为：无症状的腰椎滑脱一般不需手术治疗，即使有了症状，多数应先行非手术治疗。手术只适用于那些非手术治疗无效，或有下肢神经根症状者。

1. 单纯手法治疗　推拿手法是非手术治疗腰椎滑脱的最主要方法，各临床学者采用不同的推拿手法，均取得良好的效果。

（1）屈髋屈膝法：让患者仰卧在治疗床上，呈屈膝屈髋体位，术者站在患者右侧，左手掌放在患者膝关节上，右手托住骶部，左手向下用力压，右手向后上用力托，两手同时用力一紧一松做 20～30 次。然后在上述体位用一高 30～40cm 的枕头垫在骶部。患者屈膝屈髋双手手指交叉抱紧膝关节。术者站在患者足处（床尾），双手掌放在患者双膝用力往头及腰方向用力按压，一紧一松约 20 次。朱干认为该手法能松解肌肉痉挛，剥离粘连组织，减少对神经根的压迫，降低致痛物质的含量，减轻神经末梢的疼痛刺激，达到缓解腰腿痛的目的。

（2）屈脊位手法：患者仰卧，屈髋屈膝并使双下肢并拢，医生一手按压患者双小腿上部。一手置于腰骶部。托起患者腰部时协调运用医生自身上部重量下压患者双小腿上部 40 次，然后患者屈髋屈膝取膝胸位。双手抱持其双小腿，医生置一手于患者颈部上托给以原动力，使患者以下腰部为支点在床上均匀滚动约 40 次。许常永认为此手法能有效扩大狭窄椎管硬膜囊矢状径，使凹入椎管之黄韧带拉长，并使椎间盘及前后纵韧带功能向有利于腰椎生理功能方面发展，从而有效地解除椎管狭窄所致的症状。

（3）拉压疗法：患者俯卧，以身体纵轴位牵开后，医者于滑脱椎体的上一相邻椎体棘突，双手重叠用力向下按压。李新忠认为拉压疗法是融拉、压为一体的疗法。牵拉脊柱可解除肌肉痉挛，拉压还有利于后小关节继发性改变的纠正，使脊椎滑脱所造成的椎后小关节错乱复位，恢复失稳的脊柱内在平衡，缓解神经组织的压迫刺激，从而缓解症状。

（4）旋转整复法：患者侧卧，患肢在上屈曲，健肢在下伸直。术者立于患者背侧，一手推患者臀部，一手固定肩部，使患者躯干扭转到一定程度，双手同时交叉用力，有节律地晃动后突然加力使患椎复位。廉兴刚指出手法治疗的原理是根据滑脱的不同方向，施以反作用力使之复位，治疗时手法的力、点、度要准确掌握，切忌暴力，方能取得良好的效果。复位后症状虽然消失，但不等于治愈，必须采取可靠的腰椎稳定措施巩固疗效，防止复发。

（5）踩跷法：俯卧位，放松腰部肌肉后在患者头胸腹膝各垫约 10cm 枕头，使患者身体平衡悬空，医生双手攀扶于预先设计好的扶手，以调节踩踏的力量。踩踏时先以双足底踏于患者腰上，然后两踇趾尖分别踩于后滑脱椎体两侧的横突根部和前滑脱椎体之两侧的横突根部，做平稳的有节奏的弹跳踩踏。陈志宇认为此方法一方面可直接压迫后滑脱的腰椎还位，另一方面可使韧带应激性收缩，促进腰椎复位。

2. 手法配合牵引　牵引是非手术治疗腰椎滑脱的主要辅助手段，临床上得到广泛应用。目前最常使用的是骨盆牵引，其作用机制可能在于以下三方面作用：①可使椎间隙增大，纠正腰椎节段性不稳，重新调整脊柱功能单位的力线分布，促进脊柱重建新的力学平衡；②改善突出的椎间盘与神经根的关系，扩大椎管、椎间隙及侧隐窝的容积，解除对神经根的压迫和刺激；③可使滑脱椎体达到一定程度的复位。

3. 手法配合中药　中药对治疗腰椎滑脱症有非常重要的作用，具有消除神经根水肿、扩张局部毛细血管及消炎镇痛的效果。一般认为，中药内服的优势在于可以根据患者的情况辨证用药，对巩固已取得的疗效有明确的作用。该疗法虽不能完全消除原有病理变化，但可使滑脱产生的症状消除，不良反应小，使用安全。远期疗效好。

4. 手法配合针灸　针灸治疗对缓解疼痛，减轻症状有较明显的作用。治疗腰椎滑脱首先应解除疼痛的症状，故取阿是穴，根据经络原理，取肾经及督脉穴位，诸穴合用，有缓解止痛、舒筋活络、扶正祛邪之功。

5. 综合治疗 各种方法综合治疗腰椎滑脱，在临床上也得到了广泛的应用。非手术治疗腰椎滑脱，能够恢复脊柱的内外平衡，纠正椎间关节紊乱，使滑脱的椎体复位或者部分复位，缓解肌肉痉挛，改善血液循环，减少对神经根的压迫，降低致痛物质的含量，减轻神经末梢的疼痛刺激，从而达到缓解症状、防止滑脱进展的目的。

目前中医药非手术治疗腰椎滑脱是还存在很多不足和亟待解决的问题：①关于腰椎滑脱治疗的报道很多，但仅局限于临床报道，而对其相关的动物实验及生物力学研究较少；②临床报道中严格的随机对照研究比较少见，回顾性的总结偏多，前瞻性的研究偏少；③中医药治疗，临床疗效确切，但对其治疗的机制研究甚少，缺乏大样本的实验研究。而对于中医药治疗无效、腰椎滑脱严重、合并下肢神经症状、马尾压迫综合征者及进行性滑脱，则应考虑手术治疗。

【主要参考文献】

1. 郭刚，贾连顺. 现代脊椎外科学［M］. 上海：上海远东出版社，1994：1377.
2. 赵定麟. 现代脊柱外科学［M］. 上海：世界图书出版公司，2006：575-576.
3. 王和鸣. 中医骨伤科学［M］. 北京：中国中医药出版社，2007：294.
4. 朱干，龙翔宇. 屈髋屈膝法治疗腰椎滑脱症［J］. 中国骨伤，2001，12：31.
5. 李新忠，杨雪，曹在杰. 拉压疗法在不同节段腰椎间盘突出症中的应用价值（附120例临床疗效分析）［J］. 中医正骨，1996，03：14-15，49.
6. 陈志宇. 踩跷法治疗腰椎滑脱症52例［J］. 广西中医学院学报，1999，03：83-84.
7. 高根平. 腰椎滑脱症中西医治疗的进展［J］. 中国现代医药杂志，2007，08：136-138.

（刘晓岚）

第二十四节　髂骨致密性骨炎

髂骨致密性骨炎，即"致密性骨炎"，是指近骶髂关节的髂骨的骨质硬化性疾病。好发于青年女性，年龄20～40岁，以分娩后多见。其临床症状一般较轻，常觉下腰部或骶髂关节处酸痛不适，或无其他症状。此病骨化可在3～20年后自行减少或完全消失，50岁以上很少发病。

【病因病理】

一、中　医

本病属于中医"痹证"范畴。肾亏骨骼空虚，加之劳伤和寒湿侵袭，风寒湿瘀痹阻经络，气血运行不畅，不通则痛。中医学认为，人体若素质虚弱或积累性劳损，以及闪挫外跌，均能损伤筋脉之血，气滞血瘀、络脉阻塞不通而发病。

二、西　医

髂骨致密性骨炎的病理生理学机制尚不清楚。最初报道时与妊娠相关。有学者推测可能与妊娠子宫压迫腹主动脉导致髂骨的下部缺血有关，或怀孕时机械性压力造成骶髂关节负荷过重从而导致该病。也有认为与尿路及女性生殖器感染等有关。尽管有上述理论，但其确切病因一直不清楚，还没有理论能解释髂骨致密性骨炎在男性以及未经产女性出现的现象。

【临床表现】

髂骨致密性骨炎患者通常会出现间歇性的腰骶部疼痛，多局限在下腰、骶部，疼痛可以放射到臀部和大腿后部，呈非神经根样疼痛，疼痛可能持续存在，有时较为严重，大多在步行、站立及负重时加重，没有明显的晨起僵硬感。患者一般没有全身症状（如：体重下降、乏力和发热）。处于妊娠期的髂骨致密性骨炎患者可能在最后 3 个月或产后感到下腰痛，疼痛可能随着再孕而再发。

体格检查可见腰椎前凸增加，腰部伸肌肌群痉挛，骶髂关节处压痛或叩击痛，托马斯征阳性，骨盆分离挤压试验阳性，直腿抬高试验阴性，无脊髓病变的体征。

【辅助检查】

1. X 线片　主要表现为靠近骶髂关节面中的髂骨耳状部骨质密度增高，呈均匀浓白边缘清晰三角形的骨质致密带，骨小梁消失，骶髂关节间隙整齐清晰，无骨质破坏。

2. CT 及 MRI　可发现髂骨耳状部及骶骨部分有硬化的征象。

3. 实验室检查

（1）红细胞沉降率（ESR）：可升高，但多数正常。

（2）HLA-B27：阴性。

【诊断与鉴别诊断】

一、诊　断

1. 多发于青年女性。

2. 中轴性下腰痛，可向臀部放射，在步行、站立及负重时加重，休息后减轻。

3. 腰椎前凸增大，腰肌紧张，骶髂关节分离试验阳性，托马斯征阳性。

4. X线片表现：髂骨耳状关节面近骶髂关节处中下部明确的三角形硬化，骶髂关节间隙存在，无侵蚀性骨破坏。

5. 实验室检查：ESR可能增快，HLA-B27阴性。

二、鉴别诊断

应与强直性脊柱炎、骶髂关节结核等鉴别。

【治疗】

一、一般措施

卧床休息、佩戴腰围；产后妇女注意避免腰部受凉、负重，预防泌尿及生殖器感染。

二、中药治疗

（一）辨证论治

1. 气虚血弱

主症：多见于产时或产后失血，腰骶部酸痛乏力，伴有头晕、气短、面色苍白，舌质淡，苔白，脉细无力。

治法：补益气血。

方药：十全大补汤（熟地黄、黄芪各12g，白芍、当归、白术、茯苓各9g，党参、川芎各6g，肉桂、炙甘草各3g）。

2. 气滞血瘀

主症：常因腰部扭伤后骤然发病，下腰刺痛，痛有定处，日轻夜重。舌质紫黯或有瘀斑，苔薄白，脉弦或涩。

治法：行气活血。

方药：身痛逐瘀汤（桃仁、红花、牛膝、当归各 10g，川芎、没药、甘草、地龙、五灵脂各 6g，羌活、香附各 3g，疼痛明显者加延胡索、三棱、莪术等）。

3. 风寒外侵

主症：产后体虚，外感风寒，凝滞经络而致下腰痛。舌质淡，苔薄白，脉细缓。

治法：疏风散寒。

方药：蠲痹汤（桑枝、海风藤各 15g，牛膝 12g，羌活、独活、桂枝、秦艽、当归、川芎各 10g，防风、炙甘草各 6g）。

4. 肝肾亏虚

主症：腰骶部隐痛，劳累后加重，伴有腰部酸软无力。偏阳虚者，面色无华，手足不温，自汗，舌质淡，苔白，脉沉细；偏阴虚者，面色潮红，手足心热，失眠，盗汗，舌质红而干，苔少，脉弦细。

治法：偏阳虚者温补肾阳；偏阴虚者滋补肾阴。

方药：偏阳虚者，补肾活血汤（熟地、补骨脂、菟丝子各 10g，杜仲、枸杞、归尾、没药、红花、山萸肉各 6g，独活、肉苁蓉各 3g）；偏阴虚者，知柏地黄汤（知母、黄柏、熟地黄各 24g，山茱萸、干山药各 12g，泽泻、茯苓、丹皮各 9g）。

(二) 中药成药

气虚血弱：十全大补丸、八珍汤；气滞血瘀：活血止痛胶囊；风寒外侵：独活寄生丸；肝肾亏虚偏阳虚者，附桂骨痛颗粒；偏阴虚者，知柏地黄丸或大补阴丸。

(三) 中药外治

1. 中药药浴或熏洗治疗　将方药加水至 2000ml，水煎 20 分钟后倒入盆中，将腰骶部置于药水上熏蒸 10 分钟，至全身有微微汗出，待药液温度适宜后浸泡患处 20～30 分钟，每日 2 次，10 天为 1 个疗程，疗程间隔 3～5 天再进行下 1 个疗程。

2. 中药敷贴　可选用消炎贴膏、金药膏等敷贴，每日 1 次。

三、针 灸 治 疗

取穴：阿是穴、肾俞、关元、气海、委中、承山等。

四、物 理 治 疗

中频疗法、微波治疗、红外线照射治疗、中医定向透药疗法等。

五、其 他 疗 法

封闭治疗，非手术治疗无效者可行骶髂关节融合术。

六、功 能 锻 炼

进行腰背肌功能锻炼，如五点支撑、飞燕点水等。

【特色疗法述评】

中医治疗该病认为以补肝肾、养气血为本，故用药上以补肾、益气、养血之品为主，再依辨证辅以活血、散寒之品，结合中药外用、针灸、手法等大多能取得良效，其贵在治本。西医主要是针对疼痛对症治疗，如给予药物口服镇痛或行痛点封闭治疗。

【主要参考文献】

李盛华. 骶髂关节致密性骨炎诊疗指南编写报告［J］. 世界中医骨科杂志，2010，12（1）：35.

（孙绍裘）

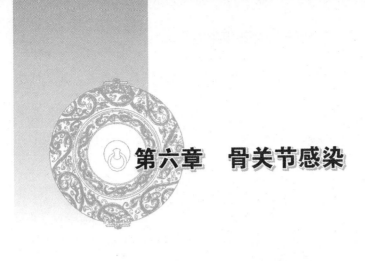

第六章　骨关节感染

第一节　化脓性骨髓炎

化脓性骨髓炎指的是化脓性细菌感染骨骼而引起的炎症。急性骨髓炎中医称"附骨痈"，慢性骨髓炎中医称"附骨疽"。化脓性骨髓炎为常见病，常反复发作，有些患者多年不愈，严重影响身体健康和劳动能力。

【病因病机】

一、中　　医

1. 热毒注骨　疔毒疮疖或麻疹、伤寒等病后，余毒未尽，热毒深蕴，伏结入骨成疽；或因跌打闪挫，气滞血瘀，经络阻塞，积瘀成疽，循经脉注入骨，繁衍聚毒为病。

2. 创口毒盛　跌打、金刃所伤，皮破骨露，创口脓毒炽盛，入骨成疽。

3. 虚邪侵袭　正气内虚，毒邪侵袭，正不胜邪，毒邪深窜入骨，致病成骨疽。

病机特点是元气素虚，风寒湿邪乘虚入里，经脉被阻失活，致血凝气滞；或因外伤后导致局部经络受损，气血运受阻，瘀久而热，热盛肉腐为脓而致病。

二、西　　医

（一）病因

本病常见的致病菌是金黄色葡萄球菌，其次为乙型溶血性链球菌和白色葡萄球菌，偶有大肠埃希菌、肺炎双球菌等。本病的感染途径可由细菌从身体其他部位的化脓性病灶经血流传播至骨骼，称血源性骨髓炎；或由开放性骨折感染而引起；或由邻近软组织感染直接蔓延到骨骼，如脓性指头炎引起指骨骨髓炎。

（二）病理学分期

急性骨髓炎以骨质吸收、破坏为主；慢性骨髓炎以死骨形成和新生骨形成为主。

【临床表现】

1. 病史　多具有前述的确定或可能病因的病史，在原发疾病的发病过程中或发病一段时间后出现临床症状。

2. 症状　起病急，开始即有明显的全身中毒症状，多有弛张性高热，可达 39～40℃，有时并发寒战，脉搏快，口干，食欲不振。可有头痛、呕吐等脑膜刺激症状。患儿烦躁不安，严重者可有瞻望、昏迷等败血症表现。有病的部位出现疼痛，且逐步加剧，呈持续性剧痛，局部有红、肿、热、痛等炎症症状和肢体活动障碍，如果此时治疗不彻底，即可转变成慢性骨髓炎。

慢性期局部红肿、疼痛、流脓，可伴有恶寒、发热等全身症状，反复发作，形成经久不愈的瘘管，有时会有小的碎骨片从瘘口流出。

3. 体征　急性期患肢局部皮红焮热，呈环形肿胀，压痛剧烈或有波动感，附近肌肉痉挛，活动受限，关节屈曲，呈保护性姿势。

慢性期常有一个或多个瘘管，反复排出脓液或死骨。脓出不畅时，局部肿胀、压痛、焮热。

【辅助检查】

1. X 线片　早期诊断较为困难，部分可表现为局部软组织肿胀、软组织影增厚、层次较模糊，但无明显骨质异常表现。

2. CT　可清晰显示骨与软组织改变，准确显示骨破坏、死骨、脓肿及骨膜增生；对残存骨质破坏的检查有明显优势，可见硬化区边缘有不规整的中低密度灶，横断面为不规则形状或类圆形。

3. MRI　可显示骨质破坏前的早期感染征象，对急性化脓性骨髓炎早期的骨髓水肿及炎症，均可在 T1W1、T2W1、IR 序列上呈现骨髓异常信号。

4. 图像融合技术（SPECT）　能够准确地对病变进行定位、定性，达到早期、准确诊断疾病的目的，在骨质尚未出现形态学改变时即可发现骨髓炎性病变。

5. B超 能显示骨膜下脓肿、骨膜增厚、软组织肿胀等改变，并能定位脓肿、指导穿刺以证实诊断，但其不能显示骨质改变。

6. 组织学 早期局部骨穿刺抽出脓液，涂片可找到细菌。

7. 实验室 急性化脓性骨髓炎患者早期血液中白细胞及中性粒细胞均明显增高，可伴有贫血及红细胞沉降率增快。早期血液细菌培养的阳性率为 50%～75%，通常在感染后 24 小时即可获得血液阳性培养结果。血液及脓液细菌培养的同时，均应作细菌药物敏感实验，以便选择有效的抗生素治疗。

【诊断与鉴别诊断】

诊 断

1. 急性骨髓炎

症状与体征：①全身症状：起病急骤，持续高热在 39℃ 以上，寒战，汗出而热不退，全身不适，倦怠，食欲不振，局部疼痛剧烈，舌质红、苔黄腻，脉弦数，可出现恶心呕吐、肝脾肿大等全身中毒征象；②局部症状：患处搏动性疼痛加剧，肢体不能活动，呈环状肿胀，皮肤红热，附近肌肉痉挛，骨的干骺端压痛明显，患者拒按患处及拒绝做被动活动检查。如骨膜下脓肿继续扩展，可穿破骨膜和皮下组织，自行破溃或经手术切开骨髓腔减压引流，则体温很快下降，疼痛减轻；③实验室检查：白细胞总数增高，血培养常为阳性，穿刺抽出的脓液可培养出致病菌；④X线片检查：急性化脓性骨髓炎刚发病时往往看不清有何改变，发病后 2 周以上 X 线片可见到局部骨质稍有疏松，骨小梁开始紊乱，并有斑点状骨质吸收，髓腔内有透亮区，有骨膜反应，周围软组织肿胀，肌肉间隙模糊。3～4 周以上可见骨膜下反应新生骨，病变进一步发展，局部形成死骨。

2. 慢性骨髓炎

（1）病史：有急性血源性骨髓炎、开放性骨折或骨折内固定手术史，或有局部炎症感染蔓延史。

（2）慢性骨髓炎反复发作病史。

（3）症状与体征：局部红肿、疼痛、流脓，可伴有恶寒、发热等全身症状，反复发作，有时有小块死骨自窦道排出。窦道周围皮肤常有色素沉着，窦道口有肉芽组织增生。炎症静止期可无全身症状。

（4）X线证实有骨质增生、增厚、硬化，骨腔不规则，有大小不等的死骨。骨皮质可见骨膜反应，CT 检查确认死骨存在。

3. 鉴别诊断

（1）中医需与骨痨、骨痹、流痰等鉴别。

（2）西医需与 Ewing 肉瘤、化脓性关节炎、风湿性关节炎、软组织炎症等鉴别。

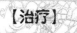

【治疗】

一、一 般 措 施

1. 全身治疗　加强全身支持疗法。高热时降温、补液纠正酸中毒；必要时少量多次输血，以增强患者的抵抗力。给予易消化富于蛋白质和维生素的饮食。

2. 局部治疗　早期应用夹板、石膏托或皮肤牵引，抬高患肢并保持功能位，防止畸形和病理骨折，并有利于炎症的消退。

3. 药物治疗　应及早采用足量而有效的抗菌药物。

二、辨 证 论 治

1. 热毒炽盛

主症：表现为局部皮肤红、肿、热、痛，脓液量多、黄白、质稠，可能伴有发热、恶寒等全身症状。舌淡红，苔薄黄，脉弦数。

治法：清热解毒，活血通络。

方药：仙方活命饮、黄连解毒汤、五味消毒饮加减。白芷 3g，贝母 6g，赤芍 6g，当归尾 6g，皂角刺（炒）6g，穿山甲（炙）6g，天花粉 6g，乳香 6g，没药 6g，黄连 9g；黄芩 6g，黄柏 6g，栀子 9g，金银花 9g，野菊花 6g，蒲公英 6g，紫花地丁 6g，紫背天葵 6g，甘草 6g。

2. 正虚邪侵

主症：表现为局部皮肤黄白或黯，疼痛较轻，窦道形成，脓液量少变稀，可有死骨流出。舌淡，苔白，脉缓无力或沉细。

治法：补气摄血，扶正祛邪。

方药：十全大补汤加减。党参、炙黄芪、炒白术、酒白芍、茯苓各 10g，肉桂 3g，熟地、当归各 15g，炒川芎、炙甘草各 6g。

3. 肝肾亏虚

主症：表现为局部疼痛、肿胀减轻，皮肤颜色转为正常，渗出减少，窦道逐步愈合。舌淡，苔薄白，脉平和有力。

治法：补肾养血，温经散寒。

方药：阳和汤加减。熟地 30g，肉桂 3g，麻黄 2g，鹿角胶 9g，白芥子 6g，姜炭 2g，生甘草 3g。

三、特色专方

1. 加味龟鹿二仙汤：黄芪 60g，党参 30g，山药 24g，鹿角胶 10g（烊化），龟甲 15g（先煎），川牛膝 18g，枳壳 13g，木香 10g，枸杞子 15g，菟丝子 20g，制乳香 10g，制没药 10g，毛姜 10g，茯苓 13g。水煎分 2 次服，每日 1 剂。有补肾强骨、行气通络、活血解毒的功效。适用于慢性期。

2. 骨炎补髓丸：熟地黄 20g，肉桂 5g，白芥子 10g，淫羊藿 15g，黄芪 18g，党参 12g，当归 20g，川续断 10g，骨碎补 15g，杜仲 15g，土茯苓 20g，山药 18g，全蝎 10g，白芷 15g，甘草 15g。每次 6g，每日 2 次，3 个月为 1 个疗程。有益肾填髓、温通化滞、气血双补作用。用于慢性骨髓炎后期肾虚精亏，邪毒郁滞。

3. 解毒消结汤：生黄芪 20g，丹参 12g，薏苡仁 15g，牛蒡子 10g，半边莲 20g，山慈菇 10g，白花蛇舌草 20g，保和丸（包）30g，青麟丸（包）12g，全蝎 5g，蜈蚣 1.5 条。具有清热解毒散结、抗毒消肿止痛的功效。适用于急性骨髓炎。

四、中药成药

1. 骨疽消颗粒 每次冲服 1 包（6g），1 日 3 次，1 个月为 1 个疗程。儿童患者则根据体重酌情减量服用。适用于正虚邪侵。

2. 仙葫骨炎片 仙葫骨炎片 1 号：每日 3 次，每次 2～3g，适用于气血亏虚，瘀毒留恋；仙葫骨炎片 2 号：每日 3 次，每次 4～6g，适用于热毒炽盛；仙葫骨炎片 3 号：每日 3 次，每次 4～6g，适用于脉络瘀阻；仙葫骨炎片 4 号：每日 3 次，每次 1～2g，适用于气血亏虚，常与仙葫骨炎片 1 号同用。

3. 骨髓炎灵Ⅱ号 每日口服骨髓炎灵Ⅱ号 45ml，分三次服用，100 天为 1 个疗程。适用于慢性骨髓炎。

4. 散结灵胶囊 3 粒/次，3 次/日。适用于证属阴寒结聚型慢性骨髓炎。

5. 蛇葡萄根软膏剂 用时根据患者患处面积摊一纱布上，厚约 0.2cm，伤口常规换药后，外敷患处即可，每日换药 1 次。适用于急、慢性骨髓炎。

6. 金蟾膏 适量膏药放在 30～40℃温水中浸泡，待膏药软化后用手反复揉搓，调匀摊在备好的布上，厚度约 3mm，摊好后立即贴到患处，将患处周围全部包绕，粘紧贴牢。患处有窦道或空腔形成者每 7～10 天更换 1 次；无窦道流脓者每 15 天更换 1 次；对伤口内有大块死骨应手术取出，伤口愈合后贴敷膏药，小片死骨可随窦道流出。

五、中药外治

1. 中药敷贴　脓未成，可选用金黄散、双柏散，水调外敷，每天换 1 次；脓已成而未溃者，治则为托里透脓，可用托里消毒饮（散）或五枝膏。

2. 中药熏洗　①川黄燥湿汤（川牛膝 30g，生大黄 30g，赤芍 20g，苍术 30g，土茯苓 30g，蒲公英 30g，透骨草 20g，紫花地丁 30g，夏枯草 20g，黄柏 30g，甘草 10g，白头翁 30g），水煎液 3000ml 熏洗窦道，每次 30 分钟，1 日 1 剂；②浴敷散（芒硝 400g，硼砂 90g，冰片 10g，分别粉碎后充分和匀，袋装密封备用，每袋 500g），趁热熏蒸、淋洗、浸浴患处，洗浴时应尽量调整体位，使伤口能够充分浸浴，同时轻轻挤压伤口周围，并尽量排净创口内的脓水，每次洗浴 30 分钟左右，每天 2 次。或是使用中药黄连煎水局部浸泡或湿敷病灶，0.5～1 小时，2 次/日，疗程为 10 天。

六、其他疗法

1. 靶位定向体液疗法　通过创腔进药物治疗，将中药药液局部透入，持续改善和维护患部骨与软组织修复性生长的环境，构建微生态平衡。

2. 拔罐疗法　运用拔罐法治疗慢性骨髓炎，有创面者必须无菌操作，可骑跨创面，每天 1 次，以拔出分泌物或血液为宜。无创面者每天 2 次。

3. 针灸治疗　针灸治疗慢性骨髓炎气血两虚证比较有优势，如取肝俞、肾俞等穴位，可以增强机体免疫等功能，利于慢性骨髓炎的治疗。

4. ^{32}P 穴位注射　在施行病灶清除术后 1 周内，选择患者踝部"太溪"穴、腕部"神门"穴用细针头以针灸手法，一次注射医用 ^{32}P 放射性核素，可起到辅助治疗慢性骨髓炎的作用。

5. 高压氧治疗　采用高压氧辅助治疗，治疗时压力为 2.5ATA，面罩间断吸氧 2 次，每次 30 分钟，每日 1 次，10 次为 1 个疗程，利于促进病变组织修复和骨组织再生，从而有促进疮口愈合。如果有过敏体质者，可以高压氧治疗 2 个疗程后，休息 3 天，继续高压氧治疗。

【特色疗法述评】

一、西医及中西结合治疗

1. 西医常规治疗　急性化脓性骨髓炎早期，病变尚局限于髓腔内时，行局部骨质钻孔减压手术，术后行灌洗引流术；对已形成骨膜下脓肿或穿破骨膜致软组织脓肿者应及时做切开排脓引流手术。有死骨形成时，需凿开骨皮质摘除死骨。脓液流注进入关节者应早期手术切开排脓。对经久不愈的窦道可搔刮管壁促进其愈合。全身情况差的病例要采取措施，包括输液、输血、纠正酸中毒等，待全身情况改善后方可手术。

2. 中西医结合治疗　中西医结合治疗能互相取长补短，各自发挥优势，痊愈较快，避免了过去的治疗时间长、卧床时间长、功能恢复慢的缺点，患者痛苦少，乐于接受，且自拟中药方连续应用无任何毒副作用，不产生过敏及抗药性，早期应用治疗骨髓炎可有效控制症状，减少二次治疗的几率，尤其对于手足部位骨髓炎疗效明显。同时中药外敷操作方法简便，稍加指导患者家属即可掌握，患者家属的积极参与便于护理措施的制订与实施，有效地促进患者的病情康复。

二、中医药研究动态

1. 中药治疗的适应证　中药治疗仍以慢性骨髓炎为主，根据中医辨证分型，选取适宜的方药治疗。但各学者对本病证型分类大同小异，治法治则大致相同，但在方药上各有差异。

2. 单味药的选择　虽然现在相关基础研究主要集中在单味中药或者单种中药成分对相关因子的影响，而无法做到宏观辨证与微观改变的有机统一。

3. 重视局部与整体治疗的结合　以"消、托、补"为基本治疗原则，从整体观念出发，根据病因病机，辨证施治，扶正祛邪，内外同治。

4. 靶位定向体液疗法　是以治疗骨病为目的的一种中医药疗法。运用中医学的整体观进行辨证施治，在病患区通过创腔进行药物治疗，使其不能再参与体内循环。在病患区起反作用的病理性体液，通过创腔在横纹肌不自主的运动作用下被连续不断地排出体外。病患区经过横纹肌这一不自主的持续运动与持续牵位式的局部作用形式，有了相对及时的全身性体液变流的持续性更新。通过这一首先从局部到整体，又从整体到局部的被动性调节，使病患区的各种生理性功能得到增强与提高，以达到治疗骨病的目的。

靶位定向体液疗法直接把药物以最简便、最直接、毒副作用最小的方式达到了病患部位的组织，药物通过患部的孔窍与经络送到靶位组织，又不伤肠胃，不产生耐药性，不构成药效对全身性快速干扰和近期的慢性干扰所导致的危险等，使病灶区的病理性体液不断引出，不断更新为生理性体液，增强骨与软组织再生与修复能力，使病区逐步具备生理性防御、自稳和监护能力，从而治愈慢性骨髓炎。这种生理模式的给药方法，值得在临床进一步推广应用。

5. ^{32}P 穴位注射　本方法是一种比较新的方法，是一个大胆的创新，把中医的经络学说与现代医学对 P 的医疗价值紧密地联系在一起，其中 ^{32}P 可产生 β 射线以抑制病变，射线能起到骨骼组织细胞分裂，有利于利于骨骼修复、炎症反应减轻，值得进一步在临床推广应用。

6. 研究方法的缺陷　诊断、临床分型等尚未统一，特别是中医的辨证分型，各个学者都有不同的见解。

【主要参考文献】

1. 王新卫，李勇军，李耀先．骨炎补髓丸治疗慢性骨髓炎 300 例临床观察 [J]．四川中医，2005，23 (3)：79-80.

2. 赵家宏．解毒消坚汤治疗急性骨髓炎治验 [J]．甘肃中医，1997，10 (2)：30.

3. 张弩，李秉辉．仙葫骨炎片及膏药治疗慢性骨髓炎 350 例临床观察 [J]．中国中医骨伤科杂志，2002，10 (3)：45-46.

4. 陈锐．散结灵胶囊临床应用指导 [J]．中国社区医师，2011，(42)：14.

5. 范金山，张佩武，马训世，等．金蟾膏治疗骨髓炎、骨结核的临床应用 [J]．青岛医药卫生，2009，41 (4)：290-291.

6. 张东阳，王新卫，万明才．川黄燥湿汤外洗治疗慢性骨髓炎 30 例临床研究 [J]．中医临床研究，2012，4 (1)：29-30.

7. 吕东尧，王贻青．中医靶位定向体液疗法治疗胫骨化脓性骨髓炎 38 例临床研究总结 [J]．中外医学研究，2012，10 (4)：61.

8. 董晓俊，李跃京，张朝阳，等．拔罐疗法在治疗慢性骨髓炎中的应用 [J]．中国中医骨伤科杂志，14 (4)：26-27.

9. 叶君健，周迪湘，蔡华秀．32 磷穴位注射辅助治疗慢性骨髓炎 28 例 [J]．中国骨伤，2002，15 (6)：365.

10. 武秀芳，王雪梅．高压氧结合中药治疗慢性骨髓炎 [J]．中国社区医师，2008，10 (3)：82.

（袁长深）

第二节　化脓性关节炎

化脓性关节炎是关节囊内受化脓性菌感染而引起的化脓性炎症，常见的致病菌为金黄色葡萄球菌以及溶血性链球菌。最易侵犯的关节是髋关节、膝关节，其次为肘、肩、踝关节。化脓性关节炎属中医"无头疽"范畴，但因发病部位不同，其名称各异。如在肩关节的称"肩中疽"、"干疽"、

"过肩疽"；肘关节的称"肘疽"；腕关节的称"兑疽"；生于髋关节的称"环跳疽"；生于膝关节的称"疵疽"；生于踝关节的称"内踝疽"、"外踝疽"。此病多见于幼儿，男多于女，疾病控制后常常遗有病变关节的畸形，从而造成残疾。

【病因病机】

一、中　医

1. 暑湿阻遏　夏秋之间为暑湿所伤，继而露卧贪凉，寒邪外束，客于经络，皆因真气不足，邪得乘之，经脉受阻，乃发本病。

2. 余毒流注　患疗疮疖痈或患麻疹、伤寒之后毒邪走散，流注于关节；或外感风寒，表邪未尽，余毒流注四肢关节所致。

3. 瘀血化热　因积劳过度，肢体经脉受损，或跌仆闪挫，瘀血停滞，郁而化热，热毒流注关节而发病。

病机特点：中医对本病的病因病机认识目前基本一致，大多数医者认为本病乃素体虚弱，感受风寒湿邪或热毒蕴结，或因跌打损伤，瘀热相结，阻于筋骨，气血凝滞而成。尤其注重寒、湿、热、瘀及脏腑失调在发病中的重要性。

二、西　医

（一）病因

本病的感染途径经常为细菌从身体其他部位化脓性病灶经血液循环传播至关节腔，即血源性传播。有时为化脓性骨髓炎骨质破坏，脓液进入关节腔。也可因开放性损伤，细菌经伤口进入关节。最常见的致病菌为金黄色葡萄球菌，其次为白色葡萄球菌、大肠埃希杆菌、副大肠杆菌、肺炎球菌等。

（二）病理学分期

浆液渗出期：关节滑膜充血、水肿，有白细胞浸润。

浆液纤维蛋白渗出期：渗出液增多且黏稠混浊，关节内纤维蛋白沉积而造成关节粘连。

脓性渗出期：滑膜和关节软骨被破坏，关节活动有严重障碍，甚至完全强直。

【临床表现】

1. 病史　关节附近因化脓性骨髓炎直接蔓延，或开放性损伤合并感染所致。

2. 症状　①全身症状：急骤发病，有高热，畏寒、中毒症状、中毒休克或多处感染灶、食欲减退、小便短赤。白细胞计数增高，血培养可为阳性；②局部症状：一般局部有红、肿、热、痛，疼痛剧烈，关节半屈位，局部肿胀，压痛，皮温高，关节囊松弛，关节周围肌肉痉挛，半脱位或脱位。

3. 体征　患肢处于关节囊较松弛的位置以减轻胀痛，欲改变此肢体位置时，疼痛加剧。关节内积液积脓增多，关节周围肌肉痉挛，可并发病理性脱位或半脱位。关节内积脓向外溃破，可形成窦道。未得及时正确的治疗者，最终可出现关节强直。关节部位压痛明显。关节内有积液，在膝关节则浮髌试验阳性，表浅的关节可扪及波动感。

【辅助检查】

1. X线片　早期见关节肿胀、积液，关节间隙增宽，关节附近的骨质疏松。后期关节软骨被破坏，关节间隙变窄和消失。最后病变愈合后，关节呈纤维性和骨性融合。

2. CT　可显示晚期骨内积气和骨质晚期改变。

3. MRI　能反映化脓性关节炎时软骨厚度、软骨下骨改变的特点。早期病理改变，诸如少量关节腔积液、邻近软组织轻度肿胀以及骨质改变。增强扫描时脓肿多为厚壁、不规则强化。对于鉴别化脓性或是结核性关节炎有重要价值，但对于炎症为关节内时，无临床意义。

4. 关节穿刺　关节穿刺和关节液检查是确定诊断和选择治疗方法的重要依据。依病变不同阶段，关节液可为浆液性、黏稠混浊或脓性，白细胞计数若超过 $5000/mm^3$，中性多形核白细胞占 90%，即使涂片未找到细菌，或穿刺液培养为阴性，也应高度怀疑化脓性关节炎。

5. 组织学　涂片检查可发现大量白细胞、脓细胞和细菌，即可确诊，细菌培养可鉴别菌种以便选择敏感的抗生素。

6. 实验室白细胞计数及中性粒细胞计数增多，红细胞沉降率增快。

【诊断与鉴别诊断】

一、诊　　断

1. 全身感染中毒症状，关节局部红肿、疼痛，关节被动活动障碍或功能障碍。

2. 白细胞总数与中性白细胞数增高，血培养、关节液细菌培养阳性。

二、鉴别诊断

1. 中医需与鹤膝风、流注、历节风鉴别。

2. 西医需与化脓性骨髓炎、关节结核、类风湿关节炎、骨关节炎、痛风性关节炎等鉴别。

【治疗】

一、一般措施

1. 早期制动　可选用石膏、夹板或牵引等限制患肢活动，可防止感染扩散，减轻肌肉痉挛及疼痛，防止畸形及病理脱位，减轻对关节软骨面的压力及软骨破坏。

2. 关节穿刺　关节穿刺除用于诊断外，也是重要的治疗措施。

二、辨证论治

1. 暑湿热毒

主症：症见寒战高热，头痛如裹，身体困痛，不思饮食，小便短赤。局部关节处筋骨隐痛，活动时疼痛加剧，继则焮热肿胀，皮色微红，压痛点在关节线而不在骨端。舌苔黄腻，脉滑。

治法：消暑化湿，清热解毒。

方药：五味消毒饮合五神汤加减。银花 15g，牛膝 10g，车前子 10g，紫花地丁 10g，茯苓 10g，野菊花 10g，天葵子 6g，蒲公英 10g，大豆卷 10g，白蔻仁 10g，鲜佩兰 10g，牛蒡子 10g，栀子 6g，薏苡仁 10g。

2. 余毒流注

主症：症见形体消瘦，倦怠无力，纳呆，大便稍硬，小便色黄。局部灼热而软，按之应指，关节强直，关节红肿热痛，流脓腥臭。舌质红苔黄，脉细数而无力。

治法：清热解毒、凉血祛瘀。

方药：犀角地黄汤、黄连解毒汤。犀角（水牛角代）30g，生地黄24g，芍药12g，牡丹皮9g，金银花9g，野菊花6g，蒲公英6g，紫花地丁6g，紫背天葵6g。

3. 瘀血化热

主症：症见午后低热，口干口渴，小便短赤。局部关节处筋骨酸痛，压痛点固定，皮色稍黯。舌质黯红苔黄或焦黄，脉弦涩。

治法：活血散瘀、清热解毒。

方药：活血散瘀汤加紫花地丁、金银花、蒲公英、栀子、川芎、当归尾、赤芍、苏木、牡丹皮、枳壳、瓜蒌仁（去壳）、桃仁、（去皮、尖）各3g，槟榔2g，大黄（酒炒）6g。未成脓时可配合使用外敷药金黄散、玉露膏；脓已成者，宜托里透脓，方用透脓散加减。溃后气血两虚，方用八珍汤补益气血；伤口久溃不愈，方用十全大补汤；收口期可外用生肌散等。

三、特色专方

1. 戴珍经验方　败酱草30g，黄芩9g，黄连6g，栀子12g，桔梗15g，连翘12g，板蓝根15g，马勃9g，僵蚕6g，升麻9g，桃仁9g，甘草6g。水煎。具有清热解毒、消痈排脓、祛瘀止痛的功效。

2. 刘世闻经验方　生地30g，玄参30g，金银花50g，黄芪30g，当归20g，川芎10g，红花10g，丹参20g，桃仁10g，乳香10g，没药10g，甘草10g。水煎。具有清热养阴，化瘀活血解毒、扶正托里的功效。

3. 郑晓辉经验方　犁头草干品40g。水煎。具有清热消肿解毒的功效。余毒未清，气血两虚者加北黄芪30g。

4. 托里透脓汤合五味消毒饮化裁方　白芷6g，当归9g，黄芪20g，人参6g，白术12g，穿山甲6g，皂角刺9g，升麻9g，生草6g，蒲公英12g，菊花12g，银花15g，苦参12g。水煎。具有清热解毒，托里透脓功的功效。热盛者酌加石膏20g，知母12g；疼痛明显者加白芍15g、元胡12g。

5. 阳和汤加减方　熟地黄30g，鹿角胶（蒸兑）12g，银花10g，白芥（包煎）5g，炮姜（炒炙）30g，炙甘草30g，肉桂30g，麻黄2g。水煎。具有温阳散寒，补虚行滞的功效。

6. 桂附姜芪汤　肉桂、附子、熟地各10g，黄芪、党参、玉米、鸡血藤、苍术各20g，干姜、黄柏各6g。适用于阳气亏虚、阴盛阳浮之真寒假热证。

四、中药成药

在化脓性关节炎恢复期，为巩固疗效，减少或防止复发，可服用跌打丸、丹参片；或四季青片或抗炎灵片，每次 4 片，每日 3 次。六味地黄丸或健骨丸（当归、黄芪、苍术、白芷、黄柏、牛膝、三七、肉苁蓉、骨碎补、鹿角霜、龟甲、赤芍、桂枝、鹿角片各 15g，共为细末，炼蜜为丸，每日服 30g 分，3 次服用）。

五、中药外治

1. 中药敷贴　早期症状明显者，用三黄散或双柏散、金黄膏、犁头草外敷。

2. 药熏洗浴　①姜黄、金边莲、打破碗花（全草）、三角风（取藤）各 200g（均是鲜品）切碎捣烂，煎水洗患处，若皮内有脓，先用金边莲的刺刺破皮肤，放出脓水后再洗，每天洗 3～5 次，3 天为 1 个疗程，共 1～3 个疗程；②黄连、银花各 20g 煎水，外洗患处，每日 3 次，同时用红升开纱布条引流；③甲珠 20g、香附末 20g、红花 30g、大黄 30g、食醋 750～1000ml，9 天为 1 个疗程，共 1～5 疗程。

3. 局部中药灌注　膝经过关节镜清理术后，经上外侧入路放置 1 根引流管入髌上囊，经下内侧入路放置 1 根引流管入关节腔，缝合各入路（或 VSD），患膝棉卷棉垫弹力绷带加压包扎，长腿支具维持膝关节处于完全伸直位。术后每天用生理盐水 3000～5000ml 持续关节腔灌注冲洗，在每 1000ml 生理盐水中加入庆大霉素 16 万 U，并使用双黄连注射液 2.4g 加入到 500ml 生理盐水冲洗，持续灌注冲洗引流 7～10 天。术后患者可在支具保护下行静止性股四头肌舒缩训练，拔管后行膝关节主、被动屈伸训练，活动量由小逐渐增大，直至达到膝关节活动正常范围。

六、针　　灸

1. 针法　临床常用穴位有足三里、合谷、三阴交、脾俞、肾俞，再结合病部变位，配以循经取穴。病变在足阳明胃经部位，取上巨虚、条口、丰隆等。病变在手阳明大肠经部位，取曲池、臂臑等。病变在足太阴脾经部位，取阴陵泉、血海等。还可以在病变部位或周围寻找压痛敏感点，即阿是穴，进行针刺。

2. 灸法　将点燃艾条的一端对准原疮口周围，进行灸烤，每日 1 次，每次 30 分钟；亦可选用艾炷灸法，将艾绒作成圆柱形塔状，在原疮口上或关元、足三里、脾俞、肾俞等穴位上，每日 1 次，每次 3～5 壮，10 天为 1

个疗程。

七、功 能 锻 炼

经常进行肢体被动运动，并根据康复的需求及患者的情况，逐渐加大训练、增强肌肉力量和神经系统的协调训练，增强患者的耐力和意志。

【特色疗法述评】

一、西医及中西结合治疗

1. 西医常规治疗　主要是抗生素及手术治疗，其疗效确切，起效快，疗程短，患者易于接受，便于医者操作及掌握。

全身支持疗法，包括：①充足的休息和睡眠，必要时配合镇静、止痛药物；②合理的营养摄入；③对于高热患者宜采用降温治疗；④补充足够的液体，纠正脱水，密切观察电解质平衡，避免酸中毒；⑤发现有贫血和低蛋白血症情况时，应及时予以输血，补充蛋白及维生素等对症支持治疗，以提高机体抵抗力。

局部治疗，包括：①患肢制动；②局部抗生素；③灌洗关节穿刺持续冲洗；④关节切开引流术；⑤关节镜治疗。

2. 中西医结合治疗　采用手术疗法并配合中药辨证内服及配合后期中医康复治疗（药熏药浴、中药敷贴等），能有效地治疗本病。通过辨证施治，早期能有效控制病情，使治疗时间明显缩短、拔管时间提前，减少了膝关节的固定时间，有效防止粘连的产生。后期体温降至正常，冲洗液清稀，全身乏力，证属正虚邪恋，且患肢长期制动，气虚血瘀，酌加补益气血、活血化瘀药，有利于正气恢复，增加机体抗病能力，更好达到预期治疗效果。

二、中医药研究动态

1. 中药治疗的适应证　中药治疗化脓性关节炎，以内治法和外用法为主。临床上根据病期的变化和局部症状为主，辨证分期、分型治疗，适用于慢性化脓性关节炎或术后恢复期。在关节脓液较多时，中药治疗的疗效不理想，应立即选择手术方案，并做细菌培养。

2. 单味药的选择　本病的治疗，多以清热解毒类药物（黄芩、黄连、大黄、夏谷草、金银花、连翘、穿心莲、马鞭草、白花蛇舌草、金荞麦、水杨梅、败酱草）及活血散瘀（丹参、川芎、桃仁、红花、皂角刺、穿山甲、䗪虫、归尾)、益气补血药物为组方基础。结合消、托、补三法，消中有托，托中有消，补中有消、消补兼施等。

3. 外治法 现代实验证明，药物透皮吸收过程包括释放、穿透及吸收透入血液循环等三个阶段。使用中药外敷，可有效改善关节镜术后关节肿胀症状，起到祛腐活血，消肿止痛的功效，可作为关节镜术后的主要治疗手段之一。

4. 研究方法的缺陷 中医学采用中药内服外用治疗化脓性关节炎具有一定优势，尤其是对于体质较弱及年龄较高者，但对于早期急性化脓性关节炎的疗效不佳，且疗效较慢。但由于疗效判定标准的差异，有必要建立更完善、更准确的诊断、分期、分型标准及中医辨证分型标准以及疗效评价体系，开展更为严谨的临床与实验研究。

【主要参考文献】

1. 周世印. 辨证治疗化脓性关节炎的体会 [J]. 中原医刊，1990：33-35.
2. 刘世闻. 外伤性化脓性关节炎的中医治疗 [J]. 河北中医，1992，2 (6)：659.
3. 刘华家. 阳和汤加减治疗化脓性关节炎 21 例小结 [J]. 湖南中医杂志，1993，9 (1)：8-10.
4. 刘家磊，刘远见，马学峰，等. 桂附姜蓖汤治疗小儿化脓性膝关节炎 63 例 [J]. 陕西中医，1995，16 (8)：350.
5. 戴珍. 重用败酱草治疗化脓性关节炎 [J]. 中医杂志，2002，43 (12)：893-894.
6. 刘会飞，刘军民，楚向东. 托里透脓汤化裁配合关节灌洗治疗化脓性关节炎 20 例 [J]. 现代中医药，2007，27 (5)：27.
7. 周运勇，唐刚健，靳嘉昌，等. 关节镜技术配合中药治疗急性化脓性膝关节炎 [J]. 华夏医学，2011，24 (3)：326-328.
8. 孙国栋，张俊忠. 中西医结合治疗化脓性膝关节炎探讨 [J]. 山东中医药大学报，2006，30 (2)：136-137.

(袁长深)

第三节 骨关节结核

骨关节结核是结核杆菌主要经血行引起的继发性骨与关节慢性感染性疾病。中医学认为此病可发生在骨关节及其附近，或在邻近的筋肉间隙处形成脓肿，破溃后脓液稀薄如痰，故发于环跳（髋关节）部称"环跳痰"，发于胸背部称"龟背痰"，发于腰椎两旁称"肾俞虚痰"，发于膝部称"鹤膝痰"，发于踝部称"穿拐痰"等，统称"流痰"。本病后期因耗损气血严重，呈虚劳征象，故又称"骨痨"。以青少年及 10 岁以下儿童多见，发病部位以脊柱最多见，其次为四肢大关节。长管状骨及脊柱附件少见。

【病因病机】

一、中　医

中医学认为，由于先天不足，肝、脾、肾三阴亏损，久病产后体虚，或有所伤，气不得升，血不得行，凝滞经络，遂发此病。可见此病与体质虚弱，抵抗力低下密切相关。

1. 阳虚痰凝　阳虚致脾不化湿，肺不施津，水湿津液凝聚而生痰，痰浊滞留筋骨，易生本病。湿痰阻塞致清阳不升，则头晕乏力；胃气不畅，故食少纳呆；湿痰阻胸，则胸闷气促。

2. 阴虚内热　阴虚不能制阳，虚阳偏盛而化热，虚火耗津，血凝气滞，气机不畅，病邪乘虚而入。热炽脉络则口唇色赤，两颧发红；阴虚生内热则潮热骨蒸；热迫津外泄而盗汗；热扰神志，则心胸烦躁不宁，少寐多梦；热扰精室则遗精早泄；热伤手足三阴脉络故手足心热；阴虚血少不能充于脉则脉细，阴虚阳盛血行加快而出现脉数。

3. 肝肾亏虚　肝之阴精亏虚，血不养筋，筋失所荣；肾虚不能主骨，骨失所养；或儿童先天不足，肾气未充，骨骼稚嫩，易感本病。肝肾亏虚是发生本病之本。

病机特点：先天不足、肾亏髓空，为病之本；外因是风、寒、痰、湿为标。治宜标本兼治。

二、西　医

1. 病因　95％的骨关节结核继发于肺结核，其次是消化道结核、淋巴结结核，或由邻近的结核病灶直接侵袭骨关节。

2. 病理学分期　渗出期、增殖期、干酪样变性期，但三期不能截然分开。

3. 按病变过程分期　单纯骨结核（松质骨结核、皮质骨结核、干骺端结核）、滑膜结核、全关节结核。

【临床表现】

1. 病史　骨关节结核是一种慢性继发性疾病，应询问个人及家庭有无结核病史及结核病接触史。

2. 症状　该病起病缓慢，可有低热、盗汗、疲乏、消瘦、食欲减退等全身症状。

3. 体征　在腰背部，局部疼痛及放射痛，姿态异常，脊柱畸形，有寒性脓肿，晚期病变脊髓受压迫可并发瘫痪；在髋部，患肢轻度跛行，髋部疼痛；中期出现疼痛、跛行加重，患肢肌肉萎缩，在髋部前、外、后侧可出现脓肿或窦道，晚期出现高热、疼痛加重、活动受限，关节畸形，髋关节屈曲挛缩试验（Thomas 征）阳性，患肢因股骨头破坏而出现短缩畸形；在膝部，早期滑膜结核可见关节肿胀，股四头肌萎缩，局部皮温高，疼痛，浮髌试验阳性，早期单纯骨结核局部肿胀、压痛。晚期全关节结核则疼痛剧烈，患膝可见屈曲畸形和跛行，可有脓肿、窦道、关节强直。

【辅助检查】

1. X 线片　对骨关节结核的诊断和疗效判断非常必要。

在早期关节结核尤其是滑膜型结核，在 X 线片上可以表现正常，或仅见骨质疏松，或仅表现为关节周围脂肪间隙的模糊消失，只有当结核破坏关节面下骨质时，X 线片才出现骨质破坏征象；

中心型松质骨结核 X 线片，早期显示骨小梁模糊，进而病灶密度稍高，边缘有不整齐的小死骨，死骨吸收后形成空洞；

边缘型松质骨结核显示骨质缺损，软组织脓肿阴影；骨干结核显示骨干周围有密度增高的层状骨膜增生，呈梭形膨大，髓腔内有不规则密度减低区。

全关节结核显示软骨下骨质破坏，关节面模糊，关节间隙变窄，有些病例可出现病理性关节脱位、半脱位或骨折。

2. CT　能很好地显示破坏区的位置、范围，病灶内部结构，与周围组织的关系等，为骨关节结核的早期诊断、早期治疗提供可靠的依据。

3. MRI　可显示病变范围及软组织改变中的应用。骨质破坏在 T_1W_1 呈混杂低信号或均匀信号，在 T_2W_1 上表现呈混杂高信号，部分呈均匀高信号，病灶内死骨可使 T_1W_1、T_2W_1 信号明显不均匀，T_2 脂肪抑制序列对病变显示更佳。

4. 实验室　患者常有轻度贫血；窦道混合感染时白细胞计数增高；病变活动期红细胞沉降率增快，恢复期和稳定期可正常。

结核菌素试验，适用于 5 岁以内没有接种过卡介苗的儿童，如为阳性，表明感染过结核病。

结核菌培养：脓液结核菌培养一般阳性率在 $50\% \sim 60\%$，依靠脓液培养来确定骨关节结核的诊断率不高。

5. 其他　病理检查：对于早期和不易诊断的滑膜结核和骨关节结核可以取活组织做病理检查，一般即可确诊。其中 PCR 是一种更快地和准确地检测骨结核标本结核杆菌的方法。

【诊断与鉴别诊断】

一、诊　　断

1. 病史　应询问个人及家庭有无结核病史及结核病接触史。

2. 临床检查

(1) 病灶部位：骨关节结核是一般均为单发，多发的只占少数。患者常同时有肺、胸膜或淋巴腺结核，因此，除检查骨与关节外，还应常规检查胸部和淋巴结。

(2) 关节检查：首先观察步态和肢体位置，然后检查局部有无肿胀、窦道和疼痛。

(3) 脊柱检查：首先观察脊柱的生理曲度，有无侧弯和后凸畸形。注意脓肿的部位和流向。

(4) 神经系统检查：对于主诉行动不灵活的患者应注意是否有截瘫早期症状，要进行脊柱神经系统检查。

3. 影像学检查　X 线片可显示溶骨性破坏、死骨及死腔、关节间隙狭窄或增宽、关节脱位或畸形、椎体压缩变形和椎旁软组织肿胀。CT 检查可比 X 线片更早地发现病灶，可清楚显示病灶及死骨，显示病灶与周围组织的关系。MRI 检查具有早期诊断价值，可显示脊髓是否受压与变性，是脊柱结核不可缺少的检查手段。

二、鉴别诊断

1. 中医需与骨痿、骨痹等鉴别。
2. 西医需与类风湿关节炎、化脓性关节炎、类风湿关节炎、骨肿瘤等鉴别。

【治疗】

一、一般措施

1. 全身治疗　注意休息、加强营养，必要时应间断输血，混合感染者则应根据药物敏感试验给予敏感的抗生素。

2. 局部处理　石膏、夹板固定，患肢牵引等。

二、辨证论治

1. 阳虚痰凝

主症：初起患处红、肿、热不明显，病变处隐隐酸痛。继则关节活动障碍，动则疼痛加重。病变初期全身症状不明显。舌淡，苔薄，脉濡细。

治法：补肾温经，散寒化痰。

方药：阳和汤加减。熟地30g，肉桂3g，麻黄2g，鹿角胶9g，白芥子6g，姜炭2g，生甘草3g。

2. 阴虚内热

主症：病变发展，在发病部位形成脓肿，脓液可流向附近或远处，也形成脓肿，若部位表浅，可见漫肿，皮色微红。伴有午后潮热，颧红，夜间盗汗，口燥咽干，食欲减退，或咳嗽痰血。舌红，苔少，脉细数。

治法：养阴清热托毒。

方药：六味地黄丸合清骨散、透脓散加减。知母9g，黄柏9g，熟地24g，怀山药12g，山茱萸12g，茯苓9g，泽泻9g，牡丹皮9g，银柴胡5g，胡黄连3g，秦艽3g，鳖甲3g，地骨皮3g，青蒿3g，炮山甲6g，皂角刺6g，黄芪9g。

3. 肝肾亏虚

主症：病变进一步发展，脓肿破溃后排出稀薄脓液，有时夹有干酪样物，形成窦道。如病变部位在四肢关节，可见患肢肌肉萎缩、关节畸形。病变在颈、胸、腰椎者，可出现颈或背、腰强直，甚者可出现瘫痪。患者形体消瘦，面色无华，畏寒，心悸，失眠，自汗，盗汗。舌淡红，苔白，脉细数或虚数。

治法：补养肝肾。

方药：左归丸。熟地黄240g，山药、枸杞子、山茱萸、菟丝子、鹿角胶、龟胶各120g，川牛膝90g。制为蜜丸，每次服药丸15g，早、晚空腹各服1次，淡盐汤送下。

三、特色专方

1. 活血散结汤　当归12g，赤芍、乳香、没药、穿山甲各4.5g，鳖甲、龟甲、金银花、连翘各15g，山药30g，甘草3g，水煎服。具有扶正托毒、活血散结作用。适于阴虚火旺，肿痛化脓之中、后期骨结核。

2. 补气敛疮汤　党参、黄芪、鳖甲、龟甲、茯苓等各15g，焦白术、川断、黑杜仲、鸡血藤各 9g，山药 30g，乳香、没药、穿山甲各 4.5g，甘草 3g，水煎服。具有补气敛疮作用。适于气血双亏，脓肿难破难敛之后期骨结核。

3. 加味骨痨散　全蝎 12g，蜈蚣 12g，蟅虫 10g，硼砂 15g，浙贝母 20g，白芥子 20g，三七 15g，乳香 10g，没药 10g，朱砂 6g，雄黄 6g，血竭 15g，远志 20g，川郁金 15g，川大黄 15g，麝香 1.5g。水煎。具有活血祛瘀、祛痰去腐生肌之功。

4. 补中益气汤加减　黄芪 20g，甘草 10g，党参 15g，山药 20g，女贞 15g，枸杞 15g，菟丝子 15g，补骨脂 15g，续断 15g，紫河车 15g，当归 15g，陈皮 10g，白术 15g，柴胡 6g，升麻 6g，水煎。具有扶正祛邪、培元固本作用。

5. 巴蜡丸　服时将巴腊丸完整吞入，不可嚼碎。逐痰排毒、软坚杀虫的功效。

四、中药成药

1. 骨痨敌注射液　肌内注射，每次 2～4ml，日 1～2 次。适于肾气不足，气虚血瘀血者。

2. 结核丸　每次 3.5g，1 日 2 次。适于阴虚火旺者。

3. 抗痨丹　每次 0.5 粒，每日服 2 次，小儿用量酌减，饭后温开水送下。

4. 金蟾膏　适量膏药放在 30～40℃温水中浸泡，待膏药软化后用手反复揉搓，调匀摊在备好的布上，厚度约 3mm，摊好后立即贴到患处，将患处周围全部包绕，粘紧贴牢。患处有窦道或空腔形成者每 7～10 天更换 1 次；无窦道流脓者每 15 天更换 1 次；对伤口内有大块死骨应手术取出，伤口愈合后贴敷膏药，小片死骨可随窦道流出。

五、中药外治

1. 中药敷贴　早期可予结核膏药外敷；中期冷脓肿部位表浅者，以空针穿刺抽脓，也可切开引流，并插入红升丹药条；晚期五虎丹、白降丹将药捻放入窦道。

2. 中药注塞疗法　窦道壁厚且脓液多时选用化腐生肌为主，配用拔毒生肌方；窦道壁有肉芽组织生长时选用拔毒生肌方；当窦道远端基本愈合时选用生肌收口方，换药少则隔日 1 次，多则 1 日 3 次，每次换药冲洗窦道 2～3 次，将脱落的组织清洗干净。

六、针灸按摩

1. 针灸治疗　采用全身取穴和局部取穴的配合疗法，如取大椎、心俞、足三里、曲池、委中等穴。

2. 蜡灸疗法　以瘘疽孔局部为主穴，配穴可循经选距痰瘘疽孔较近的 1 至 2 个腧穴即可。将准备好凝固之蜡油（黄蜡、香油、葱白）化开，以患者能耐受为度，趁热用葱白沾蜡油往瘘疽孔及俞穴部位上刷抹，使之热熨，如此反复行之，约 5～10 分钟。最后将凝固在瘘疽孔土的蜡油用敷料覆盖固定。下次施灸时可将蜡油刮去再行施灸，每日 1 次。

七、功能锻炼

骨关节结核病变较轻，未做手术者应尽量减少活动，以免病灶破坏加重，脊柱结核患者，行手术后鼓励其主动加强练习扩胸、深呼吸和上肢运动，增强心肺功能和上肢的肌力，促进代谢；四肢关节结核患者，按摩各关节以防关节粘连、强直，下肢关节应尤注意进行股四头肌等长收缩运动以及病变以外关节的全方位运动，预防关节肌肉失用性肌萎缩及关节僵硬的发生。起床后练习走路应扶拐防止摔倒、扭伤脊髓引起截瘫或单瘫四肢关节结核的患者应根据术中破坏的情况尽早行功能锻炼，以免引起关节强直。

八、其他疗法

1. 靶位体液更新疗法　见第六章第一节化脓性骨髓炎。

2. 中药插管冲洗疗法　在骨关节结核性窦道处插入一根直径 0.5～1.0cm 消毒过的橡胶管，长度根据窦道深度制定，橡胶管周围剪直径 0.3～0.5cm 圆孔，间距 1.0cm 一个，用结核灵液冲洗 2 个月，利于清除窦道内腐败组织及碎小死骨，促进新鲜肉芽组织形成。

3. 封闭负压吸引疗法　延长切开窦道，彻底清除病灶，清除残留病变组织后反复冲洗，在窦道旁 2～3cm 处残腔最低位经过健康肌肉组织置入吸引器，吸引器大小根据大小制定。术后逐步拔除吸引器，及辅以抗感染、抗结核治疗。

【特色疗法述评】

一、西医及中西结合治疗

1. 西医常规治疗　遵循"早期、规律、全程、联合、适量"的抗结核用药原则。术前先行 2 周正规化疗，即抗结核四联用药：利福平、异烟肼、链霉素、乙胺丁醇。早期行关节滑膜切除术、病灶清除术；中、后期关节清理术、关节成型术、关节融合术、关节置换术、病灶清除＋植骨融合术，若合并脊柱不稳则联合行内固定植骨融合术等。

2. 中西医结合治疗　骨结核是全身性疾病的局部表现形式，西药根据"早期、联合、规律、适量、全程"的原则，参考患者用药史选取合适方案，个体化用药。而中西医结合，是治疗本病的重要手段。中西医结合治疗骨关节结核安全有效，能显著减轻化疗的不良反应，提高骨关节结核的治愈率，值得临床推广。

二、中医药研究动态

1. 中药治疗的适应证　中药治疗骨关节结核贯穿整个阶段。根据中医辨证分型，选方用药治疗。但各学者对本病证型分类大同小异，治法治则大致相同，但在方药上各有差异。

2. 单味药的选择　单味中药治疗以治疗的骨结核的标实"风、寒、痰、湿"为主。可选择巴豆、皂角刺、钩子藤、乌梢蛇、蜈蚣、壁虎、蟅虫等药物。

3. 阶段治疗　中医已明确将骨结核可分为"骨痹"、"骨疽"、"骨蚀"三个段。"其深入，内搏于骨，则为骨痹"，痹以痛为主，为初期阶段。治宜活血散结为主；"骨与气并，日以益大，则为骨疽"，患处凸出增大，为中期阶段。治宜扶正托毒为主；"烂肉腐肌为脓，内伤骨为骨蚀"，骨质腐蚀，化脓穿孔，为第三阶段。治宜补肾温经为主。

4. 重视局部与整体治疗的结合　以"消、托、补"为基本治疗原则，从整体观念出发，标本兼顾，主要应内服温补之剂，如降和汤、小金丹、鹿茸等，便身体增加抵抗力，外敷补阴回阳药品，使局部血液循环旺盛，由阴而转阳。

5. 研究方法的缺陷　从许多中医临床研究报道中看到，对骨结核的治疗方法不全面，而且临床疗效缺乏统一的疗效评价标准，有必要建立更完善疗效评价体系，开展更为严谨的临床与实验研究。

【主要参考文献】

1. 张永利，张世清，张永生，等 . 核酸体外扩增技术诊断骨结核病的临床研究及应用价值［J］. 河南外科学杂志，2001，7（3）：245-247.
2. 李明清 . 中西医结合治疗胸腰椎结核 50 例临床分析［J］. 中国医药指南，2013，11

(7)：281-282.

3. 李易波．中药治疗中后期骨结核 77 例 [J]．陕西中医，1987，(6)：11-12.

4. 梅进才．加味骨痨散治疗骨结核经验介绍 [J]．云南中医学院学报，1990，(2)：32-41.

5. 赵延红．巴蜡丸治疗骨结核机制探析 [J]．中国中医基础医学杂志，2006，12 (9)：695-696.

6. 范金山，张佩武，马训世，等．金蟾膏治疗骨髓炎、骨结核的临床应用 [J]．青岛医药卫生，2009，41 (4)：290-291.

7. 常文青，付文革，吴焕涛，等．中药注塞疗法治疗合并窦道的顽固性脊柱结核 128 例临床观察 [J]．武警医学院学报，2002，12 (2)：131.

8. 郑福康．黄蜡灸治疗"流痰"、"流注"156 例 [J]．中国针灸，1992，(3)：25-26.

9. 冯孟明，马远征，胡明，等．封闭负压吸引在脊柱结核窦道合并感染治疗中的应用 [J]．军医进修学院学报，2011，32 (5)：443-444.

10. 田成庆，朱孝轩．几种结核考略 [J]．河北中医，1987，(3)：15.

（袁长深）

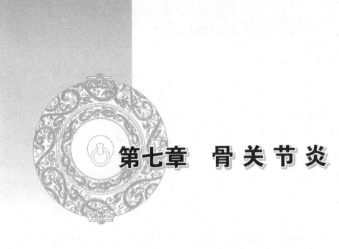

第七章 骨关节炎

骨关节炎是机械性和生物性因素共同作用，导致软骨细胞、细胞外基质和软骨下骨三者合成与降解的正常偶联失衡的结果。又称骨关节病、退行性关节病、增生性关节病、肥大性关节病、骨性关节炎等。其患病率在我国40岁以上人群为10%～17%，60岁以上为50%，75岁以上则高达80%，是一种多发于老年人的慢性进行性骨关节疾病。骨关节炎好发部位为髋、膝等负重关节和手关节，其中尤以膝骨关节炎最为常见，影响最大。在美国，老年人因为膝骨关节炎失去劳动能力的危险性相当或大于任何其他需要医疗的疾患。本病晚期症状、体征严重，给患者的生活质量带来极大的影响，除关节置换以外，其他治疗方法效果不佳。故早、中期的治疗显得尤为重要。

【病因病机】

一、中　医

本病属于中医"骨痹"范畴，在膝称之为"膝骨痹"。其病因主要是年老和慢性劳损。肝主筋，肾主骨，中年以后，肝肾渐亏，筋骨失养，逐渐退变；慢性劳损，日积月累，筋骨受损，气血运行受阻，经脉凝滞，局部筋骨血瘀，阻碍受损筋骨的自我修复；或兼寒湿等，变生诸症。虚实夹杂，可互为因果，恶性循环，加重本病。

本病早期或症状发作期以血瘀、寒湿等标实为主；晚期或症状缓解期以肝肾亏虚等本虚为主，或虚实夹杂。

二、西　医

西医认为，本病的发生与衰老、肥胖、炎症、创伤、关节过度使用、代谢障碍及遗传等因素有关。本病按病因分为原发性和继发性。前者是指原因不明的骨关节炎，与遗传和体质因素有一定关系，多见于中老年人；后者是指继发于关节外伤、先天性或遗传性疾病、内分泌及代谢病、炎性关节病、地方性关节病和其他骨关节病等。主要病理变化为关节软骨的退行性变和继发性的骨质增生，以及随后的滑膜、关节囊和关节周围肌肉的改变。

【临床表现】

主要表现为膝关节疼痛，活动后加重，下楼梯更明显，休息后缓解，以后可变为持续性疼痛。关节局部有肿胀，积液多时浮髌试验阳性，关节周围压痛，多位于关节内侧、髌骨下侧。屈伸运动受限，关节活动时多有摩擦音（感）。严重者可出现膝内翻或膝外翻畸形，或膝关节不能完全伸直而呈屈曲挛缩畸形。

【辅助检查】

常规行受累关节 X 线片检查。血常规、免疫复合物及血清补体等指标一般在正常范围，类风湿因子及抗核抗体阴性。伴有滑膜炎者可见 C 反应蛋白（CRP）及红细胞沉降率（ESR）轻度升高，可行关节穿刺抽液检查。

【诊断与鉴别诊断】

一、诊　断

本病诊断主要根据患者的症状、体征、影像学检查及实验室检查。目前国内多参照美国风湿病学会 1995 年修订的诊断标准，如中华医学会风湿病学分会《骨关节炎诊断及治疗指南》（2010 年版）。膝骨关节炎的具体诊断标准如下。

1. 临床标准

（1）近 1 个月大多数时间有膝关节疼痛。

（2）关节活动时有摩擦音。

（3）晨僵时间≤30 分钟。

（4）年龄≥38 岁。

（5）有骨性膨大。

满足(1)＋(2)＋(3)＋(4)条或(1)＋(2)＋(5)条或(1)＋(4)＋(5)条者

可诊断膝骨关节炎。

2. 临床＋放射学＋实验室标准

（1）近 1 个月大多数时间有膝关节疼痛；

（2）X 线片示骨赘形成；

（3）关节液检查符合骨关节炎；

（4）年龄≥40 岁；

（5）晨僵时间≤30 分钟；

（6）关节活动时有摩擦音。

满足(1)＋(2)条或(1)＋(3)＋(5)＋(6)条或(1)＋(4)＋(5)＋(6)条者可诊断膝骨关节炎。

二、鉴 别 诊 断

1. 中医需与骨痿、尫痹等鉴别。

2. 西医需与类风湿关节炎、强直性脊柱炎、痛风性关节炎等鉴别。

【治疗】

一、中 医 治 疗

本病常采用中医综合治疗，如中药内服、外用，针灸，推拿等。

（一）辨证论治

1. 肾阴虚

主症：牙齿动摇，五心烦热，盗汗，胫骨痛，足跟痛，腰膝酸痛，头晕目眩，耳鸣耳聋。舌红干，脉细数。

治法：补肾滋阴。

方药：六味地黄丸：熟地黄、山茱萸（制）、牡丹皮、山药、茯苓、泽泻。

2. 肾阳虚

主症：畏寒，手足不温。舌质胖嫩，苔白润，脉虚浮或迟沉无力。

治法：补肾壮阳。

方药：肾气丸：生地黄、山药、山茱萸、茯苓、泽泻、丹皮、肉桂、炮附子。

3. 气血虚弱

主症：肢体酸痛或麻木，神倦乏力，心悸气短。舌淡红，苔薄白，脉细弱。

治法：补益气血。

方药：八珍汤：当归、川芎、白芍、熟地黄、人参、白术、茯苓、炙甘草、生姜、大枣。

4. 血瘀

主症：膝部刺痛、膝部固定痛、膝部皮色红或黯红或有瘀斑。舌淡黯、舌有瘀斑、脉弦、细或弦细。

治法：活血化瘀。

方药：桃红四物汤：生地、当归、赤芍、川芎、桃仁、红花。

5. 痰湿

主症：形体肥胖，膝部重痛肿大畸形，头身困重，或头晕不适，身疲困倦，便溏。苔白润滑或白腻，脉滑或弦滑。

治法：化痰利湿。

方药：参苓白术散：莲子肉、薏苡仁、砂仁、桔梗、白扁豆、白茯苓、人参、炙甘草、白术、山药。

（二）外用中药

1. 中药烫熨疗法

药方：烫疗方（广西中医药大学第一附属医院经验方）。

药物组成：木鳖子、川椒、五加皮、海桐皮、鸡血藤、姜黄、儿茶、羌活、桂枝、两面针、七叶莲、豆豉姜、冰片等。

用法：将以上各药物加工成粗粒状，混匀后装入桶内，用45°的米单酒浸泡，酒的用量以将全部药物浸湿为度，浸泡1个月后可用。用棉布袋装浸泡好的药物至2/3满，再以保鲜袋包裹，放入800W的微波炉高火加热3分钟后可烫疗。先烫后敷，每次约30分钟，每日1～2次，2周1个疗程。

2. 中药熏洗治疗

药方：熏洗舒筋汤（广西中医药大学第一附属医院经验方）。

主要组成药物：千斤拔、当归、桃仁、红花、川芎、牛膝、独活、伸筋草、透骨草、海桐皮、乳香、没药等。

用法：将以上各药物按比例调配好，放入锅中加水2000ml浸泡30分钟后先武火后文火煎煮开后15分钟，倒出药液到脚盆中先利用蒸汽熏膝部，药液稍冷后用小毛巾蘸液洗膝部。每次约30分钟，每日1～2次，2周1个疗程。亦可将煎煮好的药液倒入药熏机熏蒸。

3. 中药贴敷疗法

药方：五方散（广西中医药大学第一附属医院经验方）。

药物组成：泽兰、䗪虫、大黄、红花、当归尾、骨碎补、生马钱子粉、桃仁、乳香、没药等。

用法：五方散与单酒（用一份38°白酒加一份水配制）调匀置于锅内蒸熟即可。将蒸熟的五方散均匀平摊在一张稍大于患处范围的玻璃纸上，厚度约0.3～0.5cm，待温度与肤温接近时，将药物覆盖于患处，用胶布固定或绷带包扎均可。每次贴敷时间为6±2小时，每日1次，2周1个疗程。

（三）针灸、穴位贴敷、按摩治疗

1. 针刺、艾灸、穴位按摩、或穴位贴敷治疗　穴位选择基于传统中医理论，使用疼痛区局部穴位及经脉循行经过该疼痛区域的远端穴位。局部取穴可考虑为阳陵泉、阴陵泉、足三里、犊鼻和经外奇穴膝眼等；远端取穴可考虑为昆仑、悬钟、三阴交和太溪等。

（1）针刺：取穴同上。进针前穴位碘酒、酒精消毒；采用指切或加持进针法，垂直于皮肤进针，针刺深度按部位不同在10～25mm范围，捻转得气（局部酸，胀，重，麻感）后留针，留针20分钟后起针，起针后以消毒棉球轻压针孔约30分钟。每次20分钟，每周治疗2～3次，2周1个疗程。注意：明显关节肿胀者只以远道取穴方式治疗；雷火灸、电针、穴位注射等特色针灸治疗亦可选择使用。

（2）艾灸或隔姜灸：选取阿是穴、膝眼、足三里、犊鼻、三阴交等穴位艾灸或隔姜灸，每日1～2次。2周1个疗程。

2. 按摩手法治疗　具体方法可参照国家中医药管理局医政司发布的《膝骨痹诊疗方案》。

（四）其他中医治疗

膝骨关节炎的其他中医治疗还有很多。如：根据中医辨证论治原则、参考药物说明书，静脉使用、关节内注射、内服、外用（包括敷贴、喷涂或涂擦）中成药或植物提取药物；自拟中药方局部涂擦、湿敷或定向透药；功能锻炼等。

二、西医治疗

目前没有很有效的治疗方法可以阻止疾病的进展和逆转软骨损坏。治疗骨关节炎的主要目标仍然是控制疼痛和改善关节功能。治疗的目的在于缓解疼痛、阻止和延缓疾病的发展，保护关节功能。主要采用分阶段综合治疗：初起症状较轻者，宜健康教育、减肥、保护关节、避免损害等，以及理疗、按摩等非药物治疗。以上方法难以控制者，采用对乙酰氨基酚或非甾体抗炎药为主的控制症状类药物治疗，然后再考虑关节内药物注射疗法、手术疗法（包括关节镜下关节清理术、截骨矫形术以及最后的人工关节置换）。对于许多患者，非手术治疗并没有改变渐进的软骨损伤，最终还是免不了人工关节置换手术。

另外，改善病情（改善结构）类药物及软骨保护剂如氨基葡萄糖、双醋瑞因等，其逆转病情的作用有待进一步的循证医学证据，且作用较弱，对于早、中期患者可试用。

【特色疗法述评】

本病没有很有效的治疗方法可以阻止疾病的进展，本病常采用中医综合治疗，如中药内服加中药外用、针灸、推拿等，或中西医结合综合治疗。中医治疗对早、中期效果较好，中、晚期效果较差。

1. 中药内服　由于本病早期或症状发作期以血瘀、寒湿等标实为主；晚期或症状缓解期以肝肾亏虚等本虚为主，或虚实夹杂。根据中医标本缓急的原则，本病的治疗，早期或症状发作期以祛除血瘀、寒湿等标实为主；晚期或症状缓解期以补益肝肾亏虚等本虚为主，或攻补兼施。

另外，如属兼夹证型，则应根据轻重主次，参照上述证型，酌情据证立法、选方、用药。如属瘀湿证，治宜化瘀利湿，方选桃红四物汤合参苓白术散加减；肾阳虚兼血瘀证，治宜补肾壮阳、佐以化瘀，方选肾气丸合桃红四物汤加减。

2. 中药外用　中药外用亦多综合运用。一般情况下，则常规每日烫疗2次、贴敷1次（或加中药涂擦1次）；或每日熏洗（或熏蒸）2次、贴敷1次（或加中药涂擦1次）。

采用中药外治法后出现皮肤烫伤或过敏，应注意防范。一旦出现要对症处理。待其痊愈后才继续使用中药外治，或改用其他理疗。

如局部皮肤红热者，应注意排除痛风、化脓性关节炎。不宜烫疗、熏洗，仅使用三黄散贴敷，每日1次，1周1个疗程。

3. 中西医结合治疗

（1）疼痛症状明显者，要强调暂时患肢制动（减少负重、活动），可临时服用非甾体抗炎药。

（2）肿胀明显者，亦要暂时患肢制动；推荐关节穿刺抽液（抽液后加压包扎2~3天），既能迅速起效，又有利于排除其他病变。反复肿胀难消者，可于关节穿刺抽液后关节内注射甾体类药物如曲安奈德，但每年不超过3~4次。

（3）局部外治可酌情加场效应治疗仪、TDP照射、电脑中频治疗仪等治疗。

（4）对合并有半月板撕裂和/或关节内游离体的主要体征和症状的患者，推荐选用关节镜下的关节清理术加部分半月板切除术和/或游离体摘除术。

【主要参考文献】

1. 中华医学会风湿病学分会．骨关节炎诊断及治疗指南［J］．中华风湿病学杂志，2010，14（6）：416-419.
2. 膝骨痹（膝关节骨性关节炎）诊疗方案：22 个专业 95 个病种中医诊疗方法［M］．国家中医药管理局医政司．北京：中国中医药出版社，2013，130-142.
3. 段戡，梅其杰，袁长深，等．中药浓缩颗粒辨证分型治疗 150 例膝骨关节炎的疗效观察［J］．时珍国医国药，2012，23（11）：2815-2817.
4. 袁长深，梅其杰，段戡，等．中药烫熨加贴敷疗法治疗膝骨关节炎的疗效及安全性研究［J］．时珍国医国药，2013，24（11）：2698-2700.
5. 周艳琼，黄碧秋，蔡燕琼，等．改良药熨法为主治疗膝关节骨性关节炎疗效观察［J］．广西中医学院学报，2011，34（2）：18-20.

（段　戡）

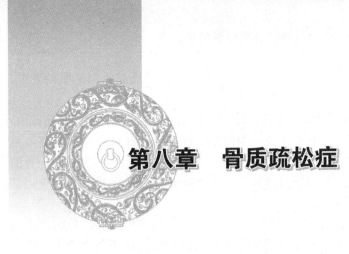

第八章　骨质疏松症

　　骨质疏松症是一种以骨量低下，骨微细结构损坏，导致骨脆性增加，易发生骨折为特征的全身性骨病，多见于老年人，尤其多见于绝经后女性。骨质疏松症如未经有效治疗，约80％的骨质疏松患者在5年内将出现前臂远端、脊柱或髋部等部位的脆性骨折，女性一生发生骨质疏松性骨折的危险性约为40％，高于乳腺癌、子宫内膜癌和卵巢癌的总和；男性一生发生骨质疏松性骨折的危险性约为13％，高于前列腺癌的风险。骨质疏松性骨折的危害很大，会导致病残率和死亡率增高，尤其是髋部骨折，1年内由于各种并发症导致死亡的甚至高达20％。中医对骨质疏松症的诊断治疗常见于骨痿、骨痹、骨枯、骨极、痿痹、腰背痛、虚劳等疾病，现多归为"骨痿"。如何早期有效诊断治疗及有效防治脆性骨折是骨质疏松症的难点所在。

【病因病机】

一、中　医

　　1. 肾虚　肾精耗损，天癸衰竭，骨髓气血化源不足，肾之阳气逐渐衰微，肾精失于蒸化难以运于周身，致骨失髓血充养，而渐致骨质脆弱，骨空骨痿，腰背酸痛，腿脚无力，易于骨折。

　　2. 脾胃亏虚　脾胃虚弱，脾失健运，水谷精微不化，势必不能化生肾精、充盈骨髓，百骸痿废而易发骨折。

　　3. 肝血亏虚　肝失条达，疏泄失常，在女性可使天癸提前衰竭；肝阴不足，可使肾阴亏虚；肝火太旺，也可下劫肾精；肾精不足，亦可耗损导致肝血不足，肾虚不能濡养四肢骨骼，肝血不足难以滋润筋膜，日久则出现手足抽筋痉挛，筋骨痿弱无力，易于跌倒而导致脆性骨折。

　　4. 寒湿　肾虚导致三焦之气不畅，外邪乘虚而入，主要为寒湿之邪困于脾肾，伤及阳气失于温煦，使肾精失于阳气的蒸化，脾之精微不布，或寒性收引，直中经络筋骨，进一步影响精微物质对骨骼肌肉筋膜的营养，使筋骨日趋痿弱无力，身手不利而易于外伤骨折。

5. 气滞血瘀　肾虚脏腑功能衰退，体虚气弱，气虚无力推动血循脉中，瘀阻脉络，气血不通，不通则痛，不但使疼痛明显，还进一步使骨骼经络气滞血瘀，使肾中之精、水谷精微不能营养骨骼脉络，使骨空髓亏；骨骼脆性增加，无需很大外力则可导致骨折筋伤，形气俱伤，进一步加重局部气滞血瘀，为肿为痛。

总之，骨痿是以肾虚为本，涉及脾、胃、肝等多个脏腑，外因则多因复感外邪，而生寒湿、气滞血瘀诸症，病机的关键仍在于各种原因导致肾虚而发为骨痿，多虚多瘀，易兼寒湿，本虚标实，合而为病。

二、西　　医

（一）病因分类

骨质疏松症是一种与机体衰老过程相关的复杂的多基因疾病，其发病机制还不十分清楚，大致与以下因素有关：

1. 激素的调控　①雌激素：是骨质疏松症发病关系最密切的激素。一般来说，绝经后 2 年就开始出现不同程度的骨质疏松，绝经后或卵巢切除后，雌激素水平显著下降，导致骨矿含量下降，以至发展为Ⅰ型骨质疏松症，此外，雌激素能帮助活性维生素 D 在肾内的合成，且促进钙在小肠的吸收，对钙的调控具有重要作用；②甲状旁腺激素：增强破骨细胞活性，促进骨吸收，使骨钙释放入血，伴随破骨细胞活性增强，成骨细胞活性也相应增强；减少近端肾小管对磷的重吸收，增强对钙的重吸收，促进肾的活性维生素 D 转化，间接促进肠钙吸收；③降钙素：抑制骨吸收，抑制甲状旁腺激素和活性维生素 D 的活性，降低血钙的浓度；④活性维生素 D：既能促进骨吸收，又能促进骨形成。正常生理剂量的 $1,25\text{-}(OH)_2D_3$ 可刺激成骨细胞功能和骨基质形成，有效防止骨质疏松，但剂量过少，则保护骨的作用不足，剂量过大，又可使骨破坏增强，导致骨质丢失；⑤其他：甲状腺功能亢进导致甲状腺素分泌过多，引起高转换型骨质疏松症；雄性激素能间接促进骨形成；皮质类固醇则可使成骨细胞数目减少，骨形成受到抑制，钙负平衡，胶原形成不利，维生素 D 活性下降；生长激素可使肠钙吸收增加，骨矿含量增加。

2. 细胞因子的调控　全身性激素对骨重建的调节作用可能是通过影响局部因子而达到的。白细胞介素-1、白细胞介素-6、肿瘤坏死因子、白细胞抑制因子、单核细胞克隆刺激因子、粒细胞-巨噬细胞集落刺激因子等促进破骨细胞生成，具有促进骨吸收的功能；而白细胞介素-4、干扰素-γ 有抑制骨吸收的作用；转化生长因子-β对骨吸收有直接抑制作用，但又间接通过增加前列腺素的产生而刺激骨吸收；类胰岛素增长因子与生长激素之间也有类似关系。

3. 营养状态　①骨矿物质：骨骼由骨矿和骨基质构成，骨矿物质在骨骼中占有较大比例，且主要是钙，人体中99%的钙存在于骨骼和牙齿中，钙的缺乏是骨质疏松成因的一方面，近年来研究表明更重要原因还有锰、铜、锌等其他微量元素的缺乏以及摄取的磷、钙比例不当；②膳食结构：由于膳食结构不合理或不良的饮食习惯，导致或加重营养障碍，这些都可导致体内钙和骨量丢失，严重时可引起或加重骨质疏松症。

4. 物理因素　力学因素在骨的生长、重建和成形中起十分重要的作用，一般而言，适当的应力刺激可增加骨骼的力学强度，而失重和制动等因素则容易导致骨质流失。另外，合适的日光照射有利于活性维生素D的形成，从而防止骨质疏松的发生。

5. 遗传基因　骨质疏松症是一种复杂的多因素、多基因疾病，种族、性别和家族等因素均与它的发生有密切关系。基因中括编码生长因子、细胞因子、亲钙激素的受体和骨基质蛋白等的基因与骨质疏松的发病都有密切的关系。

(二) 分类与分型

根据骨质疏松症的病因可将其分为三大类：原发性、继发性和特发性骨质疏松症。

原发性骨质疏松症是随着年龄的增长而发生的一种退行性病变，包括绝经后骨质疏松症（Ⅰ型）和老年性骨质疏松症（Ⅱ型）。Ⅰ型骨质疏松为妇女绝经后导致加速的骨丢失，主要是因为绝经后雌激素缺乏引起，大约绝经后5~10年即可发生，其松质骨的骨丢失表现更为明显。Ⅱ型骨质疏松症主要与年龄有关，一般累及70岁以上的男性和女性，它是随年龄的增长必然发生的一种生理性退行性病变，具有松质骨和皮质骨均逐渐丢失的特点。

继发性骨质疏松症是由其他疾病、药物、营养、失用等一些因素所诱发的骨质疏松症，包括任何可以明确病因的骨质疏松，在原发性疾病中进行讨论而不列入本章节内容。

特发性骨质疏松症相对少见，多见于8~14岁的青少年或成人，目前还未发现其明确病因，多由遗传因素引起，女性多于男性。妇女妊娠和哺乳期的骨质疏松也可列入此范畴。

【临床表现】

1. **病史** 女性在绝经 2 年后即可骨量减少，5 年后可发展成为骨质疏松症。男性一般在 65 岁以后发病率增加。

2. **症状** 疼痛、脊柱变形和易于发生脆性骨折是骨质疏松症最典型的临床表现，但许多骨质疏松症患者早期常无明显的自觉症状，往往在骨折发生后经 X 线或骨密度检查时才发现已有骨质疏松。

（1）疼痛：可有腰背疼痛或周身疼痛，腰背酸痛最为多见，其特征是难以明确指出何处疼痛，在清晨睡醒时加重，或者在久坐不动后稍一活动即出现疼痛，而在充分活动后，疼痛就可以缓解；如果负荷过重过久，如活动过多或者久坐、久站，疼痛又可以加重；在肌肉过度活动后即可出现痉挛和劳损，诱发或加重疼痛症状。疼痛可伴有活动受限，严重时翻身、起坐及行走有困难。疼痛的程度从酸痛到剧痛不等，后者常常出现在骨折时。当合并有骨质疏松性骨折时，一般骨折部位会出现明确而固定的疼痛、肿胀或畸形和相应的功能障碍，但由于其骨折的特殊性也可能症状不典型。例如胸腰椎压缩性骨折或髋部骨折就可以没有明显疼痛，患者甚至还能坚持活动，但疼痛会随着活动而逐渐加重。合并胸椎骨折的个别患者表现类似心绞痛的胸骨后疼痛，合并腰椎骨折若压迫相应的脊神经则可产生双下肢放射痛，如脊髓、马尾受累还可使膀胱和直肠括约肌功能障碍，也可出现类似急腹症的上腹痛。

（2）脊柱变形：随着骨质疏松症日趋严重，以松质骨为主的脊柱椎体在日常负荷中容易造成缓慢的压缩，尤其是胸腰段，负重量大，受压变形使脊柱前倾，导致身高缩短和驼背。随着年龄的增长，骨质疏松程度加重，驼背曲度加大。椎体的压缩还会导致胸廓畸形、腹部受压，影响心肺功能而出现胸闷、气短、呼吸困难等症状。

（3）骨折：骨折是骨质疏松患者最常见和最严重的并发症，多在轻度外伤或日常活动后即可发生脆性骨折，常见部位为胸腰椎、髋部、桡尺骨远端、肱骨近端和股骨远端，其他部位亦可发生骨折。发生过一次脆性骨折后，再次发生骨折的风险明显增加。骨质疏松性骨折在老年前期以桡骨远端骨折多见，之后则以脊柱骨折和髋部骨折多见。

3. **体征** 骨质疏松症早期体征并不典型，病情比较明显时主要有腰背部广泛的压痛和叩击痛，在未合并骨折时可能压痛点不是很明确，一旦合并有脆性骨折就有受伤部位很明确的骨折征象。骨质疏松症患者还经常出现身长短缩、圆背或驼背畸形等体征。

【辅助检查】

1. 骨量评估 骨质疏松症的诊断必须对骨量及骨密度作出测评，一般通过对脊柱和外周骨不同部位的皮质骨和松质骨的骨量进行检测，判断有无骨质疏松及疏松的程度。

（1）单能量光子吸收法：测量体内骨矿物质对单谱光吸收的方法，通常用于桡骨、跟骨、掌骨或指骨测定。被记录的光束衰减变化即反应骨矿含量，称为线密度，以 g/cm 表示；骨量与骨宽度之比称为面密度，以 g/cm² 表示。

（2）双能量光子吸收测量法：该方法是应用不同能量的放射性核素，通过检测不同部位的高能和低能射线的不同衰减分布以计算骨密度。脊柱、股骨近端的长骨及其他整个身体的骨密度，都能用这种方法测定。结果通常表示为"被选部位的骨量与被选面积的比值（g/cm²）"。

（3）双能量 X 线吸收测量法：使用 X 线代替双能量光子吸收测量法的核素源，它具有双能量光子吸收测量法的所有优点。X 线光源输出稳定，分辨好，扫描速度快及辐射少，是现在应用比较广泛并获得公认的骨密度检测方法，结果表示为被选部位的骨量与被选面积的比值（g/cm²）。

（4）定量计算机断层扫描：其原理是用水、乙醇、磷酸二氢钾溶液分别模仿人体的软组织及骨组织，与被测者同步扫描，利用二者 CT 值之间的对应关系，计算出骨密度值，结果表示为矿盐的质量（μg）/骨小梁体积（ml）。

（5）超声波：可测定骨密度和骨强度，通过测试指标声波传导速度和振幅衰减能反映骨量、骨结构和骨强度的情况，但由于这些指标和骨量、骨结构之间的相关性尚未明确，且容易受到局部血运影响检测结果，故目前超声波还不能替代其他骨密度测量方法。

2. X 线片检查 X 线片检查观察骨皮质的厚度及骨小梁形态以判断骨质疏松的程度是临床最常用的方法，但该方法难以定量，只能粗略估计，且敏感度差，一般在骨量丢失 30% 以上时，X 线片检查才会有阳性发现。骨质疏松在 X 线片上表现为骨密度减低，骨小梁变细、减少、间隙增宽，骨皮质分层和变薄。脊柱 X 线片还可以出现椎体压缩、变扁、楔形及鱼尾状畸形。

3. 实验室检查 测定血、尿的矿物质及某些生化指标有助于判断骨代谢状态及骨更新率的快慢，对骨质疏松症的鉴别诊断及分类都有重要的意义。原发性Ⅰ型（绝经后）骨质疏松症多表现为骨形成和骨吸收过程增高，称为高转换型，而原发性Ⅱ型（老年性）骨质疏松症多表现为骨形成和骨吸收的生化指标正常或降低，为低转换型。

（1）骨形成指标

1）碱性磷酸酶（AKP）：为骨代谢活动增强的指标，在破骨或成骨占优势时均增高。原发性骨质疏松症中，绝经后骨质疏松症多AKP提高，而老年性骨质疏松症患者变化则不明显。

2）骨钙素（BGP）：是骨更新的敏感指标。绝经后骨质疏松症患者BGP多明显升高，而老年性骨质疏松症患者则只有轻度升高或无明显变化。

3）血清Ⅰ型前胶原羧基端前肽（PICP）：是反映成骨细胞活动状态的敏感指标，是成骨细胞合成胶原的中间产物，与骨形成呈正相关。绝经后骨质疏松症患者PICP多有升高，而老年性骨质疏松症患者则变化不明显。

（2）骨吸收指标：

1）尿羟脯氨酸（HOP）：是反映骨吸收的常用指标。绝经后骨质疏松症患者HOP多升高，而老年性骨质疏松症患者则变化不明显。

2）血浆抗酒石酸盐酸性磷酸酶（TRAP）：是反映破骨细胞活性和骨吸收状态的敏感指标，主要由破骨细胞释放。绝经后骨质疏松症TRAP增高较明显，老年性骨质疏松症TRAP增高不明显。

3）尿中胶原吡啶交联（PYr）或Ⅰ型胶原交联N末端肽（NTX）：是反映骨吸收的指标，较HOP更为灵敏和特异。绝经后骨质疏松症有显著升高，老年性骨质疏松症则增高不明显。

（3）血、尿骨矿物质成分的检测

1）血清总钙：绝经后骨质疏松血钙可下降，老年性骨质疏松症血钙一般在正常范围。

2）血清无机磷：绝经后骨质疏松症血磷可上升，老年性骨质疏松症血磷多正常。

3）血清镁：绝经后及老年性骨质疏松症血清镁均有下降。

4）尿钙、磷、镁：老年性骨质疏松症尿钙、磷多在正常范围，尿镁略低于正常范围。

【诊断与鉴别诊断】

一、诊 断

诊断标准：以年轻健康个体骨密度的分布为基础，世界卫生组织提出一个诊断标准，这个诊断标准分为四类。① 正常：年轻成人的骨矿物质密度平均值在 1 个标准差之内（t 值≥－1.0）；② 骨密度减低（骨质减少）：骨矿物质密度减少超过 1 个标准差，低于年轻成年人平均值，但低于 2.5 个标准差（－1.0＞t 值＞－2.5）；③ 骨质疏松症：骨矿物质值比年轻人平均数低 2.5 个标准差以上（t 值≤－2.5）；④ 重度骨质疏松症：骨矿物质比年轻成人平均数低 2.5 个标准差以上，并存在脆性骨折。我们国家根据中国人骨密度的流行病学调查，制定了以百分率表示的原发性骨质疏松症的诊断标准：根据骨密度值与当地同性别的平均峰值骨密度相比，减少 1%～12% 为基本正常，减少 13%～24% 为骨量减少，减少 25% 以上为骨质疏松症，其中 37% 以上为严重骨质疏松症。

二、鉴 别 诊 断

1. 中医需与痿证、痹证等鉴别。
2. 西医需与佝偻病、骨软化症、变形性骨炎、强直性脊柱炎、腰椎间盘突出症、腰椎管狭窄症、腰椎滑脱症、脊柱肿瘤等鉴别。

【治疗】

骨质疏松症的治疗原则主要是减缓丢失和恢复已丢失的骨量，缓解症状，预防骨折等并发症。

一、一 般 措 施

1. 均衡营养，适当补钙　建议每日钙摄入量不少于 1.2g，可食用含钙丰富的牛奶、小鱼、海带等食品。50 岁以上的中老年人建议每日补充维生素 D 400～800IU，减少碳酸饮料的摄入，不宜大量饮用咖啡、可乐和茶，以免影响钙质的吸收和利用。

2. 提倡体育锻炼　35 岁前进行有规律的锻炼，尤其是负重锻炼，有助于骨量提高。老年人进行规律的锻炼也可预防骨质过快流失，增强肌肉协调功能，保护骨骼的稳定性并预防跌倒外伤。

3. 适当晒太阳　促进维生素 D 合成，有利于促进钙质在人体的吸收。

4. 积极治疗和骨质疏松有关的疾病　如积极控制糖尿病、慢性肾病、脂肪泻、甲状腺功能亢进、甲状旁腺功能亢进、慢性肝炎、肝硬化、类风湿关节炎、骨转移癌等疾病。

5. 积极保护肝肾功能　维生素 D 在体内需要经过肝、肾的代谢才能形成有活性的维生素 D_3，因此积极保护肝、肾功能有利于钙质的吸收及骨骼的矿化。

6. 预防骨折　老年患者的活动场所要安全，防跌倒设施要完备（地面干燥防滑，并有良好的照明措施等），防止碰撞、跌倒外伤。

二、辨 证 论 治

1. 脾肾阳虚

主症：腰背疼痛，双膝酸软而痛，遇寒则重，得温减轻，绵绵不休，畏寒肢冷，手足不温，后背发凉，以下肢为重，伴神疲乏力、畏寒肢冷、纳呆食少、面色㿠白，或有便溏。舌质淡红或淡胖，边有齿痕，苔白，脉细、沉细或沉弱。

治法：健脾益肾，壮阳强骨。

方药：① 右归丸加减。熟地黄 240g，山药 120g，山茱萸 90g，枸杞、菟丝子、鹿角胶、杜仲各 120g，当归 90g，肉桂 60g，制附子 60～180g。制为蜜丸，每次服药丸 15g，早、晚空腹各 1 次，淡盐汤送下；② 健骨二仙方。龟板胶 10g（烊化），鹿角胶 10g（烊化），枸杞 20g，人参 10g（另炖），川续断 15g，淮山药 30g。每日 1 剂，分 2 次煎汁口服；③ 肾气丸。生地黄 240g，山药 120g，山茱萸 120g，泽泻 90g，茯苓 90g，丹皮 90g，桂枝 30g，附子 30g，上述药物碾为细末，炼蜜和丸，每丸重 15g，早晚各服 1 丸，开水送下，或根据原方用量比例水煎服。

2. 肝肾阴虚

主症：腰背疼痛，活动受限，或有双膝酸痛，潮热盗汗，五心烦热，口干咽干，颧红消瘦，或急躁易怒，眩晕耳鸣，失眠多梦，手足抽搐或徐痉。舌红，苔黄或少苔，脉弦细或数。

治法：滋补肝肾，滋阴填髓。

方药：① 左归丸加减：熟地黄 240g，山药、枸杞子、山茱萸、菟丝子、鹿角胶、龟胶各 120g，川牛膝 90g，制为蜜丸，每次服药丸 15g，早、晚空腹各服 1 次，淡盐汤送下；② 六味地黄丸：熟地黄、山茱萸（制）、牡丹皮、山药、茯苓、泽泻。以上六味，粉碎成细粉，过筛，混匀，每 100g 粉末用炼蜜 35～50g 加适量的水泛丸，干燥，制成水蜜丸；或加炼蜜 80～110g 制成小蜜丸或大蜜丸，每次服药丸 6～9g，早、晚空腹各 1 次，温开水送下；③ 大补阴丸：黄柏 120g，知母 120g，熟地黄 180g，龟甲 180g，以上药物碾为细末，猪脊髓适量蒸熟，捣如泥状；炼蜜，混合拌匀和药粉为丸，每丸约重 15g，每日早晚各服一丸，淡盐水送服，或按比例水煎服。

3. 脾胃虚弱

主症：腰背、周身疼痛，神疲，怠倦乏力，纳呆食少，心悸失眠，气短懒言，精神不振，自汗，头晕目眩。舌质淡红胖大，边有齿痕，苔白，脉细弱无力或虚缓。

治法：益气健脾。

方药：① 四君子汤：人参 10g，白术 9g，茯苓 9g，甘草 6g。每日 1 剂，水煎 2 次，分 2 次口服；② 补中益气汤：黄芪 15～20g，甘草 5g，人参 10g，当归 10g，陈皮 6g，升麻 3g，柴胡 3g，白术 10g，每日 1 剂，水煎 2 次，分 2 次口服。

4. 气血亏虚

主症：腰背疼痛，绵绵不休，伴形体消瘦，少气懒言，神疲乏力，自汗体虚，心悸失眠，面色无华或微黄。舌质淡或舌体瘦小，苔薄白或苔少，脉细弱无力。

治法：益气养血。

方药：八珍汤。当归 10g，川芎 5g，白芍 8g，熟地 15g，人参 3g，白术 10g，茯苓 8g，甘草 5g。每日 1 剂，水煎 2 次，分 2 次口服。

5. 气滞血瘀

主症：腰背疼痛，难以转侧及轺起，痛有定处，痛如针刺。受伤合并骨折时有骨折部位疼痛明显，拒按，相应部位活动受限，或出现腰背后凸畸形或伤肢畸形。舌黯红，或边有瘀点、瘀斑，苔白或黄，脉弦或涩。

治法：活血化瘀，强腰止痛。

方药：① 身痛逐瘀汤：桃仁、红花、牛膝、当归各 9g，川芎、没药、甘草、地龙、五灵脂各 6g，秦艽、羌活、香附各 3g。每日 1 剂，水煎 2 次，分 2 次口服；② 加减泽兰汤：泽兰 10g，桃仁 10g，红花 6g，赤芍 10g，丹皮 6g，香附 6g，木通 10g，三七 10g。骨折部位在上肢者可加桑枝 15g，羌活 10g；骨折部位在下肢者可加独活 10g，杜仲 15g 或牛膝 15g；骨折部位在脊柱者可加狗脊 10g，杜仲 15g。

6. 寒湿困阻

主症：腰背疼痛困着，腰以下冷痛尤甚，如浸冷水中，肢体沉重，关节疼痛，屈伸不利，胸闷痞满。舌淡胖，苔白而腻，脉滑。

治法：散寒除湿，温肾止痛。

方药：独活寄生汤：独活 9g，桑寄生、杜仲、牛膝、细辛、秦艽、茯苓、肉桂心、防风、川芎、人参、甘草、当归、芍药、生地黄各 6g。每日 1 剂，水煎 2 次，分 2 次温服。

三、特色专方

1. 骨康口服液　补骨脂、肉苁蓉、淫羊藿、菟丝子、熟地黄、白芍、黄芪、丹参、当归、大枣等。本方具有补肾壮骨、填精益髓的功效，适用于脾肾阳虚型骨痿。

2. 密骨胶囊 淫羊藿、杜仲、怀牛膝、胡桃肉等。具有补肾强骨的功效，适用于以脾肾阳虚为主的骨痿。

3. 增骨汤 仙灵脾、熟地、山茱萸、血竭等，水煎服。补肾填精，壮阳强骨的功效，适用于脾肾阳虚型兼有肝肾阴虚型骨痿。

4. 益骨饮 黄芪20g，白术10g，党参20g，仙灵脾15g，丹参20g，茯苓15g，当归10g，川芎8g，干姜8g，水煎服。具有补肾健脾、通络除痹的功效，适用于脾肾阳虚型为主的骨痿。

5. 健骨颗粒 煅狗骨、淫羊藿、山茱萸、党参等，水煎服。具有补肾健骨的功效，适用于脾肾阳虚型为主的骨痿。

6. 青娥丸 杜仲（盐炒）480g，补骨脂（盐炒）、丹参各240g，核桃仁（炒）150g，大蒜120g。将大蒜蒸熟，干燥，与杜仲、丹参、补骨脂粉碎成细粉，过筛，再将核桃仁捣碎，与上述粉末掺研，过筛，混匀。每100g粉末加炼蜜50～70g制成大蜜丸。口服每次1粒，每日3次，温水送服。本方具有补肾壮骨、活血止痛的功效，适用于脾肾阳虚型兼气滞血瘀的骨痿。

7. 中药序贯治疗 把骨质疏松症的治疗分为激活、抑制、停药、重复四个步骤重复进行，以期达到治疗效果的最大化。增骨汤Ⅰ、Ⅱ、Ⅲ号胶囊（Ⅰ号胶囊：血竭、天麻、藤子、乳香、没药、玄胡等；Ⅱ号胶囊：淫羊藿、仙茅、熟地、泽泻等；Ⅲ号胶囊：续断、龙骨、牡蛎、骨碎补、赤芍等）各连续服药10天再重复疗程，文献称可以取得比一般中药更好的疗效。

四、中药成药

1. 仙灵骨葆胶囊 每粒0.5g，每日3粒，每日2次。功用：滋补肝肾，活血通络，强筋壮骨，适于肝肾不足、气滞血瘀的骨质疏松患者。

2. 骨松宝颗粒 每次1袋，每日3次。功用：补肾活血，强筋壮骨，适于用于骨痿（骨质疏松）引起的骨折、骨痛、骨关节炎，以及预防更年期骨质疏松症。

3. 骨疏康颗粒 每袋10g，每次1袋，每日2次，饭后开水冲服。功用：补肾益气，活血壮骨，主治肾虚，气血不足所致的中老年骨质疏松症。

4. 骨康胶囊 每粒0.4g，1次3～4粒，1日3次。功用：滋补肝肾，强筋壮骨，通络止痛。用于骨折、骨性关节炎、骨质疏松，属肝肾不足、经络瘀滞者。

5. 龙牡壮骨颗粒：每袋5g，1次10g，1日3次。功用：强筋壮骨，和胃健脾。用于治疗和预防小儿佝偻病、多汗、发育迟缓、消化不良，现也经常用于防治骨质疏松症。

6. 金乌骨通胶囊　每粒 0.5g，1 次 3 粒，1 日 3 次口服。功用：滋补肝肾，活血通络，祛风除湿。用于肝肾不足、风寒湿痹，骨质增生、骨质疏松等患者。

7. 益肾补骨片　每片 0.3g，1 次 4 片，1 日 3 次。功用：补益肝肾，益气养血，化瘀通络。用于肝肾不足、气虚血瘀导致的腰背腿痛的患者。

五、中药单味药

常用的单位药有淫羊藿、骨碎补、葛根、杜仲、补骨脂、丹参、黄芪、枸杞、蛇床子、续断、红曲等。

六、中药外治

1. 中药敷贴　脾肾阳虚者，用温通散（威灵仙、独活、桑寄生、透骨草、五加皮、姜黄、赤芍、红花、当归、制川乌、制草乌、桂枝、花椒）等。

2. 药熏洗浴　①骨碎补 50g，透骨草、伸筋草各 30g，丹参 20g，莪术、川芎各 10g，药液调至 40℃，每日药浴 1 次，每次 40 分钟；②威灵仙、透骨草、钩藤、苏木、荆芥各 30g，每日外洗 1～2 次，或选上方用药熏床熏药治疗；③强筋通络散　没药 80g，乳香 80g，红花 80g，制川乌 64g，制草乌 64g，甘草 72g，透骨草 56g，杜仲 48g，赤芍 48g，鸡血藤 48g，合欢皮 48g，当归 48g，丹参 40g，党参 40g，海桐皮 40g，防风 48g，秦艽 48g，木瓜 32g，独活 32g，桑寄生 32g，羌活 32g，用于药熏床汽化熏药治疗，也可根据以上比例开药煎水外洗治疗，每日外洗 1～2 次。

3. 定向透药　使用药物离子导入、透入、电致孔、超声等设备，将单味或复方中药局部透入。药方从常用内服、外治药方中选用，例如常用的牛膝醇溶液、正清风痛宁、活络止痛酊（防风 50g，秦艽 50g，制草乌 50g，制川乌 50g，木瓜 50g，甘草 50g，杜仲 50g，用 50% 乙醇 1250g 浸于密闭容器内 3 至 7 天，去渣，过滤，滤液分装）等。

七、物理治疗

1. 低频脉冲电磁疗　可以有效缓解骨质疏松性疼痛、提高骨质密度和骨钙含量、增加骨骼生物力学性能、促进骨胶原蛋白形成和骨形成。有研究认为每天 20～40 分钟的低频脉冲电磁疗连续治疗 1 周就可以较满意地缓解骨质疏松性疼痛症状，强度为 3.82mT，频率 2～16Hz，疗程 30 天左右是比较优化的刺激参数。

2. 低强度脉冲超声波　超声波是一种能穿透并在人体中传播的高频率压力波，低强度脉冲超声波可对组织产生微机械应力和应变，刺激骨形成，对抗骨质疏松，并能改善骨折愈合的骨痂的生物力学强度。低强度脉冲超声波抗骨质疏松常用的频率是 1.5MHz，脉冲时长 200ms，间歇 800ms，输出强度 30mW/cm²，治疗时间每天 15 分钟，持续治疗 4 周。

3. 体外冲击波治疗　体外冲击波可以促进正常人松质骨的成骨细胞分化和增殖，并呈剂量依赖关系，增加骨小梁体积，促进钙质沉积，增加骨密度，因此也开始用于治疗骨质疏松症。

4. 神经肌肉电刺激　低频神经肌肉电刺激能促进多种生长因子的分泌和表达，促进细胞的增殖与分化，能明显改善骨骼的生物力学强度，因此对防治骨质疏松症具有重要意义。

5. 水疗　热水疗法有扩张血管、改善局部血液循环的效果，能加快局部的新陈代谢，对于防止骨丢失具备一定效果。

6. 蜡疗　蜡疗具有温热作用，石蜡热容量大、导热性小，没有热的对流特性，又不含水分，可释放大量的热能，对人的机体可以保持较高和较持久的热作用，可以扩张皮肤毛细血管，加快新陈代谢，促进骨的再生和骨痂的形成，用于防治骨质疏松症和缓解骨质疏松性疼痛。

八、针　　灸

1. 辨证取穴　多认为骨质疏松症以肾虚为主要原因，与脾胃亏虚、肝血不足等因素相关，主张补肾益精、温阳壮火，兼顾健脾益气、养肝补血，选肾俞、脾俞、命门、关元、神阙、足三里、中脘、大椎、大杼、志室、腰阳关、膈俞、腰眼、太溪、三阴交等穴，针刺采用补法，或采用温针、隔姜灸或隔附子饼灸。

2. 辨病　治疗绝经后骨质疏松症，穴取大杼、大椎、命门、悬钟、膈俞、足三里；治疗老年性骨质疏松症，主穴可选百会、大椎、至阳、腰阳关、命门，配以关元、气海、肾俞、脾俞、足三里、三阴交等穴。针刺多采用补法，或采用温针、隔姜灸或隔附子饼灸。

3. 对症取穴　这一类治疗多以改善疼痛为目的，取穴以疼痛局部穴位为主。可取合谷、大杼、膈俞、肾俞、至阴、关元、人迎、足三里、三阴交、阳陵泉、行间，配以耳穴肝、肺、内分泌和甲状腺。

4. 部分患者疼痛剧烈，可采用痛点针刀治疗或阿是穴手指点穴治疗。在采用针灸治疗的同时，也可以用手指点按穴位的方法以刺激和调整经络、脏腑功能，调节骨质代谢，治疗骨质疏松症。

九、运动疗法

1. 主动运动 对于原发性骨质疏松症患者，提倡主动运动，主要采取有氧运动及负重运动，可增强肌力、耐力，增强活动范围，改善肌肉协调性等。循序渐进，逐步增加。运动场所要注意防滑。可根据需要进行单关节或多关节联合运动，单向或多方向运动，不同幅度、速度的运动。

2. 被动运动 适用于各种原因引起的肢体功能障碍，能起到放松痉挛肌肉，牵伸挛缩肌腱及关节囊，恢复或维持关节活动度的作用。进行被动运动的注意事项是：被动运动顺序是从远端至近端，用于改善肢体血液、淋巴循环；被动活动肢体应放松，置于舒适体位；被动活动关节时，治疗师的一手固定关节近端，另一手活动关节的远端。在活动中稍加牵引，并对关节稍加挤压；被动活动时，治疗师手法应缓慢柔和，有节律性，避免撞伤性动作，并逐步增加关节活动度；被动运动应在无疼痛范围中操作。

3. 助动运动 适用于创伤后无力的肌肉或不全麻痹的功能练习及年老体弱患者。当患者患肢没有足够的力量来完成主动活动时，由治疗师、本人健侧肢体或利用器械提供力量来协助患肢活动。助动运动应以主动运动为主。为尽快恢复肌力，助动主要加于活动范围的开始和结束部分，中间部分由患者主动收缩完成。每次运动后给予休息。随着肌力不断恢复，可逐渐减少助动成分。

十、其 他 疗 法

1. 骨质疏松症患者在急性疼痛期间可短期使用止痛药物治疗。

2. 骨质疏松症是推拿的相对禁忌证，但也可缓解骨质疏松性疼痛，一般采用温和的揉、按、推、搓、摩等手法以放松紧张的肌肉，缓解痉挛和疼痛。

3. 食疗：可将治疗骨质疏松症的药物加入膳食，食用豆制品也有一定的治疗效应。

十一、骨质疏松性骨折的治疗

骨质疏松性骨折愈合时间相对较长，愈合的骨痂质量欠佳，并发症多，固定易于失效，其治疗一直是骨科界的难点和挑战。根据其特点，骨质疏松性骨折的治疗应遵循复位、固定、功能锻炼、抗疏松治疗的四原则，尽量选择创伤小、对关节功能影响小的复位方法，不必强求骨折的解剖复位，而应着重于组织修复和功能恢复。骨质疏松性骨折愈合时间较长，固定时间也相应延长。骨质疏松性骨折延迟愈合及不愈合的几率增加，常需配合药物促进骨折愈合、改善成骨质量，治疗时间应延长并加强后期疗效的巩固。该类骨折卧床时间或制动时间较长，限制活动后将快速发生骨丢失，因此应早期进行肌肉关节的被动和主动功能锻炼，尽早全面、充分活动未固定的关节，尽量减少卧床和制动时间。同时，积极治疗骨质疏松症，预防再骨折。

中医治疗骨质疏松性骨折充分体现了中医简、便、廉、验的特点，尤其是上肢及脊柱的脆性骨折，中医的手法复位、固定、功能锻炼及内外药物配合的方法易于被患者接受，髋部及下肢骨折的部分类型由于非手术治疗卧床时间长、难以固定、患者难以耐受，采用手术治疗的较多，中医亦能配合中药调整患者整体状况，对于骨折中后期促进骨折愈合及抗骨质疏松治疗、预防再骨折发挥重要作用。

根据骨折三期辨证施治的总体治疗原则，对于骨质疏松性骨折早期中药治疗主要有活血化瘀、活血通腑等治疗方法，中后期则更注重以补肾强骨为基础，补气养血、脾肾同补、接骨续损，骨折后期加强抗骨质疏松治疗及防止再次骨折。在骨折三期辨证治疗中，骨质疏松性骨折更应侧重后期的治疗及疗效的巩固，在早、中期也更注重正气的顾护，较早合用补益药物，尤其是补肾强骨和接骨续损药物。

骨折愈合后，坚持按前文所述骨痿的治疗方法辨证施治，加强健康教育，指导患者进行适当的体育锻炼，增强身体的协调性，保护视力，活动时注意照明，避免地面湿滑，避免活动中的障碍物，加强自身保护，必要时使用护具，行走时可借助拐杖等辅助器械，防止再次骨折。

【特色疗法述评】

一、西医及中西医结合治疗

1. 西医常规治疗

（1）以抑制骨吸收为主要机制的药物：① 双膦酸盐类药物：国内主要有阿仑膦酸钠、利噻膦酸盐、依替膦酸钠、伊班膦酸钠、唑来膦酸注射液等；② 选择性雌激素受体调解剂（SERMs）：如雷洛昔芬；③ 雌激素类：如雌二醇类、结合雌激素、雌孕激素复合制剂、替勃龙、植物雌激素等药物；④ 降钙素类：如鲑鱼降钙素喷鼻剂和注射剂、鳗鱼降钙素注射剂。

（2）以促进骨形成为主要机制的药物：甲状旁腺激素 rhPTH（1-34）：如特立帕肽；氟化物如特乐定。

（3）多重作用机制的药物：① 锶盐类：如雷奈酸锶；② 活性维生素 D

及其类似物：如骨化三醇、α-骨化醇等药物；③ 维生素 K 类：如维生素 K2 四烯甲萘醌。

骨质疏松症是慢性疾病，需要长期的药物治疗才能取得良好效果。为了加强疗效，可采用：① 联合给药：即基本治疗的各项措施（包括补充钙剂和维生素 D）可作为抗骨质疏松药物联合治疗的基础，可以同时与各种骨吸收抑制剂或骨形成促进剂联合使用，并贯穿整个治疗过程；不推荐同时联合应用同一作用机制的抗骨质疏松药物，且不主张同时联合使用骨吸收抑制剂和骨形成促进剂；② 序贯治疗：根据个体情况酌情选择骨形成促进剂和骨吸收抑制剂先后序贯治疗。

2. 新药　骨形成促进剂甲状旁腺激素和多重作用机制的雷奈酸锶可算新一代抗骨质疏松药物，对于提高骨密度、防止脆性骨折有可喜疗效，国产药物奥金肽对成骨细胞及破骨细胞具备双靶向作用，是药物作用堪比甲状旁腺激素的国产新药。静脉给药的新一代膦酸盐制剂密固达（唑来膦酸注射液）则只需每年静滴 1 次，可取代长期口服骨吸收抑制剂。

3. 中西医结合治疗　擅长中药治疗的医师多半也会联合使用补钙及维生素 D 类制剂作为基础治疗措施，在应用中药的同时也不排斥使用上述西药联合治疗以期达到更好的疗效。在严重骨质疏松症并有急性疼痛患者的治疗中，也常常联合使用降钙素及西药止痛等药物。如果西药因为疗效不好或者患者耐受不良而需要药物假期时，中药的应用显得尤其重要。相对而言，中药的副作用较小，患者依从性较高，可以保证骨质疏松症患者的长期治疗从而达到更好的效果。在使用中药的同时，强调运动疗法、物理治疗和营养配合，加强跌倒的预防措施，以期达到治疗骨质疏松及预防骨折等并发症的目的。

二、中医药研究动态

1. 中药治疗的适应证　中药治疗原发性骨质疏松症以内服法为主，外用法多是为了缓解疼痛的对症治疗，总体对于骨质疏松症患者都有良好的疗效，并易于被患者接受，成药的开发也有利于患者的长期治疗。

2. 单味药的研究　骨质疏松的治疗多以补肾壮骨药物为组方基础，配合健脾、养肝及活血药物。

（1）淫羊藿：淫羊藿在治疗骨质疏松症的中药复方中占很大比例，是我国传统的补肾壮阳中药，多项研究均表明淫羊藿总黄酮是其主要有效成分，能有效预防骨吸收和促进骨形成，有效防治骨丢失随年龄增长而加剧的趋势，有效防治骨质疏松症。

（2）骨碎补：主要有效成分为骨碎补总黄酮，能促进骨对钙的吸收，促进骨基质蛋白形成和骨基质的钙化，并能促进骨折愈合。

（3）葛根：其有效成分为异黄酮，即葛根素，具有与雌激素类似的化学结构，在一定程度上可以替代雌激素作为绝经后女性骨质疏松的治疗药物。

（4）杜仲：为传统的补肾壮阳中药，可促进骨髓生成，对抗骨质疏松。

（5）补骨脂：具有补肾助阳、温脾止泻的功能，能抑制破骨细胞活性，促进成骨细胞的形成和分化，防治骨质疏松。

（6）丹参：为传统的活血补血药，有效成分有丹参素、儿茶醛 A 和 B、丹参酮ⅡA 和隐丹参酮等，其中，丹参酮具有明确的抗骨质疏松作用，对于松质骨的抗丢失作用优于皮质骨，且不抑制骨形成，也无雌激素副作用。

（7）黄芪：为传统的补气药，主要化学成分是香豆素、黄酮类化合物及微量叶酸和数种维生素，具有抑制破骨细胞、降低骨吸收、促进骨形成的补骨功效。

（8）枸杞：具有补血养肝的作用，枸杞多糖是其主要有效成分，能改善骨质，有效防治骨质疏松症。

（9）蛇床子：蛇床子的主要活性成分蛇床子素是呋喃香豆素类植物雌激素，具有抗骨质疏松效果。

（10）续断：续断可促进成骨细胞的增殖、增加碱性磷酸酶的表达及矿化结节形成，促进成骨细胞骨钙素和Ⅰ型前胶原 mRNA 的表达，防止成骨细胞凋亡，有效治疗骨质疏松。

（11）红曲：为传统的健脾药物，经研究发现红曲中含有 12 种他汀类物质，具有降血脂、防治心血管疾患的作用，同时还具有预防骨质疏松的作用，可抑制破骨细胞介导的骨重吸收。

（12）其他：肉苁蓉中苯乙醇总苷、甜菜碱等成分具有雄激素样作用，可诱导成骨细胞分化，治疗骨质疏松症、骨折不愈合；巴戟天的有效成分巴戟天多糖是可抑制成骨细胞凋亡；静脉点滴鹿瓜多肽、骨肽等药物，对于调解骨代谢，促进骨形成具有一定帮助。另外，熟地、紫河车、人参、冬虫夏草、菟丝子、当归、川芎等具有补肾、健脾、活血功效的单味中药，都具有改善骨质量、防治骨质疏松症、缓解临床症状的功效。

3. 中药应用的局限性 　中药治疗骨质疏松症往往需要长期服用、缓慢起效，对于骨质疏松症急性期疼痛剧烈的患者即使采用汤剂也不一定能起到立竿见影的效果。一旦骨质疏松症患者合并出现骨折，为了更快让患者恢复功能活动，往往会采取手术治疗才能满足现代医学的要求，尤其是髋部骨折。在出现脆性骨折并发症时，若合并桡骨远端骨折，中医传统正骨手法还是能很好地发挥作用，具备治疗上的优势，只有少部分关节内骨折、粉碎性骨折患者可能需要手术治疗，采用切开复位锁定钢板螺钉内固定，必要时植骨或加用骨水泥；合并屈曲型稳定性胸腰椎骨折的患者完全可以通过中医手法或器械复位成功，少数出现神经损伤症状的患者需手术切开复位椎弓根钉内固定。由于非手术治疗需要较长时间卧床，会进一步加重骨质疏松症，有不少患者愿意接受更积极、更快速恢复负重功能的经皮椎体成形术等微创手术；合并髋部骨折的患者也面临非手术治疗长时间卧床加重骨质疏松症的困难局面，尤其是股骨颈骨折难以愈合，更多医生和患者倾向于选择人工全髋或半髋关节置换，股骨转子间骨折的患者可能采用切开复位动力髋螺钉、股骨近端防旋髓内钉等内固定，或少数患者也可能采用人工髋关节置换术。但无论哪种治疗，根据骨折三期辨证配合中药治疗对于促进骨质疏松性骨折愈合及预防并发症均有积极的意义，中后期注重补肾强骨及进一步抗骨质疏松治疗是增加远期疗效的重要措施，对于预防再骨折及内固定物或假体松动等具有重要意义。

4. 研究方法的缺陷 从目前众多的中医药治疗骨质疏松症的研究报道中可以看出，中药治疗骨质疏松症还处于低水平、重复性研究，具备多方面的不足。

（1）辨证分型没有统一标准：目前有关骨质疏松症的中医药研究的纳入标准都可以遵循骨质疏松症的西医诊断标准，但辨证分型则难以有统一标准。目前，绝大多数研究者都认可骨质疏松症是以肾虚为核心的疾病，治疗也以补肾为大法，可有肾阳虚、肾阴虚或阴阳两虚，或多或少有所偏倚。同时，很多研究者都认可骨质疏松症也牵涉到脾胃、肝等多个脏腑，与气血旺盛与否密切相关，且多虚多瘀，易为寒湿所困，因此，又衍生出肝血亏虚、阴虚火旺、肝郁气滞、气血亏虚、脾胃亏虚、脾肾阳虚、气滞血瘀、气虚血瘀、寒湿阻滞等多种证型，甚至还有学者认为有少数病例还存在痰湿化热的证型，但这种观点一般作为一家之言没有得到广泛认同，更多的人倾向这种状况的出现是骨质疏松症患者合并其他疾患或由于其他因素影响而导致身体短期内出现的一种状态，而不是骨质疏松症的疾病本质所在。因此，排除其他因素的干扰，关注于骨质疏松症本身，规范骨质疏松症的中医辨证分型，对于中药治疗骨质疏松症研究的统一评估具有重要意义。

（2）同一证型组方用药缺乏客观指标：骨质疏松症的中医药治疗多以补肾为基础，且多为阴阳双补，略有侧重，再配合健脾、益气、养血、活血药物综合治疗。称为效果优良的药物一般组方都会注意以上方面的配伍，但根据医家临床经验及用药习惯的不同，组方也各不一样，缺乏统一的标准。其中，淫羊藿、骨碎补、补骨脂、鹿角、龟甲、人参、枸杞、丹参、熟地、黄芪等药物经常出现在组方用药中，但每种组方之间疗效的差异缺乏有效的研究比较，很难说哪一种效果更好，处方药物的标准也很难达到统一，尤其是临床开具中药汤剂更可加减配方，对于中药疗效的现代研究构成了很大的影响。

（3）疗效观察缺乏统一标准：骨质疏松症的中医药治疗效果经常会借鉴西医的骨代谢指标，通过骨形成代谢指标的改善及骨吸收指标的降低来证明其短期疗效，骨密度检查也有借鉴，但缺乏可靠数据证明多长时间的治疗可以有效提高骨密度及其提高的程度，对骨质量的改善及骨折发生率的控制更缺乏令人信服的研究数据。有些临床观察甚至还依赖对于对骨质疏松性疼痛症状的改善来进行疗效判断，更缺乏客观性。

（4）中药作用机制研究不清：虽然目前中医药治疗骨质疏松症有单味药物及复方药物的动物实验及临床试验研究，但中药治疗的有效机制研究不明了，很难有突破性的研究成果。这或者与中药成分或中药组方成分复杂、作用途径多有关，我们很难有效地把某中药划分为哪一类抗骨质疏松药物，也无法得知某个中药组方或某味中药是通过哪种作用途径达到最为有效和直接的疗效。也正是由于中药成分复杂，治疗骨质疏松症有效的药物也往往被用于治疗骨关节炎、强直性脊柱炎、股骨头缺血性坏死、慢性劳损性疼痛、骨折延迟愈合或不愈合等多种疾病甚至益寿延年抗衰老，成了包治百病的灵丹妙药。

（5）虽然有很多关于中药治疗骨质疏松症的研究，但中药研究缺乏长期的、大样本、多中心、随机、双盲、对照的有效临床实验，很多研究缺乏可比性和可重复性。中医药防治骨质疏松症都取得了可喜的效果，但目前还缺乏可靠的数据或公认的研究证明哪一个中药或哪一个组方可以强于或可替代雌激素替代治疗，对于现在疗效确切的磷酸盐类制剂、降钙素、甲状旁腺激素、锶制剂等西药的对比也缺乏可靠的临床对照试验。因此，中药治疗骨质疏松症必须加快方法学的突破，开展更为严谨、更系统、更有创新性的临床与实验研究，真正将中药宝藏挖掘出来，继承、创新，发扬光大。

【主要参考文献】

1. 杜莹，谢杰，魏合伟，等. 应用补肾健脾活血法治则防治骨质疏松症［J］. 中国临床康复，2005，35（9）：108-110.
2. 万雷，黄宏兴，柴生颋，等. 骨康方对去势大鼠肾组织 MDA、SOD、TAOC 的影响［J］. 陕西中医，2012，（7）：923-924.

3. 易建华，沈霖，杨艳萍，等．密骨胶囊治疗原发性骨质疏松症（肝肾不足证）的临床研究［J］．中国中医骨伤科杂志，2006，14（5）：11-13.

4. 梁克玉，魏玉玲，郭邦富，等．中药增骨汤序贯疗法治疗绝经后骨质疏松症-附120例临床观察［J］．中医正骨，1999，11（1）：9-10.

5. 李毅，蔡文品，胡永文，等．益骨饮治疗绝经后骨质疏松症的临床观察［J］．浙江中医药大学学报，2009，33（1）：53-54.

6. 熊炎昊，藤蔚然，刘涛，等．健骨颗粒治疗绝经后骨质疏松症随机对照双盲双模拟多中心临床试验［J］．中国中医骨伤科杂志，2008，16（4）：17-20.

7. 赵光，沈霖，杨艳萍，等．青娥丸对绝经后骨质疏松症患者骨密度、血清 MMP-2 水平及骨代谢指标的影响［J］．中西医结合研究，2012，4（3）：113-117.

8. 叶喜阳，潘晓华，庞春萍，等．淫羊藿黄酮治疗骨质疏松的动物实验研究［J］．河北师范大学学报，自然科学版，2010，34（4）：468-470.

9. 谢雁鸣，许勇钢，赵晋宁，等．骨碎补总黄酮对去卵巢大鼠骨密度和细胞因子 IL-6、IL-4、TNFα 水平的影响［J］．中国中医基础医学杂志，2004，10（1）：34-37.

10. 王新祥，张允岭，吴坚，等．葛根对骨质疏松模型小鼠骨密度和骨组织构造的作用［J］．中国骨质疏松杂志，2008，14（5）：349-351.

11. 肖静，李三华，莫宁萍，等．杜仲总黄酮对体外培养大鼠成骨细胞增殖的影响［J］．遵义医学院学报，2008，31（3）：238-241.

12. 王建华，张军芳，吕萍，等．异补骨脂素加锌对大鼠成骨细胞相关细胞因子表达影响的实验研究［J］．天然产物研究与开发，2010，22（3）：403-406.

13. 刘国良，黄孝庆，刘渝，等．丹参对大鼠成骨细胞增殖和分化的影响［J］．重庆医科大学学报，2006，31（6）：865-867.

14. 林晓生，曹顺海，王健．黄芪及其制剂对骨质疏松症的治疗作用［J］．中医正骨，2008，20（7）：77-78.

15. 刘建新，张文平，连其深．蛇床子的植物雌激素样作用［J］．中国临床康复，2006，9（23）：186-187.

16. 程志安，吴燕峰，黄智清，等．续断对成骨细胞增殖、分化、凋亡和细胞周期的影响［J］．中医正骨，2004，20（12）：1-3.

17. 贺秀红，丁琼丽．骨肽联合葡萄糖酸钙注射液治疗原发性骨质疏松症的疗效观察［J］．中国老年保健医学，2009，7（4）：97-98.

（李　全）

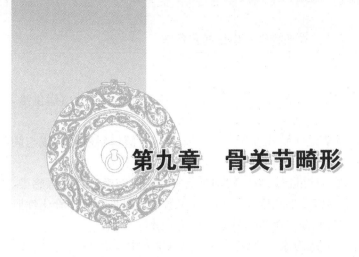

第九章　骨关节畸形

第一节　先天性肌性斜颈

先天性肌性斜颈，俗称"歪脖儿"，是指患儿一侧胸锁乳突肌纤维性挛缩，颈部和头面部向患侧偏斜畸形的疾病。中医认为本病属"痉证"范畴。发病率为 $0.3\%\sim1.9\%$。如不及时治疗，且随着年龄增长，其颈部结构与功能异常可引起儿童颌面部结构的非对称性生长，造成颌骨形态的改变，颈椎发育畸形逐渐加重，影响颈部活动和颜面的外形美观。近年来，临床发现此病的发病率呈上升趋势。

【病因病机】

一、中　医

疾病的发生与督脉、筋脉、血液等有关。

1. 先天不足　由于孕妇失养，胎儿先天禀赋不足，血枯筋挛，而致此病。

2. 气滞血瘀　由于孕体失护，跌扑闪挫，致使胎儿颈部受损，血行不畅，瘀血阻滞，脉络不通，经筋结聚所致。

病机特点是先天不足为本，气滞血瘀、筋脉痹阻为标。

二、西　医

（一）病因分类

现代医学认为引起小儿肌性斜颈的病因较多，目前尚不十分明确，学者争论较多。

1. 产伤学说　分娩时一侧胸锁乳突肌因产道或产钳挤压受伤出血，血肿肌化形成挛缩。

2. 胎位不正学说　分娩时胎位不正，阻碍一侧胸锁乳突肌的血运供给，引起该肌缺血性改变所致。

3. 宫内发育障碍学说　胎儿在子宫内头部常向一侧偏斜所致，或与胚胎发育异常有关，而与生产过程无关。

4. 感染学说　疼痛性淋巴结炎，特别是化脓性淋巴结炎以及病毒感染，外伤所致寰椎、枢椎体旋转半脱位，或颈 2/3 半脱位，颈肌麻痹，骨化性肌炎等均可引起小儿肌性斜颈。咽部炎症也是一个因素。

5. 癔症现象学说　认为家长在床的上方悬挂装饰物，使小儿的头常向一侧偏斜是引起姿势性斜颈的常见病因。

6. 羊水量、脐带绕颈学说　认为患儿母体孕育过程中羊水过少或过多，脐带绕颈而致缺氧也是引起肌性斜颈的重要因素。

7. 产后护理不当学说　认为患儿是由于产后护理不当从而导致一侧胸锁乳突肌或斜方肌损伤所致。

8. 遗传学说　部分学者认为患儿发病由家族遗传病引起。

（二）临床分型

参照 Macdonald D 分 2 类：第 1 类胸锁乳突肌有肿块，第 2 类胸锁乳突肌肌肉紧张，但无肿块。根据患儿初诊时表现，分为 4 型：肿块型Ⅰ型、肿块型Ⅱ型、条索型、骨化型。

（三）病理分型

肌肉型、纤维型及混合型。

【临床表现】

1. 病史　多具有产伤、局部缺血、静脉闭塞、宫内姿势不良、遗传、生长停滞、感染性肌炎等的病史。多数患儿在出生后发现颈部一侧有梭形肿块，继而头部歪斜病史。

2. 症状　头颈部一侧歪斜，下颌偏向健侧为主要症状，开始为患侧胸锁乳突肌发生肌纤维化、挛缩，影响面颈部发育而出现头颈、颜面向患侧偏斜畸形。

3. 体征　病初头部运动略受限，但无明显斜颈现象，触诊可发现硬而无疼痛的梭形肿物，与胸锁乳突肌的方向一致，在 2～4 周内逐渐增大，然后开始退缩，在 2～6 个月内逐渐消失。部分患者不遗留斜颈；不少患者若未经治疗，肌肉逐渐纤维化、挛缩硬化，形成颈旁硬的束状条物，头部因挛缩肌肉的牵拉而发生斜颈畸形，肌肉短缩侧的面部亦发生变形。若畸形不及时纠正，面部变形加重，最后颅骨发育不对称，颈椎甚至上胸椎出现脊柱侧弯畸形。

【辅助检查】

1. X线片　鉴别有无脊柱侧弯因素。
2. MRI　能够早期准确地诊断先天性肌性斜颈。
3. 超声　超声显像是最好的检查方法。超声观察双侧胸锁乳突肌的连续性及肿块的部位、大小内部回声情况以及与胸锁乳突肌与周围组织的关系。

【诊断与鉴别诊断】

一、诊　　断

1. 诊断步骤

（1）第一步（怀疑阶段）：①具有导致一侧胸锁乳突肌发育异常或受伤出血致形成痉挛的病因；②一侧胸锁乳突肌肿大及活动受伤；③X线检查正常或接近正常。

（2）第二步（可能阶段）：①B超检查提示一侧胸锁乳突肌有肿块；②MRI。

（3）第三步（确诊阶段）：通过体格检查：患侧歪斜、前倾，颜面旋向健侧为特点，除外其他疾病的。

2. 诊断标准　①早期胸锁乳突肌处有肿块，有臀位产史，颈部肿物于出生后2周左右出现；②质硬，可活动，边界清楚，无红肿热痛；③以后呈束状挛缩；④晚期有头面部畸形；⑤X线片：颈椎未见骨骼改变。

3. 病理分期　早期，患侧胸锁乳突肌发生纤维化及挛缩变性；中期，头颈部不对称性畸形；晚期，出现代偿性的脊柱侧弯。

二、鉴　别　诊　断

1. 中医需与瘿瘤、痿证等鉴别。

2. 西医需与颈部淋巴结炎、颈椎椎骨畸形类疾病、癔症性斜颈、习惯性斜视及颈部扭伤后肌肉痉挛性斜颈等鉴别。

【治疗】

一、一 般 措 施

去除病因：家长可在床的上方悬挂装饰物，使婴儿头常向健侧偏斜。

二、辨 证 论 治

1. 先天不足

主症：胸锁乳突肌痿软，无肿块，伴颈软、头发稀疏、各项指标较同龄差。舌淡，指脉：风关、脉细弱。

治法：滋阴补肾，填精益髓。

方药：左归丸。熟地黄24g，山药、枸杞子、山茱萸、菟丝子、鹿角胶、龟胶各12g，川牛膝9g。制为蜜丸，每次服药丸1.5g，早、晚空腹各服1次，淡盐汤送下。

2. 气滞血瘀

主症：胸锁乳突肌挛缩，并有明显肿块。舌黯或有瘀点，脉弦或沉涩。指脉：风关、色紫鲜红。

治法：理气活血，化验散结。

方药：柴胡疏肝散。陈皮（醋炒）、柴胡各6g，川芎、枳壳（麸炒）、芍药各4.5g，甘草（炙）1.5g，香附4.5g，制为蜜丸，每次服药丸1.5g，早、晚空腹各服1次。

三、推 拿

1. 单纯推拿 ①患儿取抱坐位，术者用拇指揉法或双环式指揉法在患侧枕骨、颈项、肩背、冈上肌、斜方肌处放松操作（6分钟）；②拇指、示指和中指揉捏患侧硬块条索状物（6～9分钟），并拿、捏、揉、点患侧胸锁乳突肌起止点肌肉僵硬处（3分钟）；③术者一手扶住患儿患侧肩峰，一手扶住患侧头顶，向健侧肩部逐渐用力倾斜，逐渐拉长患侧的胸锁乳突肌。双手自胸锁乳突肌中点依次向两端点揉牵拉（9遍）；④对于面部发育不对称者，点揉风池、风府、天柱、肩髎、肩井、天宗、肩中俞、颊车、太阳、下关、丝竹空、童子髎，并用大鱼际摆动推揉面颊（3分钟）。

2. 推拿配合针灸 ①术者先对患侧胸锁乳突肌推拿按摩数遍；②继用拇指蘸取适量伸筋液反复揉肿块及周围并弹拨，然后用拇指、食指、中指相对按摩肿块反复数遍；③术者两手分别固定患侧肩部及患者头部，使头部向患侧肩部，然后一手扶住患儿下颌部，另一手拖住脑后左右转动。同时以颈椎为纵轴向上拔伸旋转。每日1次，12天为1个疗程。连续2个疗程。针刺疗法：主穴取阿是穴（每次必用），配穴取阳陵泉（过于哭闹时不用），每日1次，每次30分钟，20次1个疗程。

3. 推拿配合中药外敷　①患儿取仰卧位，先揉搓放松双侧颈肩肌群；②暴露出患侧胸锁乳突肌，术者对病侧肌肉肌腱施以三指揉法（约10分钟）；③术者一手按扶患儿肩部，另一手扶按头侧，两手同时反方向用力，牵拉拘缩变短的肌肉（5～10次）；④面部变形或不对称者，揉面部2分钟。每日1次，每次治疗时间为15～20分钟，30次为1个疗程，2个疗程。配合舒筋散结膏外敷或合用舒筋汤（自拟），每晚1次，7次1个疗程。

4. 推拿配合水针　①患儿取坐位位，头转向健侧，使患侧胸锁乳突肌充分暴露；②按揉患侧胸锁乳突肌10分钟；③弹拨提拿反复3～5遍；④牵拉旋转患侧头部向健侧；⑤按摩患侧面部、肩部数遍。每天1次，10次1个疗程，隔2日进行下1个疗程。一般治疗2～3疗程。配合当归注射液、维生素C注射液穴位注射治疗。

5. 推拿配合旋磁　患儿取侧卧或仰卧位，暴露患侧颈肩部医者坐或站于患侧，涂上滑石粉，采用按摩八法在患侧胸锁乳突肌上治疗。配合旋磁疗机治疗20分钟，1次/日，5次/周，20次为1个疗程。

四、针　　灸

1. 刘俊娥等经验穴　主穴取桥弓穴；配穴：完骨、天柱、列缺、阳陵泉，快速进针，捻转数下，出针，不留针，一般先推拿，后针刺，1次/天，10次1个疗程，共1～2个疗程。

2. 焦红波等经验穴　哑门、风池、天柱、肩中俞、天宗、列缺、阳陵泉等穴，快速进针，平补平泻，不留针。每日1次，共7次为1个疗程。如果患儿斜颈未愈，休息7天后再继续治疗。

五、中 药 外 敷

气滞血瘀证明显者可予：四物汤加减水煎取汁后用纱布浸湿后温敷患处；伸筋液：用藏红花、冰片、伸筋草等泡于75%乙醇中，取汁外敷于患处后；舒筋散结膏：用血竭、三七、红花、地龙、制乳香、制没药等，制成膏外敷于患处；舒筋活血膏：用制乳没、自然铜、木瓜、苏木、路路通、羌活、独活、红花、血竭等，调膏外敷；三莪膏：用芒硝、三棱、莪术等，调成糊状敷于硬结处；舒筋汤：用羌活、伸筋草、木瓜、透骨草、血竭、冰片等，取汁温敷患处；跌打丸：用手将跌打丸捏碎成饼状，山西陈醋调成饼糊，外敷于肌肉紧张处；正颈散：大黄、木香、桃仁、红花、栀子、玄明粉等，制膏外敷于患处。先天不足者，可用左归丸或右归丸调成膏药外敷。外敷的同时，配合推拿治疗效果更佳。

六、局 部 注 射

1. 穴位注射　用 2ml 注射器抽取 5％当归注射液、维生素 C 注射液各 1ml 混合液后，快速刺入肝俞穴，经回抽无血后，将上述混合药液快速推入，隔日 1 次，10 次 1 个疗程，共 3～6 个月。

2. 病灶注射　患儿仰卧于治疗床上或抱于母亲怀中，头部转向健侧，使患侧胸锁乳突肌肿块尽量显露出来，消毒后，根据年龄及体重，配以激素（醋酸泼尼松龙），或再加入透明质酸酶，注入肿块及肿块周围组织中，多点注射，5～7 天 注射 1 次。注射治疗期间每天局部按摩 3～5 次，疗程共 4～6 个月。建议配合推拿治疗。

七、针　　刀

1. 切割胸锁乳突肌肌腱　需要在麻醉下进行。根据胸锁乳突肌的挛缩轻重，切口选择在其胸骨端、锁骨端肌腹、乳突端，为了不损伤神经血管及重要组织。在治疗前，术者左手食指及拇指卡住提稳胸锁乳突肌起止点处选择 2～4 个点，每松解及切割一次动作的深度为 2mm 左右，要有松解切断胸锁乳突肌纤维硬度的感觉，不能随意松解切割其他组织，医者持针刀逐渐切割胸锁乳突肌肌腱或肌束至张力减低或消失为止。针刀治疗 2 天后进行推拿治疗。每周 1 次，2 周为 1 个疗程，共 2 个疗程。

2. 切断胸锁乳突肌　麻醉起效后，依据胸锁乳突肌痉挛轻重程度，松解切断患侧胸锁乳突肌的两个头的附着点，骨膜下剥离；松解后，检查是否有过度矫正及功能位；治疗后注意消毒、冰敷消肿、止血。

八、功 能 训 练

以胸锁乳突肌运动为主，动作要协调，循序渐进，由小到大，由少到多，逐步增加。依据病情轻重，年龄小的患儿，由医师完成。固定好患儿身体，逐渐用力做拔伸牵引，诱导患儿头部主动向患侧旋转。若患儿能自行配合治疗，在医师指导下，以患儿主动功能锻炼为主，指导积极进行颈肩部功能锻炼，如"米"字操、"犀牛望月"操、双手单杠悬吊锻炼，重建颈肩部内外力学平衡，牵拉胸锁乳突肌。

九、牵 拉 法

国外报道手法牵引仍是治疗胸锁乳突肌血肿和肌性斜颈最常用的方法。手法牵伸可抗衡其产生的致畸力量，拉长挛缩的肌肉，恢复生理性肌力平衡。取坐位，医者双手夹持患儿头部两侧，将患侧旋转到极限，使面部及下颌转向患侧肩部，然后医者以一手按压患儿患侧肩部，一手推患儿头部向健侧极限倾斜，使健侧的耳垂接近肩部，反复 10～15 次，逐渐拉长患侧的胸锁乳突肌。

十、物 理 疗 法

1. 肌肉点刺激疗法　采用上海产 JNR-2 型神经肌肉康复仪，频率为 8Hz，治疗强度设为 30V，两块小橡胶板在硬结处按肌肉走向并置（注意黄头极板放近端，黑头极板放远端），每次治疗 20 分钟，1 天 1 次，10 天为 1 个疗程。旋磁疗法：用手柄式旋磁仪，电压 220V，频率 60Hz，治疗剂量 0.1T，置旋磁仪探头在硬结上，20 分钟/次，1 次/天，10 天 1 个疗程。在日常生活中，婴儿睡觉时间用沙袋保持头颈部的矫正位。配合手法、中药外敷治疗小儿肌性斜颈，效果更佳。

2. 电脑中频治疗仪　采用音频部分，衬垫法，圆形电极 2 个，直径各为 4.0cm，置于患儿胸颈乳突肌，电流强度 20～30mA，小儿不哭为度，20分钟/次，1 次/天，15 天为 1 个疗程，两个疗程之间休息 1 周继续治疗。

3. 超声波　采用超声波机，以石蜡油为接触剂，选用固定法和移动法；治疗 30～50 次。建议配合推拿。

4. 磁疗　采用 WH-CL 磁疗机，将频率调至 1600～2000 转/分钟，置探头于包块部位 2～5 分钟。建议配合推拿治疗。

十一、特 色 治 疗

整脊手法：由全国名老中医、中医骨伤科教授韦贵康教授提出"正骨整脊十八法"，该系列整脊手法以中医基础理论为指导，以中医正骨手法为基础，结合现代解剖生理学、病理学与生物力学原理，以客观指标作为手法定量标准，操作轻、巧、稳、透。术者右手拇指腹按在移位颈椎棘突右侧，左前臂手扶在患者下重复 1 次，使头向左侧转到有阻力时，左手臂向左上方轻轻拔伸，同时右手拇指迅速用力向左顶推，听到"咯"的一声，拇指下有轻度移动感；效仿前步骤相反方向重复。左右双向旋转拔伸顶推各整复 1次，触之平复或改善。

十二、手 术 治 疗

依据病情特点科采用：①胸锁乳突肌切断术；②胸锁乳突肌延长术；③内镜下胸锁乳突肌切断松解术。

【特色疗法述评】

1. 西医疗法的适应证　非手术治疗适用于临床分型肿块型Ⅰ型、肿块型Ⅱ型。手术治疗适用于条索型、骨化型或非手术治疗效果差的患儿。手术治疗：①1 岁以上手术治疗；②1～4 岁，病情轻的，仅切断胸锁乳突肌的锁骨头和胸骨头，略过矫正位固定；③4 岁以上，斜颈严重的，切除胸锁乳突肌锁骨头及胸骨头 2cm。

2. 中医药治疗的适应证　主要适于肿块型Ⅰ型、肿块型Ⅱ型、条索型患者。

3. 中西结合治疗的意义　一般认为，中西医结合治疗本病的疗效优于单纯中医药或单纯手术治疗。

4. 中医疗法的选择　通常运用手法推拿治疗，通过按揉、捏拿、弹拨、摩擦等手法，使局部产生热量，促进血液循环，改善局部血液供应，从而促进病变部位的代谢，起到软坚散结、舒筋活络的作用。从治疗结果看，治疗越早，效果越好，1 岁以内的疗效要比 1 岁以上的效果好。有学者认为，采用特定电磁波治疗器照射、曼吉磁贴外用、良姿位训练并配合手法按摩治疗先天性斜颈，优于单一方法治疗，而且该法对于年龄越小，治愈率越高，而对病情轻重、年龄偏大，无治愈希望者，应尽早手术治疗，以免影响患儿发育。亦有人认为直流电药物导入加旋磁治疗先天性斜颈的临床疗效显著。虽然单纯中药治疗先天性斜颈不被临床医师接受，但是，配合推拿等治疗，其临床效果还是显著的，而且治愈的患者不留后遗症，避免了手术之苦。

5. 局部推拿治疗　在非手术治疗的众多方法中，首推推拿治疗。推拿手法直接作用于病变部位，可引起受损部位的部分细胞蛋白分解，产生组胺和类组胺物质促进组织修复。同时机械能转化为热能，可促进局部毛细血管的扩张，增加皮肤和肌肉的营养供应，加速病变产物的吸收，使肌挛缩得以改善。被动运动类手法还可增加肌纤维的伸缩性，促进被牵拉组织的放松，有利于组织修复。于是，有将小儿肌性斜颈按分为轻、中、重三型治疗的；有把小儿肌性斜颈分为淤结型、挛缩型、折叠型三类治疗的；有运用颈部三阳经穴按摩治疗的。推拿治疗小儿肌性斜颈是中医的特色疗法之一，经济方便，无副作用，疗效显著。手法治疗方面多为主动运动与被动运动的结合、局部手法与整体调节的结合。临床上，不同的医学大家有各自的经验手法，也取得了不错的疗效。

6. 局部推拿为主配合其他疗法的治疗　由于单一的推拿治疗时间相对长，临床上，许多学者开始研究在推拿的基础上，配合其他疗法，如膏摩加推拿、针刺加推拿治疗、磁疗加推拿治疗、局封加推拿治疗，效果较单一疗法好。

7. 针刀治疗的临床研究　经过针刀治疗后，给予手法进一步巩固治疗非常重要，因为针刀能松解切断胸锁乳突肌短缩的起止点纤维组织，但很难松解周围短缩的筋膜组织。人体肌肉附着点及肌腱、韧带、软组织受损害后，运用相应的手法，可起到矫正骨与关节解剖位置异常，调整机体平衡，推拿具有独到的疗效。但是其治疗要求要用力适中、熟练、轻柔、不得用力过猛，治疗前要通过语言沟通消除患儿的紧张心理。采用针刀经皮治疗具有治疗费用低、不需要住院治疗、避免了全麻意外的风险、术后不需外固定器具、外观无瘢痕等优点。

8. 针灸可以使颈部气血运行通畅，胸锁乳突肌挛缩解除，头颈歪斜纠正，针刺推拿交替治疗小儿肌性斜颈具有治疗方法简单、见效快、经济、治愈率高等特点，有较高的临床应用价值。

9. 研究方法的缺陷　虽然各种治疗方法均有效，但是，如每个医师的手法各不相同，疗效也有所差异，特别是疗程的长短各异，如何优化组合各种手法，使疗效更好，疗程更短。因此，规范化的研究就显得非常必要，但由于没有一个统一的量化标准，导致在研究上，其成果的可行性、可信度成为一个软肋。所以，结合现代化的研究方法，需要医师，特别是中医师共同努力的方向。

【主要参考文献】

1. 孙龙军. 推拿治疗小儿肌性斜颈 136 例［J］. 山东中医杂志，2010，29（8）：550-551.
2. 李正，王慧贞，吉士俊. 实用小儿外科学［M］. 北京：民卫生出版社，2001：340.
3. 田树春. 四物汤加减温敷配合推拿按摩治疗小儿肌性斜颈 30 例疗效观察［J］. 新中医，2010，42（9）：96-97.
4. 孙龙军. 推拿治疗小儿肌性斜颈 136 例［J］. 山东中医杂志，2010，29（8）：550-551.
5. 王金贵，李华南. 推拿为主中医综合疗法治疗小儿先天性肌性斜颈临床观察［J］. 新中医，2011，43（12）：84-86.

6. 何玉华，康静. 手法推拿配合中药外敷治疗小儿先天性肌性斜颈 28 例［J］. 中医外治杂志，2011，20（6）：11-12.

7. 张卫平. 推拿手法配合中药外敷治疗先天性小儿斜颈 48 例疗效观察［J］. 内蒙古中医药，2012，19：51-52.

8. 安晓妍. 推拿配合水针疗法治疗小儿先天性斜颈 119 例［J］. 齐齐哈尔医学院学报，2013，34（3）：356-357.

9. 洪剑飞，夏冰，毕擎，等. 经皮小针刀治疗斜颈 81 例临床分析［J］. 中医正骨，2011，23（11）：55-56.

10. 王文强，刘子欣，郭红章. 先天性斜颈的早期药物注射治疗［J］. 实用儿科临床杂志，2000，15（4）：248.

11. 徐建国，于忠勤，黄益民，等. 内镜下胸锁乳突肌切断松解术治疗先天性肌性斜颈 4 例报告［J］. 中国微创外科杂志，2006，6（9）9：688-689.

（梅其杰）

第二节　先天性脊柱侧凸

先天性脊柱侧凸畸形是指由于椎体发育异常，患儿出生后即表现为出现脊柱畸形，在生长过程侧方弯曲，脊柱侧凸的发病率约为 0.5/1000～1/1000。中医称本病为"龟背"。随着患儿年龄的增长，该病呈进行性加重，脊柱变形逐步加重，即使手术亦会导致矫形效果差，并发症多，愈合差，故早诊断，早治疗对治疗该病尤为关键。

【病因病机】

一、中　医

1. 先天不足　由于孕妇失养，胎儿先天禀赋不足而致此病。

2. 后天失于濡养，肾气不足　身体羸弱，致使筋骨发育不良或畸形生长而致此病。

病机特点：先天不足为本，脾肾两虚为标。

二、西　医

（一）病因分类

1. 环境因素　环境因素对脊柱侧凸畸形的发生有着一定的影响，并且主要是在胚胎期 4～8 周时发挥作用的。有研究表明，低氧浓度的生长境与先天性椎体发育畸形有关，经动物实验证明，低氧环境可以直接影响椎体软骨始基的发育。

2. 基因因素　近年来国外已开始了对先天性脊柱侧凸候选基因的初步研究，基因和遗传因素已经引起越来越多学者们的重视。在胚胎分化发育过程中，携带遗传信息的基因是以旁分泌的形式来实现对生长发育的调节。中国汉族人群 HES7 基因的 SNP 位点 rs3027279 和 rsl442849 存在多态性，这两个位点的多态性可能与非综合征先天性脊柱侧凸的易感性有关联。

3. 维生素缺乏　有学者认为这种畸形的发生与维生素摄入不足有关。有研究表明维生素 D 受体基因的多态性及雌激素受体（ESRN）与脊柱侧凸进展的关系，结果证实受体在 XbaJ 位点的多态性与侧凸程度的进展有关。

4. 化学和有毒物质　与先天性脊柱侧凸发生有关的因素还包括多种化学物质和有毒药物，如硼酸、丙戊酸等。另外，吸烟和胎儿乙醇中毒综合征也同样被认为与先天性脊柱侧凸的发生有关。

（二）病理学分期

①分节不全：单侧分节不良或称单侧不分节骨桥比较常见，所产生的侧凸易于加重；②形成不全：椎骨侧方形成不良较前方或后方形成不良常见，其严重程度不等，可以是极轻度的楔形变，亦可为一椎体除一侧椎弓根和小关节外其余全部缺如，通称为半椎体畸形；③混合型：该类畸形是指不是由于明确的单一畸形所致，而是由于额状面上分节不良和形成不良所致，畸形可以是单侧不分节骨桥合并有半椎体，也可以是半椎体合并有分节不良。

【临床表现】

1. 病史　多由于先天性脊柱侧凸病因暂不清楚，大部分患儿出生即表现为脊柱弯曲，在原发疾病的发病过程中或发病一段时间后出现临床症状。

2. 症状　患儿常表现为脊柱先天性畸形，生长导致的侧方弯曲。

3. 体征　患者体格检查常见腰背部中线皮肤异常，如脊膜膨出、脂肪瘤、局部皮肤毛发等，大小便功能异常，如小便无力、大便干结等下肢肌张力及感觉异常。

【辅助检查】

1. X线　临床上根据影像学分为三型：

Ⅰ型-椎体形成不良型：部分形成不良（如楔形椎）以及完全形成不良（如半椎体畸形）；

Ⅱ型-椎体分节不良型：包括单侧分节不良（如单边骨桥连接）以及双侧分节不良（如块状椎骨）；

Ⅲ-混合型：即包含上述的椎体形成不良和椎体分节不良。

2. CT　CT三维重建更是对评估先天性脊柱侧凸的类型有非常重要的价值，在复杂的混合型病变中其优越性更明显，也对术者采取何种矫形手术提供重要的客观理论支持。

3. MRI　先天性脊柱侧凸患者常伴有脊髓异常，进行常规MRI检查能避免遗漏脊髓异常，避免手术过程中因为牵拉脊髓而导致瘫痪。

4. 体感诱发电位　体感诱发电位检查被认为是评估脊髓神经功能的可靠方法，通过体感诱发电位检查评价患者术前神经功能状态，一方面能证实术前存在的不完全瘫，另一方面能够发现临床体检不能发现的神经功能损害，有助于评估手术风险。

【诊断与鉴别诊断】

一、诊　　断

1. 诊断步骤

（1）第一步（怀疑阶段）：由于先天性脊柱畸形大多是在胚胎发育的前8周由于椎体发育障碍所致，而此时也正是神经管闭合的时期。所以除了脊柱畸形外，患者常合并有神经管发育的异常。常见的椎管内病变包括：脊髓纵裂、二分脊髓、脊髓栓系、脊髓空洞和椎管内肿瘤等。

（2）第二步（可能阶段）：体检时常发现：后背异常毛发、痣、浅窝、脂肪瘤和脊髓脊膜膨出等。另外必须检查患者的肢体，特别是下肢，以发现神经受损的表现。许多患者只表现为一侧腹壁反射的减退。

（3）第三步（确诊阶段）：X线片、CT、MRI的检查，明显的临床症状，可明确诊断。

2. 诊断标准　主要依靠临床症状、体征及X线片检查。Cobb's法测量站立位脊柱正位X线片的脊柱弯曲，角度大于10°。

二、鉴别诊断

1. 中医需与骨痿、骨痹、佝偻等鉴别。

2. 西医需与特发性脊柱侧弯、麻痹性脊柱侧凸、神经源性脊柱侧凸、肿瘤性脊柱侧凸、佝偻病，成骨不全等鉴别。

【治疗】

早诊断、早治疗非常关键，术前完善的病史、体格检查及影像学检查是必须的。影响先天性侧凸治疗的因素很多，如患者年龄、性别、畸形部位、侧凸程度、节段长短、畸形类型、可屈性及进展性等均有重要意义。医生应根据不同情况，选择不同治疗手段。

一、一般措施

1. 去除病因　患儿母亲在妊娠期间尽量选择适宜居住的环境，注意调整饮食结构，避免接触有毒物质，定期约访医生，纠正内科疾病，尽量避免不合理药物的摄入。

2. 观察　观察适用于自然史不清楚和进展可能性不大的病例。观察方法为每 4~6 个月随诊 1 次，常规行站立位脊柱全长正侧位 X 线检查。一般来说，在人体发育过程中的两次快速生长期（即出生后头四年和青春期）的观察尤为重要。

二、中医辨证论治

1. 肾气不足

主症：表现为脊柱侧凸，发育迟缓，身材矮小，动作迟钝骨骼痿软。舌淡，脉细弱。

治法：滋阴补肾，填精益髓。

方药：左归丸。熟地黄 240g，山药、枸杞子、山茱萸、菟丝子、鹿角胶、龟胶各 120g，川牛膝 90g。制为蜜丸，每次服药丸 15g，早、晚空腹各服 1 次，淡盐汤送下。

2. 脾肾亏虚

主症：面色不华、眩晕、易汗、短气、食少、倦怠、腹胀、便溏或见眼花、视蒙、耳聋、食不知味。舌淡嫩，苔白，脉虚缓等。

治法：健脾补肾，填精补髓。

方药：桂附地黄丸。肉桂 20g，制附子 30 g（先煎），熟地黄 20g，制山茱萸 20g，牡丹皮 15g，山药 20g，茯苓 1 0g，泽泻 10g，千年健 20g，木瓜 10g，杜仲 15g。水煎取汁内服，早晚各 1 次。

三、特色中医外治

中药烫疗：①药物组成：爬山虎、透骨消、大黄、豆豉姜、九节风、七叶莲、半枫荷、千年健、五加皮、大力王、千斤拨、刘寄奴、两面针、王不留行、熟地等，各40g。用法：将上药打成碎块状，混合，装入大容器中，倒入45°米酒浸泡1个月以上。使用时取上药装入小布袋，加米酒，在微波炉上高火煮2～3分钟，温度控制在70℃以下，趁热熏烫患处及周围，以局部温热潮红，稍有汗出为度，途中由加热器持续加热维持在上述温度。每次时间为半小时，每天2次。②药物组成：伸筋草、透骨草、防风、红花、赤芍、牛膝、紫草各30g，打成粉置于调药盒内，将高度白酒、陈醋、水按2∶2∶1的比例混合，慢慢加入药粉内不断搅拌，将中药包放入微波炉内高火加热7～8分钟，药包温度达到60～70℃时取出备用。用法（中药烫熨治疗过程）：将药包置于患者疼痛部位，温度高时首先采用雀啄法轻点皮肤，动作宜快，用力宜轻，不能在同一部位停留过久，以免烫伤。温度下降后用力均匀，来回推熨或回旋运转，力量逐渐增强，同时速度减慢，起到局部按摩的作用，至患者能够忍受的温度，将药包置于患者疼痛部位，每次烫熨时间40分钟，每日1次，14天为1个疗程。

四、推拿手法

小儿手法推拿按摩，牵引舒筋，根据辨证分型推拿治疗，脾肾亏虚推三关，摩腹，揉中脘，捏脊，揉脾俞；肾气不足补肺经，肾经，补脾经，推三关、摩腹、揉百会。每天2次，每次15分钟。

五、特色支具

较通用的支具有颈胸腰骶（CTLSO）支具和胸腰骶（TLSO）支具两类。

1. Milwaukee支具　又称颈胸腰骶支具。适用于治疗颈胸段和胸段侧凸。颈胸段侧凸可使用肩环，同时在头侧方加支撑垫，凸侧肩和上胸段施加一个向下向内的压力，在对侧较高平面施加一个侧方对抗力。上胸段侧凸可不用头侧方支撑垫，而只用肩环，或用斜方肌垫。对中胸段侧凸，在凸侧应用标准胸垫，若患者同时还有另一原发或继发的腰段侧凸，应加腰垫。

2. 胸腰骶支具（TLSO）　胸腰骶支具适用于胸腰段和其以下水平的侧凸。顶椎在T10或更高水平的先天性侧凸均用Milwaukee支具。顶椎在胸腰段的侧凸，要在胸腰段凸侧加一矫正力，而在胸部对侧上方水平置一对抗力。顶椎在腰段的侧凸，不在腋部施加对抗力，而在胸廓下部。有学者认为顶椎位于胸6以上的侧凸采用密尔沃基式（Milwaukee）脊柱侧凸支具，顶椎位于胸6～10的采用改良色努式（Cheneau）脊柱侧凸支具，顶椎位于胸 10 以下的采用波士顿（Boston）支具。

六、手 术 治 疗

根据具体情况选用：①原位融合术；②凸侧骨骺阻滞术；③半椎体切除术；④内固定矫形融合术；⑤非融合术。

【特色疗法述评】

1. 西医疗法的适应证　非手术治疗主要适用于主要减缓畸形的进程，为手术保留条件者，治疗方法为支具外固定。无畸形或只有轻度畸形的进展性患者，可采用原位融合或凸侧骨骺阻滞术。中等程度的患者，可采用内固定矫形融合术获得部分矫正。严重患者，需联合相应的截骨或椎体切除术。年龄＜5 岁、畸形涉及较长节段或同时伴有长代偿弯的患儿，生长棒技术是一种可行的选择。伴肋骨融合和胸廓功能不全的患儿，胸廓扩大成形和 VEPTR 术是一种有希望的治疗手段。

2. 中医药治疗的适应证　作为辅助治疗手段之一，适用于所有年龄段的不同的证型患者。

3. 中西结合治疗的意义　一般认为，中医疗法虽不及西医学规范、确切，但其独特的推拿按摩、牵引舒筋、中药熏洗等治疗方法，能够更好的改善脊柱功能，避免病情进一步加重，防止并发症及后遗症。所以，中西医结合治疗本病的疗效优于单纯中医药或单纯手术治疗。

4. 中医疗法的选择　作为辅助治疗手段之一，多以推拿、热疗及整脊疗法为主。治疗上以补益脾肾，填精补髓为主，但由于该病需长时间的治疗，跟踪报道较少，疗效不确定。因此，目前关于内服药的研究很少。

5. 单味中药的选择　本病的治疗，多以补脾肾、壮筋骨药物（熟地、枸杞、杜仲、补骨脂、菟丝子、山药、紫河车、鹿茸）及疏风通络药物（伸筋草、透骨草、爬山虎、九节风、千年健、大力王、千斤拨，刘寄奴、王不留行）为组方基础。

6. 关于非手术治疗　非手术治疗只有有限的价值。支具疗法是先天性侧凸非手术疗法主要治疗手段之一，但不是所有的先天性侧凸都适用于支具治疗。支具治疗脊柱侧凸的绝对适应证是 Cobb 角在 20°～40°；支具治疗其有效的关键在于选择合适的患者。先天性脊柱侧凸支具固定可以预防术前快速加重，另外，支具治疗如果能推迟手术时间也应视为相对有效，推迟手术一方面可使原来需要前后路两期手术转为单纯一次后路手术；另一方面，使用支具可以缓解脊柱侧凸的进展。目前有 3 种类型的侧凸对支具固定有效：①侧凸柔软性好且弧度涉及椎体数目多；②通过牵引可以使侧凸弧度得到矫正；③规则和不规则的混合畸形。

7. 支具制作问题　支具固定，主要起保护及防止继发改变加重的作用，在合并心肺功能不足的患儿，要注意设计时减少对前胸壁的限制或压迫，不必强求三点加压原理。

8. 支局佩戴的时间　支具治疗是一个长期而困难的治疗方法，必须要求家长及患者合作。脊柱侧凸研究学会组织的多中心研究证实，全日佩戴组在防止脊柱侧凸进展方面优于每天佩戴 8 小时 或 16 小时组。要求患者全日穿戴支具，每日只允许有 1 个小时脱下的时间，不允许间断穿戴、部分时间穿戴或按季节穿戴，穿戴时间直至发育成熟，垂直生长停止。Risser 征 4 级（度），停掉支具一般尚需 2 年，第一年由全日穿戴过渡到由白天穿戴逐渐改为夜间穿戴，第二年完全夜间穿着，过早过快停掉支具会造成侧凸加重。

9. 支具的护理　应穿戴在一件较贴身的棉质内衣外面，注意压力垫处内衣尽量不发生皱褶，以免压伤皮肤。初戴时一般周末开始，逐渐增加穿戴时间，使使者逐步适应，一般 2、3 周完成适应阶段，正式进入全日穿戴期。全日穿戴为每天 22～23 小时，在不戴支具的 1～2 小时内，用于皮肤清洁和处理个人卫生。穿戴支具的过程中，应加强皮肤的护理，防止出现褥疮和局部皮肤的溃疡。

10. 研究方法的缺陷　中医临床研究报道中看到，常常亦与特发性脊柱侧弯混淆，诊疗标准亦不统一，疗效的判定标准差异较大，疗效机制也不够明了，相关文献报道较少。在该病中医诊疗过程中，有必要建立中医辨证分型标准以及疗效评价体系，开展更为严谨的临床与实验研究。

【主要参考文献】

1. 辛志宏，王秀娟，邵卫静．中药熨烫疗法在整脊治疗中的应用与护理 ［J］．中国民间疗法，2011，3：24-25.
2. 康新建，吕明，彭宝淦．先天性脊柱侧凸病因学研究进展 ［J］．中国矫形外科杂志，2011，193（7）：572-574.
3. Robert N, H ensinger, MD Congen, et al. scolios is etiology and associations ［J］. Spine. 2009, 17: 1745-1750.
4. 原所茂，吴志宏，魏斌，等．H ES7 基因多态性与先天性脊柱侧凸的关联性分析 ［J］．中国脊柱脊髓杂志，2009，19（3）：222-226.
5. 费琦，吴志宏，原所茂，等．中国汉族人群 PAXI 基因多态性与先天性脊柱侧凸遗传易感性的关联研究 ［J］．中华医学杂志，2008，88（37）：2597-2602.

6. 康学文，王栓科，陈向东. 不同类型青少年脊柱侧弯支具治疗疗效观察［J］. 中国矫形外科杂志，2008，16（1）：70-71.

7. 朱泽章，邱勇，王斌，等. 青少年特发性脊柱侧凸的支具治疗［J］. 中华骨科杂志，2004，24（5）：276-280.

8. 文天林，李放. 先天性脊柱侧凸的分型及外科治疗进展［J］. 人民军医，2007，9：556-557.

9. 费琦，原所茂，王以朋，等. 先天性脊柱侧凸的手术治疗进展［J］. 中国矫形外科杂志，2008，16（9）：666-669.

10. 王涵韬，刘祖德. 先天性脊柱侧凸畸形的诊治进展［J］. 上海医学，2010，33（8）：789-792.

（姚弘毅）

第三节　先天性髋关节脱位

先天性髋关节脱位，又称为发育性髋关节脱位或发育性髋关节发育不良，是一种较常见的先天性畸形，是发育过程中以髋关节在空间和时间上不稳定为特征的一组病变的总称，包括髋关节脱位、半脱位和髋臼发育不良。是临床上小儿骨科较为常见的先天性畸形。1992年北美矫形外科学会将先天性髋关节脱位改名为发育性髋关节脱位或髋关节发育不良。所以在临床上已经倾向于应用后者作为诊断。中医称本病为"胯骨出"、"机枢错努"、"大腿根出臼"、"髂骱出"。早期诊断比较困难、并发症较多是难点所在。本病若能做到早诊断、早治疗，临床效果满意；若延误治疗，最终将导致不可逆的痛性骨关节炎和不同程度残废，后患无穷。发病率以女性居多，男女比例为1∶6～8。

【病因病机】

一、中　医

1. 先天不足　素体虚弱，骨骼失养；外伤、劳损或感风寒湿邪。

2. 脾肾亏虚　肾虚髓亏，骨失所养，肝虚不能藏血，筋骨失养而致此病。

病机特点是肾、肝、脾等有关，病性本虚标实。本为先天不足，标为关节脱位，辨证论治时，辨病位在髋关节，证为脾肾亏虚，治则为复位固定，补益脾肾，调和气血。

二、西 医

(一) 病因分类

1. 自然环境 地区、种族、家族、性别、季节、胎位、出生后伸直内收位的错误包裹方法、生活环境等因素。

2. 髋关节发育不良 维持髋关节稳定的解剖学三因素是髋臼直径、深度与股骨头的比例，髋臼深度与圆韧带长度的比例，髋关节周围的肌肉。在胚胎发育过程中，如某一阶段生长障碍，就会造成发育性髋关节脱位。但是国际上对髋臼发育不良和髋关节脱位的因果关系仍存有争议。

3. 韧带松弛 在分娩时，母体分泌大量的雌性激素，使胎儿髋关节及韧带处于极松弛状态，若分娩时胎儿遇到外力就可能发生髋脱位或胚胎期髋臼上缘发育不良或异常、关节囊松弛是主要因素，婴儿出生时已存在。

(二) 病理分期

病理形态学上分为站立前期、脱位期。

【临床表现】

1. 病史与流行病学特点 大多数患者有髋关节发育不良、髋关节囊和韧带松弛及股骨头发育障碍、遗传的相关病史。先天性因素：白种人发病率高，黑种人低。遗传因素：20％家族史，80％女孩，我国男：女＝1：4.75。胎位：臀位产＞头位产，剖腹产＞阴道顺产。生活习惯、环境因素：背背婴儿，发病率低；寒带及冬季出生者，发病率高。

2. 症状

(1) 站立前期

1) 患侧大腿内侧皮褶加深增多，两侧不对称。

2) 会阴增宽。

3) 患侧髋关节活动少且受限，蹬踩力量较健侧弱，常屈曲位，不能伸直。

4) 患侧肢体短缩。

5) 牵拉患侧肢体有弹响声或弹响感。

(2) 脱位期

1) 开始行走的时间较正常儿晚。

2) 单侧脱位。跛行。

3) 双侧脱位。骨盆前倾，臀部后耸，腰部前凸特别明显，行走呈鸭步。

3. 体征

（1）新生儿期

1）外观、皮纹、大小腿与对侧不对称，臀部宽，腹股沟皱纹不对称，患侧短或消失。臀部皱纹不相同，患侧升高或多一条，下肢短缩，外旋。

2）股动脉搏动减弱。

3）Allis 征或 Galeazzi 征：新生儿平卧，屈膝 85°～90°，双足平放床上，两踝靠拢，双膝不等高。

4）Barlow 试验（髋关节弹出试验）：患儿仰卧，使髋关节逐步内收，检查者用拇指向外、后推压，若股骨头自髋臼脱出，可听到或感到弹跳，解除推压力时，股骨头可滑回髋臼，亦可出现弹跳，即为阳性。阳性说明有可能脱位，目前还未脱位，应诊断为不稳定髋。

5）Ortolani 试验（髋关节弹进试验）：仰卧，助手固定骨盆。检查者拇指放在股骨内侧上段正对大转子处，其余四指放在股骨大转子外侧。另一只手将同侧髋、膝关节各屈 90°，并逐步外展，大转子外侧的四指将大转子向前、内侧推压，可听到或感到弹跳，为阳性，可诊断髋关节脱位。是最可靠体征。

（2）较大儿童：除上述 Allis 征及外展试验尚需以下检查。

1）跛行步态：单侧脱位——跛行；双侧脱位——鸭步，臀部后突。

2）套叠试验：平卧，屈髋屈膝 90°，一手握住膝关节，一手抵住骨盆两侧髂前上棘，将膝关节向下压可感到股骨头向后脱出，向上提可感到股骨头进入髋臼。

3）Nelaton 线：髂前上棘与坐骨结节连线正常通过大转子顶点称为 Nelaton 线，脱位时大转子在此线之上。

4）Trendelenburg 征（单足站立试验）：正常人单足站立时，臀中、小肌收缩，对侧骨盆抬起才能保持身体平衡。有先天性髋关节脱位者，因臀中、小肌松弛，对侧骨盆不但不能抬起，反而下降。

【辅助检查】

1. X 线片　患儿进行 X 线片检查不仅可以明确是否有脱位，还可以确定脱位的程度，以及看到髋臼和股骨头的发育情况；新生儿股骨头骨骺尚未骨化，应用 X 线片检查有很大的困难，多应用于 4～6 月患儿。

2. CT 及三维成像　可评价股骨头和髋臼形态、三维结构、前倾角、颈干角，但软组织显示欠佳，髋臼软骨部分不可显示，且不能直接冠状面成像。

3. MRI　采用 MRI 扫描髋关节可及时了解先天性髋关节脱位髋关节

的骨、软骨、软组织等病变情况。诊断并记录闭合或开放复位的头臼关系。

4. 超声观察骨性髋臼和股骨头的发育情况，确定其发育及脱位状况实施对症治疗，同时横切观察股骨头与髋臼的距离。优点：追踪髋关节的发育情况，减少 X 线照片的次数，早期发现治疗失败病例。缺点：费用高，可行性有限，缺少专业人员，特异性和敏感性差，多用于小于 6 月以下患儿。

【诊断与鉴别诊断】

一、诊　　断

1. 诊断步骤

（1）第一步（怀疑阶段）：①高度怀疑：一侧下肢活动少，蹬踩力量小于健侧；双大腿内侧皮肤褶皱不对称，患侧较深；患儿会阴部增宽；患肢短缩畸形；②下肢伸直或屈髋，髋关节外展受限，出现弹响；③X 线片检查正常或接近正常。

（2）第二步（可能阶段）：①上述症状出现，另外，将拇指置于髋关节内侧，余 4 指置于外侧，轻轻向外和内侧推拉；或将髋膝屈 90°将下肢推向床面，膝外侧不能接触床面；②MRI 提示有较多积液病变。

（3）第三步（确诊阶段）：通过 X 线片、CT、MRI 改变，明显临床症状，明确诊断。

2. 诊断标准（2009 年版中华医学会《临床诊疗指南·骨科分册》）

（1）典型表现及体征：①女婴多发；②患处会阴部增宽，双侧脱位者更明显，患处内收肌紧张，患髋外展活动受限，且处于屈曲位，蹬踩力量低于另一侧；③双侧大腿内侧皮肤皱褶增多、加深，但有假阳性、假阴性；④患侧肢体较健侧短缩；⑤牵动患侧下肢时，有弹响声或弹响感。

（2）特殊检查　当怀疑有先天性髋关节脱位时，可作下列检查以明确诊断：①屈髋屈膝外展试验阳性；②Galeazzi 征阳性；③Ortlani 征阳性；④Barlow试验阳性。Ortlani 试验和 Barlow 试验只适用于 3 周内的新生儿，因 3 周后软组织发育已成熟，本法不可靠而且易造成伤害。

（3）辅助检查

①婴儿出生后做超声波检查可早期发现此症；②X 线片检查：患儿生后 4 个月应拍包括双髋关节的骨盆正位片，检查髋臼发育情况和股骨头位置，明确诊断。可测量下列指标：髋臼指数，也称髋臼角，正常应小于 30°，如

大于30°应怀疑先天性髋关节脱位或髋臼发育不良。Perkin方格：骨盆正位片上，通过双侧髋关节髋臼"Y"形软骨顶点画一直线并向双侧延长，再由髋臼外上缘向该线画垂直线，而将髋臼分为四个区，即为Perkin方格。正常情况下，股骨头的骨化中心、股骨颈喙突在内下区。如超过此区，根据程度不同分为半脱位或脱位。Shenton线：正常情况下，闭孔上缘和股骨颈内缘可连续成一完整的弧形曲线，即Shenton线。髋关节半脱位或脱位时，此线不连续。患侧股骨颈前倾角加大。股骨颈越短，前倾角越大。股骨头骨化中心较健侧小。

（4）对于脱位期即站立行走后的患儿检查则应注意：

1）行走开始的时间较正常小儿晚，步态跛行（单侧髋脱位）或摇摆（双侧髋脱位）。

2）臀部扁而宽，股骨大转子突出。如为双侧脱位，则会阴部增宽、臀部后耸、腰前突增大、患侧股内收肌紧张、髋关节外展受限。

3）"打气筒"征：推拉患侧股骨时，股骨头如"打气筒"可上下移动。

4）Galeazzi征阳性。

5）Trendelenburg征阳性。

二、鉴 别 诊 断

（1）中医需与骨蚀、骨错缝等鉴别。

（2）西医需与暂时性滑膜炎、类风湿关节炎、强直性脊柱炎、髋关节结核等鉴别。

【治疗】

一、一 般 措 施

1. 去除病因　避免因激素、胎位、出生后伸直内收位的错误包裹方法等因素导致本病的发生。

2. 早期干预措施包括　健康宣教、髋关节外展操、音乐护理、宽尿布法和复查回访。

二、辨 证 论 治

1. 先天不足

主症：表现为肌肉痿软，发育迟缓，身材矮小，动作迟钝。舌淡，脉细弱。

治法：滋阴补肾，填精益髓。

方药：左归丸。熟地黄 240g，山药、枸杞子、山茱萸、菟丝子、鹿角胶、龟胶各 120g，川牛膝 90g。制为蜜丸，每次服药丸 15g，早、晚空腹各服 1 次，淡盐汤送下。

2. 脾肾亏虚

主症：面色不华、眩晕、易汗、短气、食少、倦怠、腹胀、便溏或见眼花、视蒙、耳聋、食不知味，舌淡嫩，苔白，脉虚缓等。

治法：健脾补肾，填精补髓。

方药：桂附地黄丸。肉桂 20g，制附子 30g（先煎），熟地黄 20g，制山茱萸 20g，山药 20g，千年健 20g，杜仲 15g，牡丹皮 15g，茯苓 10g，泽泻 10g，木瓜 10g。水煎取汁内服，早晚各 1 次。

三、特色专方

单方西红花：西红花 1g，加瘦肉 30g，小火慢炖，20 分钟后取汁口服。每周一次，连服 6 个月。适用于术后的患儿，18 个月以下的患儿，每次给 1g；18 个月以上者，每次 2g。

四、特色外治

1. 中药外敷　患儿行外固定后，将五方散外敷于大转子附近，50g/贴，2 贴/日。有活血化瘀作用，加快关节积液的吸收，改善局部循环，预防股骨头坏死。

2. 中药烫洗　活血止痛散烫洗，1 次/日，2 小时/次，改善患肢末梢血液循环，适用于石膏外固定术后的患儿。

3. 中药熏洗加按摩　中药活血化瘀：当归、赤芍、桃仁、红花、防风、生地、荆芥、威灵仙、川足、条艾叶，煎水熏洗后，再进行小儿手法推拿按摩，牵引舒筋，每天 2 次，每次 15 分钟，手术 10 周之后可以让患者进行负重行走的锻炼。

4. 其他方法　如活动解凝，手法复位，需借助外固定支具稳定复位后的髋关节。

五、外 固 定

1. 蛙式石膏　全麻下手法复位成功后，将双膝屈曲 90°位，髋关节屈曲外展外旋约 90°，在两小腿间用一合适长度的木棒作支架以石膏绷带固定。

若内收肌群紧张，外展不能达 90°，则酌情行内收肌切断术，避免内收肌发生裂伤或股骨头过度受压致缺血坏死。术后定期 X 线照片复查，每 1～2 月更换石膏绷带 1 次，固定 4～8 月。适用于 3 个月～3 岁的患儿。

2. 改良蛙式石膏　牵引 2 周后全麻，手法完成复位后。用尖刀靠近耻骨部经皮切断内收肌腱大部，使患髋可以达到外展外旋 90°，压迫止血，加压包扎。双髋外展外旋 90°屈曲 110°位用蛙式石膏固定髋关节以下、踝关节以上部分肢体（髋关节和踝关节外露），两小腿之间以木棒石膏相连从而保持复位后双髋关节的稳定。患儿清醒后，即开始让病儿进行足踝关节背伸、趾屈锻炼。术后 1 天复查 X 线片，可让小儿进行坐、卧、站立、屈伸活动髋踝关节等。石膏固定 3 月后回院去除石膏，改穿可调式外展支架，仅固定大腿部分，膝和踝关节可以自由活动，髋关节亦应有一定的活动度。

3. 改良贝氏石膏　骨盆截骨术后，先包两长腿管型石膏，手术侧管型石膏上端外侧要达到股骨大转子。为保持两下肢各外展 30°和适当内旋，两长腿石膏之间置一木质横梁，用石膏绷带固定，这就是"贝氏（Batchelor）石膏"。再用石膏绷带在手术侧石膏管型上端和木质横梁之间缠绕几次，然后再用石膏绷带将上述缠绕的斜形石膏绷带环形缠绕成柱状，使其紧缩，以保证手术侧下肢外展并使其管型石膏上端对大转子有向内下的压力，以维持复位后的髋关节的稳定。这种石膏称为"改良贝氏石膏"。适用于术后脱位患儿。治疗过程中不需更换。

4. 髋"人"字石膏　在全麻下行皮下切断内收肌、闭合复位成功后，采用髋"人"字石膏外固定，为 3 期治疗，疗程为 6～9 个月。1 期：髋屈曲 90°、外展 80°、屈膝 90°；2 期：髋屈曲 80°、外展 70°～75°、屈膝 90°；3 期：髋屈曲 10°、外展 30°、屈膝 15°。

5. 蛙式髋矫形支具　蛙式金属网支架，用于治疗先天性脱位，具有轻便舒适，固定效果可靠，不易折损等优点。

6. 外展式髋矫形器　是一种带有能控制髋关节内收、外展，但可以自由屈曲、伸展的髋铰链矫形器。整个矫形器以髋铰链作为主体支架，腰骶部用围腰或骨盆带固定，大腿部用半月骨、环带或大腿围托固定。髋铰链有多种形式。如采用简单的落环锁式髋铰链，可以在站立或行走时将髋关节固定在伸直位，开锁后患者便能屈髋坐下；若采用定位盘锁定式髋铰链，可将髋关节固定在多个不同的屈曲角度，患者能根据需要加以调节；采用多轴式髋铰链除了屈曲角度可调外，还增加了内收外展角度的调节，使用更加灵活。

7. 矫形石膏裤　由于石膏本身的重量及易过敏性，目前已经比较少用于临床。

8. 髋踝矫形器　术后切口愈合后，依据患儿的躯干和下肢的大小，特制髋踝矫形器，佩戴时下调好髋关节的角度，健侧利用弧形的大腿托固定在患儿大腿中下段，患侧固定至踝足部，保持髋关节外展 20°～25°，踝关节中立位，膝关节通过调节落环锁可随便屈伸。如患儿为双侧脱位，则双下肢固定至踝足部。佩戴时间 6～16 周。

六、其 他 方 法

1. 髋关节外展操　也被称为"软性治疗"。这种治疗方法安全、简单、费用低廉、痛苦小、成功率高，治疗中出现股骨头缺血性坏死的几率低（小于 0.1%）。

2. Pavlik 吊带　Pavlik 吊带是早期治疗 DDH 有效工具，其方法简单，作用有效，手段软性，易于接受。Pavlik 吊带主要用于治疗小于 6 个月的新生儿和小婴儿的 DDH，不仅可以治疗髋关节发育不良等轻度病变，也可以治疗完全性髋关节脱位等重度病变。其禁忌证有：主要肌群失衡，如脊髓脊膜膨出；主要关节僵硬，如多关节挛缩症；韧带松弛，如 Ehles-Danlos 综合征；吊带治疗 3～4 周，髋关节未能复位者。

3. 宽尿布法（早期干预）　在新生儿会阴部、两股间放置宽大尿布的包扎法，经常地保持患儿两髋关节外展、屈曲、稍内旋位。在这种外展位下可以自由活动下肢，睡觉采用仰卧位。严格禁止对患儿采用将双膝双髋关节伸直并加以包扎的"蜡烛包"式肢体位置。

七、手 术 治 疗

根据具体情况选用：①切开复位术；②Ferguson's 术；③三联术；④切开复位加髋臼成形术；⑤切开复位加髋臼造盖术；⑥Chiari's 骨盆内移截骨术；⑦Salter's 髂骨旋转截骨术；⑧Zahradnicsk's 术；⑨改良 Pemberton's 骨盆截骨术；⑩Steel's 三相截骨术；⑪Dega 截骨术；⑫人工髋关节置换术；⑬髋关节镜下清理术。

【特色疗法述评】

1. 西医疗法的适应证　1 岁以内者，多采用带蹬吊带法。1～3 岁者，轻型可用带蹬吊带法，若 4～6 周不能复位的，手法整复，石膏固定。4 岁以上者，手术治疗，沙尔特（Salter）骨盆截骨术。成人患者，手术治疗，查理（Chiari）骨盆内截骨术或全髋关节置换＋股骨短缩截骨术。

2. 中医药治疗的适应证　作为辅助治疗手段之一，适用于所有年龄段的不同的证型患者。治疗上以补益脾肾，调和气血为主，但由于该病为先天性疾病，需长时间的治疗，患儿年龄较小，内服中药不配合，疗效不确定。因此，目前关于内服药的研究很少。

3. 中西结合治疗的意义　一般认为，中医虽不及西医学规范、确切，但其独特的推拿按摩、牵引舒筋、中药熏洗等治疗方法，能够更好的改善关节功能，避免髋关节僵硬、再发脱位等并发症及后遗症，所以，中西医结合治疗本病的疗效优于单纯中医药或单纯手术治疗。

4. 单味中药的选择　本病的治疗，多以活血化瘀中药（桃仁、红花、生地黄等）为组方基础。这些中药具有抗凝血、抗血栓形成的作用。临床上，采用中药配合手术治疗，有效地减少了股骨头坏死的发生。

5. 重视局部与整体治疗的结合　中医治疗重视动态固定、分期治疗。充分利用中医骨伤科动静结合，筋骨并重，内外兼治，医患合作的哲学思想和理论基础，既重视小儿年龄差距，特别是外固定角度选择，又重视治疗过程中的细节，这一思想始终贯穿于整个治疗过程中。

6. 牵引　为保证术中复位顺利，术前牵引是一个不可缺少的治疗环节。关于牵引部位，目前仍存在争议。

7. 功能锻炼　锻炼不及时则引起关节僵硬，故本病术后康复训练尤为重要。复位初期，患儿因下肢被固定感觉不适或轻微疼痛，时而哭闹，一般几天后即可适应，家长应坚持治疗不可中途放弃。固定期间为保持患儿适当的活动，年龄较小的患儿可由家长抓住膝关节帮助其在床上活动，年龄较大的患儿可佩戴支架自行保持半蹲位行走。治疗期间，家长应注意不能让患儿单独俯卧位玩耍及睡眠，以防止发生窒息。

8. 研究方法的缺陷　从许多中医临床研究报道中看到，中医骨科学对本病的诊断不规范，名称多而繁杂，有较大的随意性，概念模糊；疗效的判定标准差异较大，疗效机制也不够明了，按中医学的理法方药进行处治，不能从根本上极好的解决脱位的问题。对于内服药的研究，有必要建立更完善、更准确的诊断、分期、分型标准及中医辨证分型标准以及疗效评价体系，开展更为严谨的临床与实验研究，做到随机、双盲、多中心研究。

【主要参考文献】

1. 刘秀琴，刘慧，刘敏. 外用中药在小儿先天性髋关节脱位手术后康复期的应用 ［J］.

中国矫形外科杂志，2002，10（9）：912.

2. 梁永宁，张利，吴凯先，等．天性髋关节脱位的治疗与效果分析［J］．中国社区医师．（医学专业），2012，14（5）：64.

3. 蔺秀香．改良蛙式石膏外固定治疗发育性髋脱位的护理［J］．齐鲁医学杂志，2008，23（5）：451-454.

4. 赵宝林，孙丹舟，季晓风，等．改良贝氏石膏用于先天性髋脱位术后制动的疗效观察［J］．白求恩医科大学学报，1997，23（3）：302-303.

5. 吴寅芬．早期干预对新生儿发育性髋关节异常的影响［J］．中华护理杂志，2011，46（1）：23-25.

6. 黄杨云，梁业，温东栋，等．髋踝矫形器在小儿发育性髋关节脱位术后的应用［J］．中国实用医药，2011，6（19）：105-106.

7. 陈博昌．发育性髋关节异常的早期诊断和早期治疗［J］．中华小儿外科杂志，2005，26（9）：603-605.

8. 刘创源，陈恩宏，黄训生．中医联合治疗对先天性髋关节脱位预后的研究［J］．当代医学 2012，18（21）：150-151.

9. 聂柳青．中药配合手术治疗小儿发育性髋关节脱位的疗效观察［J］．中医临床研究，2011，3（12）：78-79.

（梅其杰）

第四节　先天性马蹄内翻足

先天性马蹄内翻足是常见的先天性足畸形，由足下垂、内翻、内收三个主要畸形综合而成，是以后足马蹄、内翻、内旋，前足内收、内翻、高弓为主要表现的畸形疾病。病因尚不清楚。先天性马蹄内翻足无特殊药物治疗。该病属于常见的畸形，约占足部畸形 70%，男多于女。及早治疗，效果较好，但畸形也易复发，应定期随访。

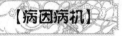

【病因病机】

一、中　　医

中医病因病机：素体虚弱、寒胜其热、邪气入骨、久留致病，以活血化瘀、益气通络治之。气血阻滞，脉络不通与发病关系密切。

二、西　　医

先天性马蹄内翻足的确切病因尚不清楚，发病原因有许多学说：

1. 遗传因素 常有家族史，调查结果显示：先天性马蹄内翻足的家族第一代亲属的发病率高出人群 20 倍以上。

2. 发育异常 跗骨内的原始胶质缺陷，腓骨肌止点和发育不良或认为是由于胎儿足部在子宫内体位异常，同时子宫内羊水减少，使子宫体积变小，引发马蹄内翻足。

3. 神经异常 有研究表明，在电子显微镜下检查，足内在肌、外在肌有神经异常所引起的肌肉超微结构的变化，这种变化使足部肌肉失去平衡。

【临床表现】

1. 症状 足下垂，后跟向上，足外侧缘着地及足底向后，呈足跟内翻、足前部内收。

2. 体检表现

（1）僵硬型：畸形较严重，后跟小而极度下垂和内翻，小腿肌肉萎缩。足背和踝关节前面皮肤拉紧，但内侧和足底有较深的皮纹，不易用手法矫正。严重的僵硬型可有小腿肌肉萎缩，日久后可伴有小腿内旋畸形，甚至股骨内旋。足下垂呈棒状，后跟向上，足后部往下，距骨以远的部位内翻和内收。距骨可在足背隆起，突出踝臼。凸出处的皮肤绷紧、变薄，正常皮纹消失，外踝比内踝更突出，在距骨内侧，可摸到舟状骨。内侧的关节囊和韧带增厚而缩短，跖筋膜和足底内在肌也收缩，小腿三头肌和胫骨后肌有明显挛缩。待病儿到达行走年龄，畸形将会因承重而加重，挛缩变得更坚实。病儿用足外侧行走，使整个足发生扭曲，甚至足底朝上，足外侧承重部位出现痛性胼胝和滑囊。

（2）松弛型：畸形较轻。足跟大小基本正常。踝及足背外侧有轻度皮肤皱褶，小腿肌肉萎缩不明显。在被动背伸外翻时可矫正内翻畸形，使患足达到或接近中立位。此畸形容易矫正。

3. 体征表现

（1）出生时即有一侧或双侧足部出现程度不等的马蹄内翻畸形，轻者可用手扳正，重者只能部分扳正。

（2）足前部宽足跟部窄。足外侧缘呈弧形，由于足背外侧负重，出现胼胝及滑囊。

（3）前足部内收、内翻、内旋，内侧皮肤紧张，跖筋膜挛缩，跟腱挛缩。足外翻、外展受限。

（4）单足畸形走路为跛形，双足畸形的步态向双侧摇摆。

【辅助检查】

X线照片　正位片显示距骨轴线与第1跖骨不在一直线上，跟骨轴线与第5跖骨也不连成一直线，跟距轴线交角小于30°。侧位片距骨轴线与第1跖骨轴线不能连成一线，跟距角小于20°（正常时为30°以上），距骨偏宽，近端关节而呈切迹状；舟骨显得短阔，并内移及旋转，骰骨也向内侧及足底移位。

【诊断与鉴别诊断】

一、诊　　断

1. 婴儿出生后即有一侧或双侧足部跖屈内翻畸形。

2. 足前部内收内翻，距骨跖屈，跟骨内翻跖屈，跟腱、跖筋膜挛缩。前足变宽，足跟变窄小，足弓高。外踝偏前突出，内踝偏后且不明显。

3. 站立行走时跖外缘负重，严重时足背外缘负重，负重区产生滑囊炎和胼胝。

4. 单侧畸形时走路跛行，双侧畸形时走路摇摆。

5. X线片　距骨与第一跖骨纵轴线交叉成角大于15°，跟骨跖面和距骨纵轴线夹角小于30°。

诊断检查畸形明显，诊断不难，但出生儿的足内翻下垂较轻者，足前部内收，内翻尚不显著而常容易被忽略，无医学知识的家长亦不易识别。最简便诊断法，是家长用手握足前部，各个方向活动，如足外翻背有弹性阻力，应及时就医确诊为宜，以便早期手法治疗，足内翻下垂，更加严重。X线片显示跟骨下垂，其纵轴与距骨纵轴平行，足跗骨序列紊乱。

二、鉴别诊断

中医需与骨痿、骨痹等鉴别。

西医需与新生儿足内翻、神经源性马蹄足、脊髓灰质炎后遗马蹄足、脑瘫后马蹄足、多关节挛缩症等进行鉴别。

【治疗】

一、传统手术治疗

先天性马蹄内翻足的治疗原则，以矫正畸形为主，早期畸形矫正，足功能均可恢复。应根据患儿年龄、畸形程度选择治疗方法。开始可采用手法，要求坚持不懈，长期观察，并制订个体化的治疗计划。手术治疗应考虑到肢体的发育生长因素，手术矫正可分次进行，破坏性不宜太大。

1. 1岁以内的婴儿，哺乳时，由母亲及一名助手共同协助进行手扳法矫正，婴儿屈膝（使跟腱松弛），助手固定患儿膝关节，操作者一手握患儿踝关节上方，一手托扶足前部跖面，用力使患足外翻，外展及背伸，每日2次，手法轻柔，免致骨伤，矫正适度即可。畸形矫正后用柔软绷带，由足内跖面向足背外方向缠绕，固定足于矫正位，严密观察，切莫过紧，以免影响足部血运，若是畸形矫正显著改善，足的外展背伸弹性抗阻力消失，即可改换足托持续维持矫正位，这种方法应持续到患儿满1周岁后，一般疗效满意，如果畸形未完全矫正，也可使痉挛的软组织变得松弛，为进一步治疗奠定良好基础。

2. 1～3岁，分期手法矫正，石膏固定，全身麻痹下患儿仰卧屈膝15°，或俯卧屈膝90°，助手扶持膝关节及小腿。术者一手托足跟，矫正足跟内翻下垂，一手平推足前跖面，同时矫正下垂内翻内收畸形，在足矫正位，由股中部至跖趾关节，屈膝15°石膏管型固定。1～2岁，每2周更换1次石膏，2～3岁，每月更换1次。术后注意石膏是否压迫，如患儿哭闹不安，应即刻去医院检查，在容易受压的骨质突出部位开窗。

以上两种方法，对轻型足内翻下垂畸形，如能严格遵循操作规则，认真处理，不仅没有并发症，儿童多数患儿畸形能够矫正。维持疗法，可应用小夹板外固定。

3. 3～15岁，对于手法治疗失败者，或未经治疗的患者，可用软组织松解手术治疗（包括跟腱延长、关节囊切开及韧带切断、跖腱膜切断。

患足畸形矫正成功的指标是：①足可自由在各个方向被动、主动活动；②足应位于小腿纵轴外展约40°～50°；③足跖面较平（原先足凹陷）；④X线片检查：足纵弓及横弓基本恢复正常，跟骨纵轴与距骨纵轴形成正常角度；⑤足跟后面观略偏向外侧。

4. 15岁以后的治疗，手法矫正不满意，软组织松解亦不能达到预期目的，或严重足内翻下垂畸形未经治疗者，适应三关节融合手术（跟距、距舟和跟骰关节），术后石膏固定，直至关节骨性融合。

二、针刀疗法矫治小儿先天性马蹄内翻足

1. 适应证

（1）患儿治疗年龄在 0.5～3 岁为最佳，经过手法、固定等非手术治疗无效病例。

（2）患足的畸形应以马蹄内翻足为主，或单纯高弓足，或单纯马蹄足，神经麻痹所致马蹄足除外。

（3）3 岁以上 10 岁以下的患儿，只要足部无明显骨性畸形，不需要做截骨矫形治疗，而且畸形为单纯软组织挛缩所致，亦可以进行小针刀治疗。

2. 手术方式

（1）器械：常用平刃刀、钩刃刀两种针刀。

（2）麻醉：选用氯氨酮全麻，肌内注射一次，手术即可顺利完成。

（3）手术步骤：①筋膜切断术：筋膜挛缩是造成高弓足，前足下垂及内翻畸形主要原因，应予以切断松解。助手一手把患儿足跟固定于手术台上，另一手把前足用力背伸，使筋膜挺紧隆起便于摸清其界限，在筋膜内侧近跟骨处刺入钩刃刀，轻轻地把筋膜钩断，当筋膜完全钩断后高弓足即可消失。反复检查如有粘连可用平刃刀切割；②足内侧韧带切断术：足内侧韧带增厚挛缩是造成前足内收畸形主要原因（主要与距舟韧带，距跟韧带，弹簧韧带及足内侧筋膜等挛缩有关）。但一般在早期不甚严重，可不必手术，如内收畸形明显则需松解。助手一手固定足跟部，另一手将前足用力外展，挛缩韧带即可隆起绷紧，用手触摸后用平刃针刀予以切断松解，松解后内收畸形即可消失。切勿切割过深，慎防神经血管损伤；③跟腱延长术：跟腱挛缩是造成马蹄畸形的主要原因，治疗应作跟腱延长术，而不能做横断术。助手一手固定小腿上部，一手将足背伸，使跟腱挺紧，术者以一平刃针刀刺入跟结节上 0.5～1cm 处跟腱正中，作为切割跟腱的座标，术者一手扶持座标不使其移位，然后再用另一枚平刃针刀于跟腱内侧缘与座标平行刺入，在体内以座标为界切断内侧部 1/2 跟腱，切断完成后即拔出针刀，以同样的方法在跟结节上 3～4cm 处跟腱正中刺入座标针刀，于跟腱外侧缘用另一平刃针刀切断外侧部 1/2 跟腱，拔出针刀后，用力把足背伸，跟腱即能在腱鞘内呈"Z"字型断裂滑行延长，足下垂立即消失；④各个挛缩的肌腱和韧带切割松解后，术者只要轻轻一推患足，则患足即能恢复正常自然位置，如有阻力，说明仍有挛缩软组织未松解，尚需找出原因，予

以切断松解。术后用消毒纱布外敷，把足固定于背伸、外展位，最后用石膏固定，矫正畸形须做到矫枉过正，并保持在此位置直到不致复发时止。

3. 术后处理和观察 术后1月更换石膏一次，在严密的观察下，根据畸形消失情况而决定固定时间长短。短者2～3月，长者6个月以上。目的为防止畸形复发，即使固定解除后也要定期复查。如有畸形复发趋势，仍须石膏固定，此为保障手术成败重要因素。

【特色疗法述评】

先天性马蹄足是临床上多见的畸形，而且也是人们最早了解的先天性畸形之一。本病在诊断上并不困难，关键的问题在于如何治疗上，手术治疗组织创伤大，术后组织粘连产生瘢痕挛缩而引发畸形机会多。针刀对截骨矫形虽不能有所作为，然而针刀对松解挛缩的肌腱、韧带等软组织却有独特的功能。针刀治疗创面小，并发症少，产生组织粘连机会少，从而畸形复发率相对地减少，这样能使原开放性手术变成闭合性的手术，使原复杂性的手术变成简单的手术，同时手术时间大为缩短，整个治疗仅用3～10分钟完成，基本无出血。对年龄大已产生骨性畸形患儿，则针刀不能替代截骨矫形外科手术，对神经麻痹或小腿肌群瘫痪所致马蹄足，针刀同样不能替代肌腱转移外科手术，因此，在选择针刀治疗病例时要有鉴别。

先天性马蹄内翻足患者的病理学改变主要包括以下几个方面：踝关节跖屈、足内翻、前足内收和胫骨内旋，采用的联合手术治疗方法对上述几方面问题的畸形现象进行了全方位矫正治疗。跟腱切断延长的主要目的是对后足的马蹄畸形进行矫正，内侧软组织松解主要能够对内翻畸形现象进行矫正，跖筋膜切断可以使患者的前足下垂和高足弓畸形现象得到解除，而胫前肌外移不仅仅可以使内翻肌力减弱，而且能后使足背伸和外翻的力量进一步增强，使足踝部动态肌力处于一种平衡状态，对维持畸形矫正后的位置有积极的促进作用，术后外固定时间能够进一步缩短，利于术后恢复。由于小儿的下肢相对比较短粗，进行石膏固定后易发生脱落现象，因此在手术后患者的膝关节屈曲、踝关节背伸至80°～90°位长腿管型石膏进行固定，对患肢血运及石膏松紧度进行密切观察，若石膏出现松动脱出现象，应及时对石膏进行更换。

小儿先天性马蹄内翻足是小儿先天性畸形的常见病。婴幼儿软组织变化比骨的变化严重，软组织挛缩使跗骨和距骨固定在畸形位置，日久骨的形状发生变化，也可使胫骨发生向内扭转畸形。侧重是早期治疗，松解恢复正常软组织及稳妥的固定。小儿脏腑娇嫩，形气未充，对肌肉发育不良、肌腱柔弱的足背屈前侧肌及外翻肌，多抚摩和轻快揉捏，对足内侧及跖侧短缩及紧张的肌肉、韧带（如胫前、后肌，屈踇、屈趾肌，跗骨间关节囊及跟腱）行提弹，摇晃按压，以行气活血、舒筋活络、滑利关节、松解韧带及关节挛缩。同时，结合儿童时期生机蓬勃、发育迅速、骨骼柔韧的生理特点，配合夹板或支架外固定，适时调整，避免长期固定关节僵硬，循序渐进，可同时矫正患足内翻、内收跖屈畸形，可取得缩短疗程和提高疗效的作用。

非手术法治疗小儿先天性马蹄内翻足效果好，但复发率相当高。经系统治疗后马蹄内翻足完全矫正后，巩固、康复有大量的工作要做，后期穿矫形鞋及坚持功能锻炼，对防止该病的复发至关重要。

【主要参考文献】

1. Miedzybrodzka Z. Congenital talipes equinovarus（clubfoot）：a disorder of the foot but not the hand ［J］. J Anat, 2003, 1：37-42.
2. 胥少汀，葛宝丰，徐印坎. 实用骨科学 ［M］. 第3版. 北京：人民军医出版社，2005：1148.
3. 梁娟，王艳萍，吴艳乔，等. 中国730例特发性马蹄内翻足发生率的流行病学调查［J］. 职业卫生与病伤，2000，15：125-126.
4. 中华中医药学会. ZYYXH/T157-2009 中医体质分类与判定 ［M］. 北京：中国中医药出版社，2009：1-7.
5. 宋涛，黄东海，李明. 肌腱转移手术治疗55例幼儿先天性马蹄内翻足效果随访［J］. 中国矫形外科杂志，2007，15（15）：1183-1184.
6. 王继孟，张敏刚. 先天性马蹄内翻足治疗的选择 ［J］. 临床小儿外科杂志，2004，6（3）：205-206.
7. 许龙顺，黄耀添，殷琦，等. 早期肌力平衡手术治疗先天性马蹄内翻足的临床及相关实验研究 ［J］. 中华骨科杂志，2009，15（14）：732-733.
8. 梅海波，刘昆，刘宏，等. 距下完全松解术治疗儿童先天性马蹄内翻足 ［J］. 中国矫形外科杂志，2008，11（14）：1183-1184.
9. 孙客，彭明惺，刘利君，等. 先天性马蹄内翻足软组织松解疗效观察 ［J］. 中国矫形外科杂志，2010，12（19）：1640-1641.

（丰　哲）

第五节　踇　外　翻

踇外翻，俗称"大脚骨"，是指足踇趾向足外侧过度倾斜、第一趾骨内收的前足畸形。中医称本病为"骨痹"，是一种常见于中老年女性的疾病。早期发现、变化较小可采用非手术治疗，晚期可合并跚囊炎并产生局部疼痛且影响穿鞋、行走，大多需行手术矫形治疗。文献报道有近70%家族遗传史，以母系遗传为主。

【病因病机】

一、中　医

1. 肝肾亏虚　肾虚髓亏，骨失所养，肝虚不能藏血，筋骨失养而致此病。

2. 正虚邪侵　素体虚弱，筋骨失养；局部外伤、劳损或感风寒湿邪，邪气恶血留驻。

3. 气滞血瘀　气滞则血行不畅，血瘀致气行受阻，气滞血瘀于局部致瘀久化热导致筋骨失所养。

本病的病机特点是先天秉赋不足为本，后天劳损刺激致局部气滞血瘀、瘀久化热为标。

二、西　医

（一）病因分类　大致有以下几种：

1. 遗传因素　家系遗传（母系为主），青少年足跚外翻常因此原因。

2. 鞋袜因素　长时间穿尖头高跟鞋。

3. 长期站立行走　足的内外肌肉及韧带劳损。

4. 足部外伤　骨骺损伤。

5. 风湿类疾病　风湿、类风湿、痛风。

6. 足肌减弱或不平衡　老年、神经疾病、脑瘫后遗症等。

7. 医源性　第2趾切除后及腓侧籽骨切除后。

（二）病理学分期：

1. 早期（半脱位前期）　足跚趾轻度外翻畸形，足跚囊炎轻微，疼痛不重，X线片跖跚关节无向外半脱位，不合并锤状趾；

2. 中期（半脱位期）　足跚趾明显外翻畸形。足跚囊炎疼痛较重，X线片可见足跚趾近节基底自跖骨头向外侧半脱位，因跚趾向外挤压第2趾，该趾可发生锤状趾畸形，以致跖骨头下陷，并发跖骨头底部胼胝体；

3. 晚期（骨关节炎期）　除足跚囊炎外，跖趾关节肿胀疼痛，X线片跖趾关节有骨性关节炎表现。

【临床表现】

1. 病史 多具有上述的确定或可能病因的病史，在原发疾病的发病过程中或发病一段时间后出现临床症状。

2. 症状 患足第 1 跖趾关节内侧疼痛，步行时疼痛加重，伴足蹬外翻畸形为主要症状，发作期常伴有局部红肿表现，症状轻者，常有患侧第 1 跖趾关节僵硬感、活动受限，经常在穿较窄鞋后因局部被挤压、摩擦等刺激使疼痛加剧甚至出现局部红肿，从而影响足部着地行走功能。

3. 体征 患足第 1 跖趾关节内侧肿痛伴足蹬外翻畸形（外翻＞25°），多伴有不同程度的足第一趾内旋改变，患足第 1 跖趾关节活动度正常或轻度受限，足蹬外翻较严重及时间较长患者常合并有第 2 趾被外翻的第 1 趾向外挤压，而上抬使趾间关节背侧出现胼胝体从而进一步影响穿鞋及步行，同时，因足横弓塌陷使第 2 跖底部常出现异常负重，长期摩擦刺激而形成的胼胝体。

【辅助检查】

1. X 线片 患足第一跖趾关节夹角外翻＞15°，伴蹬跖趾关节向外半脱位、第 1 籽骨向外移位，第 1 跖骨内翻，第 1、2 跖骨夹角常大于正常范围（大于 8°），晚期第 1 跖趾关节发生退行性改变，关节间隙变窄及关节内缘有骨赘形成，第 1 跖骨内翻。

2. CT 检查 冠状位 CT 非负重及负重位有利进一步了解患足横弓在以上两种情况下的变化，同时，亦可了解胫、腓侧第籽骨病变后的位置变化。

3. 足印检查亦常被应用于临床及科研。

【诊断与鉴别诊断】

一、诊　断

由于足第一趾外翻而导致的第 1 跖趾关节关节内侧局部疼痛，穿鞋、行走受限等临床表现，X 线片上可见足第 1 跖趾关节半脱位，第 1 跖骨头内侧骨赘增生，多伴第 1 跖骨内翻，病情严重及病程较长患者可出现锤状趾及胼胘体。早期第 1 跖趾关节活动尚可或轻度受限，后期可因关节囊与肌肉挛缩出现第 1 跖趾关节活动受限甚至骨关节炎表现。

二、鉴 别 诊 断

1. 中医需与骨痹相鉴别。

2. 西医需与单纯踇囊炎、痛风、类风湿关节炎、神经性骨关节病等鉴别。

【治疗】

一、一 般 措 施

去除病因：避免穿尖头、高跟鞋及长时间站立、行走，穿松软鞋袜，扁平足可使用足弓垫予以适当纠正。

二、辨 证 论 治

1. 肝肾亏虚

主症：足痛隐隐，绵绵不休，第 1 跖趾关节强硬，伴心烦失眠、口渴咽干、面色潮红。舌红，脉细数。

治法：滋阴补肾，填精益髓。

方药：左归丸。熟地黄 240g，山药、枸杞子、山茱萸、菟丝子、鹿角胶、龟胶各 120g，川牛膝 90g。制为蜜丸，每次服药丸 15g，早、晚空腹各 1 次，淡盐汤送下。

2. 正虚邪侵

主症：踇趾疼痛，喜揉按，筋脉拘急，关节不利，肌肉萎缩，遇天气变化加剧，伴心悸气短、乏力、面色不华、喜热畏寒。舌淡，苔薄白，脉弦滑或细而无力。

治法：益气补血，祛风除湿。

方药：独活寄生汤。桑寄生 18g，熟地 15g，秦艽、杜仲、当归、茯苓、党参各 12g，白芍 10g，独活、防风、川芎、牛膝各 6g，细辛、甘草各 3g，肉桂 2g。

3. 气滞血瘀

主症：踇趾疼痛，夜间痛剧，刺痛不移，关节屈伸不利，甚者局部红肿热痛。舌黯或有瘀点，脉弦数或沉涩。

治法：行气活血，清络止痛。

方药：身痛逐瘀汤加四妙散。桃仁、红花、牛膝、当归各 9g，川芎、没药、甘草、地龙、五灵脂各 6g，秦艽、羌活、香附各 3g，苍术 10g，黄柏 5g，牛膝 20g，薏仁 30g。

三、中药成药

1. 壮骨关节丸　每次 9g，每日 2 次。适于肝肾不足者。
2. 独活寄生颗粒　每次 1 袋，每日 2 次。适于风寒湿阻，气血亏虚者。
3. 大活络胶囊　一次 1g，每日 3 次。适于风寒湿阻，气滞血瘀者。

四、中药外治

1. 中药敷贴　早期滑囊炎合并疼痛症状明显者，用三黄散或双柏散外敷可缓解肿痛症状。

2. 药熏洗浴　①海桐皮 15g，透骨草、伸筋草各 20g，红花 10g，莪术、川芎各 10g，乳香、没药各 10g 等，药液调至 40℃，每日药浴 1 次，每次 40 分钟，3 个月为 1 个疗程；②威灵仙、透骨草、钩藤、苏木、荆芥各 30g，每日外洗 1~2 次，3 个月为 1 个疗程，或选上方用药熏床熏药治疗。

3. 定向透药　使用导入、透入、电制孔、超声等设备，将单味或复方中药局部透入。药方从常用内服、外治药方中选用。

五、外固定支具

早期可使用足踇外翻矫形器或硅胶垫，亦可经常使用橡皮筋环套于两足踇趾间作对抗反向牵拉。

1. 日间使用支具　通常是采用海绵或硅胶制成的薄垫放置于第 1、2 趾间将两趾间距加大以减少或部分纠正踇趾外翻畸形，以控制及缓解症状为主。

2. 夜间使用支具　踇趾外翻夜间固定器主要是纠正及固定先天性踇外翻或经常穿尖头鞋子引起的踇外翻畸形，有较佳的矫正作用，通常可使较轻的踇外翻患者在较短的时间内获得较好的效果。

六、手 术 治 疗

1. Mayo 术式　早期手术方式，主要应用于踇囊炎引起的疼痛且外翻畸形不严重。

2. McBride 术式　本术式多应用于青年及中年畸形不严重，第 1 跖骨较短且无跖趾关节炎的踇外翻患者。

3. Keller 术式　中重度踇外翻（30°～45°）并有骨关节炎，年龄55～70岁第 1 跖趾关节僵硬及老年活动少的踇外翻患者。

4. Akin 术式　第 1 跖骨基底部截骨术式，适用于中重度踇外翻且第 1、2 跖骨间夹角明显增大患者。

5. Chevron 术式　目前较广泛认可和使用的跖骨远端截骨矫形术式，文献报道主要应用于轻、中度踇外翻，国外亦有学者应用于较重的足踇矫形，该术式截骨面大、愈合快、固定稳定，通过对截骨面的调整可以达到三维矫形的目的。

6. Ludloff 术式　属于跖骨近端截骨，适用于中、重度踇外翻且 IMA＞15°的患者，但骨质疏松老人慎用。

7. Lapidus 术式　属于跖骨基底截骨，适用于治疗跖楔关节不稳伴跖楔关节疼痛的踇外翻患者，骨骺未闭合的青少年不宜使用，对于专业运动员及舞蹈演员要慎用。

【特色疗法述评】

1. 西医常规治疗　局部物理治疗，踇囊炎发作期可给予抗炎镇痛药口服以缓解局部炎症；较严重者多采用手术方式，传统术式有 Mayo 术式、McBride 术式、Keller 术式。

2. 新技术　最近在踝外科领域较常采用微创术式，其中常见有：Akin术式、Chevron 术式、Ludloff 术式、伴跖楔关节不稳的可采用 Lapidus术式。

3. 中西医结合治疗　小切口截骨术专业技术要求较高，具有创伤小、不需内固定，患者可早期下地活动，痛苦小、恢复快等优点，对于大切口有丰富经验的临床医师可选用。

【主要参考文献】

1. 胥少汀，葛宝丰，徐印坎．实用骨科学［M］．第 4 版．北京：人民军医出版社，2012：2269-2278.
2. 彭力平，孙材江．实用骨伤科手册［M］．第 3 版．长沙：湖南科学技术出版社，2008：421-422.

（王立新）

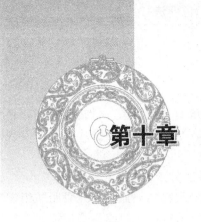

第十章 骨缺血性坏死

第一节 腕舟骨坏死

腕舟骨坏死是指外伤骨折等原因致腕舟骨血供中断或受损，引起腕舟骨骨细胞、骨质细胞、髓质细胞（血管和神经）坏死致腕舟骨骨组织营养中断或严重不足，骨的代谢障碍，局部骨组织失去了营养坏死及随后的修复，继而导致腕舟骨结构改变、形态塌陷，引起关节疼痛、功能障碍的疾病。中医称本病为"骨蚀"，腕舟骨骨折大多发生于活动量大的青壮年，占腕骨骨折的82%～89%，占所有骨折的2%～7%。腕舟骨骨折后易发生骨不连、缺血性坏死，影响腕关节功能及生活质量。

【病因病机】

1. 中医学认为，气滞血瘀可使骨骼血脉阻塞，血液供养障碍，骨质因缺血而坏死；复感毒邪，瘀血与毒邪相结合，化腐、成脓、破骨伤髓。相当于中医学"骨蚀"、"骨痿"、"痹证"等范畴。

2. 现代医学认为，腕舟状骨近端及腰部骨折后近折端缺血，导致骨折不愈合，骨组织营养中断，骨细胞死亡，继而发生腕舟骨骨缺血性坏死。

【临床表现】

1. 缓慢发病，腕关节胀痛、乏力，活动时加重，休息后缓解。随疼痛加重，腕部渐肿胀、活动受限而无法坚持原工作。

2. 体检时见腕背轻度肿胀，舟骨区有明显压痛。腕关节各方向活动均可受限，以背伸最明显。

【辅助检查】

1. X线检查可见腕舟骨骨密度增加，或有斑点现象，骨折引起坏死者可见骨折线清晰、骨折端吸收、硬化、塌陷等。目前数字摄片能早期发现舟骨骨小梁细微变化，对诊断腕舟骨缺血性坏死有重要的诊断价值。

2. CT检查亦可见坏死腕舟骨小梁紊乱、骨密度增高、囊性变。

3. 磁共振在缺血性坏死的最早期，即可观察到缺血性坏死骨脂肪组织的高信号中。出现不同形态的低信号环形或带状，均匀或不均匀弥漫性区域改变，软骨下有壳状骨折带。

【诊断与鉴别诊断】

一、诊　　断

腕部外伤后疼痛、关节活动受限、握力减退等症状迁延难愈，经影像学检查见腕舟骨坏死征象明显即可予诊断。或无明显外伤史，有长期酗酒、长期大剂量服用激素、腕部感染，以及其他可导致血管痉挛、硬化、栓塞等因素存在，并有腕舟骨局部症状，影像学检查提示骨坏死时可予诊断。

二、鉴别诊断

1. 中医需与"骨折"、"筋伤"相鉴别。

2. 西医需与腕舟骨新鲜骨折、腕部软组织挫伤、腕骨脱位、月骨坏死等疾病相鉴别。

【治疗】

早期以制动、理疗及对症等非手术治疗为主。若疼痛严重或关节活动受限，可考虑手术治疗。根据病变程度和患者的职业要求，腕舟骨坏死手术治疗方法较多，如植骨术、腕舟骨近端或全舟骨切除术、假体置换术、桡骨茎突切除术、血管束植入术、近排腕骨切除术、腕关节融合术等。非手术治疗时间长，患者痛苦不易改善。本书重点介绍中医特色治疗。

一、中药熏洗

常用中药材有红花、赤芍、丹参、当归尾等，组方时可根据临床辨证灵活运用。中药熏洗可用于无法接受手术者或术后患者，以缓解症状，改善腕部功能。

二、中药内服

临床常用基本处方为补阳还五汤、左归丸、右归饮等，均以补益肝肾、行气活血为治疗原则。

三、局部注射

于腕舟骨局部注射中药材提取物注射液，使药物直达病所，提高局部药物浓度，以改善临床症状。可用于非手术治疗或手术治疗后患者。常用鹿瓜多肽注射液、骨康泰灵等。

四、针灸推拿

针灸穴位、局部推拿可以改善症状。取疼痛部位的阿是穴，对其进行针灸，可以起到疏通经络，促进气血运行的作用。

【特色疗法述评】

中医认为与骨坏死病变关系最为密切的为肝、脾、肾三脏。肾为先天之本，主骨生髓，肾健则髓充，髓满则骨坚。反之，则髓枯骨萎，失去应有的再生能力。肝主筋藏血，与肾同源，两脏荣衰与共，若肝脏受累，藏血失司，不能正常调节血量，"心主血，肝藏之，人动则运于诸经，人静则血归于肝脏。"若血液藏运不周，营养不济，亦是造成骨坏死的重要因素。脾胃为后天之本，万物生化之源，使脾健胃和，则水谷腐熟，化气化血，以行营卫，若脾胃失健运，生化气血无源，则筋骨肌肉皆无气以生。病变发生后，骨与软骨挫裂伤，气血不通畅，经脉瘀阻，血行障碍，肢体失去营养，再生和修复能力减退，因而产生本病。

治疗方向上可在解除、改善骨坏死环境，又要给新骨爬行替代生长创造良好环境两方面入手。中医在这两方面均有丰富的可能性需要探索。采用内服外敷，针刺针灸的方法，并有效结合功能训练，治疗效果良好。

【主要参考文献】

1. 刘尚礼，刘永轶.骨坏死基础与临床［M］.北京：人民军医出版社，2008：173-175.

2. Rhemrev SJ，Ootes D，Beeres FJ，et al. Current methods of diagnosis and treatment of scaphoid fractures [J]. Int J Emerg Med，2011，4：4.

3. 马玉海，张少成. 手舟骨骨折的诊断和治疗 [J]. 中国矫形外科杂志，2003，11 (19/20)：1402-1404.

4. 胥少汀，葛宝丰，徐印钦，等. 实用骨科学 [M]. 第3版. 北京：人民军医出版社，2004：461.

5. 宫玉锁. 中西医结合治疗腕舟骨骨不连 [J]. 甘肃中医，2003，16 (12)：19.

6. 杨垒. 鹿瓜多肽注射液的临床应用综述 [J]. 当代医学，2009，15 (10)：12-13.

7. 郑胜，汉吉健，高磊，等. 鹿瓜多肽联合中药熏洗治疗骨折术后延迟愈合及骨不连 34例 [J]. 山东中医杂志，2012，31 (3)：173-174.

8. 吴征，张汉床，程维，等. 骨康泰灵局部注射治疗腕舟骨缺血性坏死2例临床报道 [J]. 中国矫形外科杂志，2002，10 (4)：54-55.

9. 谭小平. 综合治疗腕舟状骨骨折42例临床观察 [J]. 湖南中医杂志，1998，1 (1)：21-22.

（丰　哲）

第二节　股骨头缺血性坏死

　　股骨头缺血性坏死是指股骨头血供中断或受损，引起骨细胞及骨髓成分死亡及随后的修复，继而导致股骨头结构改变、股骨头塌陷，引起关节疼痛、功能障碍的疾病。中医称本病为"骨蚀"，是骨伤科常见的难治性疾病之一，早期诊断和早期有效治疗是难点所在。本病多见于中年男性，多双侧发病，青少年患者修复改建能力较强。如未经有效治疗，约80％的患者在1～4年内将出现股骨头塌陷而使关节功能损毁，导致多数患者不得不接受人工关节置换这一"终极手术"。

【病因病机】

一、中　医

　　1. 肝肾亏虚　肾虚髓亏，骨失所养，肝虚不能藏血，筋骨失养而致此病。

　　2. 正虚邪侵　素体虚弱，骨骼失养；外伤、劳损或感风寒湿邪，邪气恶血留驻；嗜欲不节，饮酒过度，脉络张弛失调，血行受阻；用药不当，骨骼失养。

3. 气滞血瘀　气滞则血行不畅，血瘀致气行受阻，气滞血瘀导致骨失所养。

病机特点是肝肾亏虚、气血不足为本，痰湿内阻、气滞血瘀为标。

二、西　　医

（一）病因分类

1. 创伤性骨缺血坏死　因供养动脉血管断裂导致缺血坏死，如股骨颈骨折、髋关节脱位等。

2. 非创伤性骨缺血坏死　也称"特发性骨缺血性坏死"，与许多疾病、药物、饮酒、放射线接触等有关，但其发病机制不如创伤性骨缺血坏死那样明确。

（二）病理学分期

病理形态学上分为坏死期（第 I 期），修复期（第 II 期），坏死骨组织主要修复期（第 III 期），股骨头塌陷、髋关节骨性关节炎期（第 IV 期）。

【临床表现】

1. 病史与流行病学特点　多具有前述的确定或可能病因的病史，在原发疾病的发病过程中或发病一段时间后出现临床症状。

2. 症状　髋部疼痛为主要症状，开始为腹股沟区隐痛、钝痛，或向下放射至股内侧、臀部或膝内侧，后逐渐加重，可两侧交替性疼痛，也可呈急性剧痛发作。站立或行走时疼痛明显，休息后减轻，轻度跛行，后期出现休息痛及间歇性跛行。症状轻者，常有患侧髋关节僵硬感、活动受限，有时在疼痛缓解期髋关节功能恢复正常。症状重者除跛行外，下蹲、盘腿等动作明显障碍；如果双侧患病，则行走非常困难，步态蹒跚。

3. 体征　早期有髋关节局部压痛，"4"字征及髋关节屈曲挛缩试验阳性，髋关节屈曲及外展、内收受限；后期髋关节各向活动障碍，肢体缩短，关节屈曲挛缩畸形，或有髋关节半脱位征象、髋关节承重功能试验阳性。

【辅助检查】

1. X 线片　Ficat 和 Arlet（1980）分为 4 期：

I 期　无特殊征象，或有骨小梁轻度不匀，或有斑点状稀疏区，髂线或关节间隙均无变化。也可将此称为："0"～"Ⅰ"期。

Ⅱ期 股骨头外形及关节间隙正常，根据骨质变化又分为3个亚型。

ⅡA型（疏松型） 负重区有弥漫性低密度区。

ⅡB型（硬化型） 股骨头圆韧带区有囊性变，周围清晰，而头呈一致性硬化改变，有时呈多少不定的斑点状硬化。

ⅡC型（混合型） 透光和硬化区混合存在，硬化区常位于头颈交界处。

Ⅲ期 股骨头连续性断裂，在侧位片或断层片上，可见头顶端有塌陷或变扁，与髋臼接触处明显。死骨局限于受压部位并可有断裂和嵌压。出现新月征，死骨呈圆锥状下陷。

Ⅳ期 股骨头进一步坏死，关节间隙变窄，呈典型的骨关节炎改变，臼顶变形以与扁头相对应，圆形关节变为椭圆。

2. CT 有利于早期发现微小病灶和确定塌陷的有无和范围，较 X 线片敏感。

3. MRI 早期诊断的优势明显。

（1）早期：T_1 及 T_2 像在股骨头高密度影中有一条带状弯曲或环形的低密度影，一般位于股骨头边缘。其内包绕一与正常股骨头内脂肪组织相近的高密度区。在 T_2 像上可见关节液形成的高密度影，股骨头外形正常，关节间隙正常。

（2）中期：股骨头内病变区稍显不均，可有股骨头轻度变扁、塌陷，有关节积液，在 T_2 像上形成高密度影像，T_1 像在股骨头上部软骨下方可见局限性低～中等密度信号区转为高信号，环形低信号带宽变窄。

（3）晚期：T_1 与 T_2 像上股骨头内大片不规则、不均匀信号，其间有斑点状高信号影，在 T_2 像上也可见由于关节液形成的高密度影，股骨头变扁、塌陷，关节间隙变窄。

4. 放射性核素扫描及 γ 闪烁照相 有很大的早期诊断价值，典型表现为股骨头出现冷区，核素浓集提示组织修复。

5. 血管造影

（1）早期：上关节囊动脉迂曲、变细、梗阻或不充盈，静脉淤滞。

（2）中、晚期：当股骨头出现囊变或变形时，上关节囊动脉完全梗阻或再通，动脉变细，骨坏死周围出现血管增多区。

6. 关节镜 可以对关节表面的病变作出评估。

7. 组织学 股骨头中心活检可早期确定是否存在股骨头缺血性坏死。

8. 实验室 常有红细胞沉降率、血脂增高，可有原发疾病的相应改变。

9. 其他　包括股骨转子部血氧饱和度及骨内压力测定等。

【诊断与鉴别诊断】

一、诊　　断

1. 诊断步骤

（1）第一步（怀疑阶段）　①具有导致股骨头缺血性坏死的病因；②髋关节疼痛及活动受限；③X线检查正常或接近正常。

（2）第二步（可能阶段）　①股骨转子部或头部血流动力学检查提示髓腔内压力增高，加压试验阳性或髓腔内静脉造影提示造影剂淤滞及反流；②骨扫描显示放射性元素积聚。

（3）第三步（确诊阶段）　通过核心活检显示其组织病理学改变，明确诊断。

2. 诊断标准

（1）特异标准：①股骨头塌陷；②软骨下骨透亮影；③前外侧有死骨；④骨扫描提示有被活性增加包绕的冷区；⑤MRI 加权相有双环；⑥骨组织活检显示骨陷窝空虚，累及邻近多根骨小梁。符合上述标准之一即可确诊。

（2）非特异性标准　①股骨头塌陷伴关节间隙变窄；②股骨头内斑点状囊性变或骨硬化；③骨同位素扫描活性增加；④MRI 检查提示骨髓水肿或纤维化；⑤髋关节活动时疼痛但 X 线正常；⑥有饮酒或服用糖皮质激素的历史；⑦骨活检提示骨髓水肿及纤维化。有上述表现者仅可疑诊，应排除其他髋关节疾病。

3. 分期（法国分期）　0 期，可疑或正常；Ⅰ期，有症状，检查正常；Ⅱ期，X 线有骨密度改变；Ⅲ期，软骨下塌陷；Ⅳ期，股骨头扁平，关节间隙正常；Ⅴ期，骨关节炎。

二、鉴　别　诊　断

1. 中医需与骨痿、骨痹等鉴别。

2. 西医需与骨关节炎、类风湿关节炎、强直性脊柱炎及髋关节结核等鉴别。

【治疗】

一、一般措施

1. 去除病因：激素性骨坏死患者应停止使用激素，酒精性骨坏死患者应戒酒，减压病骨坏死患者应停止高压作业，血液病性患者应积极治疗血液病。

2. 患肢避免负重，疼痛严重者卧床，下肢皮牵引 4～6 周，牵引重量 2～4kg，之后扶双拐下地，3 个月内患肢不能负重。

二、辨证论治

1. 肝肾亏虚

主症：髋痛隐隐，绵绵不休，关节强硬，伴心烦失眠、口渴咽干、面色潮红。舌红，脉细数。

治法：滋阴补肾，填精益髓。

方药：左归丸。熟地黄 240g，山药、枸杞子、山茱萸、菟丝子、鹿角胶、龟胶各 120g，川牛膝 90g。制为蜜丸，每次服药丸 15g，早、晚空腹各服 1 次，淡盐汤送下。

2. 正虚邪侵

主症：髋部疼痛，喜揉按，筋脉拘急，关节不利，肌肉萎缩，遇天气变化加剧，伴心悸气短、乏力、面色不华、喜热畏寒。舌淡，苔薄白，脉弦滑或细而无力。

治法：益气补血，祛风除湿。

方药：独活寄生汤。桑寄生 18g，熟地 15g，秦艽、杜仲、当归、茯苓、党参各 12g，白芍 10g，独活、防风、川芎、牛膝各 6g，细辛、甘草各 3g，肉桂 2g。

3. 气滞血瘀

主症：髋部疼痛，夜间痛剧，刺痛不移，关节屈伸不利。舌黯或有瘀点，脉弦或沉涩。

治法：行气活血，通络止痛。

方药：身痛逐瘀汤。桃仁、红花、牛膝、当归各 9g，川芎、没药、甘草、地龙、五灵脂各 6g，秦艽、羌活、香附各 3g。

三、特色专方

1. 加味青娥丸　杜仲（盐炒）480g、补骨脂（盐炒）、丹参各240g、核桃仁（炒）150g、大蒜120g。将大蒜蒸熟、干燥，与杜仲、丹参、补骨脂一起粉碎成细粉，过筛，再将核桃仁捣碎，与上述粉末掺研，过筛，混匀。每100g粉末加炼蜜50～70g制成大蜜丸。口服每次1粒，每日3次，温水送服，共24周。本方具有补肾壮骨、活血止痛的功效，适于早期患者。

2. 补肾生骨　骨碎补、鹿角胶、血竭、石菖蒲各10g，水煎。具有补肾强骨、行气通络、活血解毒的功效。

3. 活骨生骨方　黄芪30g，石菖蒲、蟅虫、百草霜各10g，水煎。具有活血化瘀、行气通络的功效。

4. 补气生骨方　黄芪30g，何首乌、白芷、穿山甲各10g，水煎。具有补气养血、通络除痹的功效。

四、中药成药

1. 壮骨关节丸　每次9g，每日2次。适于肝肾不足者。

2. 独活寄生颗粒　每次5g，每日3次。适于风寒湿阻、气血亏虚者。

3. 大活络胶囊　每次1g，每日3次。适于风寒湿阻、气滞血瘀者。

4. 丹郁骨康丸　每次10g，每日3次，3个月1个疗程。用于气滞血瘀者。

5. 杏丁注射液　每次30ml加250ml生理盐水或葡萄糖注射液静滴，每日1次，14天为1个疗程。适于气滞血瘀者。

五、局部注射

1. 股骨头中药灌注　患者仰卧位，患肢内旋15°，2%利多卡因局部麻醉。导针从大转子顶点经股骨颈钻入股骨头，直至囊变区或硬化区。用穿刺套管沿导针旋入，拔出导针，将中心静脉管沿穿刺套管置入。取出穿刺套管，用缝线将导管在固定皮肤上。将造影剂注入股骨头，用数字减影分别在即刻、1、5、10分钟摄片，记录股骨头造影情况并进行分级。用生理盐水28ml，加20ml丹参注射液加肝素，用微量泵从静脉导管持续灌注，每小时2ml，维持15天，术后30日行股骨头造影复查。术后绝对卧床3个月，术后3～6个月扶拐、部分负重，术后6个月完全负重。

2. 股骨头中药注射　常规消毒，局麻下用18号穿刺针于大转子部进针，针尖到达股骨头部，取出针芯，回抽髓内血液3～5ml减压，然后注入川芎嗪80mg，注射完毕后将针芯插入，将留在针内的药物全部注入股骨头内部，将针后退 2cm 后停留 15 分钟取出。每周注射 1 次，4 周为 1 个疗程。休息 2 月后重复注射，共治疗 2～3 个疗程。

六、中药外治

1. 中药敷贴　早期症状明显者，用三黄散或双柏散；活动不利者，用羌活、独活、五加皮、红花、川芎、伸筋草、海桐皮、威灵仙等制膏外贴；肝肾阳虚者，用透骨草、五加皮、续断、桑寄生、当归、鸡血藤、白及、泽兰、木瓜、干姜、桂枝等制膏外贴。

2. 药熏洗浴　①骨碎补 50g，透骨草、伸筋草各 30g，丹参 20g，莪术、川芎各 10g，药液调至 40℃，每日药浴 1 次，每次 40 分钟，3 个月为 1 个疗程；②威灵仙、透骨草、钩藤、苏木、荆芥各 30g，每日外洗 1～2 次，3 个月为 1 个疗程，或选上方用药熏床熏药治疗。

3. 定向透药　使用透药、导入、透入、电制孔、超声等设备，将单味或复方中药局部透入。药方从常用内服、外治药方中选用。

七、针灸按摩

1. 针灸　选用粗针，针刺点为筋结病灶点，根据足六经之经筋结聚部位选择：腰椎椎板、横突、椎体后外侧区域的肌肉起止点；腰骶关节联合处的深部软组织；臀大肌、臀中肌、臀小肌、阔筋膜张肌等的起止点；股内收肌群起止点；髋关节囊周围软组织及其关节囊组织；髂胫束等。

2. 针刀　阳性压痛点为治疗点。抽吸关节积液，针刀以股骨大转子后上缘及外侧部、腹股沟韧带内侧压痛点处为穿刺点，直刺关节囊松解，针刀与下肢纵轴平行，针刀体与皮肤呈 70°刺入，直贴骨面，沿肌纤维及血管走向平行进刀，纵向分离疏通，由内下前方至外后上方，穿过肌肉组织、关节韧带，达关节囊后再进针刀，直达关节腔股骨头下方内侧，紧贴骨面，沿股骨头纵轴方向进行密集的切割，后再纵向切 2～3 刀，刀下明显松动后即顺原路出刀，压迫止血后敷盖无菌纱布。每周 1 次，5 次为 1 个疗程。

3. 按摩　按肌肉走行方向按摩，手法宜轻柔和缓，以防骨关节损伤和骨化性肌炎。

八、功能锻炼

以自动为主，被动为辅，动作要协调，循序渐进，由小到大，由少到多，逐步增加。根据股骨头缺血坏死的分期、分型及骨关节周围软组织的功能受限程度及体质，选择适宜的站立、坐、卧位（此体位较稳妥）进行功能锻炼。患肢勿负重，做髋关节周围肌肉伸屈、外展、内收、内旋、过伸等运动，每种动作从每日 50 次开始，最后到 1500 次左右。

九、手 术 治 疗

根据具体情况选用：①髓心减压或加植骨；②死骨清除充填重建；③截骨；④带血运骨瓣移植；⑤人工关节置换。

【特色疗法述评】

1. 西医疗法的适应证　非手术治疗主要适于Ⅰ、Ⅱ期患者，治疗方法包括避免负重、理疗（脉冲电磁场、冲击波、体外震波等）、高压氧治疗、心理治疗等。Ⅲ、Ⅳ期患者宜行手术治疗。血管灌注、臭氧治疗、干细胞移植等疗法总体上还处于探索阶段，钽棒植入的适应证也较为局限。关节镜技术则提升了保头手术的治疗效果。

2. 中医药治疗的适应证　主要适于Ⅰ、Ⅱ期患者。

3. 中西结合治疗的意义　一般认为，中西医结合治疗本病的疗效优于单纯中医药或单纯手术治疗。

4. 中医疗法的选择　多以内服药物为主，亦可采用关节内注射者。何伟等的研究证明，激素性股骨头坏死与血瘀证之间有密切关系，用活血化瘀中药可防止股骨头坏死的发展，并且通过临床和实验研究，证实了补肾活血中药治疗股骨头坏死的确切疗效。

5. 单味中药的选择　本病的治疗，多以活血化瘀中药（丹参、川芎、桃仁、红花、生地黄、血竭、水蛭、虻虫、蟅虫、归尾、鸡血藤）及补肝肾、壮筋骨药物（熟地、枸杞、杜仲、肉苁蓉、牛膝、山茱萸、巴戟天、淫羊藿、龟甲、补骨脂、菟丝子、首乌、山药、紫河车、鹿茸）为组方基础。

6. 引经药的应用研究　有学者用补阳还五汤加减探讨不同引经药对股骨头坏死兔股骨头骨髓干细胞归巢的影响。实验组及牛膝组的股骨头内空骨陷窝率降低，血管面积增大，SDF-1 表达升高。提示该方可通过促进骨髓干细胞定向归巢防治股骨头坏死，而牛膝则可进一步提高该方的上述效果。

7. "痰瘀同治"的现代研究　有学者对酒精性股骨头坏死患者治疗前检测血脂及血液流变学，并于服用祛瘀化痰中药 2 周后复查，治疗后的血脂水平、血液高凝状态有所改善，表明"瘀"和"痰"与酒精性股骨头坏死有着密切的相关性，"痰瘀同治"能够改善血液高黏滞状态及血脂水平。

8. 重视局部与整体治疗的结合　非创伤性股骨头坏死是全身病变在股骨头的局部表现，因此，除了局部治疗外，应注重全身治疗。大量临床与初步实验研究表明，中医药对股骨头坏死更多的是通过调节气血运行、补益肝肾等整体治疗，达到缓解疼痛、改善功能、促进坏死修复的目的。

9. 定向透药技术　近期，定向透药的理论、技术、设备得到了快速的发展，为中药外治疗法开辟了新的途径。借助此类设备，可以在皮肤上开通临时性孔道，使药物由此进入，较常规敷贴的药物通过率可提高数十倍，可深达皮下十余厘米，在伤病局部形成中药的分子堆或离子堆，及大地提高了药效，减少了副反应，值得大力推广和深入研究。

10. 针刀治疗的临床研究　有学者用针刀进行骨内减压治疗，测定股骨头内压与氧自由基含量。治疗后骨内压显著下降，超氧化物歧化酶（SOD）活性显著升高，而丙二醛（MDA）含量明显降低。证实针刀治疗可以通过中断骨内高压与氧自由基损伤的恶性循环链，减轻对股骨头的病理损害。

11. 关于保头治疗　保头治疗是医患双方的共同的心愿和努力的目标，保头综合疗法能减轻患者的痛苦、较大程度降低患者的费用。广州中医药大学何伟教授提出了保头治疗的诊断治疗体系，将有助于保头治疗的规范开展，减少盲目性，提高疗效。

12. 研究方法的缺陷　中医疗法是保头治疗的希望之一，大从许多中医临床研究报道中看到，疗效的判定标准差异较大，疗效机制也不够明了。有必要建立更完善、更准确的诊断、分期、分型标准及中医辨证分型标准以及疗效评价体系，开展更为严谨的临床与实验研究。

【主要参考文献】

1. 帅波，沈霖，杨艳萍，等．补肾活血方治疗早期缺血性股骨头坏死患者的临床研究［J］．中国中医骨伤科杂志，2013，21（1）：11-14.
2. 孙德成．股骨头坏死的中医治疗方法与预防［J］．中医中药，2013，11（2）：266-267.
3. 王昌兴，沈建国，姜滔，等．持续局部丹参和肝素灌注治疗股骨头坏死疗效分析［J］．中国骨伤，2010，23（5）：383-385.
4. 樊效鸿，王鑫灵，王涛．股骨头穿刺注射川芎嗪治疗股骨头坏死的临床研究［J］．成都中医药大学学报，2010，33（2）：17-18.
5. 华国昌．股骨头坏死的微创治疗探讨［J］．医药论坛杂志，2010，31（13）：16-18.
6. 杨珺，张晓峰，徐西林．活骨注射液治疗Ⅰ期股骨头缺血性坏死58例临床观察［J］．中医药信息，2009，26（1）：40-41.
7. 何伟，陈镇秋，张庆文．补肾活血中药治疗股骨头坏死临床研究［J］．新中医，2012，44（4）：50-51.
8. 田能，孔祥英，王荣田，等．不同引经药对股骨头坏死模型兔骨髓干细胞归巢的影响

　　　　［J］．中国中药杂志，2012，37（11）：1624-1628.

9. 陈镇秋，何伟，魏秋实．"痰瘀同治"对酒精性股骨头坏死患者血液流变学及血脂水平的影响［J］．中华中医药杂志，2012，27（1）：246-248.

10. 赵家胜，瞿群威，胡永均，等．针刀减压对股骨头缺血性坏死患者骨内压及氧自由基含量的影响［J］．上海针灸杂志，2012，31（9）：667-669.

（彭力平）

第三节　儿童股骨头缺血性坏死

　　儿童股骨头缺血性坏死是一种以股骨头无菌性坏死为特征的髋关节自限性疾病。本病又称股骨头骨软骨病、股骨头缺血性坏死、股骨头无菌性坏死、扁平髋、股骨头幼年变形性骨软骨炎或 Perthes 病。本病因股骨头骨骺受到创伤等引起血供障碍，从而导致股骨头骨骺的缺血性坏死。中医称本病为"骨蚀"。本病属自愈性疾病，慢性病程。当病变自然愈合后，坏死的股骨头往往遗留扁平状畸形。因此，通常又称为扁平髋。

【病因病机】

一、中　医

　　中医认为与儿童股骨头坏死病变关系最为密切的为肝、脾、肾三脏。肾为先天之本，主骨生髓，肾健则髓充，髓满则骨坚。反之，则髓枯骨萎，失去应用的再生能力。肝主筋藏血，与肾同源，两脏荣衰与共，若肝脏受累，藏血失司，不能正常调节血量，"心主血，肝藏之，人动则运于诸经，人静则血归于肝脏"。若血液藏运不周，营养不济，亦是造成缺血性股骨头坏死的重要因素。"气血阻滞，脉络不通"与股骨头坏死病因关系密切。中医认为"骨坏死"是气滞血瘀所致，血液循环障碍属"瘀"，局部缺血、血栓皆属"瘀"的范畴；活血化瘀，改善微循环是中药治疗的理论基础。

二、西　医

　　有关的病因与病理研究颇多，观点也不尽相同，如创伤、滑膜炎、髋臼发育不良、生长素介质（Somatomedin）过低、体质遗传等，真正的病因尚不完全清楚。

　　股骨头骨骺的血液供应主要依靠外骺动脉和下干骺动脉；9岁以后直至老年靠外骺动脉和来自圆韧带的内骺动脉供应；在5～9岁时，仅由一支外骺动脉供应，在此期间如股骨头骨骺受到某种创伤虽不足以骨折，却可引起血供障碍，从而导致股骨头骨骺缺血性坏死。

【临床表现】

起病隐匿、跛行和患髋疼痛是本病的主要症状。轻度跛行步态，即患儿为缓解疼痛所采取的保护性步态，缩短患肢负重间期。患儿所述的疼痛部位往往在腹股沟部、大腿内侧和膝关节。跑步和行走过多时，可使疼痛加重，休息后明显减轻。

体格检查可发现髋关节各个方向活动均有不同程度的受限，尤其是外展和内旋活动受限更为明显，而且髋关节活动能诱发疼痛。早期髋关节周围肌肉出现痉挛和轻度萎缩。在滑膜炎阶段，髋关节前方有深压痛，并出现轻度屈曲和外展畸形。

【辅助检查】

1. X 线照片　是临床诊断股骨头缺血性坏死的主要手段和依据。定期投照双髋关节正位和蛙位 X 线片，可动态观察病变全过程中股骨头的形态变化，且每一阶段的 X 线片均能反映出病理改变。

2. 核素显像　既能测定骨组织的供血情况，又可反映骨细胞的代谢状态。

3. 关节造影　一般不作为常规检查。但有作者认为关节造影能够早期发现股骨头增大，有助于观察关节软骨的大体形态变化，并且可明确早期股骨头覆盖不良的原因。

4. 磁共振　该检查对诊断骨缺血性改变有重要价值，可以早期作出诊断。MRI 的早期表现以股骨头内出现局限性或广泛性 T_1WI 或 STIR 序列低、等、高信号为特点，信号均匀或不均匀，形态多呈斑点、楔形、条形、环形或不规则形，T_2WI 为线形低信号或内外并行的两条线形高与低信号，称之为"双线征"。

【诊断与鉴别诊断】

一、诊　　断

1. 临床表现　此病起病隐匿，跛行和患髋疼痛是主要症状。体检患髋在各方向上活动受限，周围肌肉出现痉挛和轻度萎缩，髋关节前方可有深压痛。

2. 辅助检查

（1）X线片：滑膜炎期以关节周围软组织肿胀为主，坏死期正位片可见不均匀的密度增高影，坏死期蛙位片见致密区位于股骨头前外侧，碎裂期示硬化区和稀疏区相间分布，愈合期X片示股骨头呈扁平状，向外侧移位或半脱位。

（2）放射性核素：对早期诊断、早期确定股骨头坏死范围以及鉴别诊断有重要意义。

（3）关节造影：有助于观察关节软骨的大体形态变化，在愈合阶段对选择治疗方法有参考意义。

临床诊断儿童股骨头缺血性坏死并不困难。当3～12岁儿童出现不明原因的持续性髋关节疼痛、跛行和髋关节外展内旋活动受限时，应考虑本病可能，确定诊断主要依据X线检查。

二、分　　期

Catterall（1971年）根据病理改变，结合X线片上股骨头受累情况确定的分类方法，对指导临床治疗和估计预后均有指导意义，已被临床医生普遍接受与应用。

1级：正位片显示骨骺轻度囊样变，骨骺不塌陷，无死骨形成，无软骨下骨折线，无干骺端变化。侧位片仅累及骨骺的前面部分。

2级：正位片显示有中央致密椭圆形团块，其内外侧均有存活的骨片，以保持愈合时的骨骺高度。干骺端变化不明显。侧位片显示骨骺前方的侵袭范围增大，死骨碎片与后方的存活区之间有一V形透亮区相隔。

3级：只有骨骺后方和侧方的一小部分无死骨形成，早期可有"头内头"征象；后期则有中央死骨形成，并伴有内外侧新生骨片，干骺端呈广泛变化，股骨颈增宽。

4级：正侧位片均显示整个骨骺累及并出现塌陷，骨骺板与髋臼之间的距离减小，表示股骨头扁平，骨骺向前、向后、向侧方突出，呈蘑菇头状。

三、鉴别诊断

主要与髋关节感染性疾病（中毒性滑膜炎、感染性关节炎、股骨颈骨髓炎和髋关节结核等）鉴别。

【治疗】

治疗儿童股骨头缺血性坏死的最佳原则是包容治疗，即当生物可塑性依然存在时维持或恢复髋关节的一致性。根据疾病的严重程度选择合适的治疗方法，包括观察、物理治疗及手术重建髋关节。所有治疗的目标是防止畸形及过早发生髋关节病。对本病的治疗包括三个方面：①避免负重，防止股骨头塌陷；②将股骨头完全包容在髋臼内，防止股骨头继发畸形；③增加坏死股骨头的血运。儿童股骨头缺血性坏死的主要预后因素包括初始发病年龄、载线分型及"股骨头危险征"。

一、一 般 治 疗

1. 对症处理　对部分患者，可不予特殊处理，定期随访即可。髋部疼痛明显者，口服非甾体类抗炎药物镇痛，髋关节制动以减少对髋关节的机械性刺激。

2. 功能锻炼　进行髋关节正常活动范围的功能锻炼，尤其是外展运动。可进行不增加髋关节压力的运动，如游泳、骑自行车等。如果髋关节活动丧失时间较长，则切断内收肌、外展位牵引后继续功能锻炼。

3. 外展支具或石膏　持续佩戴外展 30°以上的非负重或行走支具、石膏，直到 X 线照片显示股骨头有重新骨化的迹象。年龄较小、放射学改变较轻的患者，适合非手术治疗。越来越多的研究发现，不需要手术治疗的患者，各种非手术治疗的疗效相似。而且支具治疗对患者的心理负面影响较大，导致社交、学习能力较差，目前支具治疗已基本被淘汰。

二、中医中药治疗

内服中药根据儿童股骨头缺血性坏死肝肾亏虚、瘀血阻滞病机，治以补益肝肾、活血化瘀，用身痛逐瘀汤加减治疗，外用可用药浴、局部熏洗、敷贴治疗，同时注重患者卧床及患肢免持重。

三、手 术 治 疗

治疗方案的制订：应结合患者的年龄、载线表现等制定合适的个体化治疗方案。一般来说，年龄较小、放射学改变较轻的患者，可行非手术治疗，同时药物辅助治疗；年龄较大、放射学改变较重的患者，可行股骨近端内翻截骨术或 Salter 髂骨截骨术；对严重的患者，可行股骨及髂骨联合截骨术、髋臼扩大成形术、骨盆三联截骨术。

就诊时年龄较大、分型较差、临床表现较重的患者，或者经非手术治疗后分型等级增加、临床表现加重的患者，手术包容治疗被认为是最好的治疗形式。手术治疗之前应进行非手术治疗，恢复髋关节的活动范围，尤其是外展功能，是手术包容治疗成功的先决条件，髋关节任何活动受到较大的限制应禁忌手术。主要的手术包容方法包括股骨近端内翻截骨术、Salter 髂骨截骨术、股骨及髂骨联合截骨术、髋臼扩大成形术、骨盆三联截骨术、滑膜切除术等。前五者的目的是增加髋臼对股骨头的包容，滑膜切除术增加股骨头血运，利用其生长发育的自然现象，自行矫正变形的股骨头，恢复髋关节功能。

【特色疗法述评】

对于该病治疗方式及时机的选择在临床上尚存有争议。部分学者认为该病早期治疗效果较好，而后期的临床疗效尚不够确切，因此应当在早期及时实施手术治疗以确保治疗效果，阻止病程进一步发展恶化，同时避免畸形的出现；但因手术本身亦会对患儿机体造成创伤，甚至会给病区血运带来一定的影响，而出现病情加重的趋势，且该病为自愈性疾病，可以根据病情的发展情况施以非手术治疗，并进行观察，如出现手术指征再行手术治疗。

因此，在临床的治疗中，医师应根据患儿的具体情况与病情发展程度进行综合考虑，而后选择有益于患儿生长发育的治疗方法。有相关研究对该病患儿使用手术与非手术治疗的远期预后进行分析，发现两种治疗方法预后并无明显差异，但非手术组相对手术组自然病程有明显缩短，因此认为如使用矫形器可恢复矫正股骨头包容而能够促进股骨头的复位，则可以优先选用矫形器进行治疗，否则应优先考虑手术治疗。

儿童股骨头缺血性坏死是临床常见的儿童骨关节疾病，多发于学龄期小儿。目前该病的病因及发病机制尚未明确。该病早期无明显的临床症状，容易被忽视。临床上对其诊断可以参考影像学检查结果，X 线片可以简单显示病变情况，但缺乏敏感性，对于微小病变，尤其该病早期，多无法准确显示，因此可以结合 CT、MRI 进行诊断，其中 MRI 检查的敏感度和特异性均较高。对于该病的临床治疗方法较多，但因其病因尚未完全明确，因此现有的治疗方法均是针对患病后患肢的功能及症状进行改善，减轻或避免病变所致畸形和对生长发育的影响，以及提供病区恢复自愈的良好环境与条件，而无法从根本上对该病的发生、发展进行阻止。因此需要对该病进行进一步更深层次的研究以为临床治疗提供理论支持和依据。

【主要参考文献】

1. 徐敏，王毅鹏. 儿童股骨头缺血性坏死 [J]. 国际病理科学与临床杂志，2010，30 (2)：166-170.

2. 俞松，谢祎. Perthes 病的病因与治疗 [J]. 实用医院临床杂志，2012，9 (4)：38-40.

3. 中华中医药学会. ZYYXH/T157-2009 中医体质分类与判定 [M]. 北京：中国中医药出版社，2009：1-7.

4. 俞松，谢祎. Perthes 病的病因与治疗 [J]. 实用医院临床杂志，2012，9 (4)：38-40.

5. 范启申，周祥吉，潘昭勋，等. 增加股骨头供血治疗小儿股骨头缺血性坏死 [J]. 中华显微外科杂志，2008，31 (6)：464-466.

6. 夏永杰，李明. 儿童 Perthes 病的手术治疗现状 [J]. 重庆医学，2009，38 (9)：1118-1120.

7. 刘兴才，王锦爱. 中药辨证治疗儿童股骨头缺血性坏死 15 例报告 [J]. 现代中医药，2004，8 (2)：29-30.

（丰　哲）

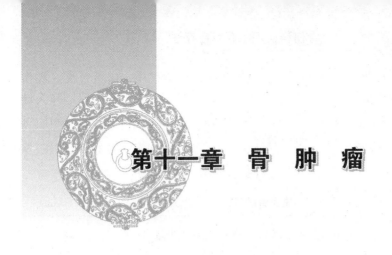

第十一章 骨 肿 瘤

第一节 原发性骨肿瘤

起源于骨组织或发生在骨骼的肿瘤称为骨肿瘤，分为原发性和转移性两种。原发性骨肿瘤有良性和恶性之分。骨的瘤样病损，其病变类似肿瘤而非真正的肿瘤。原发恶性骨肿瘤以骨肉瘤、尤文肉瘤、恶性纤维组织细胞瘤为代表，恶性骨肿瘤多发生于儿童和青少年，长骨的干骺端是肿瘤的好发部位。好发于青少年和青壮年的原发恶性骨肿瘤多见于膝关节周围，严重影响患者的运动功能。良性骨肿瘤以骨软骨瘤、软骨瘤，骨囊肿、动脉瘤样骨囊肿和骨纤维异常增殖症等类肿瘤和骨巨细胞瘤多见。

【病因病机】

一、中 医

骨肿瘤在传统医学中类属"骨疽"、"骨瘤"、"石痈"、"石疽"等。"有所结，气归之，津液留之，邪气中之，凝结日以易甚，连以聚居，为骨瘤，以手按之坚。有所结，深入骨，气因于骨，骨与气并，日以益大，则为骨疽"。"石痈者，亦是寒气客于肌肉，折于气血，结聚而成。其肿结确实，至牢有根，核皮相亲，不甚热，微痛，热时自歇。此寒多热少，貌如石，故谓之石痈也"。"此由寒气客于经络，与血气相搏，血涩结而成疽也。其毒偏多，则气结聚而皮最。状如痤疖，貌如石，故谓之石疽也"。"若伤肾气，不能荣骨而肿者，其白骨肿起，按之坚硬，名曰骨瘤"。

骨肿瘤的发生是外因、内因相互作用为患。本病的发生总由肾气不足、阴阳失调、脏腑功能紊乱，以致寒湿毒邪乘虚而入，气血瘀滞，蕴于骨骼而成。如外邪侵袭，由表及里，深达骨骼，久留积聚而成；跌扑损伤，血络受损，瘀血停聚，不散成瘤；禀赋不足，或劳力过度，房劳过度，耗伤肾气，肾主骨生髓，肾气亏耗则骨骼病变；多食不节，损伤脾胃，脾失健运，生湿生痰，积聚成瘤；精神刺激，情志不畅，五志过极，以致阴阳失调，气血不和，经络阻塞，致成骨瘤。

二、西　　医

常见骨肿瘤分类表

骨肿瘤的国际组织学分类（世界卫生组织）		
一、成骨性肿瘤	（一）良性	①骨瘤 ②骨样骨瘤及骨母细胞瘤
	（二）恶性	①骨肉瘤（成骨肉瘤） ②皮质旁骨肉瘤（骨旁骨肉瘤）
二、成软骨性肿瘤	（一）良性	①软骨瘤 ②骨状骨瘤（骨软骨性外生骨疣） ③软骨母细胞瘤（良性软骨母细胞瘤、骨骺软骨母细胞瘤） ④软骨黏液样纤维瘤
	（二）恶性	①软骨肉瘤 ②皮质旁软骨肉瘤 ③间叶性软骨肉瘤
三、骨巨细胞瘤（破骨细胞瘤）		
四、骨髓肿瘤	①尤文肉瘤 ②骨网织细胞肉瘤 ③骨淋巴细胞肉瘤 ④骨髓瘤	
五、脉管肿瘤	（一）良性	①血管瘤 ②淋巴管瘤 ③血管球瘤
	（二）中间型或未定型	①血管内皮细胞瘤 ②血管外皮细胞瘤
	（三）恶性血管肉瘤	
六、其他结缔组织肿瘤	（一）良性	①韧带样纤维瘤 ②脂肪瘤

续表

骨肿瘤的国际组织学分类（世界卫生组织）

六、其他结缔组织肿瘤	（二）恶性	①纤维肉瘤 ②脂肪肉瘤 ③恶性间叶瘤 ④未分化肉瘤
七、其他肿瘤		①脊索瘤 ②长骨"造釉细胞瘤" ③神经鞘膜瘤（许旺细胞瘤、神经膜瘤） ④神经纤维瘤
八、未分类肿瘤		
九、瘤样病变		①孤立性骨囊肿（单纯性骨囊肿） ②动脉瘤样骨囊肿 ③关节旁骨囊肿 ④干骺端纤维性缺损（非骨化性纤维瘤） ⑤嗜伊红肉芽肿 ⑥骨纤维异常增殖症 ⑦骨化性肌炎 ⑧甲状旁腺功能亢进的"棕色瘤"

【临床表现】

1. 流行病学资料　以四肢长骨发生肿瘤最多，如骨巨细胞瘤、骨肉瘤、骨软骨瘤；脊索瘤以脊椎为特发部位，尤以骶椎最多；软骨瘤多发于手、足部位。

骨肿瘤有一定的性别特点，一般而言多发于男性，尤其是多发性骨髓瘤、脊索瘤；而在骨巨细胞瘤、纤维异常增殖症男女发病率相近。骨肿瘤的年龄特点更加明显，如尤文瘤多发生在8～12岁的少年，骨肉瘤则以15～25岁青少年最多；20～40岁多发骨巨细胞瘤；45～50岁以上则以骨转移癌、骨髓瘤及脊索瘤多见。

骨肿瘤的主要临床表现为肿块、疼痛和功能障碍，恶性骨肿瘤的晚期可表现为恶病质或转移。

2. 临床症状、体征

（1）局部症状、体征

1）疼痛及压痛：疼痛是生长迅速的肿瘤最显著的症状，常见于恶性骨肿瘤。疼痛的程度、性质、持续时间，对诊断有重要意义。疼痛均局限于肿瘤部位，脊椎或股骨的肿瘤可产生一侧肢体的传导痛。疼痛开始轻，呈间歇性，继而持续性剧痛，夜间加重，多系恶性骨肿瘤；隐痛、钝痛、间歇性轻微疼痛多是良性骨肿瘤。

2）肿块：良性骨肿瘤生长缓慢，肿块坚硬而无压痛。恶性骨肿瘤生长迅速，皮肤发红、热感，皮下静脉充盈，有时有搏动感，局部压痛明显。良性肿瘤肿块生长缓慢，皮肤正常。

3）功能障碍：骨肿瘤不论良性或者恶性，其肿块本身的阻碍、疼痛和肿胀。都会引起功能障碍。恶性肿瘤功能障碍明显。良性肿瘤恶变或病理骨折时，功能障碍显著。

4）病程：通过对骨肿瘤部位，生长速度，以及肿瘤的大小、变化情况的观察，了解良性或恶性肿瘤。病程较长，是良性肿瘤或瘤样病变的表现；病程短是恶性肿瘤的表现；良性或瘤样病变，突然增大，剧烈疼痛是恶变表现。

5）畸形：肿瘤可压迫神经、血管及其他组织器官引起相应症状，压迫脊髓引起瘫痪。肿瘤影响骨的正常发育，可出现肢体畸形。

6）压迫症状：因肿瘤所在位置的解剖关系而产生不同的压迫症状。脊柱的肿瘤产生不同的脊髓压迫症状、合并截瘫。

7）病理性骨折：骨骼被肿瘤组织破坏，在轻微或无暴力的情况下发生骨折，无论良性或恶性均可发生。是骨内肿瘤生长的结果。外伤是引起骨折的诱因。

（2）全身症状、体征：良性肿瘤一般无全身表现；恶性肿瘤可出现体温升高。营养不良，贫血，恶病质等全身表现。骨转移瘤可出现其他器官的病变，如消化道、泌尿系统、肺、甲状腺、肝及生殖系统的症状。

【辅助检查】

1. 影像学　可反映骨肿瘤的基本病变。

（1）X线检查：X线片是诊断骨肿瘤不可缺少的常规检查方法。表现为骨质溶骨或成骨改变，有时可见到病理骨折或软组织阴影。骨膜反应具有特征性。尤文肉瘤呈"葱皮"样改变，骨肉瘤表现为柯德曼三角。

骨肿瘤的X线表现具有如下特征：

①骨质破坏：可发生在松质骨或坚质骨。良性骨肿瘤一般无骨质破坏；

若有破坏，发现骨质破坏区与周围正常骨之间常有明显界线，多是膨胀的、规则的、清晰的；恶性骨肿瘤骨质破坏区与正常骨之间无明显边界，呈浸润性，发展迅速，边界不清。

②骨皮质改变：肿瘤侵蚀骨皮质在 X 线片上可见以下表现：a. 虫蚀样变，是肿瘤细胞沿骨皮质的内板、外板及哈佛管破坏吸收的图像；b. 筛孔样变，早期见于骨肿瘤中心，晚期见于骨肿瘤两端，主要是伏克曼管和哈佛管同时被肿瘤细胞浸润使之扩张，以及周围骨质被溶解所形成的征象；c. 骨皮质缺损，骨皮质呈凹凸、残缺、中断，是肿瘤细胞对骨皮质侵蚀性破坏的结果。

③肿瘤骨骨化：恶性骨肿瘤产生瘤骨具有密度高、结构紊乱的特点。

④骨膜反应：肿瘤自骨内侵犯到皮质骨外，产生各种不同形状的骨膜反应，对骨肿瘤诊断有重要意义。骨肿瘤出现骨膜反应，应视为恶性肿瘤。常见的骨膜反应有：葱皮样变、日光样变、放射状、毛发样变、花边样、波浪状以及柯德曼三角（袖口征）等。

⑤软组织中阴影：骨肿瘤穿破骨质、骨皮质后侵入软组织中产生的肿块。常提示骨肿瘤恶性程度高，或良性肿瘤恶变的结果。常见阴影有：棉花样、棉絮团样、斑点状、斑片状、象牙样等。

⑥畸形、病理性骨折：因肿瘤影响，可合并各种畸形，轻微外力即产生病理性骨折。

（2）同位素检查：^{85}锶、^{99}锝与骨有亲和力，可在体内有选择地沉着于骨内，有助于深部骨转移瘤的早期诊断。

（3）CT：提供病损的横断面影像，除可早于普通 X 线片发现及确定病灶外，还可确定肿瘤的范围及与周边软组织的关系，有条件时应常规使用。

（4）MRI 检查：能更清楚地反映软组织的累及程度。

（5）PET-CT：为肿瘤诊断和治疗提供依据。PET-CT 可以发现早期肿瘤，判定肿瘤良恶性和是否发生转移。对于肿瘤患者的疗效监测，PET-CT 也可以提供精确的信息，帮助医生修正肿瘤治疗方案。

2. 生化　实验室检查有助于骨肿瘤的诊断及鉴别诊断。恶性骨肿瘤应做血液生化测定。骨质迅速破坏时，血钙往往升高；成骨性骨肿瘤，血清碱性磷酸酶升高；多发性骨髓瘤有时以贫血为首要症状，尿中出现蛋白及管型，尿中的苯-琼蛋白阳性，对多发性骨髓瘤的诊断有重要意义；尤文瘤可出现白细胞增高；恶性肿瘤患者红细胞沉降率增快；骨肉瘤、骨转移瘤碱性磷酸酶升高；甲状旁腺功能亢进患者可出现血清钙增高，磷降低及碱性磷酸酶增高；来源于晚期前列腺癌的转移性骨肿瘤，血清酸性磷酸酶升高。

3. 病理学　病理检查是诊断肿瘤最可靠最准确的一种方法。是在临床及 X 线检查的基础上进一步的检查，对诊断和鉴别诊断起重要的作用。但病理学检查未见恶性细胞不能完全除外恶性骨肿瘤，除取材因素外，有的恶性肿瘤的病理学表现始终为良性，例如脂肪肉瘤很难直接找到恶性细胞。

病理检查常用的方法有如下几种：

(1) 针吸活体组织检查（针吸活检）：在常规消毒、麻醉浅部组织后，用尖刀刺破皮肤，空针刺入肿瘤组织、反复抽吸。可反复在不同肿块部位抽吸，但不能用于所有部位肿瘤。吸出组织太少时诊断困难。

(2) 冰冻切片：在手术进行当中，取下病变组织，使用二氧化碳或半导体冰冻机使之冷冻硬化切片，立即染色，进行镜检诊断。适用于在临床、X 线诊断为恶性肿瘤准备作截肢或关节离断术，在术前得到病理诊断，同时又避免了一次活体组织检查；此外在手术时发现肿瘤大体病理变化与临床诊断不符时，也可用冰冻切片。如冰冻切片难以做出诊断时，等待石蜡切片作出准确诊断。

(3) 切开活体组织检查（切取活检）：经临床及 X 线检查后仍难以确诊时，可做切取活检。这一手术方法是为了确定诊断，决定治疗方法，极为重要。

(4) 常规石蜡切片。无论是否经过针吸活检、冰冻切片或切取活检，凡是手术切除的标本均应作石蜡切片病理检查，自不同的部位采取不同的组织作常规切片，以便确诊。

【诊断与鉴别诊断】

一、诊　　断

骨肿瘤的诊断必须是临床表现、影像学检查和病理学检查三结合。

外科分期：骨肿瘤手术方案的确定主要依据外科分期，其三个指标是外科分级 (grade, G)、外科区域 (territory, T) 和转移 (metastasis, M)，按照 G、T、M 所组成的外科分期，可以反映肿瘤总体的良恶性程度。

G 反映肿瘤本身的良恶性程度。G0 属良性，G1 属低度恶性，G2 属高度恶性 。

T 是指肿瘤侵袭范围，以肿瘤囊和间室为分界。T0 为囊内，T1 为囊外间室内，T2 为间室外。

M 是肿瘤是否有转移。M0 为无转移，M1 为有转移。

二、鉴 别 诊 断

应与骨、关节结核、骨髓炎、良性骨肿瘤与恶性骨肿鉴别。

【治疗】

一、中 医 治 疗

中医药治疗恶性肿瘤的基本原则是扶正与祛邪。常用扶正补虚、清热解毒、活血祛瘀、祛痰散结、通络止痛、攻下破积、以毒攻毒、温阳解毒等方法。中医药治疗骨肿瘤整体观念强,往往从患者全身的角度来考虑,而不是局限在骨肿瘤病灶本身。要处理好扶正与祛邪、标本缓急的治疗原则。肿瘤的早期,以祛邪为先,中期攻补兼施,晚期重在扶正。对肿瘤在发展过程的复杂性,采用"急则治标,缓则治本",标本俱急,宜标本兼顾的原则。良性骨肿瘤大多数经手术等方法治疗后可以痊愈,其对机体的危害性较小。

(一)辨证论治

1. 肝郁气结

主症:骨骼肿块,伴胸胁作痛、郁闷不舒,或月经不调,肿瘤的发生、发展与情绪有关。舌苔薄白、脉弦。

治法:疏肝解郁,消肿散结。

方药:舒肝溃坚汤(《医宗金鉴》)加减。夏枯草25g,白花蛇舌草25g,白芍15g,半枝莲15g,柴胡12g,穿山甲12g,僵蚕12g,当归12g,姜黄12g,川芎10g,红花10g,香附9g。

2. 痰血凝滞

主症:骨骼肿块,或脏腑癥瘕、积聚,肿块坚硬,痛有定处,或肿瘤的发生与外伤有关。舌有瘀斑,脉弦涩。

治法:活血化瘀,软坚散结。

方药:蟾蜍丸(《肿瘤诊断和治疗》)或大黄䗪虫丸(《金匮要略》)加减。均可加山慈菇15g,半枝莲15g,白花蛇舌草12g。

3. 热毒炽盛

主症:骨骼肿块,或体表肿瘤破溃,灼热疼痛,脓血腥臭,发热,口渴,尿赤便秘,心烦。舌红苔黄、脉数。

治法:清热解毒。

方药:黄连解毒汤(《外台秘要》引崔氏方)加减。白花蛇舌草30g,

半枝莲 15g，半边莲 15g，山慈菇 10g，黄芩 12g，黄柏 12g，栀子 10g，黄连 9g。

4. 痰浊凝聚

主症：骨骼肿块、不痛不痒不热、肢体麻木、肿块坚实。舌苔白腻、脉滑。

治法：化痰软坚散结。

方药：消核散（《医宗金鉴》）加减。牡蛎 20g，玄参 15g，瓜蒌 15g，山慈菇 15g，僵蚕 12g，白芥子 12g，海藻 12g，半夏 10g，陈皮 9g。

5. 正气虚弱

证候：骨骼肿块迅速增大，坚硬高突，面色苍白，动则气短，身体瘦弱，头晕目眩，舌淡，脉沉细无力；或腰脊酸软、肢软无力、步履艰难、舌红少苔、脉细数。

治法：补虚扶正。气血不足者，补益气血；肝肾不足者，补益肝肾。

方药：气血不足者，选用补益消癌汤（经验方）加减。圆肉 15g，当归 15g，杜仲 15g，生地 15g，陈皮 9g，金银花 9g，人参 9g，地榆 9g，贯众 9g，蒲公英 9g，大小蓟各 9g，黄芪 3g，三七粉 3g。

肝肾不足者，选用调元肾气丸（《医宗金鉴》）。生地（酒煎捣膏）12g，山萸肉 6g，山药（炒）60g，丹皮 60g，白茯苓 60g，泽泻 30g，麦冬（去心捣膏）30g，人参 30g，当归身 30g，龙骨（煅）30g，地骨皮 30g，知母（炒）15g，黄柏（盐水炒）15g，砂仁（炒）9g，木香 9g，鹿角胶 120g，蜂蜜 120g，除鹿角胶、蜂蜜外其余各药共研细末，另用鹿角胶，老酒化调，加蜂蜜，同煎至滴水成珠，和药末为丸，如梧桐子大。每服 80 丸，空腹温酒送下。

6. 阴寒凝滞证

主证：骨瘤初起，酸楚轻痛，遇寒加重，局部肿块，皮色不变，压痛不著，甚至不痛，病程较长。舌淡、脉细沉迟。

治法：温阳开凝、通络化滞。

方药：加味阳和汤（《中医肿瘤学》）。熟地 30g，威灵仙 30g，补骨脂 20g，透骨草 15g，鹿角胶 10g，路路通 10g，白芥子 6g，生甘草 3g，肉桂 3g，川乌 2g，草乌 2g，麻黄 1.5g，炮姜 1.5g。水煎服，每日 1 剂，分 2 次温服。尚可配合小金丹、西黄丸内服。

7. 毒热蕴结证

主证：骨瘤迅速增大，疼痛加重，刺疼灼痛，皮色紫黯红瘀，肢体活动障碍，有时伴有发热，大便干秘。舌黯红有瘀点，脉细数或弦数。

治法：清热解毒，化瘀散结。

方药：芩枸龙蔗汤（《中医肿瘤学》）。肿节风30g，龙葵30g，忍冬藤30g，蒲公英30g，威灵仙30g，透骨草30g，徐长卿20g，天花粉20g，黄柏15g，刘寄奴15g，黄芩10g，䗪虫10g，赤芍10g，乳香5g，没药5g，生甘草3g。水煎服，每日1剂，分2次温服。

8. 肾虚火郁证。

主证：局部肿块肿胀疼痛，皮色黯红，疼痛难忍，朝轻暮重，身热口干，咳嗽消瘦，面色不华，行走不便，精神萎靡。舌黯唇淡，苔少或干黑。

治法：滋肾填髓，降火解毒。

方药：四骨汤（《中医肿瘤学》）。肿节风30g，核桃树枝30g，女贞子30g，透骨草20g，生地20g，补骨脂15g，山茱萸15g，骨碎补15g，续断15g，寻骨风15g，当归15g，自然铜10g，丹皮10g，黄柏10g，知母10g。水煎服，每日1剂，分2次温服。

（二）特色专方

1. 三骨汤（《肿瘤临证备要》） 骨碎补、补骨脂、透骨草。按病情酌量，水煎服。能补肝肾，壮筋骨，适用于骨肿瘤疾患。

2. 大车螯散《卫济宝书》 车螯1个，大戟15g，芫花（醋炒）15g，漏芦15g，炙甘草15g，槟榔15g，甘菊15g，大黄1g，腻粉0.3g。用法：共为末，每服6g，车螯粉、腻粉拌和均匀，用瓜蒌酒下。能破积消癥，用于骨关节恶性肿瘤。

3. 大黄䗪虫丸 《金匮要略》大黄1份，黄芩2份，甘草3份，桃仁1份，杏仁1份，芍药4份，干漆1份，全蝎1份，水蛭1份，蛴螬1份，䗪虫半份，蜜糖适量。用法：共为细末，炼蜜为丸如绿豆大，每服5丸，每日服2次，黄酒送下。能祛瘀生新、通络攻毒，用于骨肿瘤瘀阻实证。

4. 抗癌止痛散（经验方，引自《中医骨病学》） 三七1份，重楼1份，延胡索1份，山慈菇1份，芦根1份，黄药子1份，川乌1份，冰片2份。共研细末，每服3g，每日3次。能行气止痛，用于骨肿瘤疼痛。

5. 抵当丸（《伤寒论》） 水蛭9g，虻虫9g，桃仁6g，大黄15g，蜜糖适量。能破瘀血、消癥瘕，用于各种骨肿瘤有瘀阻者。

6. 消癌片 红升丹300g，田三七600g，牛黄180g，黄连150g，琥珀300g，陈皮60g，黄芩150g，黄柏150g，犀角9g，贝母60g，山慈菇300g，桑椹90g，山药300g，郁金60g，甘草60g，黄芪90g，金银花90g，水蛭60g，白及300g。研末压片，每片0.5g，每次1片，每日服2～3次，饭后半时服。1个月为1个疗程，4～6个月为1个治疗期，每疗程后停药1周左右。服药期间禁食蒜、葱、浓茶、鸡、牛肉、鲤鱼等。在治疗期间、根据患者正邪情况予以辨证酌用汤药配合调治。能解毒散结，用于各种恶性肿瘤。

7. 琥珀黑龙丹《外科正宗》 琥珀 30g，血竭 30g，京墨、炒五灵脂、海带、海藻、南星（姜汁拌炒）各 15g，木香 10g，麝香 3g。用法：共研细末，炼蜜为丸，每丸 3g，金箔为衣，每服 1 粒，每日 1～2 粒，黄酒送服。能破瘀消肿、化痰软坚，应用于各肿瘤。

（三）中成药

1. 喜树碱制剂

（1）喜树碱片剂：每片 0.4g，内含生药 2g，每次服 5～6 片，每日 3 次。能解毒散结，用于白血病及骨肿瘤。副作用有恶心、呕吐、腹泻，血尿。

（2）喜树碱注射液：2ml 安瓿中含喜树碱 5mg，每次 2ml，每日 1 次，肌内注射。治法及适应证同片剂。

2. 癌敌注射液 2ml 安瓿，每毫升含 5mg，每次 10～20mg，每天 2 次，肌内注射。能解毒散结止痛，用于多发性骨髓瘤及其他癌肿，并能提升白细胞。

3. 三棱莪术注射液 每次 2ml，每日 2 次，肌内注射。能活血化瘀，用于各种癌症。

4. 核桃注射液 肌内注射，开始用 25% 或 50% 的浓度，每日 1 次，剂量酌定，2 周后改用 5% 或 10% 的浓度，2～3 个月为 1 个疗程，如病情需要时可继续使用；静脉注射，每次 5ml，加入生理盐水或葡萄糖 20ml 内缓慢推注，每日 1～2 次，1～2 周为 1 个疗程，以后改为肌内注射。功效为健脾解毒、止血镇痛。

5. 青龙衣注射液（用核桃外青皮制成） 适应于各种骨肿瘤。

（四）单味中药

常用的中药有：冬虫夏草、猪苓、党参、桑寄生、青阳参、香菇、红豆蔻、桑白皮、杜仲、降香、茯苓、白术、知母、姜黄、制南星、山萸肉、木瓜、仙茅、制半夏、补骨脂、独活、石菖蒲、仙鹤草、大蓟、枸杞子、薏苡仁、地榆、白前、丹皮、射干、当归、䗪虫、青黛、肉桂、苦参、金精粉、胡芦巴、白鲜皮、赤芍、山豆根、远志、泽泻、金银花、乌木粉、制鳖甲、连翘、紫草、桃仁、三七等，用这些药物组方治疗恶性骨肿瘤，可达到缩小肿块、控制转移、减轻痛苦、稳定病情、延长生存期，有些可以达到明显改善临床症状的目的。

（五）针灸

毫针疗法：

主穴：悬钟、三阴交、曲池、足三里。

配穴：发热加大椎、外关、合谷，咳嗽咯血加列缺、二白。

（六）导引（气功）疗法

气功治疗骨肿瘤，一般仅作为一种辅助疗法，必须与其他治疗方法同时进行，可作为一种巩固疗效、促进康复的手段。

1. 练功要领　松静自然，意气合一，动静结合，循序渐进。

2. 常用功法

（1）卧功、站桩功：姿势不限，以仰卧为佳。首先精神上排除一切不愉快的情绪，然后发出躯体放松信号，依次从头→颈项→上肢→手→胸背→腰腹→下肢→足，反复 10～20 分钟，再从百会穴→颈内→胸部→心肺→肝胆→脾胃→肾→肠→膀胱→女性子宫、输卵管，反复 10～30 分钟，尤其要重放松病灶部位。接着采用站桩式，两脚与肩等宽，两眼微闭，舌抵上腭，全身放松，排除杂念，两手在胸前与小腹间做抢球状，用鼻吸气，同时意想"静"，腹部逐渐向外凸起，并提肛、十趾抓地，吸到不能再吸时用口呼气，松肛，十趾放松，呼吸控制到每分钟 10～12 次，反复进行 30～40 分钟。最后意守丹田或意守病灶区，默念肿瘤消失 30～60 次后收功，每日 4～6 次。

（2）导引（气功）六字诀：呼吸形式为鼻吸口呼，姿势不限，但以立、坐两式为多。多在清晨空气清新时练，效果较佳，如能选择有喜树的环境，面对喜树练六字诀，就更为理想。练时可默想体内病灶（癌细胞、癌组织等），随念字音而吐出。一般有两种练法，第一为单练法，什么病练什么字音，骨肿瘤可练"吹"；第二为全练法，按五脏相生顺序，六个字音全练，即呬-吹-嘘-啊-呼-嘻（即肺生肾生肝生心生脾，三焦通达之意）。注意事项：六字诀属"泻法"，练完后应做数节保健功、片刻强壮功，以收"补泻兼施""祛邪扶正"的功效。

二、西 医 治 疗

（一）良性骨肿瘤

有些不需要治疗，如骨瘤、骨软骨瘤。需要治疗者则应手术治疗。手术方法有：

1. 肿瘤切除术　适用于成骨性肿瘤。

2. 刮除植骨术　适用于溶骨性破坏，可用自体骨、异体骨或人造材料充填。

3. 截除术　适用于骨质及关节破坏严重难于修复。可行异体骨关节移植或人工关节置换。

（二）恶性骨肿瘤

以手术为主的综合治疗原则，结合术前、术中和术后的其他治疗，包括放疗以及中西医结合的化疗和免疫治疗等。随着外科手术技术的提高及综合治疗措的不断完善，保肢治疗受到越来越多的关注。恶性骨肿瘤的手术方法有：

1. 瘤段截除术　用于囊内无转移者，截除瘤段可灭活再植、异体骨移植或人工关节置换。

2. 姑息性手术　用于肿瘤晚期，为获得较好的生存质量可行肿瘤切除、骨水泥等人工材料填充并内固定。

3. 截肢术　无法保肢时需做肢体截除术。

三、中西医结合治疗

恶性肿瘤以延长生命为主，争取保存一定功能，以手术加中药、化疗、放疗、免疫等综合治疗。

（一）手术加中医中药治疗

即前述的中医治疗与手术治疗相结合。

（二）化疗或放疗同时配合中医药疗法

骨肿瘤患者在接受化疗或放疗的同时，配合疏泄之法，运用"分利二便"及解毒、扶正之药，以利于肿瘤分解产物迅速排出体外。可选用大枣60g、半枝莲30g、白花蛇舌草30g、夏枯草15g、山慈菇15g、黄芪15g、丹参9g、大黄9g、甘草6g、商陆6g、肉桂3g，水煎服，每日1剂，分2次温服。若出现胃肠反应，恶心呕吐、食欲减退等病症，可用降逆止呕、养阴和胃法，常用旋覆花、竹茹、苡仁、玉竹等组方治疗。若骨髓反应中出现气血虚弱者，以益气养血法治之，常用黄芪、当归、黄精、紫河车等药物。若大便脓血、有下坠之感、宜滋阴清肠，常用马齿苋、白头翁、地榆等药物。

【特色疗法述评】

应用中医理论指导治疗骨肿瘤，要从患者全身情况加以考虑，而不只是着眼于局部病灶本身；要结合辨证与辨病，综合治疗与调护其治疗可以贯穿于肿瘤患者治疗的全程。术前采取扶正补虚、固本培元，健脾理气等治疗原则，有助于提高患者的手术耐受程度，改善胃纳功能，增加营养摄入，加快术后切口的愈合，减少术后感染发生率；术后健脾胃，提高机体免疫，可以防止复发和转移，延长患者生命。由于骨肿瘤恶性程度较高，有的在早期即可发生转移，因而造成了本病的治愈率低及预后不良。所以，在一般情况下尚须结合现代医学的手术、化疗、放疗等方法。中医药治疗对放、化疗也能起到显著的减毒增效作用，还可有效预防或推迟各种并发症的出现，延长患者生命。对于只能姑息治疗的晚期患者，可以用中药来改善体质，调节整体免疫功能，延长生存时间，也可减轻患者痛苦，有效预防并发症，提高患者生活质量。通过中医药的治疗，能起到改善症状，延长生存期，提高生存质量的作用，并能减轻化疗、放疗的毒副不良反应。

中医的扶正固本可提高机体的免疫能力。能治疗肿瘤的中药，其药理作用与提高机体的免疫能力有关，如人参、灵芝能提高淋巴细胞和白细胞数量，仙灵脾能增加胸腺依赖细胞（T细胞）的数量，白花蛇舌草、夏枯草、山豆根、杨梅根、鱼腥草、银花、黄芩、黄连、大黄、丹皮有刺激网状内皮系统增生，增强吞噬作用。人参、蝮蛇能促进抗体生成，仙灵脾、黄芪、洋金花、夏枯草、山豆根、麻黄、丹皮、秦艽、防己、枳壳、枳实、牛膝等有抗过敏反应、抗过敏介质、抗组胺和抗乙酰胆碱的作用，洋金花可使溶瘤细胞酶增加，黄芪对诱生病毒干扰素有促进作用。

【主要参考文献】

1. 古建立. 骨肿瘤中医诊疗体会［J］. 江苏中医药，2008，40（9）：6-8.
2. 康建华，许绍健. 中医药对恶性骨肿瘤放化疗的增效减毒作用述评［J］. 现代中西医结合杂志，2006，15（22）：3161-3163.
3. 上海交通大学附属第六人民医院网站（http：//www.swkyj.net）.
4. 医学全在线网站（http：//www.med126.com）.

（黄肖华）

第二节　转移性骨肿瘤

转移性骨肿瘤是指原发其他器官或组织的恶性肿瘤，通过血液循环或淋巴系统转移至骨骼，并继续生长所引发的肿瘤。好发于中老年人。多数骨转移瘤集中于躯干和四肢近端长骨的松质骨内，肘和膝关节以下的骨质内较少见。椎体、髂骨、股骨上端、肱骨上端、颅骨和肋骨为转移瘤最好发部位。由于缺乏血运，关节软骨不易被肿瘤破坏。骨内转移肿瘤多为溶骨型，少数为增生型（如前列腺或乳腺转移瘤），在少数病例中，二者能同时存在。椎体或股骨或肱骨被累及时，易形成病理性骨折。发生骨转移频度较高的肿瘤是乳腺癌、前列腺癌、肺癌等。

【病因病机】

中医学认为转移性骨肿瘤的成因是气滞、血瘀、热毒和痰阻引起。中医从整体观念出发认为骨肿瘤属全身性疾病，通常全身为虚，局部为实，虚为病之本，实为病之标。在治疗上常取活血化瘀、软坚散结和清热解毒、扶正固本的药物来治疗。本病可归属于中医学骨瘤、骨疽范畴，但大多数转移性骨肿瘤隐蔽于转移部位的痛证之中，如腰痛、腿痛、肩痛等。转移性骨肿瘤的主要临床特点是患部疼痛、肿块、功能障碍。从临床看，本病疼痛多为昼轻夜重或阴雨天加重，符合阴邪致病特点；其肿块盘根坚硬，推之不移，皮色如常，与阳热证的肿块特征相反；本病病在骨，当属里证；除原发病灶症状体征外，常伴有形体羸瘦，气短神疲，面色少华，畏寒自汗，甚至手足不温，舌淡有瘀斑瘀点，苔白润或白腻，脉细弱或沉细。结合其发病缓慢，病程长，逐渐加重的特点，本病辨证为寒、痰、瘀血所致之阴证。其病因，一是人体脏腑功能失调，气血不足，阳虚寒盛，寒、痰、瘀血内生并伏留于体内，正气无力祛邪外出，遂流窜至骨，发为本病。二是脏腑功能失调，阳气虚弱，寒毒侵入，深中于骨，寒凝血滞痰瘀互结，蚀骨伤髓，终致本病。《灵枢·刺节真邪》所云："谴邪之入于身也深，寒与热相博，久留而内著，寒胜其热则骨痛肉枯……有所结，深中骨，气因于骨，骨与气并，日以益大。"即包含了本病病因病机。

肿瘤的病机归于气滞血瘀、痰凝毒聚、热毒蕴结和正气虚弱等几个方面，因而治疗时要基于其病机辨证施治，采用扶正补虚祛邪的方法进行全身性治疗，才能取得理想的效果。

【临床表现】

1. 病史及发病部位　转移性骨肿瘤最主要的症状是疼痛，有身体其他部位恶性肿瘤病史，出现骨骼剧烈疼痛时应首先想到骨转移的可能。根据刘子君等统计，我国转移性肿瘤最常见的转移部位按由高到低次序排列是：骨盆股骨、脊柱、肋骨、肱骨肩胛骨、胫骨颌骨、胸骨锁骨及颅骨。

2. 症状及体征　有全身消耗症状，转移灶局部的疼痛、压迫症状、病理性骨折等，其中以局部的疼痛及病理性骨折而来就诊者为多。转移瘤的体征与症状与恶性肿瘤发生骨转移大体相似，转移于肢体骨骼的肿瘤主要以局部肿块最先发现，而躯干部的转移性骨肿瘤往往是疼痛为首发表现。

（1）疼痛：是最常见的症状，疼痛的出现时间可早可晚；疼痛的性质也可轻可重，呈间歇性逐渐变为持续性。

（2）肿胀包块：位于深部的骨转移肿瘤早期常不易发现包块，只反映出局部的疼痛，表浅者部分病例可见肿胀及包块，靠近关节附近的肿瘤可以引起关节功能的障碍。肿瘤增大在重要的神经附近时可以有或多或少的压迫症状产生麻木、肌肉无力或萎缩。

（3）压迫症状：脊柱转移肿瘤常很快出现脊髓马尾或神经根的压迫症状，出现根性神经痛感觉可减退肌力减弱以至麻痹，常伴括约肌功能障碍。

（4）病理性骨折：常为首要症状之一，有轻微外伤或根本没有任何诱因即发生骨折。

（5）全身症状：有原发癌症状者，有贫血、消瘦、低热、乏力、食欲减退等；无原发癌表现者，患者全身情况常较好，部分患者如正常人一样，但很快即出现周身症状。

【辅助检查】

X 线片及 CT、MRI、ECT、PET-CT 等检查，可确定骨转移的存在。

实验室检查见溶骨性骨转移时，血钙升高；成骨性骨转移时，血清碱性磷酸酶升高；前列腺癌骨转移时，血清酸性磷酸酶增高，或有原发肿瘤的相关项目异常。

病理学检查除可确认转移性骨肿瘤的来源外，对原发病灶尚不清楚者的诊断具有意义。

【诊断与鉴别诊断】

一、诊 断

以骨肿瘤为首发症状的转移性骨肿瘤，在诊断上往往要依赖于各种实验室检查。根据病情进行必要的实验室检查可以帮助做出正确的诊断，结合临床表现和辅助检查和病理检查有助于确诊。

1. 有恶性肿瘤病史，出现躯干或四肢不明原因的疼痛、肿胀或包块等症状体征者，应高度怀疑是否有骨转移。

2. 对可疑的部位行 X 线片或 CT、MRI 等检查。MRI 诊断骨转移瘤比 X 线片或 CT 更敏感。

3. 实验室检查是骨转移瘤必不可少的一种检查。除常规检验外还应进行碱性磷酸酶（ALP）、酸性磷酸酶（ACP）、乳酸脱氢酶（LDH）、血钙、血磷等项检查。有条件可进行肿瘤标记物检测，帮助诊断。

4. 必要时可行活检，活检是诊断肿瘤、判断性质的一种行之有效的方法。

5. 对无恶性肿瘤史的患者，应全面仔细检查找出原发病灶。

二、鉴 别 诊 断

骨转移瘤与原发肿瘤的鉴别：肿瘤发生在四肢及脊柱者，如无恶性肿瘤病史，根据骨肿瘤的诊断依据可判断肿瘤是否为原发性骨肿瘤；如有恶性肿瘤病史，根据新出现的肿瘤的症状体征判断是否为转移性骨转移瘤。

【治疗】

转移性骨肿瘤属 $G_2 T_{1-2} M_1$。预后差，以姑息疗法为主，治疗目的是提高患者生存质量，延长寿命。

一、中医药治疗

（一）辨证论治

转移性骨肿瘤属难治疾病之一，预后差，其中乳腺癌、肺癌、前列腺癌发生骨转移最多，占全部骨转移瘤患者的大部分。阳虚血亏与阴邪浊毒是致成本病的两个基本方面，二者形成恶性互动，是本病的总病机。治疗总以温气血、通经络、祛痰瘀的阳和之剂为大法，如有兼变之证，也应随主证大法而加减施治。如与原发癌灶并存，应分清缓急、主次而制订方案，不必拘于仅治原发病灶一途。中医治疗本病的特点是见效缓而持久，对疼痛剧烈的患者，可先与西药并用，以后逐步减量至停用；或同时配合患部外敷阳和膏和针灸等治法，以增强疗效。

1. 气血两虚、余毒驻骨　症见局部疼痛，逐渐加重；皮色如常，或见局部肿块，坚硬不移，不溃不破，伴气短懒言，神疲乏力，日渐消瘦，面色少华，自汗恶风。舌质淡或有瘀斑瘀点，苔白润，脉细弱。治当益气养血、通经活络、化瘀消痰。方选黄芪桂枝五物汤合活络效灵丹加味，药用黄芪、人参、当归、丹参、乳香、没药、赤芍、桂枝、细辛，制半夏、山慈菇、甘草等。病在下肢加牛膝，病在腰、胸椎加续断，痛甚加乌梢蛇、蜈蚣。

2. 阳虚寒凝、痰瘀浊阻　证见患部疼痛难忍，持续不断，夜间或阴雨天加重，或患肢活动受限，肿块坚硬不移，皮色不变，畏寒肢冷，形体羸瘦，神疲乏力。面色苍白，舌淡黯有瘀斑瘀点，苔白润或白腻，脉沉细。

治以温阳补血，散寒通经，化癥消痰。方选阳和汤加味，药用麻黄、肉桂或桂枝、细辛、附子、熟地、鹿角胶、白芥子、制半夏、炮干姜、黄芪、当归、赤芍、乳香、没药、山慈菇、巴戟天等。病在下肢加牛膝，病在腰椎加续断、杜仲，纳呆加白术、麦芽，痛甚加蜈蚣、全蝎、制川乌、制草乌。

（二）特色专方

谭晓云等认为骨转移癌的疼痛病机乃气滞血瘀，不通则痛所致，运用《医林改错》的身痛逐瘀汤加味（秦艽、红花、没药、牛膝各20g，川芎、五灵脂、延胡索、枳壳各10g，香附、地龙、甘草、羌活各6g，水煎服，每日1剂）治疗骨转移肿瘤疼痛病例。本方具有疏肝理气、祛瘀通络、宣痹止痛，缓解骨转移部疼痛的作用。

刘临兰应用《外科全生集》的阳和汤加味（熟地30g，肉桂、炮姜、麻黄各3g，鹿角胶10g，白芥子、制附片各6g，生甘草5g）治疗骨转移瘤有较好效果。

郑翠娥等应用阳和汤加味（熟地30g，鹿角胶、白芥子、桂枝各10g，麻黄龟、补骨脂、骨碎补各20g，白花蛇舌草、半枝莲各30g，细辛3g、全蝎6g（冲服），白芍25g，威灵仙15g，蜈蚣2条，生甘草5g）治疗骨转移癌获得了较好的疗效。应用阳和汤治疗骨转移癌主要考虑到该病乃毒邪深陷，寒湿痰瘀凝结气血，经络闭阻，不通则痛等特点。

山广志等以华佗所用的外科麻药加味麻沸散（羊踯躅15g，茉莉花根5g，当归50g，菖蒲5g，麻黄15g）治疗12例骨转移癌疼痛获得较好效果。

名老中医石玉林根据中医"肾主骨生髓"的理论，认为乳腺癌骨转移的病因病机乃肾气亏虚，肾阴不足，阴阳失调所致。临床治疗乳腺癌骨转移主要以金匮肾气丸、六味地黄丸、左归饮等为基础进行辨证施治。

名老中医朱良春认为，骨转移瘤其病位在经筋骨骺，以虚为本，标实应抓住"痰""瘀"两端，治疗上宜化痰散结，温阳通络，可使筋骨得荣，痰瘀得化，血络得通而症消痛止，方用仙龙定痛饮，治疗骨转移癌痛方药组成：制南星20g，补骨脂15g，骨碎补15g，仙灵脾10g，地龙20g，全蝎9g。

陈怀红对恶性肿瘤伴骨转移的患者给予健脾补肾药治疗，取得较好疗效，方药为：太子参、生黄芪、白术、薏苡仁、骨碎补、补骨脂、川断、杜仲、白花蛇舌草、蛇莓、白英等，水煎服。

刘朝霞等总结焦中华用自拟肺癌方治疗肺癌骨转移，药用：全瓜蒌、浙贝母、清半夏、白花蛇舌草、蚤休、生黄芪、炒白术、茯苓、太子参、砂仁、炒三仙、蜈蚣、地龙、陈皮、甘草。

王福田以骨痛汤（全蝎 10g，蜈蚣 3 条，地龙 10g，蜂房 10g，䗪虫 10g，白花蛇舌草 10g，骨碎补 10g，补骨脂 10g，元胡 10g，乳香 10g，炮山甲 10g，没药 10g）内服，结合止痛膏二号（生川乌、蟾酥等 10 味）外用治疗骨转移瘤疼痛均有效。

郭仁旭等采用癌痛汤（黄芪 30g，熟地 12g，补骨脂 20g，全蝎 3 条，白花蛇舌草 15g，制马钱子 6g，川草乌 10g，生南星 10g，白藏 10g，蟾酥 6g，蝮蛇粉 6g，莪术 15g，九香虫 10g，生姜 10g）内服，同时配合经穴康复仪、低频脉冲信号输入经穴，治疗各类晚期癌痛患者疼痛得到完全缓解和基本缓解。骨髓干细胞测定，提示癌痛汤有增强和保护骨髓干细胞的作用。

郑翠娥等应用阳和汤加味（熟地 30g，鹿角胶、白芥子、桂枝各 10g，麻黄 6g，补骨脂、骨碎补各 20g，白花蛇舌草、半枝莲各 30g，细辛、全蝎各 6g，白芍 25g，威灵仙 15g，蜈蚣 2 条，生甘草 5g）治疗骨转移瘤亦获得了较好的疗效。

沈建平以自拟方甲骨汤方治疗骨转移癌，方由寻骨风 30g，薛荔果 15g，炙龟甲 10g，炙鳖甲 10g，炮山甲 10g，煅牡蛎 10g（先煎），骨碎补 10g，补骨脂 10g，地骨皮 15g，杜仲 10g，山萸肉 10g，五加皮 10g 组成，每日 1 剂，分 3 次水煎服。

二、中西医结合治疗

转移性骨肿瘤单纯使用中医方法治疗，效果往往并不满意，有医家尝试取中西医各自优点结合治疗转移性骨肿瘤。

易凡等将鼻咽癌骨转移辨为肝郁脾虚血瘀、气滞痰血瘀、肝肾不足血瘀三型进行分别论治并加用癌定片，结合放射治疗。

杨国平等应用肿瘤坏死因子配伍黄芪治疗难治性骨转移癌，该疗法能改善患者的生活质量、减少止痛药物的用量，对于高血钙患者，尚能降低血钙含量，其作用机制可能在于二者的合用黄芪能起到 IL-2、IFN-γ 的作用以及提高机体免疫细胞活性，从而增强 TNF 的抗癌效应。

三、西医治疗

1. 骨转移患者治疗的主要目标为：
(1) 缓解疼痛，恢复功能，改善生活质量。
(2) 预防和治疗骨相关事件。
(3) 控制肿瘤进展，延长生存期。
2. 骨转移瘤患者目前可以选择的治疗手段有：化疗、内分泌治疗、生物治疗（分子靶向治疗等）；双膦酸盐治疗；手术治疗；放射治疗；镇痛和其他支持治疗。

（1）止痛药物：治疗骨转移瘤疼痛的止痛药物应遵循 WHO 癌症治疗基本原则，首选口服及无创给药途径，按阶段给药，按时给药，个体化给药和注意具体细节。

（2）手术治疗：手术治疗指征有，难以控制的疼痛，长骨的病理性骨折和即将发生的病理性骨折，脊柱转移灶引发的神经症状不超过 3 周，持续加重神经损害，预计生存期长于 3 月，骨盆部位病变经放化疗估计存活 4 个月以上，ECT 仅发现单个转移灶，原发灶已根治或广泛切除，全身状况良好，主要脏器功能尚可能耐受手术创伤及麻醉者，可以考虑手术治疗。

（3）放射治疗：包括体外照射和全身体内照射。

（4）对症支持治疗：非终末期肿瘤患者的营养治疗目标是：①预防和治疗营养不良或恶病质；②提高对治疗的耐受性与依从性；③控制治疗的副反应；④改善生活质量。

骨转移并不是意味着生命的结束，只要合理运用抗肿瘤治疗，局部治疗与全身治疗相结合，综合考虑不同原发肿瘤、不同转移部位、是否合并内脏转移等因素，就能达到延长患者的生存期和防止 SRE（骨相关事件）的发生。

【特色疗法述评】

骨转移瘤病因病机比较复杂，虽然各医家在正虚邪实这一观点上基本一致，但是在具体分析上面对于"正虚"、"邪实"的看法各有不同。辨证方法上面既有八纲辨证，也有气血阴阳辨证以及脏腑辨证，以不同的辨证角度为基础，或内治，或外治，辨证治疗骨转移肿瘤。这种情况的出现其实正是体现了骨转移肿瘤的复杂与多变，病因复杂，既有正虚又有邪实，正虚既可为气血阴阳，又可为脏腑虚衰，正虚同时或感外邪，或生内邪，虚实夹杂病机复杂，症候多端，而各医家正是根据不同的综合征作出了诊断辨证，进而立法治疗。因此对于骨转移瘤这种病机复杂疾病，症候多端的疾病的治疗，已经有丰富经验的医家应该进一步尝试其他辨证治疗方法，以弥补自己用药治疗上面的不足，从而提高疗效；而缺乏这方面治疗经验的医家要全面学习其他各家成功经验，针对临床不同的症候，多角度、多层面的辨证分析，从而可以为每一个患者制定相应的诊疗方法。

从中医药治疗骨转移瘤的临床报道分析，中医治疗该病主要从以下几方面着手。脏腑主要以补肾为主，盖"肾主骨"，"肾者，作强之官，伎巧出焉"。晚期肿瘤发生骨转移，骨质破坏，首先应考虑肾虚之故；其次骨转移癌多表现为疼痛，中医认为"不通则痛"，故病机多为局部气滞血瘀所为，治疗当以行气活血止痛为另一重要法则。另外，骨转移瘤属于中医顽疾重症，处方用药时，应适当应用一些虫类之品如全蝎、蜈蚣、水蛭等则疗效更佳。骨转移瘤的防治是一个医学难题，应深入研究。目前，临床治疗方法较多，临床疗效也在不断提高，但前瞻性、系统性的大样本观察较少，特别是缺乏统一的考查指标和疗效标准，给深入研究造成了困难，亟待解决。在临床上，药物治疗仍然是最常用、患者最容易接受的方法，而多种方法综合应用已是临床研究的一种重要方式。中医药防治本病显现出一定优势，既可抗癌，又可止痛，并可改善患者免疫状态和身体状况，其镇痛作用持续时间较久，是很有前景的研究领域。

【主要参考文献】

1. 杨维泓，郭勇，姚庆华，等 . 中西医结合治疗转移性骨肿瘤 58 例［J］. 江西中医药，2008，39（309）：42-43.
2. 黄立中，莫新民 . 骨转移瘤的中医病机认识与治疗［J］. 湖南中医药导报，1997，3（2）：5-6.
3. 牛维，吴万垠，骨转移癌的中医药治疗进展［J］. 中医研究，2001，2：53-55.
4. 丰哲，王大伟，黄有荣，等 . 中医药治疗转移性骨肿瘤疼痛 30 例疗效观察［J］. 新中医，2006，38（1）：36-37.
5. 崔永玲，李建生 . 治疗肺癌骨转移的经验［J］. 北京中医，2007，26（5）：278-280.
6. 刘朝霞 . 焦中华治疗肺癌骨转移的经验［J］. 辽宁中医杂志，2003，30（11）：872.
7. 郭骏琪，郭卉艳，李兵 . 名老中医石玉林治疗乳腺癌骨转移 30 例［J］. 吉林中医药，1998，18（2）：3-4.
8. 罗海英，徐凯，陈达灿，等 . 朱良春教授治疗骨转移癌痛 32 例分析［J］. 中医药学刊，2004，22（6）：975-985.
9. 陈怀红 . 健脾补肾药物治疗肿瘤性骨转移疗效观察［J］. 中国中医药信息杂志，2004，11（4）：343.

（黄肖华）

第三节　恶性骨肿瘤疼痛

恶性骨肿瘤疼痛，属慢性疼痛的范畴，是不同于炎性痛和神经病理性痛的一种特有的疼痛形式。随着恶性骨肿瘤诊疗技术的进步，恶性骨肿瘤患者生存时间的延长，恶性骨肿瘤疼痛成为影响有效抗肿瘤计划进行、影响生存质量的重要因素。

【病因病机】

中医学对恶性骨肿瘤疼痛的病机认识大致可分为两种情况，即实证的"不通则痛"和虚证的"不荣则痛"。不通则痛"是由于气滞、血瘀、痰湿、热毒等引起脉络闭阻、瘀塞不通而发生疼痛。如《证治要诀》云："脾积在胃脘，大如覆杯，痞塞不通，背痛心痛"。"不荣则痛"则是因为肿瘤日久，邪伤正气，气血虚弱，无法荣养脏腑经络而发生疼痛。经云："脉泣则血虚，血虚则痛。"由于肿瘤不同发展阶段的病机有异，虚实亦有偏重之别。临床常表现为本虚标实、虚实错杂。一般而言，早、中期肿瘤以实痛为主，晚期以虚痛为主，或虚实并见。

西医认为，恶性骨肿瘤疼痛原因比较复杂，目前认为主要有以下原因：肿瘤直接侵犯周围器官及组织致痛、肿瘤分泌因子致痛、伴随炎症因素致痛、治疗后诱导的外制神经病变疼痛以及心理因素致痛。

【治疗原则】

恶性骨肿瘤患者最难以忍受的是疼痛，严重影响其生存质量。由于恶性骨肿瘤疼痛的复杂性，因而需要综合处理，包括药物治疗、局部封闭、物理治疗、心理治疗及抗痛治疗（放射治疗、激素治疗、化学治疗、手术治疗）。药物治疗是恶性骨肿瘤疼痛治疗的基础。

一、中 医 治 疗

中医内治法以辨证论治为指导的经方运用及自拟专方治疗，外治法包括中药外敷、穴位治疗等。

（一）中药内服

在三阶梯止痛方法治疗基础上加服中药治疗。基本方：蜈蚣、全蝎各5g，白术、党参、当归、白芍、川芎、熟地黄、陈皮、茯苓、山药、薏苡仁各10g，黄芪40g，甘草6g。加减：阴虚加龟甲20g，知母、石斛各10g；阳虚加制附子、杜仲、怀牛膝各10g。每天1剂，水煎分2次口服。

（二）中医药外治

寇胜玲等以自制元麝止痛液（延胡索、麝香、蟾酥、牛黄、冰片等共研极细末，经75％乙醇浸泡1周后回流提取）外涂于肿瘤疼痛相应体表部位，以活血通络、理气散结治疗恶性骨肿瘤疼痛。

赵玉香等用疏络膏（细辛、白芥子、元胡、麝香、甘遂、生姜汁）治疗骨转移癌、骨肉瘤及多发性骨髓瘤疼痛，根据疼痛部位不同进行穴位外敷，镇痛治疗效果较好。

刘风星等用验方止痛膏穴位外敷治疗恶性骨肿瘤疼痛取得较好疗效，止痛膏方药组成：附子 100g，生草乌头 100g，生半夏 100g，生天南星 100g，白芥子 30g，蜈蚣 40g，斑蝥 10g，全蝎 40g，蟾酥 60g，水蛭 40g，壁虎 40g，三棱 60g，莪术 60g，黄药子 40g，细辛 60g，雄黄 50g 等。取穴：原发病灶鼻咽癌、肺癌取肺俞；胃癌取胃俞；乳腺癌、肝癌取肝俞；前列腺癌取肾俞，另用相同药物外敷于骨疼痛的局部体表。每 24～48 小时换药 1 次，15 日为 1 个疗程。

陈天池等用验方止痛凝膏治疗恶性骨肿瘤疼痛疗效较好，止痛凝膏由威灵仙、山慈菇、全蝎、蜈蚣、七叶一枝花、天南星、半夏等 7 味药物组成。将上述药物浸泡于 75％乙醇 12 天，待乙醇完全挥发后，再将凡士林溶化后加入药物中，搅匀至凉备用。取穴：原发病灶肺癌取肺俞；胃癌取胃俞；乳腺癌、肝癌取肝俞；前列腺癌、多发性骨髓瘤取肾俞。用法：将膏药涂抹于疾病对应穴位及骨疼痛的局部体表。每 12 小时换药 1 次，10 天为 1 个疗程。

侯爱萍中药外敷治疗骨转移疼痛取得较好疗效。骨痛散药物组成：生川乌、生草乌、细辛、生南星、生半夏、生马钱子、生乳香、生没药、元胡、桃仁、红花、苏木、生大黄、铁树叶、白花蛇舌草各 20g；姜黄、灵脂、山慈菇、黄药子、天仙子、地龙、山甲、威灵仙、怀牛膝、补骨脂各 30g，共研细面，装瓶备用。骨痛酊：硼砂 20g，枯矾 30g，冰片 90g，樟脑 30g，安息香 10g，泡入 95％酒精 500ml 内，2 周后即可使用。贴敷方法：取骨痛散 30g，骨痛酊 10ml，加入适量香油和凡士林油，调成糊状，摊于 10cm×13cm 大小之无纺布上，贴于疼痛部位，外用软塑料纸覆盖，四周用胶布固定。重度疼痛者 1 天换 1 次，轻、中度疼痛者 2～3 天换 1 次。如对胶布过敏者，可在每次敷药前 1 小时用温水洗后再敷药或隔日敷药 1 次。

二、西医治疗

采用 WHO 推荐的三阶梯止痛方法用药物治疗：对疼痛的处理采取主动预防用药，止痛剂应有规律按时给予，而不是必要时才给，下一次用药应在前一次药物药效消失之前给予，得以持续镇痛。三阶梯止痛方法：

第一阶梯给予一般止痛药，轻度疼痛给予非阿片类（非甾类抗炎药）加减辅助止痛药，需要注意的是非甾类止痛药存在最大有效剂量（天花板效应）的问题；常用药物包括对乙酰氨基酚、阿司匹林、双氯芬酸盐、酚咖片、布洛芬、吲哚美辛等。

第二阶梯给予弱阿片类止痛药，中度疼痛给予弱阿片类加减非甾类抗炎药和辅助止痛药，弱阿片类药物也存在天花板效应；常用药物有可待因、布桂嗪、曲马多等。

第三阶梯给予强阿片类止痛药，重度疼痛给予阿片类加减非甾类抗炎药和辅助止痛药。强阿片类药物无天花板效应，但可产生耐受，需适当增加剂量以克服耐受现象，但极少产生成瘾性；此阶梯常用药物有吗啡片、吗啡缓释片、吗啡控释片（可直肠给药）等。但是，哌替啶这一以往常用的止痛药，由于其代谢产物毒性大等因素，未被推荐用于控制慢性疼痛。

【特色疗法述评】

疼痛是一种令人不快的感觉和情绪上的感受，伴有实质的或潜在的组织损伤。恶性骨肿瘤疼痛是由于肿瘤本身侵犯、转移或压迫至骨骼、脏器、软组织及神经系统所引起，是肿瘤患者最明显的临床症状。中医药在治疗骨肿瘤疼痛方面有其优势，如单味药延胡索就有较好的治疗骨肿瘤疼痛作用，《本草纲目》言其"活血利气，止痛，通小便"，"能行血中气滞，气中血滞。故专治一身上下诸痛"等。这是前人临床用药经验的结晶。现代研究证实，延胡索含 15 种以上生物碱，有镇痛作用的为延胡索甲素、乙素、丑素和癸素。延胡索乙素为主要镇痛、镇静成分，其镇痛作用类似吗啡而较弱，但比解热镇痛药强，且副作用少，不成瘾，可作为吗啡类药物的替代品。这说明中药在治疗肿瘤疼痛方面有很大的研究探索空间，需要临床工作者继续进行系统深入的研究，充分发挥中医药的作用，造福肿瘤患者。

【主要参考文献】

1. 牛维，吴万垠，骨转移癌的中医药治疗进展［J］. 中医研究，2001，2：53-55.
2. 古建立. 化岩液离子透入治疗骨转移癌疼痛 30 例［J］. 陕西中医，2004，25（6）：525-526.
3. 丰哲，王大伟，黄有荣，等. 中医药治疗转移性骨肿瘤疼痛 30 例疗效观察［J］. 新中医，2006，38（1）：36-37.
4. 毛磊. 骨转移癌疼痛的中医药治疗思路探析［J］. 辽宁中医药大学学报，2007，9（3）：69-70.
5. 罗海英，徐凯，陈达灿，等. 朱良春教授治疗骨转移癌痛 32 例分析［J］. 中医药学刊，2004，22（6）：975-985.
6. 陈保平. 乌头镇痛膏治疗癌痛 60 例疗效观察［J］. 现代中西医结合杂志，2003，12

(8)：815-816.

7. 赵玉香，赵玉玲，胡遵荣．疏络膏穴位外敷缓解癌症疼痛的临床研究［J］．中医外治杂志，2003，12（2）：12.

8. 陈天池，秦志丰，俞珊．止痛凝膏治疗癌性疼痛48例临床观察［J］．中国中医药信息杂志，2006，13（9）：73.

9. 侯爱萍．中药外敷治疗癌症骨转移性疼痛33例疗效观察［J］．云南中医中药杂志，2003，24（1）：18.

（黄肖华）